国家卫生健康委医院管理研究所药事管理研究部
中国医院协会药事管理专业委员会　　　组织编写

专科用药处方分析丛书

产科用药处方分析

主　编　张为远　冯　欣
副主编　丁　新　张雪艳

编　者（以姓氏笔画为序）

丁　新（首都医科大学附属北京妇产医院）

于亚滨（首都医科大学附属北京妇产医院）

王晓东（四川大学华西第二医院）

冯　欣（首都医科大学附属北京妇产医院）

阮　炎（首都医科大学附属北京妇产医院）

李长东（首都医科大学附属北京妇产医院）

张　峻（昆明医科大学附属第一医院）

张为远（首都医科大学附属北京妇产医院）

张伶俐（四川大学华西第二医院）

张雪艳（首都医科大学附属北京妇产医院）

参加编写人员（以姓氏笔画为序）

王　然　刘　祺　刘小艳　刘艳华　张　川　张　献

封学伟　姜　英　钱懿轶　黄桂琼　盖　迪　韩朝宏

人民卫生出版社

图书在版编目（CIP）数据

产科用药处方分析 / 张为远，冯欣主编．—北京：
人民卫生出版社，2018

ISBN 978-7-117-27313-8

Ⅰ．①产…　Ⅱ．①张…　②冯…　Ⅲ．①妇产科病 – 用
药法　Ⅳ．①R710.5

中国版本图书馆 CIP 数据核字（2018）第 191462 号

人卫智网　**www.ipmph.com**	医学教育、学术、考试、健康，
	购书智慧智能综合服务平台
人卫官网　**www.pmph.com**	人卫官方资讯发布平台

产科用药处方分析

主　　编：张为远　冯　欣
出版发行：人民卫生出版社（中继线 010-59780011）
地　　址：北京市朝阳区潘家园南里 19 号
邮　　编：100021
E - mail：pmph @ pmph.com
购书热线：010-59787592　010-59787584　010-65264830
印　　刷：三河市尚艺印装有限公司
经　　销：新华书店
开　　本：710×1000　1/16　　印张：26
字　　数：495 千字
版　　次：2019 年 4 月第 1 版　2020 年 4 月第 1 版第 2 次印刷
标准书号：ISBN 978-7-117-27313-8
定　　价：79.00 元

打击盗版举报电话：**010-59787491　E-mail：WQ @ pmph.com**
（凡属印装质量问题请与本社市场营销中心联系退换）

序 言

中国已有 27.8 万多家医疗机构,建立了较为完善而庞大的医疗卫生服务体系,广大医务人员为保障民众健康而努力地工作着。中国是世界人口最多的大国, 也是药品使用大国,随着国民经济的发展、民众生活水平的提高和保健意识的增强,药品用量将会有更大的提升。

我国建国初期,由于战争的破坏,制药工作的落后和国外的封锁,药品严重匮乏,只有 500~600 种一般常用药品,临床用药简单,没有太多药品可供选择的余地,不合理用药情况也不多。那时政府赋予医院药学部门和药师的任务是保证患者诊断和治疗疾病对药品的基本需求。医院制剂就是在此背景下兴起和发展的,鼎盛时期各医院制剂达 200~400 种,当时医院制剂占医师处方用药的比例:内科医师处方约占 1/3, 五官科处方约占 1/2, 皮肤科约占 2/3。

随着社会进步,科技发展和改革开放的深化,临床用药发生了很大变化。我国制药工业有了很大发展,外企也大量涌入,现处方药大约有 7000 种,从缺药转变为绝大多数药品已是供大于求。但在制药工业发展的同时,也产生了一些需要特别关注的问题:由于药品生产企业和经营企业太多,且企业产品质量参差不齐,大量药品低水平重复生产,流通领域不规范竞争严重,患者用药风险大大增加;在药品大量增加的同时还产生了另一个矛盾,即有药可用与医师、药师合理用药知识不足之间产生了较大差距,这在基层医疗机构和年轻医师以及西医师用中药、中医师用西药尤为突出,不合理用药现象加重。

党中央、国务院十分重视民众健康与医疗卫生事业的发展,公布了《关于深化医药卫生体制改革的意见》,明确提出:要逐步实现人人享有基本医疗卫生服务的目标;落实医疗卫生事业的公益性质;把基本医疗卫生制度作为公共产品向全民提供。

贯彻以人为本思想,促进药物的合理使用,是医疗机构提高医疗质量和保障医疗安全,提升临床药物治疗水平的重要举措;是减少药品不良反应、降低药源性疾病发生率的有效措施;也是防止医疗费用不合理增长,减轻国家、社会和人民群众经济负担的民生之计。

不合理用药的主要表现是:①药品选用不适当,用药不对症或无适应证给药,如普通感冒或病毒性感冒使用抗菌药物;②药品用量不适当,用量过大或过小,用药疗程过长或过短,这都可能影响治疗的结果,用量过大或疗程过长会增加甲类药物不良反应的发生,而用量过小或疗程不足必将影响治疗效果;③给药途径或用法不适当,可用口服给药而采用注射给药,过度使用输液或抗菌药物,有的医师在抗感染治疗时频繁地更换抗菌药物;④不适当的联合用药或联合用药品种过多,易诱发药物相互作用;⑤使用非必要的昂贵药品等。围手术期抗菌药物预防性用药存在不合理使用主要表现是:首先在认识上过度依赖于药物预防,缺乏全方位和控制全过程的预防理念与措施;预防用药缺乏适应证,无明确的目的性,特别是Ⅰ类切口清洁的使用过度严重;其次是预防用药品种选用不当,且较普遍,选用高档或昂贵的药品;三是预防用药使用时间不适当,如宜在术前 0.5~2 小时内使用的药物,但多数在术后才应用或术前早已用上;四是用药时间过长。

要促进药物合理使用,除需要完善国家药物政策,统一涉及药品领域、政府相关部门和各有关企业、事业单位的共同目标与任务之外,更重要的是医疗机构自身要加强临床用药管理,遴选制定本机构"药品处方集""基本用药供应目录""临床诊疗指南"和建立临床用药管理规章制度;对医务人员要进行合理用药知识培训,提供与合理用药有关的专业技术支持。医师和药师首先要正确认识药物合理使用的重要性,不但有重要经济意义,而且与民众健康有直接关系,是重大的民生问题;医师、药师在临床药物治疗工作中应按本机构制定的"药品处方集""基本用药供应目录""临床诊疗指南"遴选药品治疗疾病,医师必须不断补充合理用药知识,药师必须不断补充药学专业知识和临床用药知识,全面提升医疗机构药物治疗水平,维护患者的用药权益。

促进药品的合理使用,保护患者用药安全,是广大医务人员的基本职责,医师除了要对患者疾病作出正确的诊断外,还需要采取恰当的治疗措施,对于药物治疗则必须做到安全、有效、经济的合理使用。因此,医师还需较熟练掌握本专科基本用药的特点、适应证、用法用量和有关注意事项;药师要掌握本机构临床各科常用药品的药理学、药动药效学特点、适应证与用法用量、给药途径与疗程、配伍禁忌与相互作用、不良反应与防范措施、注意事项等。只有如此,方能提高临床药物治疗水平,克服上述临床不合理用药现象的发生,保证药物合理使用。为此,针对当前临床用药实际,人民卫生出版社邀请卫生部医院管理研究所药事管理研究部和中国医院协会药事管理专业委员会联合组织包括部分院士在内的全国数十位有丰富实践经验的临床医师和临床药师，编写了《专科用药处方分析丛书》。丛书包括：《呼吸科常见病用药处方分析》《心血管内科常见病用药处方分析》《消化内科常见病用药处方分析》《神经内科常见病用药处方分析》《肿瘤科常见病用药处方分析》《肾脏内科常见病用药处方分析》6个分册，以后将根据需要适时组织编写其他分册。各分册编写时除简要论述了每种疾病病因、发病机制、诊断要点、治疗原则和用药注意事项外，针对各临床专科常见病用药处方的实际，归纳整理出合理用药处方和不合理用药处方，分别列举若干病案，每个病案下设"索引词""病史摘要""诊断""处方""分析与结果"或"建议与结果"等项目。作者结合病史摘要等力求从理论和临床实践经验两方面深入分析处方的正确性或不适宜性，并对不合理用药处方提出调整的建议。我们相信广大读者通过阅读本丛书，可以了解各种疾病及其患者在不同状况下的药物合理使用，为医师开具用药处方和药师审核处方提供参考，这将有利于提升医疗机构药物治疗水平和医疗服务质量，促进安全、有效、经济用药，保证患者用药安全。

　　本书既可作为临床医师、药师、护士，特别是基层医疗机构和年轻医务人员的岗位培训、继续医学教育的教材，又可作为医药院校医学专业、药学专业、临床药学专业学生的参考书，也是医务人员日常工作的参考用书。

　　由于对处方分析的编写方法缺乏经验以及编写人员知识水平与实践经验有限，可能有不足或疏漏之处，恳请广大读者提出宝贵意见，以便再版修订时纳用。

卫生部医院管理研究所药事管理研究部

中国医院协会药事管理专业委员会

2009 年 9 月

前　言

　　改革开放以来,我国妇幼卫生事业取得了历史性的发展,尤其是在降低孕产妇和婴儿死亡率方面取得了巨大成就。全国孕产妇死亡率已由 1949 年初的 1500/10 万下降至 2016 年的 19.9/10 万,婴儿死亡率、5 岁以下儿童死亡率分别下降至 7.5‰ 和 10.2‰。世界卫生组织 2015 年发布的报告显示,发展中国家的孕产妇死亡率是 239/10 万,而发达国家则为 12/10 万。表明我国的孕产妇死亡率已经处在发展中国家前列并接近发达国家水平。

　　《2018 中国妇儿医疗机构白皮书》中初步统计,我国 0~14 岁儿童总人数约 2.3 亿,占全国总人口数的 18%。自 2002 年 9 月 1 日正式实施《中华人民共和国人口与计划生育法》,到 2015 年底国家全面实施二孩政策,政策红利得到了有效的释放,二孩数量增加,2017 年达到 880 万人。而报告中显示新生儿常见疾病为新生儿肺炎、黄疸(新生儿期约有 60% 的正常足月儿与 80% 的早产儿会发生新生儿黄疸)。父母在针对宝宝生病时的处理及用药尤为谨慎。

　　据《中国妇幼医院行业市场前瞻与投资战略规划分析报告》的数据显示,截至 2014 年,我国已有妇幼保健院数量 3098 家。妇幼保健院作为公立医疗保健机构,是国家为妇女儿童提供健康服务而设立的,兼有医疗与保健两大功能。近几年来,在我国妇产医疗领域,除为社会产出高水平服务外,也发生了一些不良事件。为此,2010 年,我国建立以妇产科为主导的"中国妇产医院联盟(CMHU)",以优先推动我国妇幼保健技术的发展,稳定及提高人口出生素质,保障产妇群体的安全。

　　随着医药科技的不断进步和发展,大量新药、特药相继涌现,使药物在妇产科疾病诊治中的地位愈发显著。而妇产科学近年来在临床治疗和基础研究方面的发展,也进一步促进了药物的研发和应用。面对琳琅满目的药物,如何安全、合理应用是妇产科医生亟待解决的问题。药物不合理应用已成为社会问题,不合理用药不仅达不到预期的治疗目的,而且可能贻误病情,甚至增加药品不良反应。尤其是妇产科领域,面对妇女、胎儿、新生儿,更应体现用药的科学性、先进性及实用性。为了达到合理用药,进一步提高诊疗质量的目的,就要求妇产科临床药师为临床医生和患者提供全程、专业的药学服务。

本书为国家卫生健康委医院管理研究所药事管理研究部和中国医院协会药事管理专业委员会联合组织编写的《专科用药处方分析丛书》之一,主要由中国药学会医院药学专业委员会妇产科药学组的成员单位中多年从事妇产科疾病治疗的临床医生和临床药师携手共同完成,主要通过分析大量翔实、生动的临床病例处方资料,对常见产科疾病的具体用药情况,包括用药原则、适应证、禁忌证、不良反应、注意事项及药物间相互作用等进行深入浅出地讲解,同时结合近年来获得迅速进展的学科知识,如相关临床诊治指南和专家共识等,阐述临床产科疾病治疗药物的新知识,探讨与产科疾病密切相关的多学科领域的合理用药问题。

本书不仅适用于产科专科医生、临床药师和研究生阅读,同样也适合相关学科的临床医生和药师参考,希望本书能作为读者在安全、有效、经济、合理用药方面的参考书。

关于药物的 FDA 妊娠分级,虽然美国已不再沿用,但目前国内尚无其他标准方便大家参考,临床上在考虑妊娠期用药安全时还仍然会参考此分级标准,因此,此书中仍然保留了每个药 FDA 妊娠 / 哺乳分级情况及用药注意事项,仅供大家参考。

本书虽然倾注了编者们多年临床经验的总结和大量心血,但仍无法做到尽善尽美,我们真诚欢迎广大读者对书中的有关内容提出意见和批评,并共同商榷更为合理的治疗方案。

张为远　冯　欣
2018 年 12 月

目 录

第一篇 产 科

第二篇　新 生 儿 科

第一篇　产科

第一章　妊娠剧吐

第一节　概述 ▪▪▪

孕妇在妊娠 5~16 周频繁恶心呕吐,不能进食,排除其他疾病引发的呕吐,体重较妊娠前减轻≥5%、体液电解质失衡及新陈代谢障碍,需住院输液治疗者,称为妊娠剧吐(hyperemesis gravidarum),发生率 0.5%~2%。

【临床表现】

停经 40 日左右出现早孕反应,逐渐加重直至频繁呕吐不能进食,呕吐物中有胆汁或咖啡样物质。严重呕吐引起失水及电解质紊乱,动用体内脂肪,其中间产物丙酮聚积,引起代谢性酸中毒。体重较妊娠前减轻≥5%,面色苍白,皮肤干燥,脉搏细数,尿量减少,严重时血压下降,引起肾前性急性肾衰竭。一些孕妇会出现短暂的肝功能异常。

【诊断要点】

根据病史、临床表现及妇科检查,不难确诊。其诊断至少应包括每日呕吐≥3 次,尿酮体阳性,体重较妊娠前减轻≥5%。

对妊娠剧吐患者还应进行临床化验检查以协助了解病情。

尿液检查:测定尿量、尿比重、酮体,注意有无蛋白尿及管型尿。

血液检查测定红细胞数、血红蛋白含量、血细胞比容、全血及血浆黏度,了解有无血液浓缩。动脉血气分析测定血液 pH、二氧化碳结合力等,了解酸碱平衡情况。还应检测血钾、血钠、血氯含量、凝血功能、肝、肾及甲状腺功能。

必要时进行眼底检查及神经系统检查。

【治疗原则】

妊娠后服用多种维生素可减轻妊娠恶心、呕吐。对神经情绪不稳定的孕妇,给予心理治疗,解除其思想顾虑。

妊娠剧吐患者应住院治疗,禁食,根据化验结果,明确失水量及电解质紊乱情况,酌情补充水分和电解质,每日补液量不少于 3000ml,尿量维持在 1000ml以上。输液中应加入氯化钾、维生素 C 等,并给予维生素 B$_1$ 肌内注射。

止吐剂一线用药为维生素 B_6 或维生素 B_6-多西拉敏复合制剂。对合并有代谢性酸中毒者,可给予碳酸氢钠或乳酸钠纠正。营养不良者,静脉补充必需氨基酸、脂肪乳。一般经上述治疗 2~3 日后,病情多可好转。若患者体重减轻大于 5%~10%,不能进食,可选择鼻饲或中心静脉全胃肠外营养。孕妇可在呕吐停止后,试进少量流质饮食,可逐渐增加进食量,同时调整补液量。

【注意事项】

经治疗后多数病情好转可继续妊娠,若出现下列情况危急孕妇生命时,需考虑终止妊娠:①持续黄疸;②持续蛋白尿;③体温升高,持续在 38℃以上;④心动过速(≥120 次/min);⑤伴发 Wernicke 综合征等。

第二节 合理处方

A1-1 妊娠剧吐

索引词:妊娠剧吐、维生素 B_6、维生素 B_1

病史摘要:患者,女,25 岁,G1P0,停经 62 天,恶心呕吐 25 天,病情持续加重,呕吐频繁不能进食 1 天来门诊就诊。查体:体温 37℃,心率 102 次/min,血压 96/53mmHg。表情疲倦,皮肤黏膜干燥,眼球下陷。妇科检查:子宫增大如 40+ 天孕周大小,双附件未触及异常。实验室检查:尿酮体(++)。

诊断:妊娠剧吐

处方:1. 维生素 B_1 注射液　　100mg
　　　　用法:每次 100mg,每日 1 次,肌内注射;

　　　2. 维生素 B_6 注射液　　200mg
　　　　乳酸钠林格液　　500ml
　　　　用法:每日 1 次,静脉滴注;

　　　3. 5% 葡萄糖注射液　　500ml
　　　　维生素 C 注射液　　3g
　　　　用法:每日 1 次,静脉滴注;

　　　4. 5% 葡萄糖氯化钠注射液　　500ml
　　　　15% 氯化钾注射液　　10ml
　　　　用法:每日 2 次,静脉滴注;

　　　5. 5% 葡萄糖氯化钠注射液　　500ml
　　　　用法:每次 500ml,每日 1 次,静脉滴注;

　　　6. 复方氨基酸注射液　　250ml
　　　　用法:每次 250ml,每日 1 次,静脉滴注。

分析:妊娠剧吐患者由于进食量少且反复呕吐,常伴有脱水及电解质紊乱,表现为低血钾、低血钠、低血氯及二氧化碳结合力降低等,故应予止吐、补液、纠正电解质紊乱和维生素缺乏。治疗包括:①止吐:维生素 B_6(A 级)是妊娠期剧吐的一线用药,能够明显降低恶心程度并减少呕吐次数。服用维生素 B_6 前3 天效果最好,并随着时间递减。维生素 B_6 在红细胞内转化为磷酸吡哆醛,作为辅酶对蛋白质、碳水化合物、脂类的各种代谢功能起作用。维生素 B_6 还参与色胺酸转化成烟酸或 5- 羟色胺。维生素 B_1(A 级)并不具有止吐的特性,但是对于呕吐达 3 周的孕妇,应补充维生素 B_1;②补液:每日补充液体总量应为2500~3000ml;③纠正电解质紊乱:补液同时应积极纠正电解质紊乱,补钾常用剂量是每日 3g,一般用 15% 氯化钾 10~15ml,加入 500ml 液体中缓慢点滴,或用门冬酸钾镁 40~60ml 静滴,根据病情调整补钾量;④纠正酸中毒:严重酸中毒者,根据二氧化碳结合力,可选择或碳酸氢钠静脉滴注。但补充碱性液体时,由于机体有较强的酸碱平衡调节能力,而且随着补液量的增加,酸中毒程度也可缓解,故补充碱性液体量宜少;⑤肠外营养:营养不良患者,可静脉补充必需氨基酸和脂肪乳。

建议:

1. 除了药物治疗,妊娠剧吐还需要其他的支持治疗,如充分的休息,丰富的营养以及精神治疗等;

2. 严重的妊娠剧吐可导致肝功能异常,在治疗前要与肝炎合并妊娠鉴别;

3. 妊娠剧吐久治不愈,维生素 B_1 缺乏,一旦出现神经、精神症状,要考虑Wernicke 脑病和 Korsakoff 精神病等并发症,主要表现为眼球震颤、视力障碍、步态和站立姿势受影响;遗忘性精神症状,急性期语言增多,以后逐渐减少,精神迟钝或嗜睡等。一旦怀疑本病,需要及时终止妊娠及大剂量的维生素 B_1治疗。

治疗评估:治疗后患者电解质正常、恶心明显缓解、无呕吐,逐渐恢复饮食,病情未反复。

第三节　不合理处方 ■■■

B1-1　妊娠剧吐

索引词:妊娠剧吐、维生素 B_1、氯化钾、碳酸氢钠

病史摘要:患者,女,G2P0,因"停经 11^{+6} 周,反复恶心、呕吐 1+ 月"入院。1+ 月前,患者无明显诱因出现剧烈呕吐,于当地医院诊断为妊娠剧吐,予禁食、补液支持治疗,治疗 10 天后好转。6 天前,患者无明显诱因再次出现上述症状,

当地医院禁食、补液支持治疗,呕吐不能缓解,遂于我院就诊。既往体健。查体:生命体征平稳,内科查体无特殊。专科查体:胎心 180 次 /min。检查结果:B 超示宫内单活胎。尿常规:蛋白(+),酮体(++++),胆红素(+++)。ALT 557U/L,AST 379U/L,钾 2.86mmol/L;血常规、凝血功能未见明显异常,血气分析示代谢性酸中毒。

诊断:妊娠剧吐

处方:1. 乳酸钠林格液　500ml
　　　维生素 B_6 注射液　100mg
　　　用法:静脉滴注,每日 1 次;
　　2. 5% 葡萄糖注射液　500ml
　　　维生素 C 注射液　3g
　　　用法:静脉滴注,每日 1 次;
　　3. 5% 葡萄糖注射液　500ml
　　　15% 氯化钾注射液　10ml
　　　用法:静脉滴注,每日 1 次。

分析:

1. 患者为酮症酸中毒、水电解质紊乱、肝功能异常,液体量补充不足;

2. 治疗孕吐:维生素 B_1(A 级)并不具有止吐的特性,但是对于呕吐达 3 周的孕妇,应补充维生素 B_1;

3. 补钾常用剂量是每日 3g,该患者除需纠正低钾外,还应补充每日生理需要量的钾,补钾不够;

4. 应保护肝功能治疗;

5. 酸中毒应补充 $NaHCO_3$。

建议:

1. 维生素 B_1 注射液　100mg
　　用法:肌内注射,每日 1 次;
2. 乳酸钠林格液　500ml
　　维生素 B_6 注射液　100mg
　　15% 氯化钾注射液　10ml
　　用法:静脉滴注,每日 2 次;
3. 5% 葡萄糖注射液　500ml
　　维生素 C 注射液　3g
　　用法:静脉滴注,每日 1 次;
4. 5% 葡萄糖注射液　500ml
　　15% 氯化钾注射液　10ml

　　用法:静脉滴注,每日 2 次;

5. 5% 碳酸氢钠注射液　250ml

　　用法:静脉滴注,每日 1 次;

6. 复方氨基酸注射液　250ml

　　用法:静脉滴注,每日 1 次。

第二章 先兆流产

第一节　概述　■■■

妊娠不足 28 周,胎儿体重不足 1000g 而终止者称为流产。先兆流产是指妊娠 28 周之前,有少量阴道出血和(或)下腹痛,宫颈口闭合,胎膜未破裂,妊娠物未排出。

【临床表现】

主要为停经后阴道流血和(或)下腹痛。

1. 停经史尿妊娠试验阳性或 HCG 值高于正常值。

2. 阴道出血绝大部分患者会有不同程度的阴道出血,常为暗红色或血性白带,出血量往往小于月经量。

3. 腹痛多数为轻微下腹痛或腰骶部胀痛,腹痛位置一般在下腹正中部位。

4. 阴道检查宫颈口闭合,胎膜未破,妊娠物未排出,子宫大小与停经周数相符。

【诊断要点】

1. 病史多数患者有停经史,停经的时间每个人各不相同,一般在三个月以内。

2. 临床表现患者会有不同程度的阴道出血和(或)轻微下腹痛,两者可不同时出现。阴道检查宫颈口闭合,胎膜未破,妊娠物未排出,子宫大小与停经周数相符。

3. 辅助检查尿妊娠试验阳性,B 超检查妊娠囊形态正常或可见胎心搏动,动态监测 HCG 值翻倍上升。

【治疗原则】

1. 一般治疗卧床休息,避免性生活,加强营养,保持情绪稳定。

2. 药物治疗口服维生素 E;肌注或口服黄体酮;HCG 隔日肌注。

3. 如果阴道出血不止,腹痛症状加重,B 超提示胚胎发育不良或 HCG 持续不升或下降,应终止妊娠。

【注意事项】

1. 流产是一个动态发展过程,在诊断先兆流产并进行相应处理后,除了观察症状和体征的变化,还要特别注意随访 HCG 水平和超声图像的变化。

2. 先兆流产应与异位妊娠鉴别,避免发生误诊,危及生命。

第二节 合理处方 ▪▪▪

A2-1 先兆流产

索引词:先兆流产、黄体酮

病史摘要:患者,女,27 岁,G2P0,停经 53 天,下腹隐痛 2 天,阴道少量流血半天就诊。既往月经规律,周期 28~30 天。妇科查体:外阴已婚未产式,外观未见异常;阴道内有少量暗红色血液;宫颈轻度糜烂,未见组织嵌顿,无举痛、摇摆痛;子宫后位,增大如 50+ 天孕周大小,质软,无压痛,活动;双附件未扪及异常。实验室检查:B 超示宫腔内可见一大小 1.8cm × 1.2cm × 1.6cm 的孕囊组织,隐约可见胎芽,未见胎心搏动,双附件区未见异常。血黄体酮 18.9ng/ml,HCG 4526IU/L。

诊断:先兆流产

处方:1. 黄体酮注射液 20mg
用法:每日 1 次,肌内注射;

2. 复方多元维生素片 60 片
用法:每次 1 片,每日 1 次,口服。

分析:患者诊断为先兆流产,血孕酮 18.9ng/ml,HCG 4526IU/L,可能是黄体功能不全引起,肌注黄体酮注射液 10~20mg,每日 1 次保胎治疗。黄体酮(B 级)为孕激素类药,具有孕激素的一般作用。在月经周期后期能使子宫内膜转为分泌期改变,为孕卵着床提供有利条件,在受精卵植入后,胎盘形成,孕激素可减少妊娠子宫的兴奋性,使胎儿安全生长。黄体酮注射液肌内注射后迅速吸收,在肝内代谢,约 12% 代谢为孕烷二醇,代谢物与葡糖醛酸结合随尿排出。注射 100mg,6~8 小时血药浓度达 68ng/ml,以后逐渐下降,可持续 48 小时,72 小时消失。复方多维元素片是多种维生素和矿物质,用于孕妇的多种维生素及矿物质的补充。

建议:黄体酮在肾病、心脏病水肿、高血压患者慎用,因可导致肝损害患者症状恶化,严重肝损伤患者禁用。

治疗评估:经治疗 2 周,若阴道流血停止,B 超检查提示胚胎存活,可继续妊娠,若临床症状加重,B 超检查发现胚胎发育不良,HCG 持续不升或下降,表明流产不可避免,应终止妊娠。

第三节 不合理处方 ■■■

B2-1 先兆流产

索引词:先兆流产、利托君注射液

病史摘要:患者,女,34 岁,停经 19 周,下腹部不规律疼痛 2 天就诊。既往月经规律,建卡定期产检,未见异常。入院查体:生命体征平稳,心肺未见异常,腹部膨隆。专科查体:宫高 17cm,腹围 81cm,胎心 150 次/min,扪及不规律宫缩。辅助检查:我院 B 超示宫内单活胎。

诊断:G2P1,孕 19 周宫内孕单活胎;先兆流产

处方:1. 乳酸钠林格注射液　500ml

盐酸利托君注射液　100mg

用法:静脉滴注,起始剂量为 15ml/h,每 10 分钟增加 15ml/h,直至达到预期效果,最大剂量为 105ml/h;

2. 地塞米松磷酸钠注射液　5mg

用法:肌内注射,每 12 小时 1 次,共 4 次。

分析:利托君禁用于妊娠不足 20 周的孕妇。

建议:硝苯地平片 10mg×10 片

用法:每次 10mg,口服,每 8 小时 1 次,用至宫缩消失。

第三章 早产

第一节 概述 ■■■

妊娠满 28 周至不足 37 周间分娩称为早产。分为自发性早产、未足月胎膜早破早产和治疗性早产三种,治疗性早产是因妊娠并发症而需要提前终止妊娠者。

【临床表现】

妊娠满 28 周后至 37 周之间出现较规则宫缩,间隔 5~6 分钟,持续 30 秒以上。腹部触诊可感觉到间歇性的子宫收缩,阴道检查发现宫颈管消退,宫颈口扩张。孕妇感下腹规律坠痛,伴有少量阴道出血或阴道流液。

早产可分为两种阶段:①先兆早产:宫缩间隔时间 7~8 分钟,宫颈管消退 <80%,宫颈口扩张≤1cm。②早产临产:宫缩间隔时间 5~6 分钟,持续时间 30 秒以上,宫颈管消退≥80%,宫颈口扩张 >1cm。

【诊断要点】

1. 病史子宫收缩规则,间隔 5~6 分钟,持续 30 秒以上。

2. 临床表现腹部触诊可感觉到间歇性的子宫收缩,阴道检查发现宫颈管不同程度的消退,宫颈口扩张。

3. 辅助检查:胎儿纤维连接蛋白(fFN)检查阳性,B 超检查发现宫颈管的长度缩短,宫颈口扩张,胎心监护发现有规律的宫缩。

【治疗原则】

若胎膜未破,胎儿存活、无明显畸形、无胎儿窘迫、无严重妊娠并发症、宫口开大 2cm 以下以及早产预测阳性者,应设法延长孕周,防止早产。若胎膜早破,早产不可避免时,应设法提高早产儿的存活率。

1. 一般治疗卧床休息,左侧卧位有利于提高子宫血流量,改善胎盘功能及增加胎儿氧供及营养。

2. 药物治疗主要应用抑制宫缩、抗感染及促胎肺治疗。

3. 分娩处理对不可避免的早产,停用一切抑制宫缩的药物,严密观察产程进展并做好产时处理,设法降低早产儿的患病率与死亡率。大部分早产儿可经阴道分娩,对于一些胎位异常者可考虑剖宫产终止妊娠。

【注意事项】

对于有宫缩的患者,不要立即给予促肺、抑制宫缩治疗,应结合 fFN 和 B 超检查宫颈管的情况,综合考虑,给予适当的治疗。

第二节 合理处方 ■■■

A3-1 胎膜完整的早产

索引词:早产、胎膜未破、药物选择

病史摘要:患者,女,35 岁,停经 32^{+4} 周,下腹坠胀感 1 周,阴道少量流血半天入院。孕期未定期产检。BP120/72mmHg,产科查体:宫高 29cm,腹围 96cm,胎儿头位,先露高浮,胎心 150 次 /min,偶可扪及宫缩,强度中,子宫无明显压痛;肛查:宫颈管消退 50%,质中,居中,宫口可容受 1 指,先露 –3;胎心监护:胎心 145 次 /min,基线变异可,宫缩 30~40s/10min,强度中。辅助检查:B 超示宫内单活胎,双顶径(BPD)8.3cm,股骨长(FL)6.5cm,胎盘位于子宫后壁,宫颈内口及子宫下段未见有胎盘附着。羊水指数(AFI)12cm,胎心 140 次 /min,胎动可。

诊断:G4P0,孕 32^{+4} 周头位单活胎;先兆早产

处方:1. 硫酸镁注射液　　4g

0.9% 氯化钠注射液　　100ml

用法:静脉滴注,120ml/h 即刻输入(或 30~60 分钟内输入);

2. 乳酸钠林格注射液　　500ml

盐酸利托君注射液　　100mg

用法:静脉滴注、起始剂量为 15ml/h,每 10 分钟增加 15ml 直至达到预期效果,最大剂量为 105ml/h;

3. 地塞米松磷酸钠注射液　　5mg

用法:肌内注射,每 12 小时 1 次,共 4 次。

分析:该患者因有规则宫缩,伴有宫颈管进行性缩短,胎膜未破,诊断为胎膜完整的先兆早产。治疗原则:在母胎情况允许时,尽量保胎至 34 周。治疗药物包括:①促胎肺成熟:妊娠 <34 周,1 周内有可能分娩的孕妇,应使用糖皮质激素促胎儿肺成熟。糖皮质激素与肺Ⅱ型细胞的特异性受体结合后,产生多种糖皮质相关性蛋白,然后作用于肺泡Ⅱ型细胞,促进肺表面活性物质的合成与释放并贮存在肺内板层体中,降低肺内毛细血管渗透压,减少水肿,从而降低新生儿呼吸窘迫综合征的发生。方法:地塞米松注射液 5mg 肌内注射,每 12 小时 1 次,

共 4 次,或倍他米松 12mg 每日 1 次,共 2 次;②抑制宫缩:目的是防止即刻早产,为完成促胎肺成熟治疗以及转运孕妇到有早产儿抢救条件的医院分娩赢得时间。利托君是 β_2 肾上腺素能受体兴奋剂,能与子宫平滑肌细胞膜上的 β_2 肾上腺素能受体结合,使细胞内环磷酸腺苷(cAMP)水平升高,抑制肌球蛋白轻链激酶活化,从而抑制平滑肌收缩。荟萃分析显示,利托君可降低 37% 的 48 小时内发生的早产,33% 的 7 天内发生的早产的,但不一定能降低新生儿呼吸窘迫综合征发病率和围产儿死亡率。用法:利托君起始剂量 50~100μg/min 静脉点滴,每 10 分钟可增加剂量 50μg/min,至宫缩停止,最大剂量不超过 350μg/min,共 48 小时。

建议:

1. 促胎肺成熟治疗,妊娠 32 周后选用单疗程治疗;

2. 利托君使用过程中应密切观察心率和主诉,如心率超过 120 次 /min 钟,或诉心前区疼痛则停止使用;其他副作用在母体方面主要有恶心、头痛、鼻塞、低血钾、心动过速、胸痛、气短、高血糖、肺水肿、偶有心肌缺血等,在胎儿及新生儿方面主要有心动过速、低血糖、低血钾、低血压、高胆红素,偶有脑室周围出血等;用药禁忌证有心脏病、心律不齐、糖尿病控制不满意、甲状腺功能亢进者;

3. 感染是早产的重要原因,应做阴道分泌物细菌学检查,尤其是 B 族链球菌的培养。有条件时,可做羊水感染指标相关检查,阳性者应根据药敏试验选用对胎儿安全的抗生素。

治疗评估:观察宫缩情况,宫缩控制可继续妊娠至 34 周。

A3-2　未足月胎膜早破的早产

索引词:早产、未足月胎膜早破

病史摘要:患者,女,35 岁,停经 33^{+3} 周,阴道流液 10+ 小时,量约 200ml,伴下腹坠胀 5 小时,外院已给予硫酸镁治疗,效果欠佳。消毒外阴后窥阴器检查可见液体从宫颈口流出,行 pH 试纸检测:试纸变蓝,流液 pH>7.0,四步触诊时摇动胎头见清亮液体自阴道口流出,扪及宫缩,约 30~50s/7~8min,强度中,胎动可;肛查:宫颈管消退 90%,质中,居中,宫口可容受 1 指,先露 –3。

诊断:胎膜早破;G5P0、孕 33^{+3} 周宫内孕头位单活胎;先兆早产

处方:1. 注射用氨苄西林钠　2g

　　　　0.9% 氯化钠注射液　100ml

　　　　用法:静脉滴注,每 6 小时 1 次,共用 48 小时;

　　　2. 乳酸钠林格注射液　500ml

　　　　盐酸利托君注射液　100mg

　　　　用法:静脉滴注,起始剂量为 15ml/h,每 10 分钟增加 15ml/h,至达

到预期效果,最大剂量为 105ml/h;

3. 地塞米松磷酸钠注射液 5mg

用法:肌内注射,每 12 小时 1 次,共 4 次。

分析:患者为未足月胎膜早破的早产,胎肺不成熟,无感染征象、无胎儿窘迫,可期待治疗:①预防感染:胎膜早破超过 12 小时,应给予抗生素预防感染,能降低胎儿及新生儿肺炎、败血症及颅内出血的发生率,也能大幅度减少绒毛膜羊膜炎及产后子宫内膜炎的发生。主要使用的抗生素有氨苄西林、头孢类抗生素等,该患者使用氨苄西林为广谱半合成青霉素,对溶血性链球菌、肺炎链球菌和不产青霉素酶葡萄球菌具较强抗菌作用,血清蛋白结合率为 20%,血消除半衰期($t_{1/2\beta}$)为 1~1.5 小时;②抑制宫缩:患者在外院使用硫酸镁效果不佳,入院后改为利托君注射液静脉滴注,起始剂量为 15ml/h,每 10 分钟增加 15ml/h,直至达到预期效果,最大剂量为 105ml/h。利托君注射液为 β 肾上腺素能受体激动剂,是子宫平滑肌细胞膜上的 β_2 受体兴奋剂,可激活细胞内腺苷酸环化酶,促使三磷腺苷合成环磷腺苷,降低细胞内钙离子浓度,阻止子宫肌收缩蛋白活性,抑制子宫平滑肌收缩。消除半衰期为 1.7~2.6 小时,90% 的盐酸利托君在 24 小时内由尿液排出。

建议:

1. 抗生素治疗建议首先静脉使用 2~3 日,然后改为口服维持治疗,治疗过程中必须密切观察产妇体温、心率、宫缩、阴道流液性状和血白细胞计数;

2. 利托君抑制宫缩效果肯定,但在兴奋 β_2 受体的同时也兴奋 β_1 受体,副作用明显,主要有母胎心率增快、心肌耗氧量增加、血糖升高、水钠潴留、血钾降低,严重时可致心肺水肿、心衰危及母亲生命,故对合并心脏病、高血压、未控制的糖尿病和并发重度子痫前期、明显产前出血等孕妇慎用或禁用。如患者心率 >120 次/min,应减小剂量;如心率 >140 次/min,应停药;如出现胸痛,应立即停药并心电监护,长期用药者应监测血钾、血糖、肝功能和超声心动图。

治疗评估:密切监测患者宫缩和感染情况,一旦发生感染,应终止妊娠。

第三节 不合理处方

B3-1 胎膜完整的早产

索引词:胎膜完整、早产、给药方法

病史摘要:患者,女,31 岁,停经 33^{+2} 周,胎心监护提示明显宫缩 1+ 小时。平素月经规则,孕期建卡定期产检。近 3 天来偶感下腹部隐痛,未引起重视。今日产检胎心监护提示有明显宫缩。专科查体:宫高 33cm,腹围 89cm,胎方位:头

位,胎心 132 次/min,宫缩强度 10s/10~15min。辅助检查:B 超示宫内单活胎,阴道彩超示宫颈内口未见明显扩张及羊水嵌入征象。

诊断:G3P0,孕 33^{+2} 周头位单活胎;先兆早产

处方:1. 阿托西班 75mg

0.9% 氯化钠 90ml

用法:静脉滴注,给药速度 8ml/h;

2. 地塞米松磷酸钠注射液 5mg

用法:肌内注射,每 12 小时 1 次,共 4 次。

分析:阿托西班是一种新型的缩宫素受体拮抗剂,对子宫具有特异性,有价格昂贵、使用方法复杂、不良反应发生率低等特点,在我国目前主要用于其他宫缩抑制剂疗效差或不能耐受的早产患者。给药方法一般分为三个步骤:①首先给予负荷剂量 6.75mg,静脉推注(推注时间大于 1 分钟);②然后给予高剂量静脉滴注(18mg/h)3 小时;③最后给予低剂量静脉滴注(6mg/h)45 小时。需重复给药的患者也应采取上述给药步骤。本例患者静脉滴注前未给予负荷剂量,是不适宜的。

建议:1. 阿托西班 6.75mg

用法:静脉推注(时间大于 1 分钟);

2. 阿托西班 75mg

0.9% 氯化钠 90ml

用法:静脉滴注,给药速度为 24ml/h,给药 3 小时,然后调整滴速为8ml/h,给药 45 小时;

3. 地塞米松磷酸钠注射液 5mg

用法:肌内注射,每 12 小时 1 次,共 4 次。

B3-2 未足月胎膜早破的早产

索引词:未足月胎膜早破、早产、硫酸镁

病史摘要:患者系育龄期女性。患者因"停经 32 周,下腹部隐痛 7 天,阴道流液 2 天"入院。平素月经规则,孕期建卡定期产检。7 天出现阴道流液,量不详,于外院就诊,给予"地塞米松促胎肺成熟,硫酸镁抑制宫缩,青霉素预防感染"等治疗,效果欠佳转入我院。专科查体:宫高 29cm,腹围 97cm,胎方位:头位,胎心 142 次/min。检查结果:我院 B 超示 BPD 8.4cm,FL 6.5cm,羊水指数10.5cm,胎心 150 次/min,胎动可。

诊断:胎膜早破;G3P0,孕 32 周单活胎头位;先兆早产

处方:1. 硫酸镁注射液 4g

0.9% 氯化钠注射液 100ml

　　用法:静脉滴注,120ml/h 即刻输入(或 30~60 分钟内输入);

　　2. 硫酸镁注射液　　10g

　　　　5% 葡萄糖注射液　　500ml

　　　　用法:静脉滴注,1~2g/h;

　　3. 地塞米松磷酸钠注射液　　5mg

　　　　用法:肌内注射,每 12 小时 1 次,共 4 次。

　　分析:硫酸镁使用 5~7 天后应换用利托君注射液;地塞米松重复使用意义不大。

　　建议:1. 注射用氨苄西林钠　　2g

　　　　　　0.9% 氯化钠注射液　　100ml

　　　　　　用法:静脉滴注,每 6 小时 1 次,共用 48 小时;

　　　　2. 乳酸钠林格注射液　　500ml

　　　　　　盐酸利托君注射液　　100mg

　　　　　　用法:静脉滴,起始剂量为 15ml/h,每 10 分钟增加 15ml/h,直至达到预期效果,最大剂量为 105ml/h。

第四章 妊娠高血压疾病

第一节 概述 ■■■

妊娠期所患有的高血压统称为妊娠高血压疾病,是一种继发于血管痉挛和内皮激活,导致器官低灌注的妊娠期特异性综合征,指妊娠 20 周以后出现的高血压、蛋白尿、水肿,严重时抽搐昏迷,甚至母婴死亡的一组临床综合征。

【临床分类】

1. 妊娠期高血压　妊娠期首次出现高血压,收缩压≥140mmHg(1mmHg=0.133kPa)和(或)舒张压≥90mmHg,并于产后 12 周恢复正常;尿蛋白(-),少数患者可伴有上浮不适或血小板减少。

2. 慢性高血压合并妊娠　妊娠前或妊娠 20 周前收缩压≥140mmHg 和(或)舒张压≥90mmHg,妊娠期无明显加重或妊娠 20 周后首次诊断高血压病延续到产后 12 周。

3. 子痫前期　轻度子痫前期是妊娠 20 周后出现收缩压≥140mmHg 和(或)舒张压≥90mmHg,伴尿蛋白≥0.3g/24h 或随机尿蛋白(+),可伴有上腹不适、头痛等症状。重度子痫前期:血压和尿蛋白持续升高,发生母体脏器功能不全或胎儿并发症。子痫前期患者出现下述任一不良情况可诊断为重度子痫前期:①血压持续升高:收缩压≥160mmHg 和(或)舒张压≥110mmHg;②尿蛋白 I≥2.0g/24h 或随机尿蛋白≥(++);③持续性头痛、视觉障碍或其他脑神经症状;④持续性上腹部疼痛等肝包膜下血肿或肝破裂症状;⑤肝酶异常:血丙氨酸转氢酶(ALT)或天冬氨酸转氨酶(AST)水平升高;⑥肾功能异常:少尿(24 小时尿量 <400ml 或每小时尿量 <17ml)或血肌酐 >106μmol/L;⑦低蛋白血症伴腹水或胸水;⑧血液系统异常:血小板计数呈持续性下降并低于 100×10⁹/L;血管内溶血、贫血、黄疸或血乳脱氢酶(LDH)水平升高;⑨心力衰竭、肺水肿;⑩胎儿生长受限或羊水过少;⑪孕 34 周前发病。

4. 子痫　子痫前期基础上,发生不能用其他原因解释的抽搐。

5. 慢性高血压并发子痫前期 慢性高血压孕妇妊娠 20 周前无蛋白尿,20 周后若出现蛋白尿≥0.3g/24h;或随机尿蛋白≥(+);或妊娠 20 周前有蛋白尿,妊娠 20 周后突然尿蛋白增加或血压进一步增高或血小板 $<100 \times 10^9/L$。

【临床症状】

1. 高血压 持续性血压升高至收缩压≥140mm Hg 和(或)舒张压≥90mmHg,至少出现 2 次,间隔 4 小时以上。

2. 尿蛋白 24 小时尿蛋白含量≥300mg/24h 或随机尿蛋白≥300mg/L(即 30mg/dl)或尿蛋白定性≥(+)定义为蛋白尿。

3. 水肿 体重异常增加是多数患者的首发症状,如水肿不明显,孕妇体重突然增加≥0.9kg/周或 2.7kg/4 周是子痫前期的信号。水肿的特点是自踝部逐渐向上延伸的凹陷性水肿,经休息后不缓解,水肿局限于膝以下"+",延及大腿"++",延及外阴及腹壁为"+++",全身水肿或伴有腹水为"++++"。

4. 神经系统症状 头痛、眼花、头晕、视物不清、恶心、呕吐、上腹部不适。

【诊断要点】

1. 病史 孕前或孕 20 周前有无高血压、蛋白尿、水肿及神经系统症状,既往有无原发性高血压、慢性肾炎及糖尿病,有无家族史。

2. 有上述临床表现。

3. 评价妊娠高血压疾病对各终末靶器官的损害:①孕妇:血常规,肝肾功能测定,尿蛋白尿比重测定,眼底检查,24 小时动态血压测定,心电图及超声心动检查。②胎儿生长发育及胎儿宫内安危监护:胎心监护,超声评价胎儿大小脐血流及大脑中动脉 S/D,羊水量。

【治疗原则】

1. 妊娠高血压可在家中休息,适当使用镇静药物,监测母儿状态。

2. 子痫前期需住院治疗,防治子痫及并发症的发生。

(1)解痉:硫酸镁是预防和治疗子痫抽搐的首选药物。

(2)降压:对于收缩压≥160/110mmHg,和(或)舒张压≥110mmHg 或平均动脉压≥140mmHg 者,以及原发性高血压已用降压药者,需应用降压药物。降压的速度以 15~20 分钟降低 5~10mmHg 为宜,以后的 2~6 小时逐渐降至 140~150/90~100mmHg。

(3)镇静:对重度子痫的患者,产前应用地西泮、哌替啶等镇痛剂,产后及子痫可应用冬眠合剂,有利于控制子痫的发作。

(4)扩容:子痫前期孕妇需要限制补液量以避免肺水肿,不推荐扩容治疗。除非有严重的液体丢失(如呕吐、腹泻、分娩失血)或高凝状态者。

(5)利尿:一般不主张常规应用利尿剂,仅当患者出现全身性水肿、肺水肿、脑水肿、肾功能不全、急性心力衰竭时,可酌情使用呋塞米等利尿剂。甘露醇主要用于脑水肿,甘油果糖适用于肾功能有损伤的患者。

(6) 适时终止妊娠:母胎有生命危险或胎儿存在明显缺血缺氧状态时及时终止妊娠。终止妊娠指证:子痫前期患者经积极治疗 24~48 小时仍无好转;子痫前期患者孕周超过孕 34 周;子痫前期患者孕龄不足孕 34 周,胎盘功能减退,胎儿已成熟;子痫前期患者孕龄不足孕 34 周,胎盘功能减退,胎儿未成熟,经地塞米松促肺成熟者;子痫控制 2 小时后终止妊娠。

子痫前期伴肾功能不全

肾功能受损是子痫前期的早期表现,而肾衰则是重症阶段;子痫前期患者的肾小球内皮细胞增殖,毛细血管细胞肿胀至管腔狭小而使肾小球缺血,滤过率下降,急性肾衰多为急性肾小管坏死或双侧肾皮质坏死。

【临床表现】

1. 少尿或无尿:少尿为 <400ml/24h,无尿为 <100ml/24h。

2. 严重的水肿、高血钾及严重的心律失常、心衰及急性肺水肿、代谢性酸中毒、尿毒症表现。

【治疗原则】

1. 积极治疗妊娠高血压疾病,功能性肾衰则应解痉、扩容治疗,改善微循环。

2. 低蛋白血症时输注白蛋白,以提高胶体渗透压,尿少者给予利尿,20% 甘露醇或呋塞米。

3. 酚妥拉明改善微循环。

4. 适时终止妊娠,若产后肾衰仍不能缓解,继续加重则透析治疗。

子痫前期伴心衰

心力衰竭也称心功能不全,是子痫前期患者由于血管痉挛性收缩,血压过高,心肌过度收缩,室壁增厚,心输出量下降,致全身组织缺血缺氧,并使肺静脉及体静脉系统瘀血而引起的综合征。

【临床表现】

1. 左心功能不全:咳嗽、咳白色或粉红泡沫样痰,出现阵发性呼吸困难,不能平卧,严重时出现端坐呼吸甚至心源性哮喘,检查见左心界扩大,第一心音低钝,心尖部可闻及奔马律,肺底有湿罗音,有时可伴哮鸣音。

2. 右心功能不全:由于体循环瘀血致各脏器功能减退的症状,如肝瘀血致上腹胀痛;消化道瘀血致食欲低下、恶心、呕吐;肾瘀血致尿少、蛋白尿;检查见右心界扩大,颈静脉怒张,肝大,有压痛,下肢水肿等。

【治疗原则】

1. 吸氧:提高氧分压,改善器官组织缺氧。

2. 半卧位:减少下肢静脉回流,减少回心血量,减轻心脏前负荷。

3. 镇静:地西泮,也可用哌替啶、吗啡,减少氧耗。

4. 利尿:增加水钠排出,减轻心脏负荷,减轻体、肺循环瘀血及水肿。长期使用利尿剂注意水、电解质紊乱。

5. 应用血管扩张剂,扩张动脉则可减轻心脏后负荷,增加心输出量,改善组织缺血,适用急性左心衰,扩张静脉药可减轻心脏前负荷,减轻肺充血。

6. 强心:在利尿、扩血管的基础上效果更好,增加心肌收缩力,增加心输出量。

7. 应用抗生素预防感染。

HELLP 综合征

HELLP 综合征是指妊娠高血压疾病孕妇出现溶血、肝酶升高、血小板减少等严重病症。

【临床表现】

1. 典型表现为乏力、右上腹疼痛不适、恶心呕吐、头痛,近期出现黄疸、视物模糊。

2. 牙龈出血、血尿,也有呕吐伴上消化道出血或便血,还可并发肝出血或肝破裂、弥漫性血管内凝血(DIC)、胎盘早剥等。50% 伴重度子痫前期,30% 伴轻度子痫前期,20% 无妊娠高血压。

【诊断要点】

1. 有上述临床表现。

2. 溶血:血红蛋白 60~90g/L,网织红细胞增多,外周血涂片可见红细胞变形、破碎或见三角形、头盔形红细胞。间接胆红素水平增高,乳酸脱氢酶≥600U/L。

3. 肝酶增高:AST≥70U/L。

4. 血小板减少:血小板 $<100 \times 10^9$/L;根据血小板减少程度将 HELLP 分为三型:Ⅰ型血小板 $<50 \times 10^9$/L;Ⅱ型血小板($50~100$)$\times 10^9$/L;Ⅲ型 $>100 \times 10^9$/L。

【治疗原则】

1. 一旦诊断成立,应尽快结束分娩。越是保守治疗预后越差。

2. 镁离子和降压药联合应用。

3. 使用地塞米松或氢化可的松静脉滴注。

4. 输入血制品。

5. 抗血小板凝集药物。

第二节 合理处方 ■■■

A4-1 妊娠高血压

索引词:妊娠高血压、镇静

病史摘要:患者,女,30岁,孕36周单活胎。既往体健,否认高血压、慢性肾炎及糖尿病史,平素月经规律,定期产检。近1周来睡眠欠佳,门诊就诊时查体:血压148/92mmHg,心肺未闻异常,双下肢无明显水肿。胎心率145次/min,先露为头,无宫缩。辅助检查:B超示宫内单活胎,尿常规示尿蛋白(-)。

诊断:妊娠高血压;G1P0,孕36周宫内孕单活胎待产

处方:地西泮片 2.5mg×24片

用法:每次5mg,口服,每日3次。

分析:患者妊娠期出现收缩压≥140mmHg和舒张压≥90mmHg,否认高血压、慢性肾炎及糖尿病史,诊断为妊娠高血压。治疗目的是控制病情、延长孕周、确保母儿安全。治疗的基本原则是休息、镇静、解痉,有指征降压、利尿,密切监测母胎情况,适时终止妊娠。根据病情轻重分类,进行个体化治疗,妊娠高血压应休息、镇静、监测母胎情况,酌情降压治疗。

应用镇静药物的目的是缓解孕产妇精神紧张、焦虑症状,改善睡眠,预防并控制子痫。使用的药物主要包括苯二氮䓬类、苯巴比妥类和冬眠合剂。苯二氮䓬神经系统抑制药,可引起中枢神经系统不同部位的抑制,随着用量的加大,临床表现可自轻度的镇静到催眠甚至昏迷。巴比妥类药物与苯二氮䓬类相似,对中枢神经的抑制作用随着剂量加大,表现为镇静、催眠、抗惊厥及抗癫痫。冬眠合剂由氯丙嗪,哌替啶和异丙嗪三种药物组成,可降低机体对各种病理刺激的反应,提高各组织对缺氧的耐受力。在病理情况下可使处于异常收缩的小动脉得以舒张,微循环得到改善。可抑制中枢神经系统,有助于解痉、降压、控制子痫抽搐。地西泮为苯二氮䓬类药物,口服生物利用度76%,达峰时间0.5~2小时,半衰期20~70小时,血浆蛋白结合率99%,口服2.5~5.0mg,每天2~3次。

建议:

1. 地西泮1小时内用药超过30mg可能发生呼吸抑制,24小时总量不超过100mg。

2. 妊娠晚期使用苯二氮䓬类药物,尤其是控制严重的癫痫或先兆子痫需加大剂量,可能引起婴儿低肌张力综合征(肌肉张力减弱、吮吸无力、呼吸暂停、发绀和体温过低)和新生儿戒断症状(如张力亢进、反射亢进、烦乱不安、睡眠障碍

和震颤）。如服用苯二氮䓬类或巴比妥类药物至分娩,至少应该对新生儿进行 2 天戒断症状或适应性问题的观察。

治疗评估:患者用药后紧张焦虑症状缓解,睡眠质量改善,血压降至正常。

A4-2　轻度子痫前期

索引词:子痫前期、硫酸镁

病史摘要:患者,女,32 岁,因"停经 37 周,发现血压升高 5 天"入院。既往体健,否认高血压、慢性肾炎及糖尿病史,平素月经规律,定期产检。近 1 周来睡眠欠佳,门诊就诊时查体:血压 150/96mmHg,心肺未闻见异常,双下肢水肿(+)。胎心率 152 次 /min,先露为头,无宫缩。辅助检查:B 超示宫内单活胎,尿常规示尿蛋白(++),24 小时尿蛋白定量:3g/24h。

诊断:轻度子痫前期;G3P0,孕 37 周单活胎

处方:1. 硫酸镁注射液　　5g

　　　　　10% 葡萄糖注射液　　20ml

　　　　　用法:静脉推注,5~10 分钟;

　　　　2. 硫酸镁注射液　　10g

　　　　　5% 葡萄糖注射液　　500ml

　　　　　用法:静脉滴注,每小时 1.5~2g;

　　　　3. 地西泮片　　2.5mg×24 片

　　　　　用法:每次 5mg,口服,每晚。

分析:子痫前期的治疗应镇静、解痉、有指征降压、利尿,密切监测母胎情况,适时终止妊娠。硫酸镁是子痫治疗的一线药物,也是重度子痫前期预防子痫发作的预防用药。硫酸镁预防和治疗子痫抽搐的机制包括:①镁离子抑制运动神经末梢释放乙酰胆碱,阻断神经肌肉接头间的信息传导,使骨骼肌松弛;②镁离子刺激血管内皮细胞合成前列环素,抑制内皮素合成,降低机体对血管紧张素 Ⅱ 的反应,从而缓解血管痉挛状态;③镁离子通过阻断谷氨酸通道阻止钙离子内流,解除血管痉挛、减少血管内皮损伤;④镁离子可提高孕妇和胎儿血红蛋白的亲和力,改善氧代谢。硫酸镁应用的指征包括:子痫前期临产前用药预防抽搐;预防重度子痫前期发展为子痫;控制子痫抽搐及防止再抽搐。静脉用药:负荷剂量硫酸镁 2.5~5g,溶于 10%GS 20ml 静推(15~20 分钟),或者 5%GS 100ml 快速静滴,继而 1~2g/h 静滴维持。用药时间长短依据病情而定,一般每日静滴 7~12 小时,24 小时总量不超过 30g。用药期间每日评估病情变化,决定是否继续用药。镇静药物的使用见 A4-1 妊娠高血压章节。

建议:

1. 用药期间监测患者血清镁离子浓度,血清镁离子有效治疗浓度为

1.7~3.0mmol/L,超过 3.5mmol/L 即可出现中毒症状,镁离子中毒时停用硫酸镁并静脉缓慢推注(5~10 分钟)10% 葡萄糖酸钙 10ml。注意观察患者:膝腱反射,定期检查膝反射;呼吸 ≥16 次 /min 钟;尿量 ≥25ml/h 或 ≥600ml/d。

2. 静脉注射硫酸镁常引起潮红、出汗、口干等症状,快速静脉注射时可引起恶心、呕吐、心慌、头晕,个别出现眼球震颤,减慢注射速度症状可消失。

3. 镁离子可自由透过胎盘,造成新生儿高血镁症,表现为肌张力低,吸吮力差,不活跃,哭声不响亮等,少数有呼吸抑制现象。

4. 注意事项与用药教育:如患者同时合并肾功能不全、心肌病、重症肌无力等,则硫酸镁应慎用或减量使用。肾功能不全,用药剂量大,可发生血镁积聚,血镁浓度达 5mmol/L 时,可出现肌肉兴奋性受抑制,感觉反应迟钝,膝腱反射消失,呼吸抑制,血镁浓度达 6mmol/L 时可发生呼吸停止和心律失常,心脏传导阻滞,浓度进一步升高,可使心跳停止。

治疗评估:患者使用硫酸镁中继续监测血压、尿蛋白,轻度子痫前期的孕妇可期待至足月。

A4-3 早发型重度子痫前期伴低蛋白血症

索引词:重度子痫前期、早发型、低蛋白血症

病史摘要:患者,女,32 岁,因"停经 29^{+5} 周,双下肢水肿 1+ 月,伴头痛 2 天"入院。平素月经规律,孕期未定期产检,1+ 月前出现双下肢水肿,休息后无明显缓解,且水肿呈进行性加重,未诊治。现因头晕、头痛,外院测血压高而就诊。入院查体:血压 162/110mmHg,眼底检查无异常,心肺未闻见异常,双下肢水肿(++),专科查体:宫高 25cm,腹围 92cm,胎心 145 次 /min,先露为臀,无宫缩。辅助检查:B 超示宫内单活胎,胎儿小于孕周,腹部脏器 B 超未见异常,右侧胸腔液性暗区,深约 1.5cm,腹腔液性暗区,深约 2.3cm,血常规、凝血功能及肾功能正常,尿常规示尿蛋白(++++),尿蛋白定量 5.98g/24h,肝功能示白蛋白 20.2g/L。

诊断:重度子痫前期;低蛋白血症,胸、腹腔积液;胎儿生长受限;G3P1,孕 29^{+5} 周臀位单活胎

处方:1. 硫酸镁注射液 5g

　　　10% 葡萄糖注射液 20ml

　　　用法:静脉推注,5~10 分钟;

　　2. 硫酸镁注射液 10g

　　　5% 葡萄糖注射液 500ml

　　　用法:静脉滴注,1.5~2g/h;

　　3. 地塞米松磷酸钠注射液 5mg

　　　用法:肌内注射,每 12 小时 1 次,共 4 次;

4. 硝苯地平控释片　30mg×7 片

用法:每次 30mg,口服,每日 1 次;

5. 人血白蛋白　10g(50ml)/瓶

用法:每次 10g,静脉滴注,每日 1 次。

分析:重度子痫前期于妊娠 34 周前发病称为早发型,妊娠 34 周之后发病为晚发型。早发型重度子痫前期期待治疗的指征为:①孕龄不足 32 周,经治疗症状好转,无器官功能障碍或胎儿情况恶化,可考虑延长孕周;②孕龄 32~34 周,24 小时尿蛋白定量 <5g,轻度胎儿生长受限、胎儿监测指标良好,彩色多普勒超声测量显示无舒张期脐动脉血返流,经治疗后血压下降,无症状,实验室检查提示胎儿缺氧经治疗好转。该患者孕周 29^{+5} 周,无明显器官功能障碍或胎儿情况恶化,可考虑期待治疗,延长孕周。镇静和解痉见前面章节。

降压治疗可以减少重度高血压孕妇发生心血管疾病和卒中的风险,常用的口服降压药物有:α、β 肾上腺素能受体拮抗剂、钙离子通道阻滞剂等。如口服药物血压控制不理想,可使用静脉用药,常用有:α- 受体拮抗剂、血管扩张剂硝酸甘油和硝普钠。案例中患者使用的硝苯地平控释片(C 级)是二氢吡啶类钙离子通道阻滞剂,可选择性抑制钙离子进入心肌细胞和平滑肌细胞的跨膜转运,并抑制钙离子从细胞内释放,而不改变血浆钙离子浓度。舒张外周阻力血管,降低外周阻力,使收缩压和舒张压降低,减轻心脏后负荷。同时舒张正常供血区和缺血区的冠状动脉,拮抗自发的或麦角新碱诱发的冠状动脉痉挛,增加冠状动脉痉挛患者心肌氧的递送,解除和预防冠状动脉痉挛。并可抑制心肌收缩,降低心肌代谢,减少心肌耗氧量,是妊娠高血压疾病降压治疗的首选药物。因为控释剂型,24 小时内近似恒速释放硝苯地平,通过膜调控的渗透泵原理,使药物以零级速率释放。它不受胃肠道蠕动和 pH 的影响。服药后,药片中的非活性成分完整地通过胃肠道,并以不溶的外壳随粪便排出。

患者腹部脏器 B 超未见异常,右侧胸腔液性暗区,深约 1.5cm,腹腔液性暗区,深约 2.3cm,尿常规尿常规示尿蛋白(++++),24 小时尿蛋白定量 5.98g,肝功能示白蛋白 20.2g/L,提示低蛋白血症,需要人血白蛋白,增加血容量和维持血浆胶体渗透压。

孕周 <34 周的子痫前期患者,预计 1 周内可能分娩者均应接受糖皮质激素促胎肺成熟治疗(见第三章早产章节)。

建议:

1. 血管紧张素转化酶抑制剂药物有潜在的致畸作用并且与胎儿和新生儿的高发病率和死亡率有关,因此在妊娠中晚期禁止使用血管紧张素转换酶抑制剂(ACEI)和血管紧张素 II 受体拮抗剂(ARB);

2. 孕期一般不使用利尿剂降压,以防血液浓缩、有效循环血量减少和高凝

倾向,也不推荐使用阿替洛尔和哌唑嗪;

3. 人血白蛋白一般采用静脉滴注。滴注速度应以每分钟不超过 2ml 为宜,但在开始 15 分钟内,应特别注意速度缓慢,逐渐加速至上述速度。

治疗评估:患者经治疗后 48 小时后,病情不稳定,肾功能提示肌酐升高,尿蛋白未减少,最终选择终止妊娠。

A4-4 晚发型重度子痫前期

索引词:重度子痫前期晚发型、硫酸镁

病史摘要:患者,女,36 岁,因"停经 34 周,双下肢水肿半月,休息后无法缓解,并伴有轻微头痛"入院,孕早、中期检查无异常,未定期产检。既往体健,否认高血压病史,糖尿病及肾炎病史,平素月经规律。入院查体:血压 170/112mmHg,心肺未闻见杂音,水肿(+)。胎心 142 次 /min,胎方位:ROA,无明显宫缩;骨盆外测量正常。辅助检查:尿常规示尿蛋白(+++),未见管型,24 小时尿蛋白定量 4.2g;肝功谷丙转氨酶(ALT)、谷草转氨酶(AST)、乳酸脱氢酶(LDH)升高;血红蛋白 90g/L,凝血功能及肾功能正常,尿酸显著升高;眼底检查发现视网膜小动脉痉挛、水肿;孕妇心脏检查无异常;B 超示宫内单活胎。

诊断:重度子痫前期;G2P0,孕 34 周 ROA 单活胎

处方:1. 硫酸镁注射液 5g

10% 葡萄糖注射液 20ml

用法:静脉推注,5~10 分钟;

2. 硫酸镁注射液 10g

5% 葡萄糖注射液 500ml

用法:静脉滴注,1.5~2g/h;

3. 地塞米松磷酸钠注射液 5mg

用法:肌内注射,每 12 小时 1 次,共 4 次。

分析:患者为重度子痫前期,应用硫酸镁注射液预防子痫发作,孕周已达 34 周,促胎儿肺成熟后可考虑终止妊娠。

建议:硫酸镁使用注意事项见前述章节。

治疗评估:密切观察患者是否发生子痫,积极治疗 48 小时后,评估患者情况无好转,遂行剖宫产。

A4-5 慢性高血压并发子痫前期

索引词:慢性高血压、子痫前期、药物选择

病史摘要:患者,女,因"发现高血压 2+ 年,停经 33^{+4} 周,血压进行性升高 4+ 天"入院。平素月经规律。孕期予尼莫地平控制血压。4+ 天前患者测血压:

160/110mmHg,外院予地塞米松促胎肺成熟、硫酸镁解痉,硝酸甘油降压等治疗,停硝酸甘油后血压升至 180/120mmHg。并伴头昏、头痛,体位改变时出现眼花。1 天前出现下腹不规律疼痛,自觉胎动欠佳转至我院。既往身体情况良好,有"高血压"病史,不规律服用尼莫地平,血压最高达 150/110mmHg。入院查体:血压 180/115mmHg。专科查体:宫高 26cm,腹围 99m,胎心 140 次 /min,可扪及不规律宫缩。辅助检查:B 超:LOA,BPD7.8cm,FL5.8cm,A5.8cm,S/D3.2,尿常规示:尿蛋白(++),外院 24 小时尿蛋白定量:6.7g/24h。

诊断:慢性高血压病合并子痫前期;胎儿生长受限;G2P0,孕 33^{+4} 周单活胎;先兆早产。

处方:1. 硫酸镁注射液　5g

　　　　　　10% 葡萄糖注射液　20ml

　　　　　　用法:静脉缓推,5~10 分钟;

　　　　2. 硫酸镁注射液　10g

　　　　　　5% 葡萄糖注射液　500ml

　　　　　　用法:静脉滴注,每小时 1.5~2g;

　　　　3. 地塞米松磷酸钠注射液　5mg

　　　　　　用法:肌内注射,每 12 小时 1 次,共 4 次;

　　　　4. 注射用盐酸拉贝洛尔　25mg

　　　　　　10% 葡萄糖注射液　20ml

　　　　　　用法:静脉推注,5~10 分钟内;

　　　　5. 注射用盐酸拉贝洛尔　100mg

　　　　　　5% 葡萄糖注射液　250ml

　　　　　　用法:静脉滴注,每分钟 1~4mg,待血压稳定后改口服,200mg,每日 2 次。

分析:患者在孕前有高血压病史,妊娠后出现蛋白尿,诊断为慢性高血压病并发子痫前期,治疗原则应同时兼顾慢性高血压和子痫前期的治疗,包括镇静、解痉、降压,密切监测母胎情况,适时终止妊娠。拉贝洛尔是 α、β 肾上腺素受体拮抗剂,降低血压但不影响肾及胎盘血流量,并可对抗血小板凝集,促进胎儿肺成熟,该药显效快,不引起血压过低或反射性心动过速。静脉使用每日最大总剂量为 220mg,口服每日最大总剂量为 2400mg。

建议:患者孕前即患高血压,应注意血管紧张素转化酶抑制剂有潜在的致畸作用并且与胎儿和新生儿的高发病率和死亡率有关,因此在妊娠后停用 ACEI 和 ARB。

治疗评估:经治疗后,患者血压控制在 130~140mmHg/90~100mmHg,尿蛋白无进行性增加,肝肾功能正常,期待治疗至 34 周。

A4-6　子痫前期伴心衰

索引词：子痫前期、心衰、药物选择

病史摘要：患者，女，36 岁，G3P1，因"停经 38 周，发现血压升高 5 天"入院。未建卡未定期产检。既往体健，否认高血压、慢性肾炎及糖尿病史。入院时查体：心率 110 次/min，呼吸 23 次/min，血压 164/90mmHg，心肺无明显异常。双下肢水肿（+++）。专科查体：宫高 33cm，腹围 108cm，胎心率 138 次/min。辅助检查：B 超示宫内单活胎。尿常规示尿蛋白（++++），24 小时尿蛋白定量 3.4g。入院后给予解痉，降压等治疗后，病情逐渐稳定，决定行剖宫产终止妊娠。准备手术时，患者突感心慌气紧不能平卧，咳白色泡沫痰，心率 131 次/min，血压 175/118mmHg，血氧饱和度 70%，双肺布满湿啰音。

诊断：急性心力衰竭；重度子痫前期

处方：1. 硫酸镁注射液　5g

　　　　　10% 葡萄糖注射液　20ml

　　　　　用法：静脉推注，5~10 分钟；

　　　2. 硫酸镁注射液　20g

　　　　　用法：静脉泵入，1.5~2g/h；

　　　3. 0.9% 氯化钠注射液　50ml

　　　　　硝酸甘油注射液　50mg

　　　　　用法：静脉滴注，3ml/h 开始缓慢滴注，根据血压情况调整用量；

　　　4. 呋塞米注射液　20mg/ 支

　　　　　用法：每次 20mg，静脉推注；

　　　5. 去乙酰毛花苷　0.4mg

　　　　　5% 葡萄糖注射液　20ml

　　　　　用法：静脉缓慢推注，必要时 2~4 小时重复 1 次；

　　　6. 注射用氢化可的松琥珀酸钠　100mg

　　　　　0.9% 氯化钠注射液　100ml

　　　　　用法：静脉滴注，每日 1 次；

　　　7. 注射用氨苄西林钠　2g

　　　　　0.9% 氯化钠注射液　100ml

　　　　　用法：静脉滴注、每 8 小时 1 次。

分析：妊娠高血压疾病孕妇，以往无心脏病病史及体征，突然发生以左心衰竭为主的全心衰竭，称为妊娠高血压疾病性心脏病。由于妊娠高血压疾病时冠状动脉痉挛，心肌缺血、周围小动脉阻力增加，水钠潴留及血黏度增加等常可诱发急性心力衰竭。发病期常有干咳，且夜间明显，易被误认为上感或支气管

炎。妊娠高血压疾病基础上发生的心力衰竭是急性左心衰竭。该患者出现心慌气紧不能平卧,咳白色泡沫痰,心率 131 次 /min,血压 175/108mmHg,血氧饱和度 70%,双肺布满湿啰音是典型的急性左心衰竭的表现。心力衰竭发生后应积极治疗:①减轻心脏负荷和增加心肌收缩力,利尿剂如呋塞米作用于髓袢升支粗段,通过抑制 Cl^- 的主动重吸收和 Na^+ 的被动重吸收而起效。由于 NaCl 的重吸收减少,肾髓间质渗透浓度降低,浓缩功能降低,尿量增加。呋塞米能扩张小动脉,降低外周阻力,从而减轻左心负荷,并通过强力的利尿作用迅速减少血容量及回心血量,从而使左心负荷减轻。静脉用药后起效时间为 5 分钟,达峰时间为 0.33 小时。作用持续时间为 2 小时。$t_{1/2\beta}$ 存在较大的个体差异,正常人为 30~60 分钟。硝酸酯类如硝酸甘油,硝酸甘油能降低血管平滑肌张力,对静脉容量血管的这种作用比动脉血管显著,减少静脉回心血量而降低心脏充盈压力。心脏充盈压力的下降可减少左室舒张末期容积和前负荷,从而显著降低心肌耗氧量。硝酸甘油在人体内以极快的速度清除,血浆 $t_{1/2}$ 为 3 分钟。清除率[接近 $1L/(kg \cdot min)$]超过肝血流量,存在肝外代谢,如红细胞和血管壁。强心苷类如去乙酰毛花苷通过抑制衰竭心肌细胞膜 Na^+/K^+-ATP 酶,使细胞内 Na^+ 水平升高,促进 Na^+-Ca^{2+} 交换,提高细胞内 Ca^{2+} 水平,从而发挥正性肌力作用。②预防感染,妊娠合并心脏病的患者需预防感染性心内膜炎的发生,而链球菌和葡萄球菌是主要致病菌。青霉素对大多数革兰阳性球菌,如溶血性链球菌、葡萄球菌等具有高度抗菌活性,故可选用青霉素抗感染治疗;对青霉素过敏患者可选用红霉素治疗,红霉素对多数革兰阳性球菌有较强的抗菌活性。

建议:

1. 注意长期利尿剂治疗可引起低钾血症、低钠血症、代谢性碱中毒等并发症,需密切监测电解质等指标;

2. 强心苷类药物孕妇对其耐受性差,治疗剂量与中毒剂量接近,洋地黄过量会导致心律失常加重心力衰竭症状,治疗血药浓度为 0.5~2ng/mL,用药前后需监测心电图、血压、心律等,如有条件可进行地高辛血药浓度监测。

治疗评估:积极治疗后患者心力衰竭控制,行剖宫产。

A4-7　子痫

索引词:子痫、硫酸镁

病史摘要:患者,女,31 岁,G5P0,因"停经 31^{+6} 周,发现血压升高 1+ 月,头晕半天"入院。既往体健,否认高血压、慢性肾炎及糖尿病史,平素月经规律,定期产检。查体:血压 158/102mmHg,心肺未闻见异常,双下肢无明显水肿。胎心率 145 次 /min,先露为头,无宫缩。辅助检查:B 超示宫内单活胎,尿常规示尿蛋白(++++),24 小时尿蛋白定量 4.6g。入院后给予解痉、降压等处理。输液过程中患者突然出现抽搐,眼球固定,瞳孔散大,牙关紧闭,双手紧握,而后剧烈抽搐,且呼吸暂停,面色青紫。

诊断:子痫

处方:1. 硫酸镁注射液　5g

   10% 葡萄糖注射液　20ml

   用法:静脉推注,5~10 分钟;

  2. 硫酸镁注射液　20g

   用法:静脉泵入,每小时 1.5~2g;

  3. 地西泮注射液　10mg

   用法:每次 10~20mg,肌内注射;

  4. 20% 甘露醇注射液　250ml

   用法:每次 250ml,静脉滴注。

分析:硫酸镁是子痫治疗的一线药物,控制子痫再次发作的效果优于地西泮、苯巴比妥和冬眠合剂等镇静药物。除非存在硫酸镁应用的禁忌或硫酸镁治疗效果不佳,否则不推荐使用苯二氮䓬类药物和苯妥英钠用于子痫的预防或治疗。控制子痫的用法为静脉用药:负荷剂量硫酸镁 2.5~5g,溶于 10%GS 20ml 静推(15~20 分钟),或者 5%GS 100ml 快速静滴,继而 1~2g/h 静滴维持。或者夜间睡眠前停用静脉给药,改为肌内注射,用法:25% 硫酸镁 20ml+2% 利多卡因 2ml臀部肌内注射。24 小时硫酸镁总量 25~30g。地西泮 10mg 肌内注射用于预防子痫发作。甘露醇经肾小球滤过后在肾小管内甚少被重吸收,起到渗透利尿作用,子痫或先兆子痫患者如肾功能不全或需要降低颅内压时,应用甘露醇可取得一定疗效,常用剂量为 20% 甘露醇 250ml,在 15~20 分钟内快速静脉滴注,心衰和肺水肿禁用。

建议:见前述轻度子痫前期硫酸镁使用章节。

治疗评估:子痫控制 2 小时后终止妊娠。

A4-8　HELLP 综合征

索引词:HELLP 综合征、药物选择

病史摘要:患者,女,因"停经 28^{+1} 周,发现血压升高 1 月,头痛 2+ 周伴视物模糊 4+ 天,发现胎动消失 1 天"入院。平素月经规律,孕期建卡定期产检,孕 24周发现血压升高,未予重视,4 天前外院予静滴硫酸镁解痉治疗,口服硝苯地平缓释片及静滴硝普钠降压治疗,效果欠佳,最高达 190/110mmHg,现有不规律宫缩。既往体健,否认高血压病史。入院查体:血压 190/110mmHg。专科查体:宫高 20cm,腹围 88cm,胎方位:LOA,胎心无。骨盆外测量:正常,无规律宫缩。检查结果:肝功:ALT:29U/L,AST:73U/L,ALB:38.5g/L,LDH:>2150U/L;血常规:

WBC:15.6×10^9/L,N:86.8%,L:10.1%,RBC:5.12×10^{12}/L,HGB:160g/L,PLT:48×10^9/L;凝血时间:APTT:31.3s,PT:11.2s。

诊断: HELLP 综合征;G2P0,孕 28^{+1} 周 LOA 位单死胎

处方: 1. 硫酸镁注射液　　5g

　　　　　　10% 葡萄糖注射液　　20ml

　　　　　　用法:静脉推注,5~10 分钟;

　　　　2. 硫酸镁注射液　　20g

　　　　　　用法:静脉泵入,1.5~2g/h;

　　　　3. 地塞米松磷酸钠注射液　　10mg

　　　　　　5% 葡萄糖注射液　　20ml

　　　　　　用法:静脉滴注,每 12 小时 1 次,直至血小板 $\geqslant 100 \times 10^9$/L,LDH 下降,产后应继续使用 3 次;

　　　　4. 合辐照机采血小板　　1U;

　　　　5. 0.9% 氯化钠注射液　　50ml

　　　　　　硝酸甘油注射液　　50mg

　　　　　　用法:静脉滴注,3ml/h 开始缓慢滴注,根据血压情况调整。

分析: HELLP 综合征治疗原则:①积极治疗妊娠高血压疾病,解痉、扩容、降压、补充血制品,以提高胶体渗透压;②纠正凝血因子不足;③尽快终止妊娠。

药物治疗包括:①硫酸镁注射液与降压联合应用;②肾上腺皮质激素,血小板 $<50 \times 10^9$/L,考虑肾上腺皮质激素治疗,可使血小板计数、乳酸脱氢酶、肝功能等各项参数改善,尿量增加,平均动脉压下降,并可促使胎儿肺成熟,地塞米松用法:产前 12mg 静脉注射,间隔 12 小时 1 次至分娩;产后 10mg 静脉注射,间隔 12 小时,共 2 次,至血小板上升至 100×10^9/L;③输注血小板,血小板 $<50 \times 10^9$/L 且血小板数量迅速下降或存在凝血功能障碍时应考虑备血及血小板;血小板 $<20 \times 10^9$/L 或剖宫产时或有出血时,应输注浓缩血小板、新鲜冻干血浆。但预防性输注血小板并不能预防产后出血的发生。

建议: 病情稳定,妊娠 <32 周,胎肺不成熟及胎儿情况良好者,可考虑对症处理,延长孕周,通常在期待治疗 4 日内终止妊娠。若病情恶化者应立即终止妊娠。

治疗评估: 患者入院后给予对症处理,肝酶进一步升高,给予终止妊娠。

第三节　不合理处方 ■■■

B4-1　妊娠高血压

索引词: 妊娠高血压、硝苯地平控释片

病史摘要：患者，女，20 岁，孕 32^{+3} 周单活胎。既往体健，否认高血压、慢性肾炎及糖尿病史，平素月经规律，定期产检。近 1 周来睡眠欠佳，门诊就诊时查体：血压 140/89mmHg，心肺未闻见异常，双下肢无明显水肿。胎心率 155bpm，无宫缩。辅助检查：B 超示宫内单活胎，尿常规示尿蛋白（-）。

诊断：妊娠高血压；G1P0，孕 32^{+3} 周宫内孕单活胎待产

处方：硝苯地平控释片　30mg×7 片

　　　　用法：每次 30mg，口服，每日 1 次。

分析：患者一般情况好，血压 140/89mmHg，可暂不使用降压药物，嘱患者注意休息并取侧卧位，保证充足的蛋白质和热量，不建议限制食盐摄入。保证充足睡眠，必要时睡前口服地西泮。

建议：地西泮片　2.5mg×24 片

　　　　用法：每次 5mg，口服，睡前用。

B4-2　轻度子痫前期

索引词：轻度子痫前期、硫酸镁

病史摘要：患者，女，30 岁，因"停经 38^{+5} 周，发现血压升高 1+ 月"入院。既往体健，否认高血压、慢性肾炎及糖尿病史，平素月经规律，定期产检，1$^+$ 月前发现血压升高，尿蛋白（-），近期 1 次产检发现尿蛋白阳性且 24 小时尿蛋白定量升高。近 1 周来睡眠欠佳，门诊就诊时查体：血压 149/96mmHg，心肺未闻见异常，双下肢水肿（+）。胎心率 150bpm，先露为头，偶可扪及宫缩。辅助检查：B 超示宫内单活胎，尿常规示尿蛋白（+），24 小时尿蛋白定量：1.5g/24h。

诊断：轻度子痫前期；G1P0，孕 38^{+5} 周单活胎

处方：1. 硫酸镁注射液　5g

　　　　10% 葡萄糖注射液　20ml

　　　　用法：静脉推注，5~10min；

　　　2. 硫酸镁注射液　20g

　　　　5% 葡萄糖注射液　500ml

　　　　用法：静脉滴注，1.5~2g/h；

　　　3. 地西泮片　2.5mg×24 片

　　　　用法：每次 5mg，口服，每晚 1 次；

　　　4. 硝苯地平控释片　30mg×7 片

　　　　用法：每次 30mg，口服，每日 1 次；

　　　5. 拉贝洛尔片　50mg

　　　　用法：每次 100mg，口服，每日 3 次。

分析:该患者诊断为轻度子痫前期,血压 149/96mmHg,可以使用单药降压,不需要联合使用降压药物。

建议:1. 硫酸镁注射液　5g

　　　10% 葡萄糖注射液　20ml

　　　用法:静脉推注,5~10 分钟;

　　2. 硫酸镁注射液　20g

　　　5% 葡萄糖注射液　500ml

　　　用法:静脉滴注,1.5~2g/h;

　　3. 地西泮片　2.5mg×24 片

　　　用法:每次 5mg,口服,每晚 1 次;

　　4. 拉贝洛尔片　50mg

　　　用法:每次 100mg,口服,每日 3 次。

B4-3　早发型重度子痫前期

索引词:早发型重度子痫前期、硫酸镁

病史摘要:患者系育龄期女性。患者因"停经 27^{+1} 周,发现血压高、头晕 1 天"入院。平素月经周期规则,定期产检,20 天前出现双下肢水肿,并逐渐加重,未重视,1 天前产检时发现血压高,150/98mmHg,尿蛋白(+++),考虑子痫前期,并感头晕,呕吐两次,非喷射性,呕吐物为胃内容物。既往体健,否认高血压、冠心病、糖尿病病史。T:36.4℃,P:100 次 /min,R:20 次 /min,血压:149/103mmHg。全身水肿,以双下肢为主,余内科查体无特殊。专科查体:宫高 20cm,腹围 97cm,胎心 142 次 /min。检查结果:B 超示宫内单活胎,胎儿小于孕周。双侧胸腔液性暗区,深约 2.5cm,腹腔液性暗区,深 1.3cm,尿常规示尿蛋白(++++),24 小时尿蛋白定量 7.8g,肝功能示白蛋白 23.2g/L。

诊断:重度子痫前期;低蛋白血症、胸、腹腔积液;胎儿生长受限;G3P0,孕 27^{+1} 周单活胎

处方:1. 硫酸镁注射液　5g

　　　10% 葡萄糖注射液　20ml

　　　用法:静脉推注,5~10 分钟;

　　2. 硫酸镁注射液　20g

　　　用法:静脉泵入,1.5~2g/h;

　　3. 硝苯地平控释片　30mg×7 片

　　　用法:每次 30mg,口服,每日 1 次;

　　4. 呋塞米注射液　20mg

　　　用法:每次 20mg,静脉推注。

分析:患者已出现严重的低蛋白血症,胸、腹腔均有积液,应补充白蛋白后再应用利尿剂。

建议:1. 硫酸镁注射液　5g

   10% 葡萄糖注射液　20ml

   用法:静脉推注,5~10 分钟;

  2. 硫酸镁注射液　20g

   用法:静脉泵入,每小时 1.5~2g;

  3. 硝苯地平控释片　30mg×7 片

   用法:每次 30mg,口服,每日 1 次;

  4. 人血白蛋白　10g/50ml/ 瓶

   用法:每次 10g,静脉滴注,每日 1 次;

  5. 呋塞米注射液　20mg/ 支

   用法:每次 20mg,使用白蛋白后,静脉推注。

B4-4　晚发型重度子痫前期

索引词:晚发型重度子痫前期、药物选择

病史摘要:患者系育龄期女性。患者因"停经 34^{+6} 周,产检发现血压升高 1 天"入院。患者平素月经规律,规律产检。门诊查四次血压波动于 180~190/110~130mmHg。既往体健,否认高血压病史,糖尿病及肾炎病史。T:36.8℃,P:80 次 /min,R:20 次 /min,Bp:160/123mmHg。内科查体无特殊。专科查体:宫高 28cm,腹围 93cm,胎方位:头位,胎心 145 次 /min。检查结果:B 超示宫内单活胎,胎儿小于孕周,脐动脉血流频谱呈单峰,尿常规示尿蛋白(++++),未见管型,24 小时尿蛋白定量 5.2g。

诊断:重度子痫前期;G5P1,孕 34^{+6} 周单活胎

处方:1. 硫酸镁注射液　5g

   10% 葡萄糖注射液　20ml

   用法:静脉缓推,5~10 分钟;

  2. 硫酸镁注射液　20g

   用法:静脉泵入,1.5~2g/h;

  3. 地塞米松磷酸钠注射液　5mg

   用法:肌内注射,每 12 小时 1 次,共 4 次;

  4. 硝普钠注射液　50mg

   5% 葡萄糖注射液　500ml

   用法:静脉滴注,0.25μg/(kg·min) 开始,无效时每 5~10 分钟增加 0.25μg/(kg·min),直至达到所需效果,最高剂量 100μg/(kg·min)。

分析:硝普钠是强效的血管扩张剂,扩张周围血管使血压下降。由于药物能迅速通过胎盘进入胎儿体内,并保持较高浓度,其代谢产物(氰化物)对胎儿有毒性作用,孕期应禁用硝普钠。

建议:1. 硫酸镁注射液　5g

　　　　10% 葡萄糖注射液　20ml

　　　　用法:静脉推注,5~10 分钟;

　　　2. 硫酸镁注射液　20g

　　　　用法:静脉泵入,1.5~2g/h;

　　　3. 地塞米松磷酸钠注射液　5mg

　　　　用法:肌内注射,每 12 小时 1 次,共 4 次;

　　　4. 注射用盐酸拉贝洛尔　100mg

　　　　5% 葡萄糖注射液　250ml

　　　　用法:静脉滴注,1~4mg/min。

B4-5　子痫

索引词:子痫、硫酸镁

病史摘要:患者,女,因"停经 38^{+3} 周,抽搐 2+ 小时"入院。平素月经规则,定期产检,自诉孕期检查无特殊,2$^+$ 小时前无明显诱因出现抽搐一次,持续约 10~15 分钟,伴耳鸣、头晕,无头痛、心慌心悸,伴意识丧失,口吐白沫,神志恢复后感全身疲惫乏力,外院查见血压:180/120mmHg,予硫酸镁解痉,甘露醇利尿后转入我院。既往身体情况良好,否认高血压、冠心病、糖尿病病史。T:36.7℃,P:104 次 /min,R:20 次 /min,Bp:148/89mmHg。内科查体无特殊。专科查体:宫高 32cm,腹围 93cm,胎方位:头位,胎心 154 次 /min。

诊断:子痫

处方:1. 硫酸镁注射液　5g

　　　　10% 葡萄糖注射液　20ml

　　　　用法:静脉推注,5~10 分钟;

　　　2. 硫酸镁注射液　20g

　　　　用法:静脉泵入,1.5~2g/h;

　　　3. 地西泮注射液　10mg

　　　　用法:肌内注射,每日 2 次;

　　　4. 20% 甘露醇注射液　250ml/ 瓶

　　　　用法:每次 125ml,静脉滴注。

分析:已给予负荷剂量,不需要重复使用。甘露醇用于脑水肿的紧急处理。

建议:1. 硫酸镁注射液　20g

　　用法:静脉泵入,1.5~2g/h;

2. 地西泮注射液　10mg

　　用法:肌内注射,每日 2 次;

3. 终止妊娠。

第五章 妊娠糖尿病

第一节 概述 ▪▪▪

一、糖尿病合并妊娠

糖尿病(diabetes mellitus,DM)是由遗传和环境等多种因素相互作用而引起的一组代谢综合征,其机制是胰岛素合成或分泌总量不足、分泌活性不足、胰岛素受体数目或结构异常、胰岛素受体结合异常和或胰岛素受体后生化反应异常等因素引起的糖类、蛋白质、水和电解质的代谢紊乱。孕前就已经被诊断为糖尿病的患者妊娠后,称为糖尿病合并妊娠。

【临床表现】

糖尿病典型的临床表现包括"三多一少",即多尿、多饮、多食和体重减轻,还可以有视物模糊、伤口难愈合、易患感染和其他急慢性并发症的表现。糖尿病合并妊娠的孕妇易发生低血糖及酮症酸中毒,血糖控制不理想的孕妇,妊娠早期的流产风险增加,并会出现相关并发症如:先天畸形、死胎、早产、妊娠高血压疾病、羊水过多、巨大儿、胎儿生长受限等。

【诊断要点及分期】

妊娠合并糖尿病有以下三种情况之一者可确诊:①妊娠前已确诊的糖尿病患者;②妊娠期空腹血糖(fasting plasma glucose,FPG)≥7.0mmol/l;③孕期出现多饮、多食、多尿、体重不增加或下降,甚至并发酮症酸中毒,伴血糖明显升高,随机血糖≥11.1mmol/l。

妊娠合并糖尿病的分期:依据患者发生糖尿病的年龄、病程以及是否存在并发症等,进行分期(White 分类法),有助于判断病情的严重程度及预后。

A 级:妊娠期出现或发现的糖尿病。

B 级:显性糖尿病,20 岁以后发病,病程 <10 年。

C 级:发病年龄在 10~19 岁,或病程达 10~19 年。

D 级:10 岁以前发病,或病程 >20 年,或合并单纯性视网膜病变。

F 级:糖尿病肾病。

R 级:眼底有增生性视网膜病变或玻璃体出现。

H 级:冠状动脉粥样硬化性心脏病。

T 级:有肾移植史。

【治疗原则】

糖尿病妇女于妊娠前应确定糖尿病的严重程度。D、F、R 级糖尿病一旦妊娠,对母儿危险均大,不宜妊娠,若已妊娠应及早终止。

糖尿病的治疗方案包括糖尿病教育、医学营养治疗、运动疗法、药物治疗及糖尿病监测五个方面。

1. 糖尿病教育 对孕妇的教育内容广泛,需贯穿于孕前、整个孕期、产后随诊的全过程。内容包括:糖尿病患者妊娠前的基础教育及孕前准备的指导;孕期自我监测的重要性、监测的方法、监测的目标;告知血糖增高对孕妇及胎婴儿影响,但只要配合医师治疗,与正常孕妇的妊娠结果是一致的,要给孕妇足够的信心。

2. 医学营养治疗 医学营养治疗是糖尿病的基础治疗,80% 以上的患者通过合理饮食指导,再加上适量的运动疗法,血糖可以达到理想状态。根据 2009 年美国国家科学院推荐,妊娠期能量摄入应基于妊娠妇女孕前体重和合适的体重增长率,以达到相对满意的孕妇体重增长。对于理想体重的妇女,孕期能量需求在前 3 个月为 126~147KJ/(kg·d),4~9 个月可逐渐增加到 151~159KJ/(kg·d),其中碳水化合物占 40%~60%,蛋白质占 20%~25%,脂肪占 30%~35%,但仍需避免能量过度限制,尤其是碳水化合物摄入不足可能导致酮症的发生。

3. 运动疗法 糖尿病孕妇应进行有规律性的体育运动,可降低血浆胰岛素浓度,改善胰岛素抵抗,增加外周组织对胰岛素的敏感性,防止妊娠期体重过度增加,降低高脂血症。孕妇进餐 30 分钟后开始运动,运动的时间控制在 20~30 分钟,运动幅度以轻或中度为宜,运动后休息 30 分钟。

4. 药物治疗 胰岛素是大分子蛋白,不通过胎盘,妊娠期应用不会对胎儿造成不良影响,而且妊娠期应用胰岛素不会对孕妇内源性胰岛素分泌造成远期影响,所以经饮食控制和运动疗法,血糖仍达不到理想状态时,必须及时加用胰岛素。妊娠期胰岛素使用的原则:尽早使用胰岛素治疗;极可能模拟生理状态;剂量必须个体化;必须在饮食治疗的基础上进行,在胰岛素治疗期间要稳定运动量,相对恒定进食热量,同时保持情绪的相对稳定。

5. 糖尿病监测 患者应与医师配合,按期产前检查,并学会家庭自我监护。妊娠期血糖控制满意的范围是指孕妇在无明显饥饿感的情况下,空腹血糖在 3.3~5.3mmol/L,餐前 30 分钟 3.3~5.3mmol/L,餐后 1 小时 <7.8mmol/L,餐后 2 小时 4.4~6.7mmol/L,HbA1c<6%,尿酮体(−)。

【注意事项】

糖尿病孕妇的新生儿易发生呼吸窘迫综合征、新生儿低血糖、低血钙、低血镁，应加强护理。

二、妊娠糖尿病

妊娠糖尿病（gestational diabetes mellitus, GDM）是妊娠期特发的一种糖代谢异常，一般孕妇没有自觉症状，只有行糖尿病筛查时才能被诊断，但也包括部分孕期存在的糖代谢异常而未被发现直到妊娠后诊断者。

【临床表现】

一般孕妇没有自觉症状，只有行糖尿病筛查是才能被诊断。

【诊断要点】

孕妇在 OGTT 检查前，连续 3 天正常饮食，每天进食不少于 150g 碳水化合物，化验前一天晚餐后开始禁食 8~14 小时，化验当天早晨检测空腹血糖后，再喝 75g 葡萄糖水进行试验。如空腹血糖 >5.1mmol/L，1 小时血糖 >10.0mmol/L，2 小时 >8.5mmol/L，任何一项血糖达到或超过上述界值即可诊断 GDM。

【治疗原则】

见妊娠合并糖尿病。

【注意事项】

研究已经发现妊娠糖尿病孕妇产后 5~16 年间有 17%~63% 妇女发展成 2 型糖尿病，因此应加强妊娠糖尿病妇女的产后随访。建议产后 6~8 周行 75g OGTT，如 OGTT 正常，也应 1~2 年检查一次血糖和血脂，以便及早发现糖耐量异常和 2 型糖尿病。

三、DM/GDM 合并酮症酸中毒

糖尿病酮症酸中毒（diabetic ketoacidosis）是一种可危及孕妇、胎儿生命的严重并发症，以高血糖、高酮血症、脱水、电解质紊乱和代谢性酸中毒为主要特征。其主要原因为糖尿病患者胰岛素绝对或相对缺乏，糖代谢紊乱加重，出现脂肪分解加速，经过肝脏氧化形成酮体，在血中集聚而发生代谢性酸中毒。1 型糖尿病孕妇比 2 型糖尿病孕妇和妊娠糖尿病孕妇容易发生糖尿病酮症酸中毒。

【临床表现】

常见诱因包括：未能及时诊断和治疗的妊娠糖尿病孕妇；DM 患者妊娠后未及时接受胰岛素治疗或胰岛素用量未及时调整；妊娠剧吐，未及时减少胰岛素用量导致低血糖，发生饥饿性酮症；DM 孕妇孕期出现感染或应用影响血糖代谢的药物。

常见的症状及体征：食欲减退、恶心、呕吐、乏力、头晕、头痛，三多（多饮、多尿、口渴)加重,少数可有腹痛。部分糖尿病酮症酸中毒患者轻、中度脱水,皮肤黏膜干燥,眼球下陷,脉搏细速,血压下降,呼气有酮臭味,少数有意识障碍,严重者可出现昏迷。

【诊断要点】

结合患者的病史、症状及体征如发现血糖升高(>13.9mmo/L),一般在16.6~33.3mmol/L;尿糖强阳性,尿酮体(+);血酮体:β-羟丁酸增高,定量一般在5mmol/L(50mg/dl)以上有诊断意义;代谢性酸中毒:血pH<7.35,二氧化碳结合力(CO_2CP)<13.38mmol/L,阴离子间隙增大,严重者并发电解质紊乱,血K^+、Na^+正常或减低,可诊断。

【治疗原则】

治疗原则:立即给予胰岛素降低血糖,纠正代谢紊乱,补充液体以及改善循环血容量和组织灌注,纠正电解质紊乱,去除病因。

1. 血糖过高及血压偏低者,按0.2~0.4U/kg胰岛素首次剂量一次性静脉冲击,如胰岛素10U静脉注射,然后静脉持续滴注小剂量胰岛素。

2. 第一阶段 生理盐水中加入胰岛素,按6U/h速度输入,每1小时监测血糖及尿酮体一次,根据血糖下降幅度调整胰岛素用量。

3. 第二阶段 当血糖降至13.9mmol/L时,改为5%葡萄糖或5%的葡萄糖氯化钠加用胰岛素静点(按照2~4g葡萄糖:1U胰岛素),输液过程中定时检测血糖,调整胰岛素与葡萄糖的比例及输液速度。

4. 停止输液 如血糖降至11.1mmol/L,尿酮体转阴,可停止静脉输液,并平稳过渡到餐前皮下注射胰岛素。与非孕期不同,对于孕妇尤其是合并妊娠高血压疾病者,输液量过多、速度过快,可能导致肺水肿、左心衰,所以建议在治疗开始的2小时内应快速补充生理盐水1000ml,然后减慢补液速度,一般250ml/h,血糖降至11.1mmol/L时,可停止补液或进一步减少,并鼓励饮水,适当减少输液量。

5. 补钾及纠正酸中毒 胰岛素治疗患者常出现低钾,所以在纠正酮症酸中毒的过程中应注意监测血钾并及时补充;一般轻、中度的酸中毒在给予胰岛素治疗后可随着代谢紊乱的纠正而恢复,且不适当的补给碳酸氢钠可引起低钾、高钠血症和反应性碱中毒,出现严重的酸中毒,pH<7.1或CO_2CP<10mmol/L、HCO_3^-<10mmol/L时才考虑应用碱性药物。

【注意事项】

经积极、正确的处理,并发酮症酸中毒孕妇的病死率明显下降,但围产儿死亡率仍高达35%~90%,且存活子代的远期并发症(智力发育障碍)极高。故对并发酮症酸中毒孕妇应予持续性胎心监护直至代谢紊乱纠正,一般情况下通过吸氧、纠正孕妇的代谢紊乱后,胎儿缺氧随之改善,但如果孕妇的病情难以纠正或胎儿持续存在宫内窘迫,为防止胎死宫内,应尽早考虑终止妊娠。

四、DM/GDM 分娩期处理

糖尿病合并妊娠与需要药物治疗的妊娠糖尿病患者管理通常有较多的相似之处,提倡孕 39 周时分娩。分娩时需频繁监测血糖水平,每小时 1 次。单靠饮食控制血糖的患者,在产时不需要频繁评估,每 4 小时监测血糖 1 次。严格控制分娩期孕妇血糖、尿糖和尿酮体,保持孕妇血糖正常,预防发生糖尿病酮症酸中毒和新生儿低血糖是非常重要的。

多数学者认为孕妇产时血糖应维持在 5.6mmol/L 左右(3.9~6.1mmol/L)。2005 年 3 月美国妇产科医师学会(ACOG)发表的《妇产科医师临床指南》建议:①产前需胰岛素控制血糖者计划分娩时,引产或手术前一晚睡前的中效胰岛素正常使用;②引产当日停早餐前胰岛素;③给予静脉滴注的生理盐水;④临产或血糖水平降低至 3.9mmol/L 以下时,改为 5% 葡萄糖静脉滴注,并按照 100~150ml/h 的速度给予,以维持血糖水平大约在 5.6mmol/L 左右;⑤若血糖 >5.6mmol/L,采用每小时 5% 葡萄糖 250ml+ 胰岛素 1.25U,用血糖检测仪每小时监测 1 次血糖,根据血糖调整胰岛素或葡萄糖输注的速度。在引产过程中也可以参考表 5-1 进行输液和调整胰岛素用量,尽量达到产程中理想的血糖水平。同时需要进行尿酮体的检测以防止代谢紊乱及发生酮症酸中毒。

表 5-1　产时静脉胰岛素用量及输液量

血糖(mmol/L)	胰岛素(U/h)	液体	
		种类	量(ml)
<4.4	0	5%GS	125
4.4~5.6	0	5%GS	125
5.6~7.8	0/1.0	5%GNS	125
7.8~10	1.5	NS	125
10~12.2	2	NS	125
>12.2	2.5	NS	125
>13.9	4.0	NS	125

第二节　合理处方 ■ ■ ■

A5-1　DM 合并妊娠

索引词:糖尿病、妊娠、胰岛素

病史摘要：患者系育龄期女性。因"发现糖尿病 1 年，停经 36^{+6} 周入院待产"入院。既往糖尿病史 1 年，一直给予胰岛素治疗，孕期胰岛素使用 3 餐前分别为 8U、8U、10U，睡前 6U，监测血糖控制可。查体：生命体征平稳，内科查体无特殊。专科情况：宫高 34cm，腹围 115cm，胎方位：ROA，胎心 140 次/min。骨盆外测量正常，无规律宫缩。肛查：先露头，S-3，先露半定，宫颈管居后位，质中，消退 30%，宫口未开，内骨盆未见异常。辅助检查：B 超：LOA，BPD：8.9cm，FL：6.8cm，AC：31.6cm，胎盘附于子宫前壁，厚度 3.0cm，成熟度 Ⅰ~Ⅰ+ 级，羊水厚径 6.2cm。

诊断：DM 合并妊娠；G3P0，孕 36^{+6} 周单活胎

处方：1. 超短效胰岛素　300U

用法：早餐 8U，午餐 8U，晚餐 10U，餐前 5 分钟使用，皮下注射；

2. 中效胰岛素　300U

用法：每次 6U，睡前 15 分钟使用，皮下注射。

分析：患者在孕前即诊断为糖尿病（DM），如计划妊娠，应在受孕前进行如下准备：①全面检查，包括血压、心电图、眼底、肾功能、HbA1c；②停用口服降糖药物，改用胰岛素控制血糖；③严格控制血糖，加强血糖监测，餐前血糖控制在 3.9~6.5mmol/L，餐后血糖在 8.5mmol/L 以下，HbA1c 控制在 7.0% 以下，在避免低血糖的情况下尽量控制在 6.5% 以下。

妊娠期控制糖代谢紊乱的最佳药物是胰岛素，如在孕前使用降糖药物，应改为胰岛素控制血糖。胰岛素是由胰岛 β 细胞受内源性或外源性物质如葡萄糖、乳糖、核糖、精氨酸、胰高血糖素等的刺激而分泌的一种蛋白质激素，是机体内唯一降低血糖的激素，同时促进糖原、脂肪、蛋白质合成。胰岛素是大分子蛋白，不会通过胎盘对胎儿造成不良影响，也不会对孕妇内源性胰岛素的分泌造成远期影响。

妊娠期胰岛素最佳使用方案为胰岛素强化治疗，即基础 - 餐时胰岛素或持续皮下胰岛素输注。餐前使用短效或超短效胰岛素控制餐后血糖，睡前中效或长效胰岛素控制空腹血糖。现可用于妊娠期的胰岛素包括：①控制餐后血糖：超短效胰岛素如胰岛素类似物门冬胰岛素，特点是起效迅速，药效维持时间短。具有最强或最佳的降低餐后血糖的作用，不易发生低血糖，用于控制餐后血糖水平。皮下注射后 5~15 分钟起效，30~90 分钟达到峰值，持续时间 3~5 小时，短效胰岛素的特点是起效快，剂量易于调整，可皮下、肌内和静脉注射使用。皮下注射后 30~60 分钟起效，2~3 小时达到峰值，持续时间 5~8 小时；②控制夜间血糖和餐前血糖：中效胰岛素是含有鱼精蛋白、短效胰岛素和锌离子的混悬液，只能皮下注射而不能静脉使用。注射后必须在组织中蛋白酶的分解作用下，将胰岛素与鱼精蛋白分离，释放出胰岛素再发挥生物学效应。其特点是起效慢，药效持

续时间长,其降低血糖的强度弱于短效胰岛素,皮下注射后 2~4 小时起效,4~10 小时达到峰值,持续时间 4~10 小时,长效胰岛素如地特胰岛素,已被 CFDA 批准用于妊娠糖尿病。

建议:

1. 妊娠前应用胰岛素控制血糖的患者,妊娠早期因早孕反应进食量减少,需要根据血糖监测情况必要时减少胰岛素用量;

2. 随着妊娠进展,抗胰岛素激素分泌逐渐增多,妊娠中、晚期的胰岛素需要量常有不同程度增加,妊娠 32~36 周胰岛素用量达到最高峰,妊娠 36 周后胰岛素用量稍下降,特别在夜间,妊娠晚期胰岛素需要量减少,不一定是胎盘功能减退,可能与胎儿对血葡萄糖利用增加有关,可在加强胎儿监护的情况下继续妊娠。

治疗评估:监测患者空腹、餐前、餐后 1~2 小时血糖及尿酮体。有条件者每日测定空腹和餐后血糖 4~6 次。血糖控制的目标是空腹、餐前或睡前血糖 3.3~5.3mmol/L,餐后 1 小时≤7.8mmol/L,或餐后 2 小时血糖≤6.7mmol/L,HbA1c 尽可能控制在 6.0% 以下。

A5-2　妊娠糖尿病

索引词:妊娠糖尿病、胰岛素

病史摘要:患者,女,29 岁,因"停经 38^{+5} 周,要求待产"入院。平素月经规律,建卡定期产检。停经 25 周查 OGTT 示:空腹血糖:4.9mmol/L,1 小时血糖:9.8mmol/L,2 小时血糖:10.0mmol/L,诊断为妊娠糖尿病,予糖尿病饮食,监测空腹血糖波动于:3.7~4.8mmol/L,餐后 2 小时波动于:5.2~6.7mmol/L。既往体健,剖宫产 1 次。入院查体生命体征平稳,内科查体无特殊。专科查体:宫高 35cm,腹围 97cm,胎方位:LOA,胎心 140 次 /min。骨盆外测量正常。无规律宫缩。肛查:先露头,S-3~-2,宫颈管居中位,质中,消退 30%,宫口未开,内骨盆未见异常。检查结果:B 超示宫内单活胎,孕妇子宫下段肌壁最薄处厚约 0.18cm。

诊断:妊娠糖尿病(GDM);瘢痕子宫;G6P2,孕 38^{+5} 周单活胎,头位

处方:1. 饮食控制,监测空腹及三餐后血糖;

2. 多元维生素片　21 片 / 瓶

　　用法:每次 1 片,每日 1 次,口服;

3. 碳酸钙 D$_3$ 片　600mg×60 片

　　用法:每次 600mg,每日 1 次,口服。

分析:妊娠期由于雌、孕激素的作用,胰岛出现结构和功能上的变化,β 细胞明显肥大和增生,胰岛素的分泌随孕周增加逐渐增多,形成高胰岛素血症,但同时由于胎盘分泌的皮质醇、雌激素、孕酮等多种对抗胰岛素的激素,导致周围组

织对胰岛素反应的敏感性下降。此外,胎盘还能分泌胰岛素酶,加速胰岛素的降解,这些因素使孕妇体内胰岛素抵抗逐渐加重,表现为血糖升高,最终发生妊娠糖尿病。因此,经典的观点认为妊娠糖尿病主要与胰岛素抵抗有关。但目前越来越多的研究发现,除胰岛素抵抗外,胰岛 β 细胞缺陷以及遗传也有一定作用,近年对炎性因子和脂肪细胞因子的广泛研究表明,这些因子的参与促进了 GDM 的发生。

妊娠合并糖尿病对母儿的影响及影响程度取决于糖尿病病情及血糖控制水平。妊娠期血糖控制满意标准为孕妇无明显饥饿感,空腹血糖控制在 3.3~5.3mmol/L,餐前 30 分钟 3.3~5.3mmol/L;餐后 2 小时 4.4~6.7mmol/L,夜间血糖 4.4~6.7mmol/L。该患者经过饮食控制后,空腹血糖波动于:3.7~4.8mmol/L,餐后 2 小时波动于:5.2~6.7mmol/L,血糖控制好,可不予药物治疗。

建议:GDM 的治疗中,饮食控制非常重要,理想的饮食控制目标为既能保证和提供妊娠期间热量和营养需要,又能避免餐后高血糖或饥饿性酮症出现,保证胎儿正常生长发育。多数 GDM 患者经过合理饮食控制和适当运动治疗,均能控制血糖在满意范围。妊娠早期糖尿病患者需要热量与孕前相同。妊娠中期以后,每日热量增加 200kcal,其中糖类占 50%~60%,蛋白质占 20%~25%,脂肪占 25%~30%,但要注意避免过分控制饮食,否则会导致孕妇饥饿性酮症及胎儿生长受限。

治疗评估:继续监测患者血糖,在控制目标范围内,可不予特殊处理。

A5-3 DM/GDM 合并酮症酸中毒

索引词:酮症酸中毒、妊娠、药物治疗

病史摘要:患者,女,28 岁,G1P0,因"停经 34 周,胎动减少 3 天,昏迷 1 小时"入院。既往 1 型糖尿病 5 年,并接受胰岛素皮下注射治疗,孕期未建卡未定期产检,未正规监测血糖。自诉近几天由于工作繁忙而未定时注射胰岛素,3 天前感胎动减少未引起重视。1 小时前突然出现昏迷,意识欠清,呼之不应。查体:生命体征平稳,神志不清,无法回答问题,皮肤弹性差,呼吸深大,呼气有酮臭味,心肺未闻及异常,急查血糖 25.6mmol/L,尿常规示葡萄糖(++++),酮体(++++),血气分析:pH7.3,PaCO$_2$ 23.5mmHg,HCO$_3^-$14mmol/L,BE-11mmol/L。B 超示宫内死胎。

诊断:妊娠合并糖尿病酮症酸中毒;G1P0,孕 34 周死胎

处方:1. 胰岛素 10U

用法:一次性静脉注射;

2. 0.9% 氯化钠注射液 100ml

胰岛素 25U

用法:每小时 4~6U,16~24ml/h 持续输液泵泵入,根据血糖下降情

况调整;

3. 5% 葡萄糖注射液　500ml

胰岛素　12U

用法:当血糖浓度≤13.9mmol/L 时,持续静脉滴注;

4. 短效胰岛素和中效胰岛素　300U

用法:尿酮体转阴后使用,早餐前短效胰岛素 6U 皮下注射;午餐前短效胰岛素 4U 皮下注射,晚餐前短效胰岛素 6U 皮下注射,睡前 10U 中效胰岛素皮下注射;

5. 0.9% 氯化钠注射液　2000ml

用法:在最初的 2 小时内快速静脉输注;

6. 0.9% 氯化钠注射液　1500ml

用法:第 2~6 小时静脉输注完;

7. 0.9% 氯化钠注射液　500ml

15% 氯化钾注射液　10ml

用法:当尿量 >40ml/h 时开始补钾。

分析:妊娠合并糖尿病酮症酸中毒(Diabetic ketoacidosis,DKA)是产科的急重症,一旦诊断明确应给予及时而有效的治疗,降低母儿死亡率。治疗包括去除酮症酸中毒的诱因,输入小剂量的胰岛素,纠正低血容量、酸中毒、高血糖和电解质紊乱。

1. 补液:DKA 失水量可达到体重 10% 以上。开始时输液速度较快,在 1~2 小时内输入 0.9% 氯化钠 1000~2000ml,前 4 小时输入所计算失水量 1/3 的液体,以便尽快补充血容量,改善周围循环和肾功能。当血糖下降到 13.9mmol/L,根据血钠情况决定改为 5% 葡萄糖液或葡萄糖氯化钠液,并按 2~4g 葡萄糖加入 1U 短效胰岛素,鼓励患者多喝水,减少静脉补液量。

2. 胰岛素治疗:血糖过高者(>16.6mmol/L),先给予胰岛素 0.2~0.4U/kg 一次性静脉注射,再小剂量胰岛素治疗:短效胰岛素加入生理盐水静滴,剂量为 0.1U/(kg·h)(另建输液通道),当血糖降至 13.9mmol/L 开始输入 5% 葡萄糖溶液,并按比例加入胰岛素,2 小时复查血糖,调节输液中胰岛素的比例,酮体转阴后改为皮下注射胰岛素。

3. 纠正电解质及酸碱平衡:补钾根据血钾和尿量:治疗前血钾低于正常,在开始胰岛素和补液治疗同时立即开始补钾,血钾正常、尿量 >40ml/h,也立即开始补钾;血钾正常,尿量 <30ml/h,暂缓补钾,待尿量增加后补钾;血钾高于正常,暂缓补钾。补碱指征为血 pH<7.1,或 $HCO_3^- <10mmol/L$,采用等渗碳酸氢钠(1.25%~1.4%)溶液,或将 5% 碳酸氢钠 84ml 加注射用水至 300ml 配成 1.4% 等渗溶液,一般仅给 1~2 次。

建议:补液原则先快后慢、先盐后糖;注意出入量平衡。开始静脉胰岛素治疗且患者有尿后要及时补钾,避免出现严重低血钾。

治疗评估:①测血糖:从使用胰岛素开始每小时监测 1 次血糖,根据血糖下降情况进行调整,要求平均每小时血糖下降 3.9~6.1mmol/L 或超过静脉滴注前血糖水平的 30%。达不到此标准者,可能存在胰岛素抵抗,应将胰岛素用量加倍。②当血糖降至 13.9mmol/L 时,将 0.9% 氯化钠注射液改为 5% 葡萄糖液或葡萄糖盐水,每 2~4g 葡萄糖加入 1U 胰岛素,直至血糖降至 11.1mmol/L 以下,尿酮体阴性并可平稳过渡到餐前皮下注射治疗时停止补液。

A5-4　DM/GDM 分娩期处理

索引词:分娩期处理、妊娠糖尿病

病史摘要:患者,女,29 岁,G3P1,因"停经 37^{+4} 周,下腹阵发性疼痛 3 小时"入院。孕期建卡定期产检,OGTT 空腹、1 小时和 2 小时分别是:5.7mmol/L、9.5mmol/L、9.0mmol/L。饮食控制血糖仍控制不佳,使用超短效胰岛素控制血糖。产科查体:宫高 32cm,腹围 98cm,胎儿头位,胎心 150 次 /min(bpm),扪及规律宫缩;肛查:宫颈完全消退,质软,居前,宫口开 2 指,先露 –2;胎监:胎心 145bpm,基线变异可,宫缩 30~40s/4~5min,强度中。辅助检查:B 超示宫内单活胎,双顶径(BPD)9.5cm,股骨长(FL)7.3cm,胎盘位于子宫后壁,羊水指数(AFI)10.8cm,胎心 150bpm,胎动可,早晨查血糖 5.7mmol/L。

诊断:妊娠糖尿病;G3P1,孕 37^{+4} 周单活胎

处方:5% 葡萄糖注射液　500ml

　　　胰岛素　4U

用法:静脉滴注,1U/h,分娩期使用,维持血糖 4.4~6.7mmol/L。

分析:手术前后、产程中、产后非正常饮食期间应停用所有皮下注射胰岛素,改用胰岛素静脉滴注,以避免出现高血糖或低血糖。应给孕产妇提供足够的葡萄糖,以满足基础代谢需要和应激状态下的能量消耗;供给胰岛素,防止 DKA 的发生、控制高血糖、利于葡萄糖的利用;保持适当血容量和电解质代谢平衡。

建议:胰岛素使用方法:每 1~2 小时监测 1 次血糖,根据血糖值维持小剂量胰岛素静脉滴注。妊娠期应用胰岛素控制血糖者计划分娩时,引产前 1d 睡前正常使用中效胰岛素;引产当日停用早餐前胰岛素,并给予 0.9% 氯化钠注射液静脉内滴注。正式临产或血糖水平 <3.9mmol/L 时,将静脉滴注的 0.9% 氯化钠注射液改为 5% 葡萄糖,并以 100~150ml/h 的速度滴注,以维持血糖水平在 5.6mmol/L;如血糖水平 >5.6mmol/L,则采用 5% 葡萄糖液加短效胰岛素,按 1~4U/h 的速度静脉滴注。血糖水平采用快速血糖仪每小时监测 1 次,用于调整胰岛素或葡萄糖输液的速度。也可按照表 5-2 的方法调控血糖。

表 5-2　产程或手术中小剂量胰岛素的应用标准

血糖水平 （mmol/L）	胰岛素用量 （U/h）	静脉输液种类	配伍原则（液体量 + 胰岛素用量）
<5.6	0	5% 葡萄糖 / 乳酸林格液	不加胰岛素
5.6~7.8	1.0	5% 葡萄糖 / 乳酸林格液	500ml+4U
7.8~10.0	1.5	0.9% 氯化钠注射液	500ml+6U
10.0~12.2	2.0	0.9% 氯化钠注射液	500ml+8U
≥12.2	2.5	0.9% 氯化钠注射液	500ml+10U

治疗评估：每 1~2 小时监测 1 次血糖，维持血糖水平在 5.6mmol/L。

第三节　不合理处方

B5-1　DM 合并妊娠

索引词：糖尿病、妊娠、预混胰岛素

病史摘要：患者，女，39 岁，因"停经 36 周，下腹部不规律疼痛 1 天"入院。孕期建卡定期产检。既往糖尿病史 2+ 年，并口服降糖药治疗（具体不详），孕期改用胰岛素皮下注射治疗，定期随访及监测 3 餐后及空腹血糖。产科查体：宫高 32cm，腹围 109cm，胎儿头位，胎心 145 次 /min，偶可扪及宫缩，强度中；肛查：宫颈消退 80%，质中，居中，宫口可容受 1 指，先露 –3。辅助检查：B 超示宫内单活胎，尿常规示尿糖（++），尿蛋白（–），监测空腹血糖及三餐后 2 小时血糖分别为 6.7mmol/L、7.5mmol/L、7.8mmol/L、8.4mmol/L。

诊断：DM 合并妊娠；G1P0，孕 36 周头位单活胎；先兆早产

处方：预混胰岛素　300U

　　　用法：早餐 8U，晚餐 8U，餐前 30 分钟使用，皮下注射。

分析：妊娠期胰岛素最佳使用方案为胰岛素强化治疗，即基础 - 餐时胰岛素或持续皮下胰岛素输注。餐前使用短效或超短效胰岛素控制餐后血糖，睡前中效或长效胰岛素控制空腹血糖。一般不使用预混胰岛素控制妊娠糖尿病的血糖。

建议：1. 超短效胰岛素　300U

　　　用法：早餐 4U，午餐 4U，晚餐 6U，餐前使用，皮下注射；

　　　2. 中效胰岛素　300U

　　　用法：每次 4U，睡前 15 分钟使用，皮下注射。

B5-2 妊娠糖尿病

索引词:妊娠糖尿病、饮食控制

病史摘要:患者,女,39岁,因"停经37^{+2}周,要求入院待产"入院。平素月经规律,建卡定期产检。停经25周查OGTT示:空腹血糖:4.9mmol/L,1小时血糖:10.9mmol/L,2小时血糖:10.0mmol/L,诊断为妊娠糖尿病,予糖尿病饮食,自诉监测空腹血糖波动于:3.7~4.8mmol/L,餐后2小时波动于:5.2~7.9mmol/L。既往体健,否认糖尿病病史。入院查体生命体征平稳,内科查体无特殊。专科查体:宫高32cm,腹围105cm,胎心147次/min。骨盆外测量正常。无规律宫缩。肛查:先露头,S-3,宫颈管居中位,质中,消退70%,宫口未开。检查结果:B超示宫内单活胎,监测空腹及三餐后2小时血糖分别为5.0mmol/L、6.5mmol/L、7.4mmol/L、7.0mmol/L。

诊断:妊娠糖尿病;G4P1,孕37^{+2}周单活胎

处方:1. 饮食控制,监测空腹及三餐后血糖;

2. 多元维生素片 21片/瓶

用法:每次1片,每日1次,口服;

3. 碳酸钙D$_3$片 600mg×60片

用法:每次600mg,每日1次,口服。

分析:大多数GDM孕妇通过生活方式的干预即可使血糖达标,但不能达标的GDM首先推荐应用胰岛素控制血糖。

建议:1. 饮食控制,监测空腹及三餐后血糖;

2. 多元维生素片 21片/瓶

用法:每次1片,每日1次,口服;

3. 碳酸钙D$_3$片 600mg×60片

用法:每次600mg,每日1次,口服;

4. 短效胰岛素 300U

用法:午餐4U,晚餐2U,餐前30分钟使用,皮下注射。

B5-3 DM/GDM 合并酮症酸中毒

索引词:酮症酸中毒、补液

病史摘要:患者,女,22岁,因"发现血糖升高一年半,孕30^{+2}周,意识不清30分钟"入院。患者外院诊断为1型糖尿病2年,并接受胰岛素皮下注射治疗,自诉空腹血糖在6mmol/L左右。入院前一周因感冒于当地医院产检1次,查尿常规示酮体(+++),空腹血糖10.85mmol/L,嘱内分泌科调整胰岛素用量,患者未遵医嘱。30分钟前出现意识不清。查体:T:37.2℃,脉搏124次/min,呼吸31次/min,

血压 125/80mmHg,患者昏迷,呼吸深大,皮肤干燥,弹性稍差。心肺无明显异常,腹膨隆。辅助检查:血常规示 WBC $18.2 \times 10^9/L$,N 95%,Hb 118g/L。尿常规示酮体 4(+),静脉随机血糖 22.8mmol/L,B 超示宫内妊娠,单死胎。

诊断:妊娠合并糖尿病酮症酸中毒;G1P0,孕 34 周死胎

处方:胰岛素　300U

　　　　用法:大剂量皮下注射。

分析:妊娠合并糖尿病酮症酸中毒(diabetic ketoac-idosis,DKA)是产科的急重症,一旦诊断明确应给予及时而有效的治疗,降低母胎死亡率。治疗包括去除酮症酸中毒的诱因,输入小剂量的胰岛素,纠正低血容量、酸中毒、高血糖和电解质紊乱。

建议: 1. 胰岛素　10U

　　　　用法:一次性静脉注射;

2. 0.9% 氯化钠注射液　100ml

　　胰岛素　25U

　　用法:每小时 4~6U,16~24ml/ 小时持续输液泵泵入,根据血糖下降情况调整;

3. 5% 葡萄糖注射液　500ml

　　胰岛素　12U

　　用法:当血糖浓度≤13.9mmol/L 时,持续静脉滴注;

4. 短效胰岛素和中效胰岛素　300U

　　用法:尿酮体转阴后使用,早餐前短效胰岛素 6U 皮下注射;午餐前短效胰岛素 4U 皮下注射,晚餐前短效胰岛素 6U 皮下注射,睡前 10U 中效胰岛素皮下注射;

5. 0.9% 氯化钠注射液　2000ml

　　用法:在最初的 2 小时内快速静脉输注;

6. 0.9% 氯化钠注射液　1500ml

　　用法:第 2~6 小时静脉输注完;

7. 0.9% 氯化钠注射液　500ml

　　15% 氯化钾注射液　10ml

　　用法:当尿量 >40ml/h 时开始补钾。

B5-4　DM/GDM 分娩期处理

索引词:分娩期处理、妊娠糖尿病、胰岛素

病史摘要:患者,女,29 岁,G3P1,因"停经 37^{+1} 周,下腹阵发性疼痛 5 小时"入院。孕期建卡定期产检,OGTT 空腹、1 小时和 2 小时分别是:4.2mmol/L、

11.5mmol/L、9.8mmol/L,孕期监测血糖偏高,给予胰岛素皮下注射。产科查体:宫高 33cm,腹围 102cm,胎儿头位,胎心 140 次 /min,扪及规律宫缩;肛查:宫颈管完全消退,质软,居前,宫口开 3 指,先露 –2;胎监:胎心 142 次 /min,基线变异可,宫缩 30~45s/4~5min,强度中。辅助检查:B 超示宫内单活胎。监测血糖波动于 5.2~6.9mmol/L。

诊断:妊娠糖尿病;G3P1,孕 37^(+4) 周单活胎临产

处方:胰岛素　　300U

　　　用法:每次 4U,皮下注射。

分析:分娩期应停用所有皮下注射的胰岛素,根据血糖水平,必要时静脉滴注胰岛素。

建议:每 2 小时监测血糖,必要时可

　　　5% 葡萄糖注射液　　500ml

　　　胰岛素　　4U

　　　用法:静脉滴注,1U/h,分娩期使用,维持血糖 4.4~6.7mmol/L。

第六章

妊娠期肝内胆汁瘀积

第一节　概述　■■■

妊娠期肝内胆汁瘀积症(ICP)是一种严重的妊娠期并发症,是导致围产儿病死率升高的主要原因之一。

【临床表现】

皮肤瘙痒:为主要首发症状,初期为手掌、脚掌或脐周瘙痒,可逐渐加剧而延至四肢、躯干和面部,夜间加重,70%发生在妊娠晚期,平均孕周为30周。

黄疸:瘙痒发生后2~4周部分患者出现黄疸,发生率为20%~50%,多数为轻度黄疸,于分娩后1~2周消退。

少数孕妇可有恶心、呕吐、食欲缺乏、腹痛、腹泻、轻微脂肪痢等非特异性症状。

【诊断要点】

起病大多数在妊娠晚期;

以皮肤瘙痒为主要症状,以手掌、脚掌及四肢为主,程度轻重不等,无皮疹,少数孕妇可出现轻度黄疸;

患者全身状况良好,无明显消化系统症状;

胆汁酸异常,可伴肝功能异常,主要是血清谷丙转氨酶及谷草转氨酶轻中度升高;

可伴有血清胆红素水平升高,以直接胆红素为主;

分娩后瘙痒及黄疸迅速消退,肝功能也迅速恢复正常。

轻度ICP:血清总胆汁酸:10~39μmol/L,肝酶<200U/L,临床症状以瘙痒为主,无明显其他症状;重度ICP:血清总胆汁酸≥40μmol/L,肝酶≥200U/L,总胆红素≥21μmol/L,直接胆红素≥6μmol/L,临床症状瘙痒严重,伴有其他症状者。

【治疗原则】

治疗的目标是缓解瘙痒症状,降低血清总胆汁酸水平,改善肝功能,最终达到延长孕周,改善妊娠结局的目的。期待过程中需监测血清胆汁酸水平、肝功能及胎儿宫内状况。

熊去氧胆酸:可缓解瘙痒、降低血清学指标,延长孕周,作为 ICP 治疗的一线药物。建议剂量 15mg/kg·d。

S- 腺苷甲硫氨酸:可与熊去氧胆酸联合用药,降胆酸,静脉滴注 1g/d。

地塞米松:疗效不确切,主要应用在妊娠 34 周前,估计可能发生早产者的促胎肺成熟。

若血清肝酶升高而其他指标未见异常者,在降胆酸治疗的基础上护肝治疗,但不宜应用多种护肝药物以免增加肝脏负担。

【注意事项】

ICP 孕妇会发生临床上无任何先兆的胎心消失,通过恰当治疗顺利过渡到妊娠晚期,选择最佳的分娩方式和时机,最终获得良好的围产结局是对 ICP 整个管理的最终目的;若为孕周 <40 周,轻度 ICP 者并无产科其他剖宫产指证者可选择引产,引产初期可行 OCT 检测胎儿有无宫内缺氧,产程中避免产程过长,若存在胎儿窘迫状态,放宽剖宫产指征。若为重度 ICP 或提示胎儿窘迫者或合并重度子痫前期等并发症者可行剖宫产术。

第二节　合理处方 ■■■

A6-1　妊娠期肝内胆汁瘀积

索引词:妊娠期肝内胆汁瘀积、药物选择

病史摘要:患者因“停经 34^{+3} 周,皮肤瘙痒 1 周”就诊。既往无肝炎及输血史,此次已经于皮肤科就诊以排除皮肤病。查体:巩膜无明显黄染,无肝大及肝区疼痛,全身有抓痕,以四肢和腹部为主。专科查体:宫高 32cm,腹围 100cm,胎心 142 次 /min,先露为头,无宫缩。辅助检查:B 超示宫内单活胎,肝功示 ALT 356IU/L,AST 286IU/L,总胆汁酸 58.8μmol/L,肝炎标志物、EB 病毒、巨细胞病毒均为阴性,肝胆系统 B 超未见异常。

诊断:妊娠期肝内胆汁瘀积(重度);G1P0,孕 34^{+3} 周单活胎

处方:1. 丁二磺腺苷甲硫氨酸　1000mg

0.9% 氯化钠注射液　100ml

用法:静脉滴注,每日 1 次;

2. 熊去氧胆酸　50mg×30 片

用法:每次 250mg,口服,每日 3 次;

3. 地塞米松磷酸钠注射液　5mg

用法:肌内注射,每 12 小时 1 次,共 4 次;

4. 维生素 K_1 注射液 10mg

用法:肌内注射,每日 1 次,共用 3 日。

分析:患者总胆汁酸 58.8μmol/L,诊断为重度 ICP。ICP 的治疗遵循安全、有效、经济和简便的原则。目前尚无能治愈 ICP 的药物,治疗过程中应监测治疗效果,观察药物不良反应,监测总胆汁酸、肝功能、总胆红素及凝血功能,及时调整用药。常用药物主要有:①一线药物为熊去氧胆酸(ursodeoxycholic,UDCA),对于改善 ICP 孕妇的生化指标有较好的作用,也能在较短时间内减轻 ICP 孕妇的瘙痒症状,但停药后瘙痒症状及生化指标会有反复,不过再继续使用又会缓解;② S- 腺苷甲硫氨酸(S-ademetionine,SAMe)可作为二线用药或联合治疗药物;③地塞米松,仅用于 34 周前早产患者以促胎肺成熟;④维生素 K:当伴发明显的脂肪痢或凝血酶原时间延长时,为预防产后出血,应及时补充维生素 K,每日 5~10mg,口服或肌内注射。

建议:目前尚无统一的联合治疗方案,中华医学会妇产科学分会产科学组的指南中推荐 UDCA 250mg,每日 3 次,口服,联合 SAMe 500mg,每日 2 次静脉滴注,能改善瘙痒症状及生化指标,认为可能存在协同作用,建议对重症、进展性、难治性 ICP 可考虑两者联合治疗。

治疗评估:口服降胆汁酸药物,7~10 日为一疗程。根据症状是否缓解及实验室检查结果综合评估,如治疗有效,则继续口服药物治疗直至总胆汁酸水平接近正常。

第三节 不合理处方 ■■■

B6-1 妊娠期肝内胆汁瘀积

索引词:妊娠期肝内胆汁瘀积、药物选择

病史摘要:患者,女,27 岁,停经 35^{+2} 周,发现肝酶、胆汁酸升高 1 天。平素月经规律,孕期建卡定期产检,未发现特殊异常,今日患者产检发现 ALT 115U/L,AST 86U/L,总胆汁酸 15.0μmol/L。既往体健,否认肝炎及输血史。专科查体:宫高 34cm,腹围 106cm,胎方位:LOA,胎心 137 次 /min。检查结果:B 超示宫内单活胎。肝炎标志物、EB 病毒、巨细胞病毒均为阴性,肝胆系统 B 超未见异常。

诊断:妊娠期肝内胆汁瘀积(轻度);G1P0,孕 35^{+2} 周单活胎

处方:1. S- 腺苷甲硫氨酸 1000mg

0.9% 氯化钠注射液 100ml

用法:静脉滴注,每日 1 次;

2. 多烯磷脂酰胆碱 228mg×24 粒

　用法：每次 556mg，口服，每日 2 次；

3. 熊去氧胆酸 50mg×30 片

　用法：每次 250mg，口服，每日 4 次；

4. 维生素 K$_1$ 注射液 10mg

　用法：每次 10mg，肌内注射，每日 1 次，共用 3 日。

分析：患者为轻度 ICP，不需要联合使用多种护肝药物，选择 ICP 治疗的一线用药熊去氧胆酸即可。

建议：

1. 熊去氧胆酸 50mg×30 片

　用法：每次 250mg，口服，每日 3 次；

2. 维生素 K$_1$ 注射液 10mg/ 支

　用法：每次 10mg，肌内注射，每日 1 次，共用 3 日。

第七章　特发性血小板减少性紫癜

第一节　概述 ■■■

特发性血小板减少性紫癜（idiopathic thrombocytopenic purpura，ITP）是一种自身免疫性血小板减少性疾病。主要表现为皮肤黏膜出血，月经过多，严重者可致内脏出血，甚至颅内出血。本病是产科常见的血液系统并发症。

【临床表现】

皮肤黏膜的出血和贫血，轻者仅有四肢及躯干皮肤的出血点、紫癜及瘀斑、鼻出血、牙龈出血，严重者可出现消化道、生殖道、视网膜及颅内出血。少数有脾脏增大。一般血小板 $<50 \times 10^9$/L，才有临床症状。

【诊断要点】

1. 皮肤黏膜及皮下组织出血的症状；

2. 脾脏不增大或仅轻度增大；

3. 多次实验室检查出现：血小板 $<100 \times 10^9$/L，血小板形态可有改变如体积增大，形态特殊，颗粒减少，染色过深；骨髓检查可出现巨核细胞正常或增多，成熟型血小板减少；出血时间延长，毛细血管脆性试验阳性，凝血功能正常；血清血小板抗体测定大部分为阳性。

【治疗原则】

1. 妊娠期的处理：

（1）孕早期终止妊娠的指针：孕早期发现ITP严重并需用皮质激素治疗有可能致胎儿畸形，可考虑终止妊娠；孕前ITP严重，孕早期未缓解而加重者。

（2）一般治疗：

1）维生素 C 300mg/d，P.O 及复方芦丁，可改善血管壁通透性，减少出血；

2）补充叶酸、铁剂、维生素 B_{12}；

3）定期检测血小板；

4）加强胎儿宫内监护。

（3）糖皮质激素：首选药物

机制：减少血小板抗体形成；抑制抗体与血小板的结合；抑制网状内皮系统的吞噬作用；降低血管壁的通透性而减少出血。

血小板 $<30 \times 10^9/L$，每日给予泼尼松 $1 \sim 1.25mg/kg$，出血症状好转及血小板上升后，继续维持量约 $10 \sim 20mg/d$。

（4）大剂量免疫球蛋白

机制：阻滞单核巨噬细胞系统的 Fc 受体与血小板结合，同时单分子 IgG 与母体内的血小板相关免疫球蛋白（PAIgG）拮抗，减少 PAIgG 进入胎儿血循环，故妊娠期任何时均可应用。

可有效防止颅内出血，提高血小板数量，尤其在产前 $1 \sim 2$ 周，$400mg/kg$，静脉滴注，连用 5 天。

（5）脾切除

脾切除仅适用于激素治疗无效，有严重出血及危及生命时；

一般于孕 $3 \sim 6$ 个月行手术；

$70\% \sim 90\%$ 患者有一定疗效。

（6）输入血小板：因其可刺激体内产生血小板抗体，加快血小板的破坏，因此一般只用于急性出血和分娩前或剖宫产前的暂时性治疗。

2. 分娩前的处理　做好充分的止血预防措施；对于血小板 $<30 \times 10^9/L$，分娩前 2 周应加大肾上腺皮质激素用量，分娩前 3 天，氢化可的松 $200 \sim 300mg/d$ 或地塞米松 $20 \sim 40mg$ 静脉注射；

出血者可补充血小板升至 $(50 \sim 80) \times 10^9/L$；

一次输 $1 \sim 2U$，必要时联合应用大剂量免疫球蛋白。

3. 分娩期的处理

（1）分娩方式的选择：

原则上以阴道分娩为主；

对患有血小板减少症的新生儿，阴道分娩极易致颅内出血，而剖宫产可避免，故下列情况应选择手术：

1）母体血小板 $<50 \times 10^9/L$；

2）母体血小板 $(50 \sim 100) \times 10^9/L$，胎儿头皮血或胎儿脐血证实胎儿血小板 $<50 \times 10^9/L$；

3）有产科剖宫产指征、产科严重并发症者。

（2）分娩时的处理：

1）监测产程，缩短第二产程；

2）预防产后出血；

3）分娩后软产道的检查、止血、缝合、防血肿。

4. 分娩后的处理

（1）抗感染；

（2）复查血小板计数；

（3）孕前用激素者，产后继续用并指导避孕。

5. 新生儿

（1）生后检测脐血中的血小板，新生儿出生后 1 周内血小板减少最明显，须隔天 1 次复查血小板；

（2）全身检查，观察出血倾向。

第二节　合理处方 ▦▦▦

A7-1　妊娠合并特发性血小板减少性紫癜

索引词: 特发性血小板减少性紫癜、妊娠、药物选择

病史摘要: 患者因"停经 37^{+5} 周，下腹不规律疼痛 6 小时"入院。孕期建卡定期产检，孕 21 周产检时发现血小板减少，为 36×10^9/L，外院诊断为"特发性血小板减少性紫癜"，予以丙种球蛋白 400mg/kg × 4d，后复查血小板值为 58×10^9/L，其后血小板迅速下降，并维持在 $1 \sim 5 \times 10^9$/L，孕期反复鼻腔出血，曾予以油砂填塞等对症治疗。既往体健。入院查体发现皮肤可见散在瘀点、瘀斑。专科查体:宫高 33cm，腹围 96cm，胎方位:LOA，胎心 140 次/min。骨盆外测量正常。不规律宫缩。肛查:先露头，S-3~S-2，宫颈管居中位，质中，消退 70%，宫口未开，内骨盆未见异常。检查结果:B 超示宫内单活胎，血常规示:PLT 10×10^9/L。

诊断: 妊娠合并特发性血小板减少性紫癜

处方: 1. 醋酸泼尼松片　5mg × 100 片

　　　　　用法:50mg，每日 1 次，口服；

　　　　2. 丙种球蛋白　400mg/kg

　　　　　用法:静脉滴注，每日 1 次，共 5 日；

　　　　3. 血小板　1U

　　　　　用法:静脉滴注。

分析: 妊娠合并特发性血小板减少性紫癜治疗的指征取决于血小板计数和出血倾向:血小板 >30×10^9/L、不伴出血倾向且未临近分娩的患者，一般不需要特殊治疗;当血小板 <10×10^9/L 或在 $10 \sim 30 \times 10^9$/L 伴出血倾向时，应给予治疗。治疗目标为血小板计数达到预防严重出血的安全值即可，不苛求纠正血小板计数至正常。指南和共识均认为糖皮质激素和静脉注射用免疫球蛋白是一线药物治疗。

1. 糖皮质激素　其作用机制为抑制血小板抗体的合成和抗原抗体反应，减

少血小板的破坏;阻断巨噬细胞破坏已被抗体结合的血小板;降低血管壁通透性而减少出血。短疗程、低剂量糖皮质激素对母婴来说相对安全,可选择药物包括:甲泼尼龙(甲强龙)、泼尼松(强的松)、泼尼松龙(强的松龙);

2. 静脉注射用丙种球蛋白(IVIG)　IVIG 能增加抗血小板 IgG 的破坏和清除率,封闭巨噬细胞表面的 Fc 受体,减少血小板的破坏,可单独应用,或联合大剂量甲泼尼龙用于一线治疗失败的难治性患者。指南建议对于血小板低于 $10 \times 10^9/L$ 的妊娠末期拟近期终止妊娠患者,或者血小板数在 $20~30 \times 10^9/L$ 且合并出血症状的患者,可积极选用 IVIG;2010 年国际共识指出在需要快速提升血小板时也可以应用 IVIG 治疗,使用中注意其潜在的副作用。

建议:

1. 泼尼松治疗期间注意有无血压升高、血糖波动、视力改变、头疼、骨折或骨痛等情况;每日晨 7~8 点用药有助于减少药物不良反应发生;与免疫抑制剂联用时注意防治感染;与降糖药联用可能需调整后者剂量。

2. IVIG 静脉滴注时不得与其他药物混合输注;严重血小板减少症患者禁用肌内注射;用药过程中发生不耐受现象如潮红、胸闷、呼吸困难等,应停止使用。

治疗评估:用药期间需监测患者血小板计数是否达到安全值,凝血功能有无异常,有无皮肤黏膜出血、内脏出血等情况,并加强胎儿监护。

第三节　不合理处方 ■■■

B7-1　妊娠合并特发性血小板减少性紫癜

索引词:特发性血小板减少性紫癜、妊娠、血小板

病史摘要:患者因"停经 39 周,见红 2 天"入院。平素月经规律,未建卡未正规产检。2+ 年前外院诊断为"特发性血小板减少性紫癜",给予口服泼尼松片 25mg,每日 2 次,至今。既往体健,内科查体无特殊。专科查体:宫高 38cm,腹围 105cm,胎方位:头位。胎心 150 次 /min。骨盆外测量正常;肛查:先露头,S-3,宫颈管居中位,质中,消退 60%,宫口未开。辅助检查:B 超示宫内单活胎,血常规:PLT $56 \times 10^9/L$。

诊断:妊娠合并特发性血小板减少性紫癜

处方:1. 醋酸泼尼松片　5mg × 100 片

　　　　用法:50mg,每日 1 次,口服;

　　　2. 血小板　1U 静脉滴注。

分析:只有 PLT$<10 \times 10^9/L$,并有出血倾向时应输血小板。

建议:醋酸泼尼松片　5mg × 100 片

　　　用法:50mg,每日 1 次,口服。

第八章

贫血

第一节　概述 ■■■■

缺铁性贫血

缺铁性贫血（iron deficiency anemia）是妊娠期最常见的贫血，约占妊娠期贫血的95%。贫血的发生与经济发展状态、受教育程度等密切相关，常与贫困、营养不良相伴随。

【临床表现】

轻者多无明显症状，重者可有疲倦、困倦、软弱无力、心悸、气短、食欲减退、腹胀、腹泻、皮肤干燥、毛发枯干、指甲薄脆以及口腔炎、舌炎等。

【诊断要点】

实验室检查是确立缺铁性贫血诊断的可靠方法。

1. 血象　血涂片为典型小细胞低色素性贫血，Hb<110g/L，MCV<80fl，MCHC<32%，网织红细胞正常或轻度增高，白细胞和血小板一般无变化。血红蛋白值的降低幅度相对较红细胞值的降低幅度大。

2. 血清铁（转运铁蛋白）浓度　能够灵敏的反映缺铁状况，正常妇女血清铁为7~27μmol/L，孕妇血清铁<6.3μmol/L可诊断缺铁性贫血。

3. 骨髓象表现　红系造血呈轻度或中度活跃，以中幼红细胞和晚幼红细胞增生为主，骨髓铁染色可见细胞内外铁均减少，尤以细胞外铁减少明显。

【治疗原则】

妊娠期缺铁性贫血的治疗原则是补充铁剂和去除导致缺铁加重的因素。

1. 一般治疗　增加营养和食用含铁丰富的饮食。对胃肠道功能紊乱和消化不良给予对症处理。

2. 药物治疗　主要是补充铁剂。

（1）口服给药：一般主张口服给药，其特点是安全有效、简单易行且价格低廉。硫酸亚铁0.3g，每日3次，同时口服维生素C 0.3g促进铁的吸收。多糖铁复合物是有机复合物,不良反应较少。每次 150~300mg,每日 1 次。服用硫酸亚铁 10 天后,孕妇网织红细胞计数开始升高,随后血 Hb 值上升,服铁剂治疗 1 个月时即见到成效。

(2) 注射用药:多用于妊娠后期重度缺铁性贫血或因严重胃肠道反应不能口服铁剂者。常用的有右旋糖酐铁或山梨醇铁。两种制剂分别含铁 25mg/ml 和 50mg/ml,给药途径为深部肌内注射,首次注射 50mg,如无不良反应,第二日可增至 100mg,每日或隔日肌内注射一次,15~20 日为一疗程。

3. 输血　当血红蛋白 <60g/L、接近预产期或短期内需行剖宫产手术时,应少量多次输浓缩红细胞,避免加重心脏负担而诱发急性左心衰。

4. 产时及产后的处理　中重度贫血者临产后应配新鲜血备用,酌情给维生素 K₁,维生素 C,严密监护产程,防止产程过长,可阴道助产缩短第二产程,但应避免产伤的发生。产后使用抗生素预防产后感染。如需剖宫产,术中尽量减少出血,掌握好输液或输血的总量和速度。

巨幼细胞贫血

巨幼细胞贫血(megaloblastic anemia)又称营养性巨幼细胞性贫血,是由于叶酸和(或)维生素 B₁₂ 缺乏引起细胞核 DNA 合成障碍所致的贫血。在临床上较为少见,约占所有贫血的 0.7%。

【临床表现】

1. 贫血　本病多发生于妊娠中、晚期,起病较急,贫血多为中度、重度,表现为乏力、头晕、心悸、气短、皮肤黏膜苍白等。

2. 消化道症状　可有食欲减退、恶心、呕吐、腹泻、腹胀、舌炎、舌乳头萎缩而致表面光滑(牛肉舌)。

3. 神经系统　维生素 B₁₂ 缺乏患者可出现神经系统症状,主要是周围神经炎、脊髓后侧束联合变性或脑神经受损所致,表现为手足对称性麻木、深感觉障碍、共济失调。

4. 其他症状　可有皮肤干燥、毛发干枯、伤口愈合慢、视网膜出血等。

【诊断要点】

根据病史和临床表现,血象呈大细胞性贫血,血细胞比容降低,红细胞平均体积(MCV)>100fl,红细胞平均血红蛋白含量(MCH)>32pg,大卵圆形红细胞增多,中性粒细胞核分叶过多,考虑有巨幼红细胞贫血的可能;如骨髓呈典型的"巨幼变"及巨幼红细胞系列占骨髓细胞总数的 30%~50% 可肯定诊断。可伴有网织红细胞和血小板减少。

为进一步明确是叶酸还是维生素 B₁₂ 缺乏。应测血清叶酸。若叶酸值正常,应测孕妇血清维生素 B₁₂ 值。两者缺乏的临床症状、骨髓象及血象的改变均相似,但维生素 B_{12} 缺乏时有神经系统症状,而叶酸缺乏时无神经系统症状。

【治疗原则】

1. 加强孕期营养指导:纠正偏食,多食新鲜蔬菜,水果,动物肝脏、肾及肉类,蛋类,奶类食品。

2. 补充叶酸:妊娠后半期,服叶酸 5~10mg,每日 3 次,有胃肠反应者可肌内注射亚叶酸钙 5~10mg,每日 1 次,至红细胞恢复正常。

3. 若有维生素 B_{12} 缺乏,单用叶酸可使神经系统症状加重,应每日肌内注射维生素 B_{12},100μg,2 周后改为每周 2 次。

4. 在补充叶酸和维生素 B_{12} 后,往往贫血症状明显改善。若效果不佳,应注意混合性贫血的存在,需同时补充铁剂。

5. 血红蛋白 <60g/L,在近期内可能分娩者应输新鲜血或浓缩红细胞以尽快就诊贫血。巨幼红细胞贫血者,补充叶酸 48~72 小时后,骨髓中巨幼红细胞系可迅速转化为正常幼红细胞系列,故短期内不分娩者即使是重度贫血也可口服叶酸,使血红蛋白快速增高。

第二节 合理处方

A8-1 缺铁性贫血

索引词:缺铁性贫血、妊娠、药物选择

病史摘要:患者因"停经 40^{+1} 周,要求入院待产"入院。孕期建卡定期产检,建卡时查见 Hb 71g/L,诊断"中度贫血",予以口服补铁,血色素渐上升,孕期查维生素 B_{12}、抗内因子抗体、叶酸均正常。既往体健。入院查体无特殊。专科查体:宫高 31cm,腹围 90cm,胎方位:ROA,胎心 144 次 /min。坐骨结节间径 8.0cm。无明显宫缩。检查结果:B 超示宫内单活胎,血常规示:Hb 86g/L,铁蛋白 25ng/ml。

诊断:中度缺铁性贫血;G2P0,孕 40^{+1} 周单活胎

处方:1. 多糖铁复合物胶囊　150mg×10 粒

用法:每次 150~300mg,口服,每日 1 次;

2. 维生素 C 片　100mg×100 片 / 瓶

用法:每次 0.2g,口服,每日 3 次。

分析:根据我国妊娠期铁缺乏和缺铁性贫血诊治指南,妊娠任何时期孕妇 Hb 浓度 <110g/L 为妊娠合并贫血,血清铁蛋白浓度 <20μg/L 诊断铁缺乏,妊娠期缺铁性贫血是指妊娠期因铁缺乏所致的贫血。并根据 Hb 水平分为:轻度 100g~109g/L,中度 70g~99g/L,重度 40g~69g/L,极重度 <40g/L。根据贫血程度选

择口服铁、静脉注射铁和输血治疗。①铁缺乏和轻、中度贫血,以口服铁剂为主,如硫酸亚铁或琥珀酸亚铁,配伍服用维生素 C 促进铁吸收,但患者胃肠道不良反应较大。亦可服用多糖铁复合物治疗,因其不含游离铁离子,胃肠道不良反应较少,但价格相对较贵,该患者口服的多糖铁复合物是一种铁元素含量高达 46% 的低分子量的铁和多糖合成的复合物,以完整的分子形式存在,在消化道中能以分子形式被吸收。吸收率不受胃酸减少、食物成分影响,有极高的生物利用度。用法为每日 1 次,每次口服 1~2 粒;②重度贫血,口服或注射铁剂,常用的药物包括右旋糖酐铁、山梨醇铁及蔗糖铁,前两者采用深部肌内注射,缺点是注射部位疼痛较明显,蔗糖铁采用静脉滴注,目前临床应用较多。还可少量多次输注浓缩红细胞;③极重度贫血,首选输注浓缩红细胞,待 Hb>70g/L、症状改善后可改为口服或注射铁剂。

建议:

1. 口服铁剂胃肠道反应较多见,如恶心、呕吐、上腹疼痛、便秘或排黑便;

2. 口服铁剂期间,不宜同时注射铁剂,以免发生毒性反应;

3. 进食 1 小时口服铁剂以减少食物对铁吸收的抑制作用;

4. 用药期间避免饮用茶水以避免减少铁剂的吸收,服用含维生素 C 丰富的食物可以促进铁的吸收。

治疗评估:患者头晕、心慌及疲乏等症状逐步缓解;并监测血常规评估疗效,通常治疗 2 周后 Hb 水平增加 10g/L,3~4 周后增加 20g/L。

A8-2　巨幼细胞贫血

索引词:巨幼细胞贫血、妊娠、药物选择

病史摘要:患者,女,28 岁,停经 37 周,食欲缺乏,乏力 1 月。孕期未建卡未定期产检,孕期血常规提示轻度贫血,予以口服补铁治疗,患者未予以重视。近 1 月来自感食欲欠佳,稍有头晕乏力。既往体健,有偏食。专科查体:宫高 32cm,腹围 101cm,胎方位:头位,胎心 149 次 /min。无明显宫缩。检查结果:B 超示宫内单活胎,血常规:Hb 82g/L,铁蛋白 45ng/ml。查血清 $VitB_{12}$:70pmol/L、血清叶酸 5.0mmol/L。

诊断:巨幼红细胞贫血;G2P0,孕 37 周单活胎

处方:1. 叶酸片　5mg×100 片 / 瓶

用法:每次 10mg,口服,每日 3 次,直至症状消失;

2. 维生素 B_{12} 注射液　1ml:0.1mg/ 支

用法:每次 0.1mg,肌内注射,每日 1 次,连续 2 周后,改为每周 2 次,再连续用 4 周;

3. 维生素 C　100mg×100 片 / 瓶

用法：每次 0.2g，口服，每日 3 次。

分析：叶酸与维生素 B_{12} 均为 DNA 合成过程中的重要辅酶，缺乏可使 DNA 合成障碍，全身多种组织和细胞均可受累，以造血组织最为明显，特别是红细胞系统。由于细胞核成熟延缓，核分裂受阻，细胞质中 RNA 大量聚集，RNA 与 DNA 比例失调，使红细胞体积增大，而红细胞核发育处于幼稚状态，形成巨幼细胞。由于巨幼细胞寿命短而发生贫血。该患者血清维生素 B_{12}：70pmol/L、血清叶酸 5.0mmol/L，均低于正常值，确诊为巨幼细胞贫血孕妇，应：①每日口服叶酸 30mg，或每日肌注叶酸 10~30mg，直至症状消失、贫血纠正。②补充维生素 B_{12}，100~200μg 肌内注射，每日 1 次，2 周后改为每周 2 次，直至血红蛋白值恢复正常。

建议：加强孕期营养，改变不良饮食习惯，多食新鲜蔬菜、水果、瓜豆类，肉类、动物肝脏及肾脏等食物。

治疗评估：治疗后复查血红蛋白值，直至恢复正常。

第三节　不合理处方

B8-1　缺铁性贫血

索引词：缺铁性贫血、妊娠、药物选择

病史摘要：患者，女，32 岁，因"停经 9+ 月，全身水肿、咳嗽 1+ 周"入院。患者平素月经不规律，末次月经不详，孕期不定期外院检查（具体不详）。患者自诉孕早期起即开始出现牙龈出血症状，未予重视及特殊处理。孕期精神食欲差，几乎不摄入肉质蛋白食物。既往体健。专科查体：宫高 31cm，腹围 96cm，胎方位：ROA，胎心 145 次 /min。骨盆外测量正常。无规律宫缩。阴道检查：外阴大小阴唇水肿；先露头，S–3，宫颈管居后位，质软，消退 50%，宫口可容一指。检查结果：血常规 RBC 1.44×10^{12}/L，Hb 58g/L，PLT 98×10^9/L，WBC 11.5×10^9/L，N 61.7%，铁蛋白 14.1ng/ml。B 超检查（2014-2-3）：①宫内单活胎（ROA 位，BPD：9.0，FL：6.8cm，A：1.2cm，AFI：2.0cm）；②羊水过少。

诊断：缺铁性贫血（重度）；羊水过少；G2P1，孕 9+ 月单活胎

处方：1. 多糖铁复合物胶囊　150mg × 10 粒

　　　　　用法：每次 150~300mg，口服，每日 1 次；

　　　　2. 维生素 C　100mg × 100 片 / 瓶

　　　　　用法：每次 200mg，口服，每日 3 次。

分析：输注浓缩红细胞是治疗重度贫血的重要方法之一，Hb<60g/L 建议输血。

建议：1. 维生素 K_1 注射液　10mg

用法:肌内注射,每日 1 次,共用 3 日;

2. 地塞米松磷酸钠注射液 10mg

0.9% 氯化钠注射液 100ml

用法:静脉滴注,每日 1 次;

3. 红细胞悬液

用法:每次 1.5U,少量间断静脉滴注,根据血红蛋白的情况决定输血量,待血红蛋白上升后改口服补铁治疗。

B8-2 巨幼细胞贫血

索引词:巨幼细胞贫血、妊娠、叶酸

病史摘要:患者因"发现贫血 1+ 年,停经 38^{+1} 周,阴道流液 1+ 小时"入院。孕期未正规产检。既往 1+ 年前因晕倒而于外院就诊,诊断为"重度贫血,巨幼细胞贫血",给予输血后好转,一直服用叶酸治疗,但未定期随访及正规服用。入院查体:T:36.9℃,P:112 次 /min,R:20 次 /min,BP:125/80mmHg。贫血貌,心肺未闻见明显异常。专科查体:宫高 34cm,腹围 102cm;血常规:WBC:3.4 × 10^9/L,N:68.6%,L:24.2%,RBC:1.48 × 10^{12}/L,HGB:53g/L,PLT:125 × 10^9/L;凝血时间:APTT:22.6 秒,PT:9.5 秒;尿常规、尿糖:PRO:+-,GLU:-。

诊断:巨幼细胞贫血(重度);胎膜早破;G4P1,孕 38^{+1} 周单活胎先兆临产

处方:1. 叶酸 0.4mg × 100 片 / 瓶

用法:每次 0.4mg,口服,每日 3 次,直至症状消失;

2. 维生素 B$_{12}$ 注射液 1ml:0.1mg/ 支

用法:每次 0.1mg,肌内注射,每日 1 次,连续 2 周后,改为每周 2 次,再连续用 4 周;

3. 维生素 C 100mg × 100 片 / 瓶

用法:每次 0.2g,口服,每日 3 次;

4. 浓缩红细胞

用法:每次 1.5U,少量间断静脉滴注,根据血红蛋白的情况决定输血量,待血红蛋白上升后改口服补充叶酸。

分析:确诊为巨幼细胞性贫血孕妇,应每日口服叶酸 15mg,或每日肌内注射叶酸 10~30mg,直至症状消失、贫血纠正。该患者叶酸用量过小,可使用叶酸片 5mg/ 片,每日 2~3 片。

建议:1. 叶酸 5mg × 100 片 / 瓶

用法:每次 5mg,口服,每日 3 次,直至症状消失;

2. 维生素 B$_{12}$ 注射液 1ml:0.1mg/ 支

用法:每次 0.1mg,肌内注射,每日 1 次,连续 2 周后,改为每周 2 次,

再连续用 4 周;

3. 维生素 C　100mg×100 片 / 瓶

　　用法:每次 0.2g,口服,每日 3 次;

4. 浓缩红细胞

　　用法:每次 1.5U,少量间断静脉滴注,根据血红蛋白的情况决定输血量,待血红蛋白上升后改口服补充叶酸。

第九章

妊娠合并心脏病

第一节　概述 ■■■

妊娠合并心脏病是严重的妊娠并发症,其发病率各国报道不一,约为 1%~4%。在我国孕产妇死因顺位中,妊娠合并心脏病高居第 2 位。只有加强孕期保健,才能降低心脏病孕产妇死亡率。

由于妊娠子宫增大,血容量增多,加重了心脏负担,分娩时子宫及全身骨骼肌收缩使大量血液涌向心脏,产后循环血量的增加,均易使有病变的心脏发生心力衰竭。妊娠 32~34 周直至分娩期及产后 3 日内均是心脏病孕产妇发生心力衰竭的最危险时期,临床上应给予密切监护。

一、妊娠合并风湿性心脏病

风湿性心脏病是风湿热累及心脏后在心脏瓣膜(包括瓣环及瓣下结构)所遗留下来的病变,以致心脏正常功能受到损害的疾患。

【临床表现】

1. "疲劳、乏力　平时四肢乏力易疲乏,一般体力活动(如登高,爬坡,快步行走,顶风骑车或繁重家务操劳等)后即感体力不支。

2. 呼吸困难　开始于剧烈运动后出现,随病情加重而于轻体力活动后出现气急,最后即使在休息状态下亦有呼吸困难,肺瘀血严重者可出现阵发性夜间呼吸困难,必须立即坐起或站立始能有所缓解。

3. 心悸　患者心跳加快,自觉心慌。

4. 咳嗽、咯血　多在劳累或夜间平卧时发作频繁的干咳或咳出粉红色泡沫痰或痰中带血丝。

5. 发绀　在二尖瓣狭窄明显者可出现末梢部位的发绀,如在双颧部,口唇较突出的部位,形成所谓的"二尖瓣面容",四肢末梢冰冷而出现发绀。

【诊断要点】

根据临床症状与体征,再经特殊检查特别是彩色多普勒血流显像技术

（CDFI），不难对风湿性瓣膜病作出明确的诊断，但轻症患者的病变要与正常妊娠的心血管方面的生理变化相鉴别。

1. 二尖瓣病变 心尖搏动弥散，胸骨左缘有抬举性搏动，心尖部可扪及舒张期震颤；可听到舒张期由弱转强的隆隆样典型的二尖瓣狭窄的杂音；心尖部第1心音亢进；在瓣膜区的狭窄杂音最为明显，但在轻度狭窄时常不易听到，必须取左侧卧位并做活动后或可听到，如确定心尖部第1心音亢进者，既或听不到典型的舒张期杂音，也要进一步确定二尖瓣狭窄的存在，当瓣膜病变极为严重呈鱼口样的漏斗形时，则仅可听到吹风样杂音或因血流通过二尖瓣口的量极少以致心杂音不明确，即所谓的"哑型"，当伴有二尖瓣关闭不全者时，心尖冲动可向左下移位，心尖部可听到收缩期吹风样杂音，在右心衰竭时有颈静脉怒张，心脏向两侧扩大。心房纤颤是为风心病二尖瓣病常见的异位心律。

2. 合并主动脉瓣病变 心尖搏动更明显，心界向左下扩大，胸左2、3肋间，胸骨上窝可触及主动脉瓣狭窄所致的收缩期震颤，该处并可听到粗糙的收缩期杂音，如合并主动脉瓣关闭不全，则可发现心尖部抬举性搏动，脉压增大，可触及水冲脉，可听到股动脉枪击音等周围血管征，胸左3肋间可听到舒张期哈气样杂音，向心尖部传导。

3. 合并三尖瓣关闭不全 多继发于肺动脉高压，左心房、室扩大，如三尖瓣病变明显，则颊唇青紫，颈静脉怒张，心界向左右扩大，肝脏肿大显著，颈静脉及肝脏随心脏收缩（晚期）而出现搏动，压迫肝脏可加剧颈静脉充盈（肝-颈静脉回流征），胸左4肋或（和）剑突下可闻及吹风样收缩期杂音。

【治疗原则】

1. 一般处理

（1）加强产前检查，孕早期每2周至少由产科和内科医师检查1次，孕5个月后每周检查1次。密切观察心功能和各种症状，及时纠正各种心力衰竭诱因如贫血、上呼吸道感染、维生素缺乏、妊娠高血压综合征等，如发现心力衰竭早期征象，及时住院观察治疗。

（2）注意休息，减少体力活动，避免情绪激动，每天保证10~12小时睡眠。宜取左侧卧位，避免仰卧，以促进血液回流、增加心排血量。

（3）增加营养，但避免体重增长过快，每周不超过0.5kg，整个孕期不超过10~12kg。饮食中富含多种维生素、优质蛋白、食物铁，孕4月起限制钠盐摄入，每天不超过4~5g，减少水钠潴留。除饮食外还需服用铁剂，防止妊娠生理性贫血。

（4）妊娠后期孕妇仰卧时，下腔静脉受压迫，造成孕妇站立时下肢静脉回流困难，减少心输出量可能引起脑供血不足，尤其是严重二尖瓣、主动脉瓣狭窄的孕妇。可让孕妇穿着弹性长袜，促进下肢静脉回流。

2. 药物治疗

（1）心力衰竭：绝对卧床休息，可取半卧位，持续吸氧。慢性心功能不全者给予地高辛 0.25mg/d，注意孕妇对洋地黄类耐受性差，治疗剂量与中毒剂量接近，洋地黄过量会加重心力衰竭症状，如有条件作地高辛浓度监测；轻度心衰者给予小剂量噻嗪类利尿剂间断治疗，如氢氯噻嗪（双氢克尿噻）25mg，每 2 天 1 次，中重度心衰者给予利尿剂如呋塞米 20mg，2 次 /d，顽固心衰者联合应用利尿剂，注意长期利尿剂治疗引起低钾血症、低钠血症、代谢性碱中毒等并发症。急性心力衰竭时给予毛花苷 C 0.2~0.4mg 和呋塞米 20~40mg 静脉推注；硝酸甘油 0.5mg 舌下含服，继而硝酸甘油静脉滴注，初始剂量 10μg/min，每 5 分钟增加 5~10μg/min 至症状缓解，用药期间严密观察血压，避免过低血压影响胎盘血流灌注，引起胎儿死亡。

（2）心律失常：妊娠合并风湿性心瓣膜病最常见的心律失常是房性心律失常、房性期前收缩、阵发性心房扑动、阵发性心房颤动、持续性心房颤动。维拉帕米（异搏定）对孕妇及胎儿安全、无致畸副作用，每次 40~80mg 口服，3 次 /d。阵发性室上性心动过速者给予维拉帕米 5mg 稀释后缓慢静脉推注，注意观察心律、心率变化，转为窦性心律后立即停止静推。严重心功能不全者、低血压者禁用，合用地高辛者减量。室性心律失常如室性期前收缩可给予利多卡因 50~100mg 静脉推注，有效后以 1~2mg/min 静脉维持，或美西律（慢心律）每次 150mg 口服，3 次 / 天，利多卡因、美西律对胎儿均无致畸作用。奎尼丁虽无致畸作用，但能引起子宫收缩、奎尼丁晕厥、流产、损伤胎儿第Ⅷ对脑神经，故不宜使用。胺碘酮可通过胎盘，同时影响孕妇、胎儿的甲状腺功能，不宜使用。药物治疗不能转律的心房颤动，可考虑电复律，对胎儿、孕妇较安全，但心房已扩大的患者很容易再次转为房颤心律。严重缓慢性心律失常的孕妇可安置心脏起搏器。

（3）防治栓塞：妊娠时血液处于高凝状态，心房颤动导致血液紊流容易在左心房产生血栓，继发心功能不全引起静脉系统瘀血，加上孕妇活动减少，均增加孕妇发生栓塞性并发症的可能。栓塞可位于脑动脉、肺动脉、四肢动脉等部位，严重者导致孕妇死亡。经超声波或 CT 检查明确有栓子者，或首次发生栓塞 3 个月内，可给予肝素每天 20 000~40 000U 静脉滴注，肺栓塞者可加大剂量至 80 000U，肝素不能通过胎盘，对胎儿无致畸作用。对极易产生血栓的孕妇可给予肠溶阿司匹林预防性应用，每次 40~80mg 口服，1 次 / 天，分娩前 1 周停药。用药期间注意观察有无出血等并发症。华法林可通过胎盘、导致胎儿宫内出血和骨骼异常，应忌用。

（4）感染：妊娠期如风湿热复发，可选用青霉素抗感染治疗，剂量同孕前。对任何部位任何类型的其他感染，均应及早选用敏感抗生素治疗，以免加重心脏负担。孕妇进行有创性检查、治疗时，应短期应用抗生素预防感染性心内膜炎。

产前、产后,尤其剖宫产,均应预防性应用抗生素。

3. 手术治疗

(1)妊娠前已明确有风湿性心瓣膜病且有症状者,应在孕前考虑是否进行手术治疗。二尖瓣狭窄明显者可根据瓣膜情况选用分离术或人工瓣膜置换术解除梗阻,分离术近期疗效肯定,但有可能随疾病发展再狭窄。人工瓣膜置换术采用生物瓣膜,数年后失去功能,机械瓣经久耐用、但需终身抗凝。人工瓣膜置换术后妊娠期间,要注意预防血栓形成。二尖瓣关闭不全如有严重心功能不全,孕前可进行瓣膜修复术或人工瓣膜置换术。主动脉瓣狭窄症状明显者也应在孕前进行分离术或人工瓣膜置换术。主动脉瓣关闭不全除非症状特别严重,一般孕前不作特殊处理。手术后心功能在Ⅰ~Ⅱ级以下者,可以妊娠。

(2)妊娠前未做手术治疗或妊娠后发现风湿性心瓣膜病,同时有症状者,根据不同病情做处理。二尖瓣狭窄患者药物治疗无效,心功能Ⅲ~Ⅳ级,可进行经皮球囊分离术,手术安全,对孕妇及胎儿影响小;瓣膜不适合分离术者进行瓣膜置换,手术宜在孕6个月内完成,但瓣膜置换术相对风险大,术中胎儿死亡率高,术后易发生流产等并发症。二尖瓣关闭不全妊娠中需手术者较少,除非发生抗生素治疗无效的感染性心内膜炎者,可进行人工瓣膜置换术。主动脉瓣狭窄妊娠期间出现药物不能控制的严重症状,可进行经皮球囊分离术或直视下交界分离术。主动脉瓣关闭不全妊娠期间一般不做特殊处理。

4. 产科处理

(1)妊娠合并风湿性心瓣膜病,基础疾病严重,出现药物控制不佳的心力衰竭,如妊娠在3个月之内可采用人工流产终止妊娠。妊娠在4个月以上者终止妊娠风险也大,可采用引产术,不宜采用刮宫术。需终止妊娠的情况还有:风湿性心瓣膜病合并肺动脉高压、近期内并发感染性心内膜炎者、合并其他严重内科疾病如肺结核、肾炎、严重高血压等。

(2)基础病变较轻、心功能较好者,可采用经阴道分娩。但自然分娩产程长、血流动力学变化大、原来情况稳定的孕妇可能发生心力衰竭,故风湿性心瓣膜病孕妇宜采用剖宫产。术中要注意避免麻醉过度引起的血压下降,胎儿娩出后立即在产妇腹部放置沙袋,防止腹压骤降明显减少回心血流量。

(3)产后回心血量增加,有可能发生心力衰竭,特别是在24h内,故仍要密切观察病情,及时做相应处理。原服用地高辛的继续服用。心功能Ⅰ~Ⅱ级者可以哺乳。

【注意事项】

风湿性心脏瓣膜病变在孕产期主要死亡原因是充血性心力衰竭、肺水肿与感染。未经孕前咨询及围生育期保健的孕妇,心力衰竭的发生率与死亡率均比经过产前检查者要高数倍至十多倍。若能加强围生育期保健、及时处理,大多数心力衰竭及死亡病例是可以避免的。与预后有关的因素有：

1. 心脏代偿功能　心脏病合并妊娠的预后及处理方针取决于心脏的代偿功能，故对心功能的评估是处理的重要环节。若心脏代偿功能为Ⅰ~Ⅱ级者很少发生心衰。Ⅲ级发生心衰者较多，Ⅳ级已属心衰。在整个孕期及产程中，代偿功能会随各种生理、病理变化而改变，故分级不能固定，应随时调整，适当处理。

2. 并发症　孕期贫血、呼吸道感染、泌尿道感染、妊娠高血压疾病或出现心房颤动等均可加重病情，促使发生心衰。产程进展不顺利，宫缩延长加重心脏负担。另外，疼痛、精神紧张等均易引起心衰。产后感染可引起感染性心内膜炎、脑梗死、败血症而造成死亡。故预防并发症、严防感染极为重要。

3. 年龄　孕妇35岁以上合并风湿性心脏病者预后差，故患风湿性心脏病妇女要求生育者，以30岁以下为宜。

4. 孕期保健　有无孕期保健与预后关系极大。后果不良的病变往往是因未得到应有的指导和治疗。故加强对风湿性心脏病孕妇的孕期保健非常重要。

二、妊娠合并先天性心脏病

先天性心脏病（congenital heart disease，CHD）是由于心脏、血管在胚胎发过程中的障碍所致的心血管先天性畸形。先天性心脏病在新生儿中的发病率为0.7%~0.8%。资料报道，出生时患有先天性心脏病的女婴中，大约90%可以存活至成年，目前超过50%的妊娠期心脏病为先天性心脏病，而且还将不断增加，随着心脏外科的迅速发展，先天性心脏病手术后合并妊娠的孕妇明显增多，妊娠合并先天性心脏病已跃居妊娠合并心脏病的首位。因此，对妊娠合并先天性心脏病孕妇的合理处理，从而降低孕产妇死亡率和围产儿死亡率，保护母婴健康，是目前产科医师面临的重要问题。

先天性心脏病分为无发绀型和发绀型两类。

无发绀型以房间隔缺损、室间隔缺损和动脉导管未闭合并妊娠者多见。除个别重症外，大多数能耐受妊娠、分娩和产褥期的血流动力学变化。一部分患者因有不同程度的肺动脉高压，在第二产程，产妇屏气用力使肺动脉压力进一步升高，以及产后出血体循环压力下降而发生血液右向左分流，出现发绀而诱发心衰。

发绀型先天性心脏病有法洛四联症及艾森门格综合征等。此类患者对妊娠期血容量增加和血流动力学改变的耐受力很差，一旦妊娠，母体和胎儿死亡率可高达30%~50%。因此不宜妊娠．若已妊娠也应尽早终止。

三、几种常见妊娠期先天性心脏病

（一）房间隔缺损（Atrial septal defect，ASD）

房间隔缺损在成人先天性心脏病中约占30%，男女比例为1∶2。分为继发孔(第二孔)和原发孔(第一孔)型,继发孔型常见。左心房血液经缺损流入右心房,肺血流量增加。发生肺动脉高压后,左向右分流减少,并可出现右向左分流。

【临床表现】

1. 未经手术治疗者,一般可存活至成人期。20岁以前很少死亡,40岁以后死亡率增至约每年6%。

2. 长期右心室容易负荷过重导致右心衰竭。30岁以后,肺动脉压和肺血管阻力随年龄进行性增高。

3. 合并冠心病或高血压时,由于左心室舒张功能障碍,左房压力升高,可使左向右分流量增加。

4. 并发症有肺动脉高压、右心衰竭、房性心律失常、感染性心内膜炎、肺动脉栓塞及反常性栓塞等。

【诊断要点】

1. 胸骨左缘第2肋间第2心音增强并有固定分裂,可伴有Ⅱ~Ⅲ级收缩期杂音。当发生肺动脉高压后第2心音亢进,分裂变窄。合并二尖瓣脱垂的患者可有收缩期喀喇音。

2. X线检查示肺血增多,心电图可有右室肥大、右束支传导阻滞表现。二维超声心动图显示房间隔回声失落、右心室容量负荷过重。多普勒超声心动图可显示分流。心导管检查可发现右心房血氧饱和度显著高于上腔静脉。

3. 发生肺动脉高压后,心房水平可出现双向或右向左分流。患者在休息或运动时,可出现发绀。

4. 需与肺动脉瓣狭窄、部分性肺静脉畸形引流、原发性肺动脉扩张、原发性肺动脉高压相鉴别。

【治疗原则】

只要未发生严重肺动脉高压,均应考虑外科手术或经导管封堵术治疗。手术或介入治疗的时间选择在20岁之前为好。外科手术后远期可发生房性心律失常,以心房扑动和颤动较为常见。

【注意事项】

妊娠期血容量增加,但同时外周血管阻力下降,因此减轻了左向右分流的增加,所以大部分ASD患者只要不存在肺动脉高压,都能很好地耐受妊娠与分娩,其孕妇死亡率低于1%。但在年龄较大、分流量大或孕前就存在肺动脉高压的患者,妊娠期间有可能出现右心功能不全、房性心律失常、反常性栓塞、肺动脉高压加重等,使妊娠风险明显增加。

(二)室间隔缺损(Ventricular septal defect,VSD)

室间隔缺损在成人先天性心脏病中约占10%。根据缺损部位可分为室上嵴上型、室上嵴下型(又称为膜部缺损,最常见)、隔瓣后型和肌部缺损型。左心室血液经缺损流入右心室。

【临床表现】

1. 缺损小者,预后较好。缺损较大者,若未经手术治疗,多在 30 岁之前死亡。一般死于心力衰竭、严重心律失常、反常性栓塞或感染性心内膜炎。

2. 肺血管阻力和肺动脉压呈进行性增高,一般在 20 岁之前即可发生艾森门格综合征。

3. 合并主动脉瓣脱垂和关闭不全的患者,其主动脉瓣关闭不全的程度随年龄增长进行性加重。

【诊断要点】

1. 胸骨左缘第 3、4 肋间有响亮而粗糙的全收缩期反流性杂音,可伴有收缩期震颤音。肺动脉瓣区第 2 心音增强并分裂。

2. X 线示肺血流增多,肺动脉段凸起。心电图示左室或双室肥大。超声心动图可显示缺损部位和心室水平的分流。心导管术可显示右心室和肺动脉压力增高,右心室血氧饱和度显著高于右心房。左心室造影可显示左向右分流。

3. 发生肺动脉高压,形成艾森门格综合征后可出现发绀、收缩期杂音减弱或消失、肺动脉瓣区第 2 心音亢进。

4. 需与房间隔缺损、肺动脉口狭窄、梗阻性肥厚型心肌病相鉴别。

【治疗原则】

对肺动脉压正常的小缺损,可不做手术。但若合并主动脉瓣脱垂和关闭不全时,即使分流量很小,也应手术。修补缺损后可防止动脉瓣反流进行性加重。发生肺动脉高压后,手术修补的效果欠佳。10 岁以前手术者,30 年存活率明显高于 10 岁以后手术的患者。少数患者术后远期可发生室性心律失常,猝死极少见。

【注意事项】

小室缺患者通常能够很好地耐受妊娠及分娩。中等缺损的患者如果没有合并肺动脉高压,其妊娠的风险一般也不会显著增加,但左房及左室容量负荷增加有可能导致房性心律失常及左心功能不全。对于缺损较大,肺动脉阻力增加的患者,妊娠及分娩过程中的血流动力学波动可能导致逆向分流,引起缺氧、发绀及反常性栓塞。如果室缺未矫正已合并艾森门格综合征,则妊娠的风险极大。如果室缺已矫正,无肺动脉高压及残余缺损,那么其妊娠与分娩的风险与正常人无异。

(三)动脉导管未闭(Patent Ductus Arteriosus,PDA)

动脉导管未闭是由于胎儿期连接肺动脉主干与降主动脉的动脉导管于出生后未闭塞所致。在成人中,比房间隔缺损和室间隔缺损少见。未闭的动脉导管有管型、窗型和漏斗型。主动脉血液经未闭的动脉导管流入肺动脉,肺血流量增加。

【临床表现】

1. 分流量较小者无症状。分流量较大时,在婴儿期可发生心力衰竭。1岁以后,由于肺动脉压升高,分流量减少,心力衰竭症状减轻或消失。

2. 存活至成人期的患者多伴有肺动脉高压和发绀,30岁以后,多数患者发生心力衰竭。

3. 患感染性心内膜炎的风险性较大。

【诊断要点】

1. 胸骨左缘第2肋间连续性机器样杂音,多伴有震颤。舒张压低、脉压增宽、可有水冲脉、毛细血管搏动征和周围动脉枪击音。

2. X线示肺血流增多,心电图可有左室肥大或双室肥大的表现。超声心动图可显示未闭的动脉导管和血液分流,心导管检查时,导管可从肺动脉主干经未闭的动脉导管直接进入降主动脉。升主动脉造影可显示未闭的动脉导管。

3. 发生肺动脉高压和艾森门格综合征后,有发绀和杵状指(趾)。典型的连续性杂音可变为单纯收缩期杂音或杂音消失。肺动脉瓣区第2心音亢进。

4. 应当与主动脉窦瘤破入右心;主、肺动脉间隔缺损;室间隔缺损伴主动脉瓣关闭不全;冠状动静脉瘘等相鉴别。

【治疗原则】

在出现肺动脉高压和以右向左分流为主之前,可采用经导管封堵或手术结扎未闭的动脉导管。

【注意事项】

分流量较小的PDA患者通常能够很好地耐受妊娠及分娩,中等至大量分流的患者如果没有合并肺动脉高压及左室功能受损,一般也能耐受妊娠过程。同样地与室缺类似,如果PDA分流量大出现肺动脉高压及艾森门格综合征,则妊娠及分娩的风险显著增加。

(四)主动脉缩窄(coarctation of aorta)

主动脉缩窄是一种较为少见的先天畸形。95%以上患者的缩窄部位在左锁骨下动脉开口的远端,缩窄段近心端血压升高,头部及上半身血供正常。缩窄段远端血压降低,下半身供血减少。缩窄段上、下动脉分支间有侧支循环形成,在锁骨下动脉分支与降主动脉分支间有广泛的侧支循环建立。

【临床表现】

1. 严重缩窄或合并其他畸形者,在新生儿期即可发生心力衰竭,难以存活至成人期。缩窄较轻者在青春期前,一般无症状。

2. 25%~30%的患者合并二叶式主动脉瓣畸形。随着年龄增长,二叶式主动脉瓣可发生纤维化和钙化而导致主动脉瓣狭窄和关闭不全。

3. 由于侧支循环的广泛建立,少数成人患者休息时上肢血压并不高,而活动时血压显著升高。

4. 未手术者,半数以上在 30 岁之前死亡,75% 在 50 岁之前死亡。死因包括如脑卒中、主动脉夹层、主动脉瘤破裂及感染性心内膜炎、心力衰竭等。

【诊断要点】

1. 缩窄所致收缩期杂音于肩胛间区易于听到,常传导至心前区、心尖区、左腋下及胸骨上窝。

2. 上肢血压高于下肢。在肩胛间区、腋部、胸骨旁和中上腹可见侧支循环动脉曲张,搏动明显,可伴有震颤。

3. X 线检查可见升主动脉扩大,搏动明显。心电图多为左室肥大伴劳损。超声心动图胸骨上窝探查可发现缩窄部位,连续多普勒超声可测量缩窄段前后的压力阶差。左心导管检查可发现缩窄段近端主动脉腔内压力增高,脉压增大,远端主动脉腔内压力降低,脉压减小。造影可显示缩窄段。核磁共振显像可了解缩窄的部位和形态。

4. 需与多发性大动脉炎和其他类型高血压相鉴别。

【治疗原则】

较早手术者,预后较好。手术治疗后平均存活年龄约为 40 岁。10 岁以前手术者,30 年存活率在 90% 以上,明显高于 30 岁以后接受手术治疗的患者。术后远期死亡的原因包括心力衰竭、脑卒中、主动脉瘤破裂等。外科手术后再缩窄可采用球囊扩张术或支架术治疗。术后长期随访中应注意监测血压及采用核磁共振显像观察主动脉的形态。

【注意事项】

主动脉缩窄应在妊娠前即通过手术矫正,一般认为手术治疗可以降低主动脉夹层及破裂的风险,并有助于高血压的控制。在未经手术矫正的患者中,妊娠期间孕妇死亡率达 3%~4%,如果合并其他心脏畸形、血管病变或高血压,比例将更高。主动脉破裂的风险主要发生在妊娠的最后 3 个月和分娩期间。妊娠期间应减少活动以免血压升高,一般推荐应用 β 受体拮抗剂控制血压,同时应注意到对于主动脉缩窄患者近心端血压的过度控制可导致缩窄以下部位血压过低,并影响胎盘的血流灌注,所以应注意监测胎儿宫内发育情况。即使是经过手术治疗的患者,妊娠期间合并高血压仍较为普遍,主动脉夹层及破裂的危险可降低但并不能完全排除。

(五)主动脉口狭窄(aortic stenosis,AS)

主动脉口狭窄包括瓣膜型、瓣下型和瓣上型,成人以瓣膜型常见。瓣膜型半数以上为二叶式主动脉瓣畸形,该畸形在成人中的患病率约为 1%。男女之比为 (3~4):1。瓣叶增厚、钙化、粘连或融合而造成狭窄。由于左室排血受阻,左心室压力升高,主动脉压力降低,左心室肥厚并逐渐扩大。

【临床表现】

1. 瓣上型狭窄者通常合并其他畸形,难以存活到成人期,瓣下型狭窄者,到青春期前大多已形成严重左室流出道梗阻。瓣膜型狭窄者在成年期前一般无症状。

2. 二叶式主动脉瓣畸形者,出生后其瓣膜开放、关闭功能大多正常。瓣叶随年龄增长而逐渐纤维化和钙化。40~50岁时,半数左右的患者可发生不同程度的狭窄,狭窄程度随年龄增长进行性加重。

3. 临床主要表现为心绞痛、心功能不全、晕厥和猝死。

【诊断要点】

1. 主动脉瓣区收缩期喷射性杂音,向颈根部传导。第2心音减弱。颈动脉可扪及收缩期震颤。

2. X线可显示左室肥大。心电图典型变为左室肥大伴劳损。超声心动图、左心导管及左室造影可显示狭窄病变的特征,测量跨瓣口压力阶差,可估计狭窄的程度。

3. 应与风湿性心脏病主动脉瓣狭窄及梗阻性肥厚型心肌病等相鉴别。

【治疗原则】

对有症状(心绞痛、晕厥、呼吸困难)者,或虽无症状但跨主动脉瓣口压差 > 50~70mmHg 的患者,应考虑外科手术或经导管介入治疗。如系瓣膜型狭窄,且瓣叶无钙化,可采用经导管球囊扩张术或外科主动脉瓣分离术治疗。术后瓣叶可发生钙化,引起再狭窄或合并明显关闭不全。在术后 20~25 年,35%~45% 的患者需要再次手术置换主动脉瓣。对瓣下型狭窄,一般采用外科手术治疗。

【注意事项】

妊娠期间血容量增加,而 AS 患者增加心输出量的能力有限,这使得左室充盈压以及左室收缩压异常升高,加重左室功能不全。同时由于心室肥厚顺应性下降,不能耐受前负荷的下降,因为前负荷下降可导致心输出量显著下降和低血压,而妊娠期间存在诸多可能引起前负荷下降的潜在因素,如妊娠晚期子宫压迫腔静脉、麻醉药物的扩血管作用、围生期体液丢失、分娩过程中的 Valsalva 动作等均可能使回心血量减少,以上因素使得 AS 患者妊娠的风险较大。目前虽无证据表明所有 AS 妇女均应避免妊娠,但一般来说有症状的 AS 妇女在外科手术修复前应注意避免妊娠,而且妊娠前无症状的患者也并不意味着能够耐受妊娠过程,因为妊娠中的生理变化即可使跨瓣口压差增加一倍。有人认为预期妊娠应该是 AS 的手术适应证之一,即使在没有症状的患者。

（六）肺动脉口狭窄(pulmonic stenosis,PS)

肺动脉口狭窄,可单独存在,也可合并其他心脏畸形。有三种类型:①瓣膜狭窄型,约占 75%;②漏斗部型,右室流出道肥厚或有隔膜,造成流出道狭窄;③肺动脉型,肺动脉主干狭窄,可合并分支狭窄。单纯性肺动脉瓣狭窄在成人先天性心脏病中较为常见。由于右心室排血受阻,右室压力增高,可出现右室肥厚,肺动脉压力降低。

【临床表现】

1. 未经手术或介入治疗的患者,一般可活到成人期。在出现右心衰竭前多无症状。

2. 成人轻、中度瓣膜狭窄患者,其狭窄程度并不随年龄增长而加重。

3. 严重狭窄者,随着年龄增长,右心室肥厚加重,右室舒张压和右房压升高,可经卵圆形孔发生右向左分流,出现发绀。

【诊断要点】

1. 胸骨左缘第2肋间,响亮、粗糙的收缩期喷射性杂音。多伴有震颤。第2心音分裂,肺动脉瓣成分减弱。可有来自肺动脉的收缩早期喷射音。

2. X线检查示右心室扩大,肺血减少。心电图典型改变为右室肥厚伴劳损。超声心动图可显示狭窄病变的解剖位置和形态,并可估计跨瓣口压力阶差。右心导管检查可测量狭窄部位压力阶差,右室造影可显示狭窄病变的特征。

3. 应与房间隔缺损、室间隔缺损、原发性肺动脉脉扩张相鉴别。

【治疗原则】

对瓣膜型狭窄者,如果右心室与肺动脉之间收缩期压力阶差 >40mmHg 者,应考虑采用经导管球囊扩张术或外科手术治疗。这两种治疗方式的近、远期效果均好。术后远期存活率与正常人群相近。

PS 与妊娠轻中度 PS 及球囊扩张或外科手术治疗后的 PS 患者一般能够耐受妊娠。严重 PS 患者妊娠前可能没有症状,但是妊娠期由于心脏血流动力学负荷的增加可能导致右心衰竭、房性心律失常及三尖瓣反流,所以严重 PS 患者妊娠前应当建议其行经导管球囊扩张术。如果妊娠期间症状不断进展严重,也可考虑于妊娠期行球囊扩张术。

(七) 法洛四联症(tetralogy of Fallot)

法洛四联症是成人最常见的发绀型先天性心脏病。包括肺动脉口狭窄、室间隔缺损、主动脉骑跨、右心室肥大等四种畸形或病变。其中肺动脉口狭窄和室间隔缺损为基本病变。若无主动脉骑跨则属于广义或不典型的四联症。如果四联症合并房间隔缺损,又可称为五联症;肺动脉瓣狭窄合并房间隔缺损或卵圆孔未闭称三联症。由于肺动脉口狭窄,右心室排血受阻,右心房压升高,并造成右室肥厚。右心室的血液经室间隔缺损射入主动脉,使体循环动脉血氧饱和度明显下降,患者出现发绀。

【临床表现】

1. 未经手术治疗的患者,其自然病程主要取决于肺动脉口狭窄的严重程度。严重狭窄者很难存活至成人期。大约25%的患者可活到10岁,11%可活到 20 岁,6% 可活到 30 岁,仅 3% 的患者能活到 40 岁以后。

2. 成人患者的临床表现与儿童相似,但缺氧发作较为少见。

3. 成年后若合并原发性高血压,将同时增加左、右心室的后负荷。由于体循环阻力增加,肺血液流灌注得到改善,但可导致右心衰竭。若合并慢性阻塞性肺病,症状将明显加重。

4. 常见并发症有:脑中卒、脑脓肿、缺氧发作、鼻衄、咯血、感染性心内膜炎及心力衰竭。

【诊断要点】

1. 发绀是本病突发表现,大部分病例出生后数月出现青紫。活动时喜蹲也是本病的特征之一。剧烈运动时,可有缺氧发作,表现为突发呼吸困难、青紫加重、神志障碍,严重时可出现晕厥、抽搐。

2. 胸骨左缘第 2、3 肋间收缩期喷射性杂音,以第 3 肋间最响。

3. X 线检查示肺血减少,肺动脉段凹陷。主动脉影增宽,心尖上翘,构成典型"靴形心"。心电图改变有右室肥厚伴劳损,电轴右偏。超声心动图和右心室造影可显示本病的解剖畸形,右心导管检查可发现右心室压力增高,与肺动脉之间存在明显压力阶差。

4. 应与法洛三联症、艾森门格综合征、三尖瓣下移畸形、永存动脉干、右室双出口等先天性心脏病相鉴别。

【治疗原则】

1. 内科治疗 患者因继发性红细胞增多,血黏滞度高,血流变慢,易加重组织缺氧及引起栓塞。因此当腹泻、呕吐、高热时应及时补液,以防脱水。缺氧发作时,应立即给予吸氧、补液、镇静、取屈膝位。静脉注射 β 受体阻滞剂和碳酸氢钠,以解除右室流出道痉挛。

2. 外科手术治疗 主张早期手术,由于姑息性手术后再作根治性手术死亡率比一次完成根治性手术高,故应尽早争取一次完成根治手术。早期手术治疗者,30 年存活率可达 77%~86%,术后远期死亡的原因主要有心力衰竭和严重心律失常。

【注意事项】

在未经手术治疗的法洛四联症患者,妊娠期间外周血管阻力的下降及心输出量的增加可以加重右向左分流,导致孕妇低氧血症和发绀恶化,因此妊娠的风险很大,流产的几率高达 43%,孕妇死亡率达 4%~15%,而且风险随红细胞压积的增加而成比例增加。对于已经外科手术矫正的患者,妊娠的风险降低至接近于一般人群。但是术后的一些残余病变和后遗症,如残余分流、右室流出道梗阻、室性心律失常、肺动脉瓣反流、肺动脉高压、右室功能不全等可增加妊娠并发症的风险。

（八）三尖瓣下移畸形

三尖瓣下移畸形亦称埃布斯坦综合征（Ebstein syndrome）少见，男女患病率相近。三尖瓣后叶和隔叶下移至右心室，部分右室房化、右心房扩大。合并房间隔缺损或卵圆孔未闭时，右心房血液分流至左心房，可出现发绀。

【临床表现】

1. 若未合并其他畸形，大多数患者可活到成人期。在青春期前，一般无症状。

2. 临床表现主要包括发绀、呼吸困难和心力衰竭。发绀和心力衰竭是决定预后的重要因素。在 50 岁以上成人患者中，大约一半有发绀。

3. 25%~30% 患者合并预激综合征，房室旁路通常位于右侧。可反复发作室上性心动过速，严重者可能引起猝死。

【诊断要点】

1. 三尖瓣区收缩期杂音，第 1、2 心音分裂。

2. X 线检查示巨大右心房，心电图可有右房肥大表现。超声心动图可显示三尖瓣附着位置下移，右房扩大，三尖瓣反流。右心导管检查可发现右房压力升高。

3. 有发绀者应与三尖瓣闭锁和其他发绀型先天性心脏病鉴别。无发绀者应与扩张型心肌病和心包积液相鉴别。

【治疗原则】

1. 外科手术治疗的时间，一般选择在 15 岁之后尽早施行。对合并房室旁路并伴有反复发作室上性心动过速者，应采用外科手术或经导管射频消融术阻断旁路的传导功能。

2. 轻型预后良好，若三尖瓣下移畸形严重，心脏进行性扩大，发绀和充血性心力衰竭出现早及反复发作心动过速患者预后差。

【注意事项】

大多数埃布斯坦综合征患者可以耐受妊娠，但是早产、流产及子代先心病的风险增加，同时出现发绀的埃布斯坦综合征患者其新生儿出生体重显著下降。对于病变严重的患者，因右室几乎失去功能，可通过房间隔缺损或未闭卵圆孔出现右向左分流而导致发绀，这些患者妊娠的风险无疑大大增加。

（九）艾森门格综合征（Eisenmenger syndrome）

艾森门格综合征是一组先天性心脏病发展的后果．如先天性 ASD、VSD、PDA 持续存在，可由原来的左向右分流，由于进行性肺动脉高压发展至器质性肺动脉阻塞性病变，以致出现右向左分流，从无发绀发展至有发绀时，即称之为艾森门格综合征。由于妊娠期间外周血管阻力下降，可以导致右向左分流增加，发绀以及心衰加重，此外血栓栓塞的危险也增加。毫无疑问，出现艾森门格综合征的患者妊娠期间孕妇及胎儿的风险均极大,有研究报道孕妇死亡率高达 40%,大多数发生于产后第一周,流产率达 8%,仅有 15% 的婴儿足月出生。艾森门格综合征仍是为数不多的妊娠禁忌证之一,对这些患者在产前咨询时应强调妊娠的高风险,并建议其采取永久性节育措施避免妊娠,若发现妊娠应尽早终止。

四、妊娠合并心肌炎

心肌炎是指心肌有局限或弥漫性急性、亚急性或慢性炎性病变。心肌炎临床表现取决于心肌病变的广泛程度与部位,重者可致猝死,而轻度心肌炎的临床表现较少,诊断困难。近年来,由于对心肌炎病原学的进一步了解和诊断方法的改进,心肌炎已成为常见的心脏病之一,日益受到人们重视。心肌炎以年轻人较易发病。所以,近年来妊娠合并心肌炎及其后遗症的患者也相应增加。故提高对妊娠合并心肌炎的认识,正确诊断、处理妊娠期心肌炎及其后遗症极为重要。

大多数急性心肌炎患者经过适当治疗后可痊愈,不留下任何症状和体征,部分患者由于急性期后炎症持续,转为慢性心肌炎。还有部分患者患心肌炎经过数周或数月后病情趋于稳定,临床已无明显症状,但遗留较稳定的心电图异常,大致为急性期后心肌疤痕形成,成为心肌炎后遗症。由于孕妇处于免疫相对抑制状态,妊娠期更易并发病毒感染,罹患心肌炎。妊娠及分娩期间血流动力学发生的一系列变化将进一步增加心肌炎患者的心脏负担,使得心肌炎病情加重。孕前曾患心肌炎,孕期病情可能会突然恶化,孕期心肌炎患者更易发生心律不齐、心力衰竭或心源性休克和死亡。

【临床表现】

发病前有发热、全身酸痛、咽痛、腹泻等症状;还可有胸闷、心前区隐痛、心悸、乏力、恶心、头晕。多数伴有心律失常,少数可发生昏厥或阿斯综合征。极少数患者起病后病情发展迅速,出现心力衰竭或心源性休克。

【诊断要点】

1. 病情轻者心脏不扩大,心脏显着扩大见于心肌炎广泛而严重,心率增速与体温不相称,或心率异常缓慢。第一心音减弱或分裂。心尖区可能有收缩期或舒张期杂音。心律失常极常见,各种心律失常均可出现,以房性与室性期前收缩最常见,其次为房室传导阻滞。此外,心房颤动、病态窦房结综合征均可出现。重症弥漫性心肌炎患者可出现急性心力衰竭。除一般性心力衰竭表现外,易合并心源性休克。

2. 白细胞计数可升高,急性期血沉可增速,部分患者血清转氨酶、乳酸脱氢酶(LDH)、CK(肌酸激酶)、CK-MB(肌酸激酶同工酶)增高,并在急性期中有动态变化。

3. 心电图 ST-T 变化　T 波倒置或减低常见,有时可呈缺血型 T 波变化;ST

段可有轻度移位。心律失常：房室传导阻滞、窦房或束支传导阻滞；频发房性或室性期前收缩；多源、成对的室性期前收缩；心动过速或心动过缓，异位心律，有时出现心房或心室扑动、颤动。心律失常可以见于急性期，在恢复期消失，也可随疤痕形成而造成持久的心律失常。心电图异常的患者，体格检查却可能是正常的。

4. X 线检查 弥漫性心肌炎或合并心包炎的患者心脏扩大，心搏减弱。孕早期尽量避免 X 线检查。中晚孕期需要行 X 线检查，应首先选择胸部平片。

5. 超声心动图 心脏可有不同程度异常变化。

6. 病毒学检查 血清中检测特异性抗病毒抗体；从咽部、粪便或心肌组织中分离出病毒，或利用 PCR 方法从血清、粪便或心肌组织中检测病毒 RNA。心肌活检病理检查有助于诊断，但孕期较少应用。

孕妇在上呼吸道感染、腹泻等病毒感染后 1~3 周内或急性期中出现上述典型症状、体征，结合有关的辅助检查，心肌炎较易确诊。但轻度心肌炎者临床表现少，体征不明显，常易与妊娠期生理性变化相混淆，导致孕期心肌炎漏诊。同时心肌炎有时会误诊为围生期心肌病，应注意两者的鉴别。

【治疗原则】

孕期心肌炎的治疗与非孕期相同，针对两方面：病毒感染和心肌炎症。

1. 抗病毒 一些抗病毒药物如利巴韦林孕期应禁用，对原发病毒感染，近年提出用干扰素或干扰素诱导剂预防和治疗心肌炎，但孕妇应用干扰素副反应较大，孕期不适合应用。中草药如板蓝根、连翘、大青叶等对病毒感染也有效，孕妇可服用。

2. 休息 运动对心肌炎患者是有害的，在心电图恢复正常以前，应该卧床休息，避免紧张剧烈的活动。进易消化和富含维生素、蛋白质的食物。

3. 心力衰竭及心律失常的处理 心肌炎患者并发充血性心力衰竭时对常用的一些措施如洋地黄、扩血管药物、利尿剂、限制盐摄入都有效应。但因其对洋地黄类药物更敏感，故应从小剂量开始，逐步增加药物剂量。

4. 心律失常很常见，可及时选用抗心律失常的药物。并发高度房室传导阻滞可在孕期安装临时起搏器。由于心肌炎孕妇合并心力衰竭、心动过速和传导阻滞更易发生死亡，故心律不齐的患者进行持续心电监护是必要的，尤其是心肌炎急性期更应注意监护。

5. 肾上腺皮质激素 严重心肌炎的心力衰竭、严重心律失常应用肾上腺皮质激素，病情能够缓解。但也有报道皮质类固醇可能加重对患急性病毒性心肌炎的动物心脏的损害。一般轻型心肌炎患者不必应用。对重症患者，孕期也应考虑应用激素治疗。

6. 促心肌代谢的药物 如三磷酸腺苷、辅酶 A、肌苷等在孕期均可应用。辅酶 Q10 和果糖也用于治疗心肌炎。

7. 产科处理　已诊断为急性或慢性心肌炎,尤其是曾发生过心力衰竭者,应避免妊娠。心肌炎患者已有左室功能障碍者,将会在妊娠期或产后发生充血性心力衰竭。早孕期患急性心肌炎者,病情控制后应终止妊娠。中、晚孕期心肌炎患者病情控制后,严密监测病情变化,适时终止妊娠。心肌炎或心肌炎后遗症产妇中,伴有严重心律失常特别是恶性心律失常者或有心肌损害者,为保护心功能,减轻心脏负荷,通常认为以剖宫产为宜,术中应选择连续硬膜外麻醉。无心肌损害变化和不伴严重心律失常的心肌炎和心肌炎后遗症患者能胜任阴道分娩,但产时应严密监测心脏功能情况,产时给予适当镇痛,产程不宜过长,第二产程时给予助产。注意无菌操作,产后注意休息,监测心率和体温变化,必要时行持续心电监护。

五、妊娠高血压性心脏病

妊娠高血压疾病孕妇,既往无心脏病症状及体征,而突然发生以左心衰竭为主的全心衰竭者称妊娠高血压疾病性心脏病。这是由于妊娠高血压疾病时冠状动脉痉挛,心肌缺血,周围小动脉阻力增加,水、钠潴留及血黏度增加等因素所诱发的急性心功能衰竭。妊娠高血压疾病合并中、重度贫血时更易发生心肌受累。

【临床表现】

妊娠高血压疾病性心脏病在发生心力衰竭之前,常有干咳,夜间明显,易被误认为上呼吸道感染或支气管炎而延误诊疗时机。诊断及时,治疗得当,常能妊娠及分娩,产后病因消除,病情会逐渐缓解,多不遗留器质性心脏病变。

早期心衰的症状与体征:①轻微活动后即出现胸闷、心悸、气短;②休息时心率每分钟超过 110 次,呼吸每分钟超过 20 次;③夜间常因胸闷而坐起呼吸,或至窗口呼吸新鲜空气;④肺底部出现少量持续性湿啰音,咳嗽后不消失。

急性左心衰竭和肺水肿的表现:①劳力性、夜间阵发性呼吸困难,端坐呼吸,咳粉红色泡沫状痰、发绀、交替脉;②叩诊左心室扩大,心率增快;③心前区舒张早期奔马律;④肺动脉瓣第二心音亢进;⑤两肺底湿啰音(伴或不伴有哮鸣音);⑥心电图表现:窦性心动过速、T 波低平或倒置、ST 段抬高或压低等;⑦超声心动图:可见左室壁肥厚、左房增大及心包积液。

【诊断要点】

妊娠高血压疾病患者伴有:①中、重度贫血而又体重增加明显;②水肿加剧并有尿蛋白增多。在上述两种情况下,如再出现呛咳,切勿盲目判断为上呼吸道感染,而实为心衰、肺水肿的先兆,必须细致检查和正确处理。

【治疗原则】

1. 积极纠正心衰:

(1)一般治疗:吸氧、镇静、限制水钠摄入。

（2）强心：以洋地黄类为代表。用强心药物时需注意孕妇对洋地黄类药物的耐受差，需注意毒性反应。故多数学者不主张用到饱和量，亦不主张预防性给药，而是根据患者的情况给予负荷量达到最佳的疗效。首选去乙酰毛花苷。一般主张手术前 24~48 小时停用洋地黄类药，一方面可避免由于术中出现低钾血症而发生洋地黄毒性反应，另一方面利于术中、术后根据病情需要给予快速洋地黄类药。

（3）利尿：常用呋塞米 20~40mg 溶于葡萄糖液静脉注射，必要时可重复使用。

（4）扩张血管：代表药物有：α_2 肾上腺受体阻滞剂 - 酚妥拉明、硝酸甘油、拉贝洛尔等。

（5）纠正酸碱平衡及电解质失调：尤其是血钾浓度，术前纠正因使用利尿剂而造成的低钾血症，有可能时手术前停用利尿药 2~3 天。

2. 终止妊娠：妊娠晚期发生心力衰竭，原则是心力衰竭控制后再行产科处理，应放宽剖宫产指征。妊娠高血压疾病性心脏病心力衰竭治疗后，需行剖宫产的注意事项：

（1）麻醉选择剖宫产时以不加肾上腺素的硬膜外麻醉为首选，采用小剂量（3~4ml）局麻药分次注入硬膜外腔。为防止仰卧位低血压综合征，可采取左侧卧位 15 度，上半身抬高 30 度。

（2）术中注意事项：手术由有经验的医师施行，术中操作应该准、稳、轻，尽量缩短手术时间，最好由心内科医师监护。术中输液要适量，应根据病情并结合术前用药情况恰当使用强心剂、利尿剂，积极防治心衰。

胎儿娩出后腹部应加压沙袋，以防腹压骤降，回心血量减少，诱发心力衰竭。

【注意事项】

产后 3 日内，尤其是产后 24 小时内仍是发生心力衰竭的危险时期，产妇须充分休息且密切监护。应用广谱抗生素预防感染，直至产后 1 周左右无感染征象时停药。产后出血、感染和血栓栓塞是严重的并发症，极易诱发心力衰竭，应重点预防。心功能 Ⅲ 级及以上者，不宜哺乳。术后适当限制液体入量，产后不宜过劳，避免情绪激动。

六、围生期心肌病

围生期心肌病是指既往无心脏病史，于妊娠最后 3 个月或产后 6 个月首次发生的以累及心肌为主的一种心肌病。围生期心肌病死亡的主要原因是左室附壁血栓导致的血栓栓塞，因此抗凝治疗应当是围生期心肌病治疗的一部分。可选用华法林或肝素抗凝治疗。

【临床表现】

临床表现轻重不一，轻者仅有心电图的 T 波变化而无症状，重者呈难治性心力衰竭甚至死亡。临床表现:最常发生在产褥期(产后3个月内占80%,产后3个月后占10%),妊娠晚期较少见(仅占10%),在妊娠最后3个月前发病者几乎没有。起病突然或隐袭,主要表现为左室心力衰竭的症状。大部分有心悸,呼吸困难,咳嗽和端坐呼吸等症状,1/3患者有咳血,胸痛,腹痛现象;有时伴有心律失常,以房性期前收缩,室性期前收缩,室上性心动过速多见,房室传导阻滞极为少见;25%~40%患者出现相应器官梗死的症状,如肺动脉栓塞者可突然出现胸痛,呼吸困难,咯血和剧咳,缺氧等症状,大块肺梗死时则可引起急性右心衰竭,休克和猝死,脑梗死则可引起偏瘫,昏迷。物理检查特点为心脏普遍性扩大,搏动弱而弥散,心音低钝,心尖区几乎每例均可闻及病理性第3心音或奔马律,可有由心脏扩大相对二尖瓣和三尖瓣关闭不全而致的收缩期反流性杂音,双肺听诊有散在湿啰音,颈静脉怒张,肝大,下肢水肿,血压可增高,正常或偏低,上述体征可随心功能改善而迅速减轻或消失。

【诊断要点】

首先应仔细排除妊娠前原有的心脏病,如风湿性心瓣膜病,先天性心脏病,心肌炎,其他类型的原发性或继发性心肌病及血栓性疾病,由于围生期心肌病的症状,体征及各项检查无特异性,通常用排除法做出诊断。

有学者制定的诊断标准为:①无心脏病史;②发生于围生期内(妊娠后3个月或产后6个月)的心力衰竭;③无其他可确定的心力衰竭原因;④超声心动图检查有左心室收缩功能减退。

血常规检查可见贫血,为小细胞低色素贫血;白细胞多无变化,生化检查肝,肾功能可有轻度异常,偶见低蛋白血症。

(1)心电图检查:可有多种心电图异常,但多为非特异性,如左心室肥大,ST-T改变,低电压,有时可见病理性Q波及各种心律失常,如窦性心动过速,房性、室性期前收缩,阵发性室上性心动过速,心房颤动及左或右束支传导阻滞等。

(2)X线检查:心脏普遍性增大,以左心室为主,心脏搏动减弱,常有肺瘀血,可伴肺间质或实质水肿及少量胸腔积液,合并肺栓塞时胸片有相应改变。

(3)超声心动图检查:心脏四腔均增大,尤以左心室增大为著,左心室流出道增宽,室间隔和左室后壁运动减弱,提示心肌收缩功能减退,二尖瓣及主动脉瓣开放幅度变小,有时可见附壁血栓及少至中量心包积液,因心腔扩张,瓣膜相对性关闭不全可有轻度二尖瓣或三尖瓣反流。

(4)心导管检查:左心室舒张末压,左心房压和肺毛细血管楔压增高,心排出量,心脏指数减低。

(5)心内膜心肌活检:必要时特别是高度怀疑有心肌炎时,可做心内膜心肌活检,但需在病程早期进行才易得到阳性结果。

【治疗原则】

本病首次发生心力衰竭经早期治疗后 1/3~1/2 患者可完全康复,因此初次治疗很重要,应为临床医师所重视。

1. 心力衰竭前期治疗　对于仅有心电图及超声心动图呈左室肥大或临床有轻度心脏增大,心功能代偿,无明显临床症状者,应在严密观察下卧床休息,保证足够的睡眠,定期随访,一般需卧床休息 3~6 个月,直至心脏恢复正常大小。同时加强营养、补充维生素,应用改善心脏代谢的药物如辅酶 A、三磷酸腺苷(ATP)、肌苷、辅酶 Q_{10},静脉滴注 1,6- 二磷酸果糖(FDP)等。

2. 心力衰竭的治疗

(1) 休息:临床上有心功能不全表现者,应绝对卧床休息,间断低流量吸氧,卧床休息 6~7 个月。并注意做好患者思想工作,消除顾虑,每天要保证至少 10 小时睡眠。

(2) 利尿:给予低盐饮食,钠盐一般应控制在 5g/d。利尿剂可用呋塞米 20~40mg,或布美他尼 1mg,口服或静脉注射,2~3 次 / 天;可加用保钾利尿剂螺内酯 20mg 或氨苯蝶啶 50mg,2~3 次 / 天,以避免或减轻水电解质紊乱。

(3) 洋地黄及其他正性肌力药物应用:由于围生期心肌病心脏常明显增大,心肌损害显著,故对洋地黄耐受性差,容易中毒,必须在纠正低血钾的情况下使用。宜根据病情轻重、缓急选择洋地黄制剂种类及其剂量。病情较轻者可采用口服地高辛 0.125~0.25mg/d,直到有效。急性心衰可静脉注射毛花苷 C 0.2~0.4mg,必要时 4~6 小时后追加 0.2~0.4mg,多数患者均能奏效,有效后口服维持。用药期间密切观察洋地黄毒性反应,以便及时处理。洋地黄宜一直用到分娩前,洋地黄可缩短产程。对洋地黄治疗效果欠佳或不能耐受者,也可应用非洋地黄类正性肌力药物如 β 受体兴奋剂多巴胺和多巴酚丁胺。多巴胺常规用量为 20~40mg 加于 5% 葡萄糖液 250~500ml 内静脉滴注,开始剂量为 0.51μg/(kg·min),可渐增至 2~10μg/(kg·min);多巴酚丁胺 20~40mg 于 5% 葡萄糖液 100ml 中,以 5~10μg/(kg·min)静脉滴注,速度不宜太快,以免引起头痛、恶心、呕吐、心悸等不良反应。最近推荐新合成的具有多巴胺能和 $β_2$ 受体兴奋作用的制剂——多培沙明(dopexamine),其抗心衰作用较多巴胺和多巴酚丁胺更为有效,适用于顽固性心衰。其他正性肌力药物包括双异吡啶类的氨力农(amrinone,氨利酮)、米力农(milrinone,米利酮)等药物。

(4) 镇静剂:一般可使用地西泮、硝西泮、艾司唑仑等,避免使用吗啡,慎用哌替啶,尤其在孕期发生的围生期心肌病吗啡应属禁忌,以免影响胎儿呼吸。

(5) 血管扩张剂:本类制剂主要用于急性左心衰或经利尿剂、洋地黄及镇静剂等治疗无效的患者。病情较轻,进展缓慢者可采用口服制剂如硝酸异山梨酯(消心痛)5~10mg,舌下含服 3 次 / 天。新型钙拮抗剂如尼群地平(nitrendipine)

20~40mg/d；尼索地平（nisolodipine）10~20mg/d，尼莫地平（nimodipine）20~40mg/d。这些药物不仅能明显扩张小动脉和冠状动脉，且负性肌力作用较弱，适用于围生期心肌病有心衰患者。病情严重可静脉滴注硝酸甘油，硝普钠或酚妥拉明，剂量应视患者的血容量是否充足及有无并发症而异。应避免使用对胎儿有不利影响的血管扩张剂。

（6）激素治疗：妊娠期一般以肾上腺皮质激素作免疫抑制剂，地塞米松10~20mg/d 静脉注射，连用5~7天，病情稳定者可口服泼尼松 20~60mg/d。

（7）对症治疗：包括吸氧、纠正心律失常，频发房性或室性期前收缩，可选用心律平或奎尼丁，应避免使用胺碘酮，以免对胎儿甲状腺发育造成影响，严重室性心律失常可用利多卡因静滴。有栓塞者可适当抗凝治疗，一般可用阿司匹林100mg，1 次 / 天；加用双嘧达莫 25mg，2~3 次 / 天。必要时考虑应用肝素或醋硝香豆素片，但应注意出血倾向，在分娩时和产褥期更应慎用，以免导致产后大出血。

对治疗不敏感的难治性心力衰竭者，可考虑行原位心脏移植。

3. 妊娠的处理　及时控制心衰后立即终止妊娠。

（1）妊娠晚期，凡有产科剖宫产指征或心功能Ⅲ级以上或估计不能胜任产程中体力消耗者均应行剖宫产。

（2）麻醉以硬膜外麻醉方式，宁浅勿深。

（3）术时应由心内科医师进行心电监护。

（4）手术应轻巧、熟练，尽量减少术中出血量，术后用沙袋压宫底 4 小时。

（5）术后绝对卧床休息，注意补液量及速度。

（6）预防感染应用较广谱抗生素。

（7）产后不能哺乳，应予回奶。

（8）基于本病再次妊娠时有复发倾向，产后应避免再孕。

【注意事项】

一般认为早期治疗效果良好，经抗心力衰竭症状可及时控制，其中 1/3 患者经过治疗可痊愈，增大的心脏可恢复正常，心功能无损害；1/3 遗留有心脏扩大，心电图异常及某些症状，此类患者预后不良；另 1/3 患者因顽固性心力衰竭及并发症死亡。围生期心肌病死亡率为 25%~50%，近一半患者在产后 3 个月内死亡，死因为心力衰竭、心律失常及栓塞。预后与治疗后心脏大小及功能状态有关，如首次发作 6 个月内心脏大小恢复正常，患者可健康存活多年，而 6 个月后心脏仍扩大，5 年病死率超过 85%。

七、心脏疾病伴心功能不良

【临床表现】

心脏病心功能分级纽约心脏病协会将心脏病心功能分为 4 级：

Ⅰ级:一般体力活动不受限制。

Ⅱ级:一般体力活动稍受限制,活动后心悸、轻度气短,休息时无症状。

Ⅲ级:一般体力活动显著受限制,休息时无不适.轻微日常工作即感不适、心悸、呼吸困难,或既往有心力衰竭史者。

Ⅳ级:不能进行任何活动,休息时仍有心悸、呼吸困难等心力衰竭表现。

心功能分级应动态进行,每月一次。它与决定可否妊娠、分娩时机、分娩方式及判断预后有关。

【诊断要点】

妊娠期早期心力衰竭的诊断妊娠舍并心脏病孕妇,若出现下述症状与体征,应考虑为早期心力衰竭:①轻微活动后即出现胸闷、心悸、气短。②休息时心率每分钟超过 110 次,呼吸每分钟超过 20 次。③夜间常因胸闷而坐起呼吸,或到窗口呼吸新鲜空气。④肺底部出现少量持续性湿啰音,咳嗽后不消失。

【治疗原则】

1. 妊娠期

(1) 终止妊娠:凡不宜妊娠的心脏病孕妇应在孕 12 周前行人工流产。妊娠 12 周以上者可行钳刮术或中期引产。若已发生心衰,须在心衰控制后再终止妊娠。妊娠已达 28 周以上者,引产的危险不亚于继续妊娠,不宜施行引产。对顽固性心衰病例,为减轻心脏负荷,应与内科医师配合,严格监护下行剖宫产术,常能改善预后。

(2) 心力衰竭的预防:预防心力衰竭是改善母儿预后的关键所在。因此要从以下几个方面入手:

1) 定期产前检查,能及早发现心衰的早期征象。在妊娠 20 周以前,应每 2 周行产前检查 1 次。20 周以后,尤其是 32 周以后,发生心衰的机会增加,产前检查应每周 1 次。发现早期心衰征象应住院治疗。先天性心脏病发绀型孕妇应于预产期前 3 周住院待产。二尖瓣狭窄孕妇,即使未出现症状,亦应于预产期前 2 周住院待产。

2) 应避免过劳及情绪激动。保证有充分的休息,每日至少保证 10 小时睡眠。

3) 高蛋白、高维生素、低盐、低脂肪饮食。孕期应适当控制体重,整个孕期体重增加不宜超过 10kg,以免加重心脏负担。孕 16 周以后,每日食盐量不超过 4~5g。

4) 积极预防和及早纠正各种妨碍心功能的因素,如贫血、维生素 B 族缺乏、心律失常、妊娠高血压综合征等。预防各种感染,尤其是上呼吸道感染。

5) 多不主张预防性应用洋地黄。对有早期心衰表现的孕妇,常选用作用和排泄较快的地高辛 0.25mg,每日 2 次口服,2~3 日后可根据临床效果改为每日 1

次,不要求达到饱和量,以备发生病情变化时能有加大剂量的余地。不主张长期应用维持剂量,病情好转后停药。

（3）急性左心衰竭的紧急处理:原则是减少肺循环血量和静脉回心血量、改善肺气体交换、增加心肌收缩力和减轻心脏前后负荷。取半卧位或坐位,高流量（6~8L/min）面罩或加压供氧。给呋塞米 40mg 或依他尼酸 50mg 以 25% 葡萄糖液稀释后静注,可快速减少血容量（但血容量不足或主动脉狭窄者慎用）。适当应用血管扩张剂,如硝酸甘油或硝酸异山梨酯舌下含服,可降低肺毛细血管楔压或左房压,缓解症状。氨茶碱 0.25g 稀释后缓慢静注,可解除支气管痉挛,减轻呼吸困难,增强心肌收缩力。速效洋地黄制剂去乙酰毛花苷 0.4mg 稀释后缓慢静注,以增强心肌收缩力和减慢心率。急性肺水肿时,可用吗啡 3~5mg 静脉注射（或 5~10mg 皮下注射）可减少烦躁不安和呼吸困难,并能减少回心血量而起静脉泻血作用。地塞米松 10~20mg 静脉注射可降低外周血管阻力,减少回心血量和解除支气管痉挛。

（4）妊娠晚期心衰的患者,原则是待心衰控制后再行产科处理,应放宽剖宫产指征。如为严重心衰,经内科各种措施均未能奏效,若继续发展必将导致母儿死亡时,也可边控制心衰边紧急剖宫产,取出胎儿,减轻心脏负担,以挽救孕产妇生命。

2. 分娩期

（1）分娩方式的选择:到妊娠晚期应提前选择好适宜的分娩方式:

1）阴道分娩:心功能 I~Ⅱ级,胎儿不大,胎位正常,宫颈条件良好者,可考虑在严密监护下经阴道分娩。

2）剖宫产:胎儿偏大、产道条件不佳及心功能在Ⅲ级及Ⅲ级以上者,均应择期剖宫产。剖宫产可减少产妇因长时间宫缩所引起的血流动力学改变,减轻心脏负担。以选择连续硬膜外阻滞麻醉为好,麻醉剂中不应加肾上腺素,麻醉平面不宜过高。为防止仰卧位低血压综合征,可采取左侧卧位 15°,上半身抬高 30°。术中、术后应严格限制输液量。不宜再妊娠者,应同时行输卵管结扎术。

（2）分娩期处理

1）第一产程:安慰及鼓励产妇,消除紧张情绪。适当应用地西泮、哌替啶等镇静剂。密切注意血压、脉搏、呼吸、心率,一旦发现心衰征象,应取半卧位、高浓度面罩吸氧,并给毛花苷 C 0.4mg 加 25% 葡萄糖液 20ml,缓慢静脉注射。必要时 4~6 小时重复给药一次,每次 0.2mg。产程开始后即应给予抗生素预防感染。

2）第二产程:要避免屏气加腹压,应行会阴后——斜切开、胎头吸引或产钳助产术,尽可能缩短第二产程。

（3）第三产程:胎儿娩出后,产妇腹部放置砂袋,以防腹压骤降而诱发心衰。

要防止产后出血过多而加重心肌缺血,诱发先心病发生发绀,加重心衰。可静注或肌注缩宫素 10~20U,禁用麦角新碱,以防静脉压增高。产后出血过多者,应适当输血、输液,但需注意输液速度。

3. 产后 产后 3 日内尤其 24 小时内仍是发生心衰的危险时期,产妇须充分休息并密切监护。应用广谱抗生素预防感染,直至产后 1 周左右无感染征象时停药。心功能在Ⅲ级以上者,不宜哺乳。不宜再妊娠者,可在产后 1 周行绝育术。

4. 手术的指征 妊娠期血流动力学的改变使心脏储备能力下降,影响心脏手术后的恢复,加之术中用药及体外循环对胎儿的影响,一般不主张在孕期手术,尽可能在幼年、孕前或延至分娩后再行心脏手术。若妊娠早期出现循环障碍症状,孕妇不愿做人工流产,内科治疗效果不佳,手术操作不复杂,可考虑手术治疗。手术时期宜在妊娠 12 周以前进行,在手术前注意保胎及预防感染。

【注意事项】

心脏病患者对妊娠耐受能力的判断能否安全渡过妊娠期、分娩及产褥期,取决于心脏病的种类、病变程度、是否手术矫治、心功能级别及具体医疗条件等因素。

1. 可以妊娠 心脏病变较轻,心功能Ⅰ~Ⅱ级,既往无心衰史,亦无其他并发症者,妊娠后经密切监护、适当治疗多能耐受妊娠和分娩。

2. 不宜妊娠 心脏病变较重、心功能Ⅲ级或Ⅲ级以上、既往有心衰史、有肺动脉高压、发绀型先心病、严重心律失常、活动风湿热、心脏病并发细菌性心内膜炎者,孕期极易发生心衰,不宜妊娠。若已妊娠,应在妊娠早期行治疗性人工流产。

八、妊娠合并心律失常

心律失常(cardiac arrhythmia)是由于窦房结激动异常或激动产生于窦房结以外,激动的传导缓慢、阻滞或经异常通道传导,即心脏活动的起源和(或)传导障碍导致心脏搏动的频率和(或)节律异常。心律失常是心血管疾病中重要的一组疾病。它可单独发病亦可与心血管病伴发,可突然发作而致猝死,亦可持续累及心脏而衰竭。

【临床表现】

1. 冠状动脉供血不足的表现 各种心律失常均可引起冠状动脉血流量降低,各种心律失常虽然可以引起冠状动脉血流降低,但较少引起心肌缺血。然而,对有冠心病的患者,各种心律失常都可以诱发或加重心肌缺血,主要表现为心绞痛,气短,周围血管衰竭,急性心力衰竭,急性心肌梗死等。

2. 脑动脉供血不足的表现 不同的心律失常对脑血流量的影响也不同。脑血管正常者,上述血流动力学的障碍不致造成严重后果,倘若脑血管发生病变时,则足以导致脑供血不足,其表现为头晕,乏力,视物模糊,暂时性全盲,甚至于失语,瘫痪,抽搐,昏迷等一过性或永久性的脑损害。

3. 肾动脉供血不足的表现　心律失常发生后,肾血流量也发生不同的减少,临床表现有少尿,蛋白尿,氮质血症等。

4. 肠系膜动脉供血不足的表现　快速心律失常时,血流量降低,肠系膜动脉痉挛,可产生胃肠道缺血的临床表现,如腹胀,腹痛,腹泻,甚至发生出血,溃疡或麻痹。

5. 心功能不全的表现　主要为咳嗽,呼吸困难,倦怠,乏力等。

【诊断要点】

本病通过心电图检查一般可以确诊,临床上最主要的是对引起心律失常的原因进行鉴别,颈动脉窦按摩对快速性心律失常的影响有助于鉴别诊断心律失常的性质。心室晚电位、心电图频谱分析、心室率变异分析、运动心电图和倾斜试验都有助于复杂或某些特殊心律失常的诊断。此外,超声心动图、心脏X线、ECT、CT和MRI等对于器质性和非器质性心律失常的诊断有着不可低估的价值。

【治疗原则】

妊娠期心律失常的治疗分非药物治疗和药物治疗非药物治疗有射频消融术、起搏器安装、心脏除颤复律器(ICD)、直流电复律。其中前三种一般要在X射线下操作,孕期应尽量避免,直流电复律对胎儿影响不大,必要时使用。

药物治疗健康妇女妊娠期可出现多发甚至频发房性或室性期前收缩,一般对母体和胎儿均无影响。虽然妊娠期出现心悸、头昏甚至晕倒等症状并不少见,但极少与心律失常有关。偶有心脏正常的妇女在孕期发生有血流动力学影响的室上性或室性心动过速此时,母体血压下降可导致胎儿心率下降,必须立即应用抗心律失常药物或电转复,甚至必须行急诊剖宫术。

房扑、房颤,这类心律失常很少见于正常妇女妊娠期,通常见于有风湿性心瓣膜病的孕妇。妊娠期发生室速、室颤者极为少见,见于有器质性心脏病或有严重电解质紊乱或子痫孕妇。

在妊娠期发现心脏传导阻滞者屡见报道,但多为先天性,即使为完全性房室传导阻滞也无症状,大多可安全度过妊娠期及生产过程而无需特殊治疗。少数先天性或因心肌炎、先天性心脏病等伴发的有症状的传导阻滞包括双束支阻滞、Ⅱ度、Ⅲ度房室传导阻滞的孕妇,在孕期可安置临时或永久起搏器,为减少放射线的影响可在心电图或超声心动图引导下植入电极。由于孕妇的乳房和腹部的快速膨大,起搏器植入部位皮肤切口易发生崩裂和破溃,为此,最好将起搏器植入乳房之下。安装起搏器以后对怀孕妊娠生产多无明显影响。育龄期妇女安装起搏器当然以生理性为优。

对于妊娠期心律失常应慎重作出全面评价,非心源性者,尽可能从消除影响因素入手,如电解质平衡、甲状腺疾病、药物因素、酒精、咖啡、吸烟等予以相应对策。只有当有明显血流动力学影响或有生命威胁的心律失常方考虑抗心律失常药物的应用。

1. 室上性心动过速

(1)房室结折返或房室折返性心动过速由旁道引起的房室结折返或房室折返性心动过速可以被刺激迷走神经所终止。如果刺激迷走神经不能终止,首选腺苷静脉注射。如果腺苷不能终止心动过速,推荐美托洛尔。如果症状难以忍受或心动过速引起血流动力学改变,就需要预防性使用抗心律失常药物。地高辛或选择性 β 受体阻滞剂(美托洛尔)是一线药物,还可以选择索他洛尔、氟卡尼或普罗帕酮。导管消融仅在特殊病例中使用。

(2)局灶性房性心动过速使用 β 阻滞剂和(或)地高辛控制心率以避免心动过速引发的心肌病。对症状明显的患者可预防性使用氟卡尼、普罗帕酮或索他洛尔等抗心律失常药物。胺碘酮仅用于其他药物无效时。反复发作的心动过速一般不推荐使用电复律。大约 30% 的房速可以用腺苷终止。经导管消融可用于药物无效且不能耐受的病例。

2. 心房扑动和心房颤动 妊娠期房扑和房颤非常少见,除非有结构性心脏病或甲亢。处理:血流动力学不稳定则应实施电复律。心脏结构正常、血流动力学稳定的患者可考虑药物终止房扑和房颤。伊布利特或氟卡尼常常是有效的,可以考虑使用,但是妊娠期使用的经验很有限。由于在妊娠期普罗帕酮和新的Ⅲ类抗心律失常药物 vernacalant 作为房颤药物复律的经验很少或没经验,这些药物仅仅用于其他复律药物无效时。不推荐使用胺碘酮,因为有胎儿毒性,除非其他方法无效。不管是用电还是药物转复房扑和房颤,都要抗凝治疗,和(或)经食管超声检查排除左房血栓。妊娠头三个月和最后三个月可用肝素或低分子肝素代替华法林,至少在电复律前三周使用并且持续到复律后四周。房颤 <8 小时和没有血栓危险的患者,复律前可使用肝素或依据体重调整的低分子肝素,复律后也无需口服抗凝药。房颤患者的血栓风险依赖于危险因素。无结构性心脏病者或危险因素者(孤立性房颤)发生血栓很少见,不管是否怀孕都不需要抗凝或抗血小板治疗。控制室率可用房室结阻滞药(地高辛,β 阻滞剂,非二氢吡啶类钙离子拮抗剂)控制心室率。维拉帕米是其次选择。尽管已用了控制室率的药,但症状仍很严重的患者可预防性使用抗心律失常药(索他洛尔、氟卡尼或普罗帕酮)氟卡尼和普罗帕酮应与房室结阻滞剂合用。盐酸胺碘酮不要在妊娠期使用。

3. 室性心动过速 妊娠期致命性的室性心律失常很少见。如果特发性右室流出道心动过速伴有血流动力学不稳定和药物治疗无效可考虑经导管消融。

如果室速伴血流动力学不稳定,应立即复律,这在妊娠期都是安全的。即使孕妇能耐受室速也应该及时转复成窦性心律,可采取电复律、抗心律失常药物,某些患者可行超速起搏。非长 QT 持续性室速伴血流动力学稳定的孕妇索他洛尔终止心动过速。血流动力学稳定的单形性室速的患者可以使用普鲁卡因胺。如果血流动力学不稳定,需要反复电除颤的持续性单形性室速,或虽然用了其他方法室速还是反复发作者用胺碘酮。胺碘酮不主张用于血流动力学稳定的单形性室速的早期复律。心脏选择性 β 阻滞剂,如美托洛尔可用于预防性治疗。无结构性心脏病患者如果用 β 阻滞剂无效时可用索他洛尔或 IC 类抗心律失常药。如果室速治疗无效,为保障孕妇的生命安全也有必要使用胺碘酮和(或)植入 ICD。

4. 缓慢型心律失常

(1)窦房结功能障碍如果症状明显,可行临时起搏。

(2)房室传导阻滞一般没有必要在妊娠期行保护性起搏。伴有完全性房室传导阻滞的孕妇经阴道分娩不会有额外的风险,除非有产科禁忌证。妊娠期起搏:房室传导阻滞的孕妇如有心动过缓和晕厥,分娩时可行临时起搏。植入永久性起搏器(最好是单腔起搏)的风险很低。起搏器植入是安全的,特别是胎儿 8 周以后,可在超声指引下植入起搏器。

第二节　合理处方 ■■■

A9-1　妊娠合并心脏病,心功能Ⅰ~Ⅱ级

索引词:妊娠合并心脏病、心功能Ⅰ~Ⅱ级、地西泮

病史摘要:患者,女,27 岁,因"停经 39^{+6} 周,要求入院待产"入院。平素月经规律,孕期建卡定期产检,未见明显异常。1999 年外院诊断为"风湿性心脏病,二尖瓣狭窄",有"二尖瓣反流"病史 15+ 年,未予特殊处理。内科查体:血压 110/68mmHg,心率 90 次 /min,窦性心律。心前区未见隆起,未触及震颤,听诊心律齐,A2>P2,未闻及额外心音及杂音。专科情况,宫高 31cm,腹围 97cm,胎方位:LOA,胎心 135 次 /min。无规律宫缩。阴道检查:先露头,S-2,宫颈管居后位,质软,消退 50%,宫口未开。辅助检查:B 超示:宫内单活胎。心脏彩超检查示:二尖瓣增厚、关闭错位,反流(中度);左室收缩功能测值正常。

诊断:二尖瓣增厚合并妊娠;二尖瓣关闭错位伴反流合并妊娠;心功能Ⅰ级;G2P0,孕 39^{+6} 周头位单活胎待产。

处方:地西泮片　2.5mg×24 片

　　　用法:每次 5mg,口服,每日 3 次。

分析:患者诊断为"风湿性心脏病,二尖瓣狭窄",在风湿性心脏病中最为常见,由于血流从左房流入左室受阻,妊娠期血容量增加和心率加快,舒张期左室充盈时间缩短,可发生肺瘀血和肺水肿。无明显血流动力学改变的轻度二尖瓣狭窄者,可以耐受妊娠。心功能Ⅰ~Ⅱ级,一般体力活动轻度受限制,活动后心悸、轻度气短,休息时无症状。患者已近分娩期,治疗的主要目的是防治心力衰竭,保证充分休息,每日至少 10 小时睡眠。地西泮(D 级)为长效的苯二氮䓬类药物,可引起中枢神经系统不同部位的抑制,随着用量的加大,临床表现可自轻度的镇静到催眠甚至昏迷。口服吸收快而完全,生物利用度约 76%。0.5~2 小时血药浓度达峰值,4~10 日血药浓度达稳态,$t_{1/2}$ 为 20~70 小时。血浆蛋白结合率高达 99%。地西泮及其代谢物脂溶性高,容易穿透血脑屏障,亦可通过胎盘。用于镇静催眠的用量为每日 3 次,每次 2.5~5mg。

建议:

1. 常见的不良反应,嗜睡、头昏、乏力等,大剂量可有共济失调、震颤;

2. 罕见的有皮疹,白细胞减少;

3. 个别患者发生兴奋,多语,睡眠障碍,甚至幻觉。停药后,上述症状很快消失;

4. 长期连续用药可产生依赖性和成瘾性,停药可能发生撤药症状,表现为激动或忧郁。

治疗评估:治疗后患者休息好,剖宫产下一名活男婴,未出现其他并发症。

A9-2 妊娠合并心脏病,心功能 Ⅲ~Ⅳ 级

索引词:妊娠合并心脏病、心功能Ⅲ~Ⅳ级、药物选择

病史摘要:患者,女,29 岁,因"停经 36 周,心累、气紧 1+ 月,加重伴下腹痛 1 天"入院。平素月经规律,不规律外院产检。1+ 月前无明显诱因出现心累、气紧,不能平卧,近 1 天来上诉症状明显加重,伴有咳嗽、咳痰,颜色为淡黄色黄稠痰,诉宫缩 5~6 分钟一次,持续时间约 30s~1min。2013 年于外院行房间隔缺损修补术。内科查体无特殊。专科情况:宫高 32cm,腹围 90cm,胎方位:头位,胎心 140 次 /min。不规律宫缩。消毒后阴检:先露头,S-3,宫颈管居后位,质中,消退 30%,宫口未开。辅助检查:B 超示宫内单活胎。心脏彩超:左室测值功能正常,房水平未探及过隔血流。

诊断:妊娠合并先天性心脏病;房间隔缺损修补术后;窦性心律心功能Ⅲ~Ⅳ级早期心衰;G2P0,孕 36 周头位单活胎;先兆早产。

处方:1. 注射用头孢曲松钠　　1g

　　　　0.9% 氯化钠注射液　　100ml

　　　　用法:静脉滴注,每日 1 次;

2. 氯化钾口服液　10ml/ 支

　　用法：每次 10ml，口服，每日 3 次；

3. 盐酸氨溴索注射液　30mg

　　0.9% 氯化钠注射液　50ml

　　用法：静脉滴注，每日 2 次；

4. 螺内酯　20mg×100 片

　　用法：每次 20mg，口服，每日 2 次；

5. 氢氯噻嗪片　25mg×100 片

　　用法：每次 25mg，口服，每日 2 次。

分析：患者出现早期心衰征象，应立即住院治疗，积极治疗心衰诱因和预防心衰。根据患者情况，有上呼吸道感染症状，应积极治疗感染及并发症，头孢曲松为第三代头孢菌素，适用于呼吸道感染（尤其是肺炎）、耳鼻喉感染（如急性中耳炎）、泌尿系统感染等，半衰期约为 8 小时，只需每日 1 次给药。氨溴索为黏液溶解剂，能增加呼吸道黏膜浆液腺的分泌，减少黏液腺分泌，从而降低痰液黏度；还可促进肺表面活性物质的分泌，增加支气管纤毛运动，使痰液易于咳出，每天 2~3 次，每次 15mg，严重病例可以增至每次 30mg。心脏功能不足时体内液体潴留，血容量和压力增加而使回心血增多，心室扩张、心室舒张末容量和压力增加，即所谓心脏前负荷增加，给予适量利尿剂，排除体内潴留的液体，降低心室舒张末容量，有助于改善心肌功能。常用的利尿剂有噻嗪类、呋塞米、氨苯蝶啶和螺内酯等。本案例患者使用氢氯噻嗪主要抑制远端小管前段和近端小管（作用较轻）对氯化钠的重吸收，从而增加远端小管和集合管的 Na^+-K^+ 交换，K^+ 分泌增多，口服 2 小时起作用，达峰时间为 4 小时，作用持续时间为 6~12 小时，半衰期为 15 小时。螺内酯为醛固酮的竞争性抑制剂，作用于远曲小管和集合管，阻断 Na^+–K^+ 和 Na^+–H^+ 交换，结果 Na^+、Cl^- 和水排泄增多，K^+、Mg^{2+} 和 H^+ 排泄减少，对 Ca^{2+} 和 P^{3-} 的作用不定。由于本药仅作用于远曲小管和集合管，对肾小管其他各段无作用，故利尿作用较弱。口服吸收较好，生物利用度大于 90%，血浆蛋白结合率在 90% 以上，进入体内后 80% 由肝脏迅速代谢为有活性的坎利酮（canrenone），口服 1 日左右起效，2~3 日达高峰，停药后作用仍可维持 2~3 日。依服药方式不同半衰期有所差异，每日服药 1~2 次时平均 19 小时（13~24 小时），每日服药 4 次时缩短为 12.5 小时（9~16 小时）。无活性代谢产物从肾脏和胆道排泄，约有 10% 以原形从肾脏排泄。

建议：

1. 氨溴索用无菌注射用水溶解后 pH 5.0，不能与 pH>6.3 的其他溶液混合，因为 pH 增加会导致产生氨溴索游离碱沉淀。

2. 使用利尿剂时注意水、电解质平衡，若长期服用利尿剂，尤其在妊娠晚期可使胎儿电解质紊乱,发生新生儿黄疸、血小板减少、肝损害甚至死亡,故不宜长期使用。可根据孕妇情况适时终止妊娠。

治疗评估:治疗后评估患者心衰症状有无缓解,注意有无出现心力衰竭,明显心慌、气短、痰中有无血丝,颈静脉有无怒张等症状。

A9-3　围生期心肌病

索引词:围生期心肌病、妊娠、药物选择

病史摘要:患者,女,26 岁,因"产后 3 个月,心悸气紧伴呼吸困难 3 天,加重 1 小时"入院。此次妊娠未建卡定期产检,自诉孕期无心累气紧、咳嗽咳痰及呼吸困难等症状,3 个月前因"羊水过少"行剖宫产术,娩出一足月儿,手术顺利。既往体健,否认高血压、心脏病及遗传病史。入院查体:T:36.8℃,P:120 次 /min,R:27 次 /min,Bp:102/60mmHg。急性重病容,强迫坐位,烦躁,双肺上野呼吸音粗糙,双肺底散在湿啰音,咳嗽后不消失,心界向左侧扩大,心率 120 次 /min,未闻及病理性杂音。双下肢水肿(++)。辅助检查:心电图示窦性心动过速,各导联 T 波低平。超声心动图示:左心室扩大,左心室射血分数 46%,心室壁搏动幅度减弱。

诊断:围生期心肌病;急性左心功能衰竭;窦性心动过速,心功能Ⅳ级;剖宫产术后

处方:1. 去乙酰毛花苷注射液　0.4mg
　　　　5% 葡萄糖注射液　20ml
　　　　用法:静脉缓慢推注,必要时 2~4 小时重复 1 次;
　　 2. 吗啡注射液　10mg
　　　　用法:每次 5mg,肌内注射;
　　 3. 注射用头孢曲松钠　1g
　　　　0.9% 氯化钠注射液　100ml
　　　　用法:静脉滴注,每日 1 次;
　　 4. 呋塞米注射液　20mg/ 支
　　　　用法:每次 20mg,静脉推注。

分析:围生期心肌病指发生于妊娠晚期至产后 6 个月内的扩张性心肌病。特征是既往无心血管疾病病史的孕妇,出现心肌收缩功能障碍和充血性心力衰竭。治疗应:①镇痛镇静:为减轻或消除患者焦虑、紧张及恐惧等心理反应,可予中枢镇静剂吗啡进行治疗。吗啡可通过抑制中枢性交感神经,反射性降低外周静脉和小动脉张力,减轻心脏前负荷,同时可降低呼吸中枢及咳嗽中枢兴奋性,减慢呼吸和镇咳,松弛支气管平滑肌,改善通气功能,故吗啡亦是治疗肺水肿有效的药物。本药可迅速通过胎盘,致胎儿成瘾,使新生儿出生后立即出现戒断症状,国内资料建议禁用于妊娠及临盆产妇。②治疗心力衰竭:利尿剂、血管扩张

剂及强心剂等,减轻心脏前后负荷,减少心肌耗氧量,改善心功能。利尿剂通过抑制肾小管特定部位钠或氯的重吸收,遏制心力衰竭时钠潴留,减少静脉回流和降低前负荷,利尿剂是控制心力衰竭患者液体潴留的药物,是标准治疗的必要组成部分。硝酸酯类可扩张静脉,使静脉容量增加,右房压力降低,减轻肺瘀血及呼吸困难,还能选择性地舒张心外膜的冠状血管,可以缓解心绞痛或呼吸困难的症状。强心苷类药物通过抑制衰竭心肌细胞膜 Na^+/K^+-ATP 酶,使细胞内 Na^+ 水平升高,促进 Na^+-Ca^{2+} 交换,提高细胞内 Ca^{2+} 水平,从而发挥正性肌力作用。对于慢性心功能不全患者给予地高辛,轻度心力衰竭者给予小剂量噻嗪类利尿剂如氢氯噻嗪间断治疗,中重度心力衰竭者给予袢利尿剂如呋塞米,顽固性心力衰竭联合应用利尿剂;急性心力衰竭时,需静脉联合强心苷类与利尿剂如毛花苷 C 和呋塞米静脉推注,必要时联用硝酸甘油缓解症状。③预防治疗感染:应用抗生素积极治疗患者肺部感染。

建议:

1. 注意长期利尿剂治疗可引起低钾血症、低钠血症、代谢性碱中毒等并发症,需密切监测电解质等指标;

2. 强心苷类药物孕妇对其耐受性差,治疗剂量与中毒剂量接近,洋地黄过量会导致心律失常加重心力衰竭症状,治疗血药浓度为 0.5~2ng/ml,用药前后需监测心电图、血压、心律等,如有条件可进行地高辛血药浓度监测;

3. 吗啡使用如出现恶心、呕吐,可休息或使用止吐药物缓解。

治疗评估:治疗后,患者情况好转。

第三节　不合理处方 ■■■

B9-1　妊娠合并心脏病,心功能 I~II 级

索引词:妊娠合并心脏病、心功能 Ⅰ~Ⅱ 级、抗生素

病史摘要:患者,女,23 岁,因"停经 39^{+4} 周,不规律下腹痛 2+ 小时"入院。平素月经不规律,孕期建卡定期产检。孕中晚期,偶感胸闷、气紧,自诉上 2 层楼需要休息。平素体健。16 年前因"先天性房间隔缺损"行"开胸房间隔修补术",术后恢复可。内科查体:心律齐,A2>P2,心前区听诊未闻及杂音及额外心音;其余无特殊。专科情况:宫高 34cm,腹围 102cm,胎方位:ROP,胎心 145 次 /min。不规律宫缩。阴道检查:先露头,S-3,宫颈管居后位,质中,消退 90%,宫口未开。辅助检查:B 超提示宫内单活胎。

诊断:房间隔缺损修补术后;心功能 Ⅱ 级;脐带绕颈一周;G1P0,孕 39^{+4} 周头位单活胎先兆临产

处方:1. 地西泮片 2.5mg

用法:每次 5mg,口服,每日 1 次;

2. 注射用阿奇霉素 500mg

0.9% 氯化钠注射液 500ml

用法:静脉滴注,每日 1 次,共 3 日。

分析:妊娠合并心脏病的患者需预防感染性心内膜炎的发生,而链球菌和葡萄糖球菌是主要致病菌,因此应首选青霉素类预防感染。

建议:1. 地西泮片 2.5mg

用法:每次 5mg,口服,每日 1 次;

2. 注射用青霉素 400 万单位

0.9% 氯化钠注射液 100ml

用法:静脉滴注,每日 3 次,共 7 日。

B9-2 妊娠合并心脏病,心功能 Ⅲ~Ⅳ 级

索引词:妊娠合并心脏病、心功能Ⅲ~Ⅳ级抗生素。

病史摘要:患者,女,36 岁,因"停经38^{+5}周,要求入院待产"入院。平素月经规律,建卡定期产检。患者孕前无心脏疾病史,孕期外院心脏彩超提示:左心增大、二尖瓣反流(轻度)、左室收缩/舒张功能正常,心电图大致正常。夜间能平卧,但常因呼吸困难憋醒,坐起呼吸后可缓解,至心内科就诊,向其交代病情及风险,未予特殊处理。入院查体:生命体征平稳,心肺:(-),未闻见明显杂音。专科情况:G5P1,宫高 36cm,腹围 108cm,胎方位:ROA,胎心 150 次/min。偶有宫缩。辅助检查:B 超示宫内单活胎,入院后完善相关检查及术前准备,行剖宫产术,手术顺利。

诊断:妊娠合并心脏病;左心增大、二尖瓣反流(轻度);左室高压(窦性心律)心功能Ⅲ~Ⅳ级;剖宫产术后。

处方:1. 地西泮片 2.5mg×24 粒

用法:每次 5mg,口服,每日 1 次;

2. 头孢替唑 2g

0.9% 氯化钠注射液(100ml/ 袋) 100ml

用法:静脉滴注,每日 2 次,共 3 日。

分析:抗生素使用至一周。

建议:1. 地西泮片 2.5mg×24 粒

用法:每次 5mg,口服,每日 1 次;

2. 注射用头孢替唑 2g

0.9% 氯化钠注射液 100ml

用法:静脉滴注,每日 2 次,共 7 日。

B9-3 心脏疾病伴心功能不良

索引词:心脏疾病伴心功能不良、妊娠、药物选择

病史摘要:患者,女,31 岁,因"停经 37 周,心悸、气促 2 月"入院。平素月经规律,未定期产检。10 天前活动后心悸,气促明显,夜间常感胸闷,坐起后好转,心脏彩超示:风湿性心脏病,二尖瓣、三尖瓣重度反流。患者 10 年前诊断为"风湿性心脏病",药物治疗后缓解,具体不详。入院查体:生命体征平稳,叩诊心界向左下方扩大,心率 105 次 /min,律齐,心尖区闻及舒张期杂音,双肺底少许湿啰音,未闻及干啰音。双下肢水肿(+)。专科情况:G4P1,宫高 32cm,腹围 98cm,胎心 150 次 /min。偶有宫缩。辅助检查:B 超示宫内单活胎,入院后完善相关检查及术前准备,行剖宫产术,手术顺利。术后给予促宫缩、抗感染治疗。术后第 2 天患者上厕所后突然出现呼吸困难,强迫坐位,面色灰白,大汗,同时伴咳嗽咳痰,为粉红色泡沫痰。

诊断:急性左心衰;妊娠合并风心病;左心增大二、三尖瓣反流(重度)心功能Ⅳ级;剖宫产术后

处方:1. 麦角新碱注射液　0.2mg

　　　　用法:每次 0.2mg,肌内注射,必要时 2~4 小时后重复 1 次;

　　　2. 注射用头孢曲松钠　1g

　　　　0.9% 氯化钠注射液　100ml

　　　　用法:静脉滴注,每日 1 次,共 3 日;

　　　3. 去乙酰毛花苷注射液　0.4mg

　　　　5% 葡萄糖注射液　20ml

　　　　用法:静脉缓慢推注,必要时 2~4 小时重复 1 次;

　　　4. 呋塞米注射液　20mg/ 支

　　　　用法:每次 20mg,静脉推注。

分析:抗生素至少使用 1 周,禁用麦角新碱,使用呋塞米注意补钾。

建议:1. 吗啡注射液　10mg/ 支

　　　　用法:每次 5mg,肌内注射;

　　　2. 注射用头孢曲松钠　1g

　　　　0.9% 氯化钠注射液　100ml

　　　　用法:静脉滴注,每日 1 次,共 3 日;

　　　3. 去乙酰毛花苷注射液　0.4mg

　　　　5% 葡萄糖注射液　20ml

　　　　用法:静脉缓慢推注,必要时 2~4 小时重复 1 次;

4. 呋塞米注射液 20mg/ 支

用法:每次 20mg,静脉推注;

5. 氯化钾口服液 10ml

用法:每次 10ml,口服,每日 3 次。

B9-4 围生期心肌病

索引词:围生期心肌病、药物选择

病史摘要:患者,女,31 岁,因“停经 34^{+6} 周,胸闷、心慌、气紧 10+ 天,加重 4 天”入院。平素月经周期规则,定期产检。孕 7+ 月时出现心悸、气短、乏力等症状,能从事一般体力活动,10+ 天前出现活动后(行走 10min 左右)即发生胸闷、心慌、气短,自诉吸氧后缓解,无咳嗽、咳痰。4 天前休息时垫一个枕头,觉气紧,伴夜间阵发性呼吸困难,双下肢水肿,无咳嗽、咳痰等。既往甲亢病史 10 余年。内科查体无特殊。专科情况:宫高 30cm,腹围 97cm,胎方位:LOA,胎心 142 次/min。无规律宫缩。辅助检查:心脏彩超提示:全心增大,肺动脉高压(中 - 重度),左心收缩功能测值 48%;B 超提示:宫内单活胎。

诊断:围生期心脏病(全心增大,肺动脉高压,窦性心律,心功能Ⅲ~Ⅳ级); G4P0,孕 34^{+6} 周头位活胎待产。

处方:1. 地塞米松磷酸钠注射液 5mg

用法:肌内注射,每 12 小时 1 次,共 4 次;

2. 呋塞米注射液 20mg/ 支

用法:每次 20mg,静脉推注,根据情况可重复;

3. 控制液体总滴速 100ml/h;

4. 氢氯噻嗪片 25mg×100 片

用法:每次 25mg,口服,每日 2 次。

分析:低血钾是呋塞米最常见的并发症,氢氯噻嗪片亦可导致低血钾,要谨防低血钾引起心衰,同时需要补钾。

建议:1. 地塞米松磷酸钠注射液 5mg

用法:肌内注射,每 12 小时 1 次,共 4 次;

2. 呋塞米注射液 20mg/ 支

用法:每次 20mg,静脉推注,立即,根据情况可重复;

3. 氯化钾口服液 10ml/ 支

用法:每次 10ml,口服,每日 3 次;

4. 控制液体总滴速 100ml/h;

5. 螺内酯 20mg×100 片

用法:每次 20mg,口服,每日 1 次。

第十章 妊娠合并呼吸系统疾病

第一节　概述 ■■■

一、妊娠合并肺炎

肺炎（pneumonia）是肺实质的炎症，可由多种病原体引起，如细菌、病毒、真菌、支原体、寄生虫等，其他如放射线、化学、过敏因素等也能引起肺炎。妊娠合并肺炎虽然发病率低，但却较严重，是非产科感染的最常见病因。妊娠期肺炎的主要病原体是细菌和病毒。其中以肺炎链球菌感染最为常见，本章主要介绍肺炎链球菌肺炎。

【临床表现】

起病前常有明显诱因，如受凉淋雨、疲劳、醉酒、精神刺激及病毒感染史等。患者可有轻度乏力和上呼吸道感染的表现，继之出现高热、寒战、咳嗽、胸痛，痰少，可带血丝或呈铁锈色。患者呈急性病容，面颊绯红，皮肤干燥，口角及鼻周可出现单纯性疱疹。肺炎广泛时出现低氧血症，表现为气急、发绀。

体格检查：实变期患侧呼吸运动减弱，语颤增强，叩诊浊音，听诊呼吸音减低，有湿啰音或病理性支气管呼吸音。消散期肺部听诊呈湿啰音。严重感染者可伴发休克、急性呼吸窘迫综合征及神经精神症状。

【诊断要点】

该病起病急骤，急性病容，有高热、呼吸困难，伴咳痰，典型者为铁锈色痰。肺部听诊受累部位呈支气管肺泡呼吸音或管状呼吸音及湿啰音。肺部 X 线检查呈大叶性或小叶性支气管肺炎改变。实验室检查见血常规白细胞升高，中性粒细胞增多伴核左移，血沉增快，部分患者胆红素及肝酶轻度升高。在抗生素治疗前应常规进行血培养，可根据病情进行肺泡、气道分泌物培养或进行涂片染色。

【治疗原则】

以青霉素 G 为首选，对于青霉素耐药菌株可选用 β- 内酰胺类抗生素，高度耐药者可改用三代头孢菌素,青霉素过敏者可用红霉素,疗程至少 5~7 天。治疗有效的典型表现包括在 2~4 天内退热,白细胞恢复正常。胸片及肺部听诊情况可能要稍微长时间才能恢复。

【注意事项】

在最初的 72 小时内,不应更改抗生素,除非临床症状明显加重或换用敏感的药物。

二、妊娠合并肺结核

肺结核(pulmonary tuberculosis)是由结核分枝杆菌在肺部引起的急、慢性感染。近年来,由于 HIV 感染率逐年增高和多药耐药结核菌的出现,肺结核的发病率也渐增高。孕产妇这一特殊人群同样面临结核病的威胁。

【临床表现】

患者感染结核菌后可出现发热、乏力、盗汗、消瘦、食欲减退等全身症状,而呼吸道症状主要为咳嗽、咳痰、胸痛等,严重者可出现呼吸困难。当胸膜受累时可有胸痛及呼吸困难,严重者肺功能受损,甚至可致死亡。

【诊断要点】

妊娠妇女如有发热、乏力、盗汗、消瘦、咳嗽、咳痰、咯血等症状,临床高度怀疑肺结核时可行痰液检查,结核菌素试验,必要时行胸部 X 线检查,有利于诊断。痰液检查是确诊肺结核最具有特异性的方法,痰中找到结核杆菌是确诊肺结核的主要依据,其中包括抗酸染色镜检法和痰培养法。结核菌素试验是临床诊断肺结核常用的方法,结果阳性提示结核,结果阴性不能排除结核。胸部 X 线检查需在适当防护屏保护腹部的条件下进行,可有肺尖部浸润、空洞、硬结、钙化等的影像改变。

【治疗原则】

1. 在肺结核活动期应避免妊娠,若已妊娠,应在妊娠 8 周内行人工流产,1~2 年后再考虑妊娠。

2. 加强产前检查增加产前检查次数,以便在治疗期间及时了解病情变化。

3. 一般治疗　适当休息,摄入富含高蛋白、多种维生素、矿物质的食物,及时治疗早孕反应和妊娠剧吐。

4. 抗结核治疗一线用药:异烟肼、利福平、乙胺丁醇。早期妊娠合并肺结核时,应首先选异烟肼和乙胺丁醇,因为这两种药物不良反应少,孕妇使用安全。孕 3 个月后,联合使用利福平和异烟肼,具有较强的杀菌作用,还可缩短疗程。应用异烟肼时,应加用维生素 B_6,以防止末梢神经炎的发生。其他一般不用的药物包括:对氨基水杨酸、乙硫异烟胺、环丝氨酸、链霉素、卡那霉素和卷曲霉素。这些药物对有多种耐药性的结核菌很有效,但对母体或胎儿有较大的不良反应而不能常规应用。

5. 手术治疗　妊娠期间一般不做肺结核的外科治疗。对反复咯血、空洞久治不闭且病灶局限者,为避免病情恶化,酌情在妊娠前半期进行手术。

6. 产科处理　活动性肺结核或曾行肺叶切除的孕妇,有效呼吸面积减少及氧分压降低,一旦开始分娩,胎儿因之可加重缺氧,故产程中应加倍注意。应于产期前 1~2 周住院待产,分娩时尽量避免屏气用力,以防止肺泡破裂,病灶扩散和胎儿缺氧,可适当选用手术助产,缩短产程,并预防产后出血。如产妇有手术指征,可行剖宫产终止妊娠。产褥期需增加营养,延长休息时间。

【注意事项】

活动性肺结核产妇应禁止哺乳,严格与新生儿隔离,以减少母体消耗及防止感染新生儿,新生儿要及时接种卡介苗。由于肺结核有可能在产后加重,故分娩后 3 个月及 6 个月时应作肺部 X 线检查,以了解肺部病灶变化。

三、妊娠期上呼吸道感染

上呼吸道感染(upper respiratory tract infection)简称上感,为外鼻孔至环状软骨下缘(包括鼻腔、咽及喉部)急性炎症的概称。主要通过飞沫经空气传播,发病不分年龄、性别、职业和地区,免疫功能低下者易感,妊娠期免疫抑制,机体抵抗力下降,故孕妇属易感人群。上感约四分之三由病毒引起,包括鼻病毒、冠状病毒、腺病毒、流感病毒和副流感病毒、呼吸道合胞病毒、埃可病毒和柯萨奇病毒等,另有四分之一为细菌引起。

【临床表现】

上呼吸道感染包括普通感冒、咽炎、喉炎及扁桃体炎。

1. 普通感冒　起病较急,主要表现为鼻部症状,如喷嚏、鼻塞、流清水样鼻涕,也可表现为咳嗽、咽干、咽痒或烧灼感。2~3 天后鼻涕变稠,可伴咽痛、头痛、流泪、听力减退、味觉迟钝、咳嗽、声嘶、呼吸不畅等。严重者可有发热、轻度畏寒和头痛等。体检见鼻腔黏膜充血、水肿、有分泌物,咽部可轻度充血。

2. 急性咽炎及喉炎　急性咽炎主要表现为咽痒和灼热感,咽痛不明显,咳嗽少见。急性喉炎临床表现为声嘶、讲话困难,可有发热、咳嗽伴咽痛等。体检见喉部充血、水肿,局部淋巴结轻度肿大和触痛,有时可闻及喉部的喘息声。

3. 急性扁桃体炎　起病急,咽痛明显,伴发热、畏寒,体温可达 39℃以上。查体发现咽部明显充血,扁桃体肿大、充血、表面有脓性分泌物。有时伴有下颌淋巴结肿大、压痛,而肺部查体无异常体征。

【诊断要点】

1. 血液检查　因多为病毒感染,白细胞计数常正常或偏低,伴淋巴细胞比例升高。细菌感染者可有白细胞计数与中性粒细胞增多和核左移现象。

2. 病原学检查 因病毒类型繁多,且明确类型对治疗无明显帮助,一般无需明确病原学检查。

根据鼻咽部的症状和体征、肺部体征阴性,结合周围血象可做出临床诊断。一般无需病因诊断,特殊情况下进行细菌培养和病毒分离。

【治疗原则】

1. 对症治疗 注意休息,多饮水,保持室内空气流通,通常可以自愈。对急性咳嗽和咽干的患者可给予伪麻黄碱治疗以减轻鼻部充血,必要时适当加用解热镇痛药物,妊娠期可用对乙酰氨基酚。

2. 控制感染 普通感冒无需使用抗菌药物。但由细菌引起的扁桃体炎,或病毒性感冒并发细菌感染,可选用青霉素类、头孢类、大环内酯类药物。

3. 抗病毒药物用于妊娠期的经验有限,因为它们通过作用于 RNA、DNA 底物,抑制宿主细胞内的病毒复制,因此尽量避免妊娠期使用。

【注意事项】

妊娠早期是胚胎器官发育形成的时期,如果患病毒性上感,可能引起胎儿畸形。如上呼吸道感染导致发热,体温较长时间持续在 39℃左右,有致畸可能。妊娠期患流感不仅能使胎儿发生畸形,高热和病毒的毒性作用也可能刺激子宫收缩,引起流产、早产。

第二节 合理处方

A10-1 妊娠合并上呼吸道感染

索引词:妊娠、上呼吸道感染、抗生素

病史摘要:患者,女,31 岁,因"停经 35^{+5} 周,阴道流血 8 天"入院。平素月经规律,未定期产检,自诉孕期无特殊。2 天前出现发热、咳嗽,最高体温 38℃,1 天前咳痰,黏稠、色黄,无呼吸困难、端坐样呼吸。既往体健。查体无特殊。专科情况:宫高 34cm,腹围 105cm,胎心 140 次/min。扪及不规律宫缩。阴道检查:先露头,S-3~S-2,宫颈管居中位,质软,消退 40%,宫口未开,窥阴器窥开阴道见宫颈外观无异常,宫口未见明显活动性出血。辅助检查:B 超示宫内单活胎。心脏彩超:1. 左心功能监测正常。2. 已显示切面未见异常。血常规 WBC:16.9×10^9/L,N:77.2%,L:17.4%,RBC:3.61×10^{12}/L,HGB:109g/L,PLT:242×10^9/L,C- 反应蛋白:>160mg/L。

诊断:上呼吸道感染;G1P0,孕 35^{+5} 周单活胎头位先兆早产

处方:1. 硝苯地平片 10mg×100 片

用法:每次 10mg,口服,每 8 小时 1 次;

2. 注射用头孢西丁钠　2g

　　0.9% 氯化钠注射液　100ml

　　用法:静脉滴注,每日 3 次;

3. 注射用水　5ml

　　注射用糜蛋白酶　4000U

　　用法:雾化吸入,每日 2 次;

4. 蒲地蓝消炎口服液 10ml×24 支

　　用法:10ml,每日 3 次

分析:上呼吸道感染主要分为细菌和病毒所致。细菌所致上呼吸道感染症状有头痛、咽痛、浓鼻涕、咳黄痰,体征有体温 >37.5℃,结膜充血、咽充血,实验室检查血常规,白细胞总数和中性粒细胞比例均升高,C 反应蛋白增高。病毒所致上呼吸道感染有鼻塞、流涕、喷嚏、头痛、咽痛、全身酸痛、乏力,体征有体温 >37.5℃,结膜充血、咽充血,实验室检查血常规:白细胞总数和中性粒细胞比例正常或稍低,C 反应蛋白正常。上呼吸道感染的病原菌大多为病毒感染,抗生素对病毒感染是无效的。为了避免抗生素滥用,上呼吸道感染病例发热伴白细胞总数和中性粒细胞升高,C 反应蛋白增高或咳嗽伴黄脓性痰时,考虑使用抗生素。本例患者有白细胞总数和中性粒细胞升高,咳黄痰等症状,考虑细菌引起的上呼吸道感染,选择头孢西丁抗感染治疗。头孢西丁为头霉素类抗生素,适用于上下呼吸道感染,半衰期为 41~59 分钟;糜蛋白酶用于慢性支气管炎、支气管扩张或肺脓肿的治疗,可使脓性或非脓性痰液液化,易于咳出。蒲地蓝消炎口服液用于清热解毒,抗炎消肿。

建议:糜蛋白酶用于液化痰液,可制成 0.05% 溶液雾化吸入。

治疗评估:治疗后复查血常规,C 反应蛋白,临床症状好转。

A10-2　妊娠合并肺部感染

索引词:妊娠、肺部感染、抗生素

病史摘要:患者因“停经 31^{+6} 周,咳嗽 5+ 月,发热 10+ 天,腹痛伴阴道流液 6+ 小时”入院。平素月经规则,定期产检。既往体健。内科查体无特殊。专科情况:宫高 26cm,腹围 77cm,胎方位:LOA,胎心 160 次 /min。骨盆外测量:坐骨结节间径 8.5cm。不规律宫缩。肛查:先露头,S-2,宫颈管居中位,质软,消退 100%,宫口未开,内骨盆未见异常。辅助检查:B 超示宫内单活胎,胸片示:提示双肺感染,不排除肺水肿,双侧少量胸水。

诊断:肺部感染;胎膜早破;G2P0,孕 33^{+6} 周单活胎头位先兆早产

处方:1. 注射用头孢曲松钠　1g

　　　　0.9% 氯化钠注射液　100ml

用法:静脉滴注,每日 1 次;

2. 地塞米松磷酸钠注射液 5mg

用法:肌内注射,每 12 小时 1 次,共 4 次(在感染控制的基础上)。

分析:妊娠合并肺炎的治疗主要是支持治疗和对因治疗,重症肺炎需要积极的支持治疗,如纠正低蛋白血症、维持水电解质和酸碱平衡、循环和心肺功能支持等,对因治疗主要根据肺炎的类型,选择抗生素治疗,初始治疗多为经验治疗,选择针对可能的病原菌选用抗生素。最常见的为肺炎链球菌,其次是非典型性病原菌,如衣原体、支原体、嗜肺军团菌,最后是流感嗜血杆菌、卡他莫拉菌。《热病》推荐头孢曲松 1g,静脉滴注。头孢曲松为长效、广谱头孢菌素,通过抑制细胞壁的合成产生抗菌作用,对革兰阳性菌和阴性菌均具有较强的杀菌作用。对β—内酰胺酶(包括青霉素酶和头孢菌素酶)有高度稳定性。体外和临床实验显示头孢曲松钠对下列革兰阴性杆菌具有高度抗菌活性:大肠杆菌、克雷伯杆菌、奇异变形杆菌、吲哚阳性变形杆菌、沙门氏菌、志贺氏菌等肠杆菌科细菌以及流感嗜血杆菌;对脑膜炎球菌、淋球菌等革兰阴性球菌亦具有良好的抗菌作用;革兰阳性球菌如肺炎球菌、化脓性链球菌、草绿色链球菌、牛链球菌等均对本品呈现敏感;对金葡菌也具有一定抗菌作用,但抗菌作用较上述革兰阳性球菌为差。铜绿假单胞菌、不动杆菌对本品的敏感性差。对某些厌氧菌如脆弱拟杆菌属、梭状芽孢杆菌属、消化球菌属也有抗菌活性。静脉注射头孢曲松能迅速渗透至组织和体液中,表观分布容积为 7~12L。一次给予头孢曲松 1~2g 在肺脏、心脏、胆道、肝脏、扁桃体、中耳及鼻黏膜、骨骼、脑脊液、脑膜液、前列腺液及滑膜液等 60 种组织和体液中均可达有效浓度,并维持对敏感细菌的杀菌作用达 24 小时。患者现孕周不足 34 周,感染控制的基础上应给予地塞米松促胎肺成熟。

建议:使用头孢曲松前应详细询问患者过敏史,对于任何过敏体质患者均应慎用本品。对青霉素过敏者可能会对本品产生交叉过敏反应,应慎用。妊娠期禁用影响胎儿骨骼发育的氟喹诺酮类药物。

治疗评估:抗生素治疗至少 5 天,或退热后 48~72 小时。

A10-3 妊娠合并肺结核

索引词:妊娠、肺结核、抗结核治疗

病史摘要:患者,女,25 岁,因"停经 34 周,咳嗽、咳痰一个月,加重一周"入院。平素月经规则,未定期产检,一月前受凉后出现咳嗽咳痰,自服药物(具体不详)效果欠佳。入院查体:T 38℃,心率 95 次 /min,呼吸 20 次 /min,血压 120/80mmHg,双肺叩诊清音,呼吸音粗,未闻及干湿罗音,余内科查体(−)。专科情况:宫高 28cm,腹围 92cm,胎方位:LOA,胎心 160 次 /min。骨盆外测量:坐骨结节间径 8.5cm。无宫缩。肛查:先露头,S-3,宫颈管居后位,质硬,未消退,宫口

未开,内骨盆未见异常。辅助检查:胸片提示双肺浸润型结核并小空洞形成。血常规示:WBC:6.9×10^9/L,N:77.2%,L:17.4%,RBC:3.61×10^{12}/L,HGB:109g/L,PLT:242×10^9/L。

诊断:肺结核;胎儿生长受限;G2P0,孕34周宫内孕单活胎头位

处方:1. 异烟肼注射液　0.4g

　　　　10%葡萄糖注射液　100ml

　　　　用法:静脉滴注,每日1次;

　　2. 乙胺丁醇片　750mg

　　　　用法:每日1次,口服;

　　3. 利福平胶囊　0.45g

　　　　用法:每日1次,口服;

　　4. 维生素B_6注射液　0.2g

　　　　5%葡萄糖注射液　100ml

　　　　用法:静脉滴注,每日2次。

分析:未经治疗的妊娠期结核病妇女易分娩低体重儿,且新生儿可能患先天性结核。当妊娠妇女患结核病可能性较大时应该开始抗结核治疗。尽管抗结核药物多能通过胎盘,但是对胎儿似乎没有有害影响。抗结核治疗的一线用药包括异烟肼、利福平、乙胺丁醇。早期妊娠合并肺结核时,应首先选异烟肼和乙胺丁醇,因为这两种药物不良反应少,孕妇使用安全。孕3个月后,联合使用利福平和异烟肼,具有较强的杀菌作用,还可缩短疗程。其他一般不用的药物包括:对氨基水杨酸、乙硫异烟胺、环丝氨酸、链霉素、卡那霉素和卷曲霉素。这些药物对有多种耐药性的结核菌很有效,但对母体或胎儿有较大的不良反应而不能常规应用。

建议:应用异烟肼时,应加用维生素B_6,以防止末梢神经炎的发生。

治疗评估:妊娠合并结核病终止妊娠时机和方式视病情综合判定。通常应至妊娠37周以后胎儿成熟终止。轻症肺结核患者可自然分娩,若病情较重、为避免心肺功能衰竭可适当放宽剖宫产指征。妊娠结束后仍应继续抗结核治疗。

第三节　不合理处方 ■■■

B10-1　妊娠合并上呼吸道感染

索引词:妊娠、上呼吸道感染、抗生素

病史摘要:患者,女,23岁,因"停经38^{+4}周,自觉胎动减少1天"入院。平素月经规律,建卡定期产检,未见明显异常。3天前出现上呼吸道感染症状,伴

有头晕、鼻塞、咳嗽、咳痰,无胸闷、气紧。入院前1天,孕妇自觉胎动减少,胎监NST提示无反应型,彩超生物评分7分。既往体健,内科查体无特殊。专科情况:宫高33cm,腹围103cm胎心140次/min。无规律宫缩。辅助检查:B超示宫内单活胎

诊断:胎儿宫内窘迫;急性上呼吸道感染;G1P0,孕38^{+4}周孕LOA单活胎待产

处方:1. 注射用头孢西丁钠　2g
　　　　0.9%氯化钠注射液　100ml
　　　　用法:静脉滴注,每日2次;
　　　2. 注射用水5ml
　　　　地塞米松磷酸钠注射液　5mg
　　　　注射用糜蛋白酶　4000u
　　　　用法:雾化吸入,每日2次;
　　　3. 甲硝唑注射液　0.5g
　　　　用法:静脉滴注,每12小时1次。

分析:头孢西丁钠所覆盖菌群包含厌氧菌,不需要再使用甲硝唑。

建议:1. 注射用头孢西丁钠　2g
　　　　0.9%氯化钠注射液　100ml
　　　　用法:静脉滴注,每日2次;
　　　2. 注射用水　5ml
　　　　地塞米松磷酸钠注射液　5mg
　　　　注射用糜蛋白酶　4000U
　　　　用法:雾化吸入,每日2次。

B10-2　妊娠合并肺部感染

索引词:妊娠、肺部感染、药物选择

病史摘要:患者,女,32岁,因"停经40周,咳嗽咳痰1天,规律宫缩10小时"入院。平素月经规律。未建卡定期产检,查体:T:37.5℃,P:113次/min,R:25次/min,血压:129/83mmHg。双肺可闻及干、湿罗音。未闻及心脏病理性杂音。专科查体:宫高32cm,腹围104cm,胎方位:LOA,胎心142次/min。骨盆外测量:髂前上棘间径24cm,髂嵴间径26cm,骶耻外径19cm,坐骨结节间径8.5cm。宫缩不规律,强调弱,子宫无明显压痛。肛查:先露头,S+2,宫颈管居前位,质软,消退100%,宫口开8cm,内骨盆未见异常。辅助检查:B示宫内单活胎,胸片示双肺感染。

诊断:妊娠合并肺部感染;G2P0,孕40周宫内孕单活胎临产

处方： 左氧氟沙星　　100ml：0.5/ 袋

　　　　用法：每次 0.5g，静脉滴注，每日 1 次。

分析： 氟喹诺酮类药物影响胎儿骨骼发育，禁用于孕妇。

建议： 注射用头孢曲松钠　　1g

　　　　0.9% 氯化钠注射液　　100ml

　　　　用法：静脉滴注，每日 1 次。

第十一章　妊娠合并肝脏疾病

第一节　概述 ■■■

一、妊娠期脂肪肝

【临床表现】

大多数患者中恶心、呕吐是最重要的症状,有些患者出现烦渴及右上腹疼痛,进行性加重的黄疸及出血。若肝功能衰竭及多脏器受累则出现食欲极度减退,频繁呕吐、腹胀、出现腹水,肝功能明显异常,黄疸迅速加深,凝血功能异常,全身出血倾向、低血糖,进而肝性脑病、肾衰竭,胎儿常出现早产、胎儿窘迫甚至死胎。

【诊断要点】

1. 多见于初产妇、男胎及多胎妊娠,半数合并妊娠高血压疾病。无肝病史及肝炎接触史,各项肝炎标志物阴性。

2. 早期症状不明显,注意恶心、呕吐、上腹痛。

3. 肝功能衰竭及各脏器受累表现。

4. 肝功能及胆红素上升,纤维蛋白原降低,凝血酶原时间延长,尿酸、肌酐、尿素氮上升,低血糖及高血氨,尿胆红素阴性支持诊断。

5. B超提示肝区弥漫性密度增高区,呈雪花样强弱不均。肝脏活检为诊断金标准。

【治疗原则】

积极、及时的处理是改善母儿预后的关键。确诊后或高度疑诊的患者应在积极术前治疗的情况下迅速终止妊娠以及给予最大限度的支持治疗。

1. 保肝治疗

2. 输血治疗:输入新鲜冰冻血浆补充凝血因子,输悬浮红细胞纠正贫血。

3. 防治肝性脑病、肾衰竭、感染等并发症。

4. 肾上腺皮质激素保护肾脏。

5. 尽快终止妊娠是改善母儿预后的重要保证。分娩方式首选剖宫产,可减轻肝肾负担,减少产后出血,减少产褥感染。

二、妊娠合并病毒性肝炎

病毒性肝炎是妊娠妇女肝病的常见原因。乙肝病毒是病毒性肝炎最常见的病原体。

【临床表现】

1. 非特异性症状如不适、乏力、食欲下降等。

2. 流感样症状如头痛、全身酸痛、畏寒、发热等。

3. 消化道症状如恶心呕吐、腹部不适、右上腹疼痛、腹胀腹泻等。

4. 双目黄染、皮肤瘙痒、病情严重时可并发多器官功能衰竭,出现肝性脑病、凝血障碍、肾衰竭等。

【诊断要点】

1. 上述症状。

2. 肝功能检查提示转氨酶异常,总胆红素异常增高,甚至出现"酶胆分离"。白蛋白降低,低血糖。

3. 凝血异常 纤维蛋白原减低,凝血酶原时间延长。

4. 病原学检查异常。

5. 急性肝炎为病程在 24 周内,慢性肝炎为病程在 24 周以上。重型肝炎为发生肝功能衰竭的病毒性肝炎。

6. 重型肝炎的诊断标准 黄疸迅速加深,每天上升 >17.1μmmol/L,血清总胆红素 >171μmmol/L;肝功能异常,肝脏进行性缩小,肝浊音界缩小甚至消失;消化道症状严重,表现为食欲极度减退,频繁呕吐,腹胀,腹水;凝血功能障碍,全身出血倾向,凝血酶原活动度 <40%;迅速出现肝性脑病及肝肾综合征。

【治疗原则】

1. 保肝治疗 药物有葡醛内酯、谷胱甘肽等。

2. 防治肝性脑病 避免使用镇静药物和大量利尿剂;防治消化道出血;碱中毒时使用精氨酸,酸中毒时使用醋谷胺。补充氨基酸。

3. 防治凝血功能障碍 补充凝血因子,可输入新鲜血浆、纤维蛋白原及凝血酶原复合物。出现 DIC 时酌情使用肝素。

4. 防治肾衰竭 避免使用对肾脏有害的药物,纠正水电解质酸碱平衡紊乱;心功能好可使用甘露醇,呋塞米,无效使用血液透析。

5. 防治感染。

6. 产科处理 非重型肝炎妊娠期积极保肝治疗,此病并不是剖宫产指证,但一般状况差、肝炎病情重、凝血功能欠佳者可放宽指征,阴道分娩要加强监测,避免产程过长,防治产后出血。重型肝炎妊娠早期考虑人工流产,妊娠中期经保守治疗后病情仍恶化则可行剖宫取胎,若妊娠晚期以下情况出现可考虑剖宫产术终止妊娠:①治疗后病情明显好转,肝功能恢复,根据产科情况选择终止时机;②治疗后病情无好转趋势,改善凝血功能后终止妊娠;③出现严重产科并发症如胎盘早剥、胎儿窘迫等;④早产临产。

第二节 合理处方 ■■■

A11-1 妊娠合并急性病毒性肝炎

索引词:妊娠、急性病毒性肝炎、药物选择

病史摘要:患者,女,28 岁,因"停经 37 周,食欲减退 1 周,恶心呕吐 2 天"入院。平素月经规律,建卡定期产检,自诉孕期无特殊。1 周前餐馆就餐后出现食欲减退,未引起重视。近 2 天伴恶心呕吐,呕吐物为胃内容物。既往体健。入院查体:急病病容,巩膜轻度黄染,其余无特殊。专科情况:宫高 32cm,腹围 101cm,胎心 142 次 /min。骨盆外测量正常。肛查:先露头,S-3~S-2,宫颈管居中位,质软,消退 100%,宫口开大 1 指尖,内骨盆未见异常。辅助检查:B 超示宫内单活胎;抗 HAV-IgM 阳性,其余肝炎标志物为阴性;肝功示:ALT 482U/L,AST 524U/L。

诊断:妊娠合并急性甲型肝炎;G1P0,孕 37 周头位单活胎待产

处方:1. 肌苷 0.2g×100 片
　　　用法:每次 0.2g,口服,每日 3 次;
　　2. 维生素 B$_6$ 10mg×100 片
　　　用法:每次 20mg,口服,每日 3 次;
　　3. 维生素 C 100mg×100 片
　　　用法:每次 200mg,口服,每日 3 次;
　　4. 5% 葡萄糖注射液 500ml
　　　门冬氨酸钾镁注射液 20ml
　　　用法:静脉滴注,每日 1 次;
　　5. 多烯磷脂酰胆碱 228mg×24 粒
　　　用法:每次 556mg,口服,每日 3 次。

分析:患者诊断为妊娠合并急性甲型肝炎,甲型肝炎经消化道途径传播,患者或亚临床感染者的粪便污染食物、饮水、用具等均可引起传播。保肝降酶治疗是主要的临床手段,可减轻免疫反应损伤,协助转化有害代谢产物,改善肝脏循环,促进肝功能恢复等。常用的护肝药物有葡醛内酯、多烯磷脂酰胆碱、腺苷甲

硫氨酸、还原型谷胱甘肽、复方甘草酸苷、丹参注射液和门冬氨酸钾镁。其次对症支持治疗,注意补充维生素和微量元素,必要时予人血白蛋白、血浆、冷沉淀等血制品,改善宫内环境的同时起到保肝作用。

建议:保肝药物大多不良反应轻微,但需注意某些中草药及其制剂可能直接或通过代谢产物对肝脏造成损害。多休息,低脂饮食。

治疗评估:注意监测生化指标,评估肝功能是否正常。

A11-2　妊娠合并重症肝炎

索引词:妊娠、重症肝炎、药物选择

病史摘要:患者,女,43岁,因"停经37^{+6}周,呕吐10天,下腹痛2小时"入院。平素月经规律,建卡定期产检,10天前孕妇无明显诱因(无不洁饮食史等)出现恶心、呕吐,每天1~3次,呕吐物为胃内容物,量多,非喷射状,时有胆汁样物及血丝,无血凝块及呕鲜血。既往体健。内科查体无特殊。专科情况:宫高30cm,腹围88cm,胎心150次/min。辅助检查:ALT:>1000U/L,AST:>750U/L,TB:29.3μmol/L,BC:16.8μmol/L,LDH:2057U/L。尿素:10.4mmol/L,肌酐:178mmol/L。凝血功能:PT:13.3s,APTT:46.1s。B超示宫内单活胎。胎监:CST晚期减速。戊肝IgM抗体(+)。

诊断:急性重型戊型病毒性肝炎;胎儿窘迫;肝肾功能不全;G3P1,孕37^{+6}周ROA活胎临产

处方:1. 5%葡萄糖注射液　250ml
　　　　门冬氨酸钾镁注射液　40ml
　　　　用法:静脉滴注,每日1次;

2. 10%葡萄糖注射液　500ml
　　高血糖素注射液　2mg
　　胰岛素注射液　12U
　　用法:静脉滴注,每日1次;

3. 维生素K$_1$　10mg/支
　　用法:每次20mg,肌内注射,每日1次;

4. 新鲜血浆　200ml
　　用法:每次200ml,静脉滴注,每周2次;

5. 精氨酸(5g:20ml/支)　15g
　　10%葡萄糖注射液　500ml
　　用法:静脉滴注,每日1次。

分析:出现以下情况时,考虑重症肝炎:①消化道症状严重;②血清总胆红素>171μmol/L,或黄疸迅速加深,每日上升>17.1μmol/L;③凝血功能障碍,全身

出血倾向,PTA<40%;④肝脏缩小,出现肝臭气味,肝功能明显异常;⑤肝性脑病;⑥肝肾综合征。该患者诊断为重型肝炎,治疗包括:①保肝治疗:酌情选用护肝药物如还原型谷胱甘肽、多烯磷脂酰胆碱、丁二磺酸腺苷甲硫氨酸、复方甘草酸苷等保肝降酶治疗和促肝细胞生长素、胰高血糖素加胰岛素疗法等促进肝细胞再生;②加强支持对症治疗:维持水、电解质平衡,酌情输注人血白蛋白提高血白蛋白水平;③防治并发症:输入新鲜血浆,纠正凝血功能障碍,输入精氨酸、门冬氨酸钾镁降低血氨含量,防治肝性脑病。

治疗评估:监测生化指标,评估肝功能情况。

A11-3　妊娠期急性脂肪肝

索引词:急性脂肪肝、妊娠、药物选择

病史摘要:患者,32 岁,停经 33^{+5} 周,平素月经规律,定期产检,8 天前开始出现腹胀、反酸、胃灼热、并伴厌油、食欲缺乏,给予中药治疗无明显好转,后出现恶心呕吐。3 天前予以保肝、补充白蛋白、血浆等对症支持治疗,病情无明显好转。查体:生命体征平稳,皮肤黏膜轻度黄染,左上肢静脉采血处及右臂部有片状瘀斑,牙龈有出血,右侧肝区轻压痛,无反跳痛,双下肢水肿(+)。专科查体:宫高 29cm,腹围 94cm,胎心 138 次 /min,扪及不规律宫缩。辅助检查:血常规示 PLT 66×10^9/L,凝血功能:PT:15.3s,APTT:47.1s,纤维蛋白原 1.59g/L,D- 二聚体 1:128(阳性),纤维蛋白原降解产物 1:512(阳性),肝功 ALT 161U/L,AST 195U/L,总胆红素 140.3mmol/L,直接胆红素 33.8mmol/L,白蛋白 30.8g/L,尿素氮 15.3mmol/L,肌酐 228.4μmol/L,肝炎标志物均为阴性。

诊断:急性脂肪肝;G4P1,孕 33^{+5} 周单活胎待产

处方:1. 丁二磺腺苷甲硫氨酸注射液　1000mg

　　　　0.9% 氯化钠注射液　100ml

　　　　用法:静脉滴注,每日 1 次;

　　2. 多烯磷脂酰胆碱　228mg×24 粒

　　　　用法:每次 556mg,口服,每日 3 次;

　　3. 凝血酶原复合物　300U

　　　　0.9% 氯化钠注射液　100ml

　　　　用法:静脉滴注,每日 1 次;

　　4. 新鲜血浆　200ml

　　　　用法:每次 200ml,静脉滴注,每周 2 次;

　　5. 氨甲环酸注射液　3g

　　　　5% 葡萄糖注射液　500ml

　　　　用法:静脉滴注,每日 1 次;

6. 地塞米松磷酸钠注射液　5mg

　　用法:肌内注射,每 12 小时 1 次,共 4 次;

7. 注射用头孢曲松钠　2g

　　0.9% 氯化钠注射液　100ml

　　用法:静脉滴注,每日 1 次。

　　分析:妊娠期急性脂肪肝(acute fatty liver of pregnancy, AFLP)是发生于妊娠晚期少见而致命的严重并发症。治疗需要多学科协作,及时积极诊治,改善母儿预后。治疗包括:①纠正凝血功能障碍:密切监测凝血功能,输注新鲜红细胞、新鲜冰冻血浆、冷沉淀、血小板、纤维蛋白原和凝血酶原复合物等,纠正凝血因子的消耗。凝血酶原复合物能补充血浆凝血因子,促进血液凝固,治疗凝血因子 Ⅱ、Ⅶ、Ⅸ、Ⅹ 缺乏引起的出血;②保肝治疗:给予维生素 K_1、维生素 C、ATP、辅酶 A、肝细胞因子等护肝治疗;③防治感染:使用对肝肾功能损害小的广谱抗生素预防和控制感染,如头孢曲松、亚胺培南等;④对症支持:调节水电解质平衡,及时纠正酸中毒,持续静脉滴注 10%~50% 葡萄糖液纠正低血糖,输注白蛋白改善低蛋白血症;⑤促胎肺成熟,患者孕周 <34 周,予地塞米松注射液促胎肺成熟。

　　建议:凝血酶原复合物宜新鲜配制,仅供静滴用。使用时先以 5%~10% 葡萄糖溶液 50ml 注入瓶内,缓缓摇动,使其溶解;溶液应澄清透明,即刻使用带有滤网装置的输血器滴注,不能放置。开始时要缓慢,15 分钟后方可增加滴速,一般每瓶在 0.5~1 小时左右滴完。

　　治疗评估:入院后积极完善相关检查,确诊后行剖宫产终止妊娠,术后给予促宫缩、保肝、纠正凝血功能等治疗,病情好转,术后第 3 天转出 ICU,术后第 6 天出院。

第三节　不合理处方 ▪▪▪

B11-1　妊娠合并急性乙型肝炎

索引词:妊娠、急性乙型肝炎、林可霉素

　　病史摘要:患者,女,21 岁,因"停经 27 周,食欲减退伴厌油 8 天,加重 2 天"入院。平素月经规律,未定期产检。8 天前着凉后出现低热咳嗽,继而出现食欲减退伴厌油腻,未引起重视。近 2 天呈进行性加重,偶有恶心呕吐,无明显腹泻腹痛等。自诉 1 年前因"宫外孕大出血"于外院输血治疗,具体不详,对"青霉素"过敏。入院查体:T 37.3℃,急病病容,巩膜及全身皮肤无明显黄染,其余无特殊。专科情况:宫高 24cm,腹围 84cm,胎心 142 次 /min。辅助检查:B 超示宫内单活胎;HBsAg(+),抗 -HBcIgM(+),HBV-DNA 阳性,其余肝炎标志物为阴性;

肝功示：ALT 682U/L，AST 734U/L。

诊断：妊娠合并急性乙型肝炎；上呼吸道感染；G3P0，孕 37 周宫内孕头位单活胎待产

处方：1. 盐酸林可霉素注射液　0.6g

0.9% 氯化钠注射液　100ml

用法：静脉滴注，每日 2 次；

2. 肌苷　0.2g×100 片

用法：每次 0.2g，口服，每日 3 次；

3. 维生素 B$_6$　10mg×100 片

用法：每次 20mg，口服，每日 3 次；

4. 维生素 C　100mg×100 片

用法：每次 200mg，口服，每日 3 次；

5. 5% 葡萄糖注射液　500ml

门冬氨酸钾镁注射液　20ml

用法：静脉滴注，每日 1 次；

6. 奥拉米特　0.1g×6 片 / 板

用法：每次 0.1g，口服，每日 3 次。

分析：避免应用可能损害肝脏的药物，林可霉素有肝损害。

建议：1. 头孢西丁钠（1g/ 支）　2g

0.9% 氯化钠注射液　100ml

用法：静脉滴注，每日 2 次；

2. 肌苷　0.2g×100 片

用法：每次 0.2g，口服，每日 3 次；

3. 维生素 B$_6$　10mg×100 片

用法：每次 20mg，口服，每日 3 次；

4. 维生素 C　100mg×100 片

用法：每次 200mg，口服，每日 3 次；

5. 5% 葡萄糖注射液　500ml

门冬氨酸钾镁注射液　20ml

用法：静脉滴注，每日 1 次；

6. 奥拉米特　0.1g×6 片 / 板

用法：每次 0.1g，口服，每日 3 次。

B11-2　妊娠合并重症肝炎

索引词：妊娠、重症肝炎、谷氨酸钠 / 钾

病史摘要：患者，女，25 岁，因"停经 35^{+4} 周，皮肤发黄 1 个月，加重 1 天"入院。患者平素月经规律，未正规产检，1 月前出现食欲减退伴厌油，皮肤、巩膜轻度发黄，未引起重视，近 1 天来症状加重，且伴频繁恶心呕吐。3 年前诊断为"慢性活动性乙型肝炎（乙肝大三阳）"。查体：T 37.4℃，巩膜及全身皮肤均明显黄染，其余无特殊。专科情况：宫高 32cm，腹围 103cm，胎心 157 次 /min，扪及不规律宫缩。辅助检查：ALT：>1000U/L，AST：>750U/L，TB：157.2μmol/L，LDH：2175U/L。尿素：9.7mmol/L，肌酐：167mmol/L。凝血功能：PT：25.8s，APTT：49.1s。B 超示宫内单活胎。HBsAg（+），抗 -HBcIgM（+），HBV-DNA 阳性，其余肝炎标志物为阴性。

诊断：重型乙型肝炎；G3P0，孕 35^{+4} 周 ROA 活胎

处方：1. 谷氨酸钠 / 钾注射液　60mg

　　　　　10% 葡萄糖注射液　250ml

　　　　　用法：静脉滴注，每日 1 次；

　　　2. 10% 葡萄糖注射液　500ml

　　　　　高血糖素注射液　2mg

　　　　　胰岛素注射液　12U

　　　　　用法：静脉滴注，每日 1 次；

　　　3. 维生素 K$_1$ 注射液　10mg

　　　　　用法：每次 20mg，肌内注射，每日 1 次；

　　　4. 新鲜血浆　200ml

　　　　　用法：每次 200ml，静脉滴注，每周 2 次；

　　　5. 注射用盐酸精氨酸　15g

　　　　　5% 葡萄糖注射液　1000ml

　　　　　用法：静脉滴注，每日 1 次。

分析：谷氨酸钠 / 钾不易通过血脑屏障，且易碱化血液，目前不主张使用；尽量待病情控制稳定后再终止妊娠。

建议：1. 10% 葡萄糖注射液　500ml

　　　　　高血糖素注射液　2mg

　　　　　胰岛素注射液　12U

　　　　　用法：静脉滴注，每日 1 次；

　　　2. 维生素 K$_1$ 注射液　10mg

　　　　　用法：每次 20mg，肌内注射，每日 1 次；

　　　3. 新鲜血浆　200ml

　　　　　用法：每次 200ml，静脉滴注，每周 2 次；

4. 注射用盐酸精氨酸 15g

5% 葡萄糖注射液 1000ml

用法:静脉滴注,每日 1 次。

B11-3 妊娠期急性脂肪肝

索引词:妊娠期急性脂肪肝、终止妊娠

病史摘要:患者,女,35 岁,因"停经 29^{+3} 周,呕吐 3 天,加重 1 天"入院。平素月经规律。建卡定期产检,3 天前无明显诱因出现呕吐,1 天前加重,查肝功示:ALT:432U/L,AST:238U/L。既往体健,内科查体无特殊。专科情况:宫高 30cm,腹围 103cm,胎心 150 次/min。不规律宫缩。辅助检查:B 超示宫内单活胎,查肝肾功示:血常规示 PLT 66×10^9/L,凝血功能:PT:16.4s,APTT:50.1s,ALT:432U/L,AST238U/L,TB:142.2μmol/L,Cr:192μmol/L。肝炎标志物均为阴性,胆汁酸正常。

诊断:急性脂肪肝;G4P1,孕 29^{+3} 周宫内孕单活胎

处方:1. 丁二磺腺苷甲硫氨酸 1000mg

0.9% 氯化钠注射液 100ml

用法:静脉滴注,每日 2 次;

2. 多烯磷脂酰胆碱 228mg×24 粒

用法:每次 556mg,口服,每日 2 次;

3. 凝血酶原复合物 300U

0.9% 氯化钠注射液 50ml

用法:静脉滴注,每日 1 次;

4. 新鲜血浆 200ml

用法:每次 200ml,静脉滴注,每周 2 次。

分析:一旦确诊为急性脂肪肝,无论病情轻重,病情早晚,均应尽快终止妊娠。

建议:1. 丁二磺腺苷甲硫氨酸 1000mg

0.9% 氯化钠注射液 100ml

用法:静脉滴注,每日 2 次;

2. 多烯磷脂酰胆碱 228mg×24 粒

用法:每次 556mg,口服,每日 2 次;

3. 凝血酶原复合物 300U

0.9% 氯化钠注射液 100ml

用法:静脉滴注,每日 1 次;

4. 新鲜血浆 200ml

用法:每次 200ml,静脉滴注,每周 2 次;

5. 氨甲环酸注射液　3g

5% 葡萄糖注射液　500ml

用法:静脉滴注,每日 1 次。

第十二章 妊娠合并泌尿系统疾病

第一节 概述 ■■■

一、妊娠合并急性肾盂肾炎

泌尿系统感染是妊娠期最常见的并发症,约占孕妇的 7%。妊娠期胎盘分泌大量的雌、孕激素,使输尿管、肾盂、肾盏和膀胱扩张,残余尿增多,为细菌繁殖创造了条件;加之妊娠后常有生理性糖尿,更利于细菌生长;妊娠后期增大的子宫还可压迫输尿管和膀胱形成机械性梗阻,种种因素使得妊娠期更容易新发泌尿系感染,或原有慢性炎症加重或急性发作。妊娠期泌尿系感染以急性肾盂肾炎最常见。急性肾盂肾炎所致的高热可引起流产、早产。高热若发生在妊娠早期,还可使胎儿神经管发育障碍,无脑儿发病率明显增高。妊娠期急性肾盂肾炎有 3% 可能发生中毒性休克。

【临床表现】

1. 全身症状起病急骤,突然出现寒战、发热(体温常达 40℃ 以上,也可低热)、头痛、周身酸痛、恶心、呕吐等症状。

2. 泌尿系统症状及体征有腰痛以及尿频、尿急、尿痛、排尿未尽感等膀胱刺激症状。夜尿 10 余次,排尿时伴有下腹疼痛。肋腰点(腰大肌外缘与第 12 肋骨交叉处)有压痛,肾区叩痛阳性。

妊娠期急性肾盂肾炎有两类,一类是无症状性菌尿症,仅有腰酸,易被忽视,占孕妇的 4%~7%,其中 30% 以后可发展成为症状性肾盂肾炎。另一类是症状性肾盂肾炎,除有菌尿外,有高热与腰痛等临床表现。

【诊断要点】

根据临床表现,尿常规检查异常,特别是尿细菌检查阳性,不难确诊。尿常规检查:白细胞每高倍视野超过 10 个或聚集成团,也可有蛋白尿、血尿及管型尿;中段尿培养细菌数≥100 个 /ml,主要是大肠杆菌,其次为厌氧菌。做血尿素氮及肌酐检查,以确定肾功有无受损。若仅有尿急、尿痛、膀胱区压痛,而无发热及肾区叩击痛,则可能是下泌尿道感染。若仅有高热而无泌尿系统症状,需与各种发热疾病相鉴别。

【治疗原则】

一旦确诊应住院治疗。治疗原则是抗感染及保持尿液通畅。

1. 卧床休息:妊娠晚期应取侧卧位。左右轮换,以减少子宫对输尿管的压迫,使尿液引流通畅。

2. 多饮水或静脉滴注 5% 葡萄糖液,使每日尿量保持在 2000ml 以上。

3. 抗生素控制感染根据中段尿培养及药敏试验而定。首选对革兰阴性杆菌有效而同时对胎儿、新生儿无不良影响的药物,如氨苄西林、头孢菌素类药物。若为无症状性细菌尿,以两周为一疗程。若为症状性肾盂肾炎以 4 周为一疗程。重症患者以两药联合静脉滴注效果为佳。在疗程结束后 7~10 天复查尿细菌定量培养。若诊断为双肾功能不良者,应根据病情适当减量,以防药物蓄积中毒。此外,还可给予清热、泻火、利水、通淋为主的中药,如加减八珍汤等。

【注意事项】

1. 肾盂肾炎的预后在很大程度上取决于患者是否有导致发病的易感因素和是否给予及时、有效地治疗有关。

2. 坚持每天多饮水,勤排尿,以冲洗膀胱和尿道。避免细菌在尿路繁殖,这是最简便又有效的措施。

3. 注意阴部清洁,以减少尿道口的细菌群,必要时可用新霉素或呋喃旦啶油膏涂于尿道口旁黏膜或会阴部皮肤,以减少上行性再发感染。

4. 尽量避免使用尿路器械,必要时应严格无菌操作。

二、妊娠合并下尿路感染

下尿路感染是指膀胱和尿道由细菌感染引发的炎症病变,又有膀胱炎、尿道炎之称。膀胱炎又分为急性膀胱炎和复发性膀胱炎。下尿路感染几乎全部为继发于泌尿系及泌尿系外的病变,而绝大多数是由革兰阴性菌引致。

【临床表现】

1. 急性膀胱炎、尿道炎的典型症状有排尿烧灼感或疼痛、尿急和尿频,耻骨区痛,脓尿或血尿。

2. 一般无明显的全身感染症状,但少数患者可有腰痛,低热(一般不超过 38℃),血白细胞计数常不增高。约 30% 以上的膀胱炎为自限性,可在 7~10 天内自愈。

【诊断要点】

1. 依据临床典型症状,即可诊断。

2. 尿常规检查可有菌尿。

3. 有典型症状而无菌尿者,为无菌性膀胱炎。

4. 尿常规检查以白细胞增多(>5/HP)为主,可伴有血尿或少量蛋白,中段尿培养致病菌检查阳性(其中杆菌$\geq 10^5$/ml,球菌$\geq 10^2$/ml);尿抗体包裹细菌(ACB)检查及膀胱灭菌后尿标本致病菌培养阴性。

【治疗原则】

浅表黏膜感染如膀胱炎,抗生素易达到有效浓度,即易治愈。无症状性菌尿或无症状性下尿路感染(排尿困难、尿频、类似经产妇的非妊娠妇女的急性无并发症性膀胱炎)的治疗,与非妊娠期相同。短程疗法,单剂量疗法与3天疗法两者对孕妇的尿路感染均有效,但我们仍选择3天疗法。与非妊娠妇女相比,妊娠期尿路感染治疗有两个不同点:用药必须安全、副作用少,这使选药范围大大受限。妊娠期预防治疗必须密切随诊。

磺胺、呋喃妥因、氨苄西林、头孢氨苄在妊娠早期相对安全。足月时禁用磺胺类药物,因该类药物可引起胆红素脑病。喹诺酮可能抑制胎儿软骨的发育也禁用。

【注意事项】

有效地预防妊娠期尿路感染的措施有:妊娠期性交后预防性服呋喃妥因、头孢氨苄、氨苄西林。或者不论性交与否,睡前服以上药物。妊娠期需要预防用药的患者包括:妊娠期菌尿经治疗后复发、妊娠前有复发性尿路感染(urinary tract infection,UTI)史。妊娠期除需要强化治疗外,还要预防性用药。

三、妊娠合并慢性肾炎

慢性肾炎是由多种原发性肾小球疾病所导致的一组病程长达一至数年,以蛋白尿、血尿、水肿、高血压为临床表现的疾病。慢性肾炎因对母婴危害严重,认为不宜妊娠,故妊娠合并慢性肾炎少见。近年因围生医学发展,监护及治疗手段进步,使多数妊娠合并慢性肾炎患者得以安全完成分娩,1981~1984年上海资料报道发生率为1:367次分娩。

【临床表现】

通常将慢性肾炎分3型。

Ⅰ型为蛋白尿型,有水肿而无高血压,肾功能正常。此型孕妇发生并发症者较少,约30%发生妊娠高血压疾病,胎儿预后较好。

Ⅱ型为高血压型,以蛋白尿和高血压为主要表现,肾功能正常. 但孕妇在妊娠过程易发生妊娠高血压疾病,症状出现早且严重,肾功能易受损,围生儿死亡率增高。

Ⅲ型为氮质血症型,有蛋白尿、高血压和明显肾功能损害及氮质血症,对母儿预后极不利．威胁母儿生命。此型患者不宜妊娠。

【诊断要点】

既往有慢性肾炎病史，在妊娠前或妊娠 20 周前有蛋白尿或伴管型尿，病变继续进展则多数有水肿、贫血、高血压和肾功能不全。或在妊娠 20 周前已有持续性蛋白尿并伴有尿比重下降、血红蛋白降低和肾功能损害等，则诊断本病并不困难。但在妊娠晚期而无肯定慢性肾炎病史者，易与妊娠高血压疾病认真分析鉴别。

【治疗原则】

1. 合理营养 ①蛋白质摄入原则上应以维持氮平衡、又不超过肾排氮功能为宜。对肾功能不全者应进低蛋白、低钠饮食，每日饮食中摄入蛋白总量按 1~2g/kg 体重（再加上尿中蛋白丧失量来计算）为宜，目的是使血尿素氮降低。但要给予丰富的必需氨基酸；②低磷饮食，降低血清磷酸盐水平，可减轻肾小球的高灌注、高压、高滤过状态，防止肾小球硬化；③低盐饮食，减少钠的摄入，可减轻血压升高；④应补充多种维生素，特别是维生素 B 族及 C。

2. 对症治疗 ①控制血压是防止本病恶化的关键。当血压 >160/110mmHg 时应用降压药，临床常用拉贝洛尔进行降压治疗，但降压过程不宜太快。以防止肾血浆流量骤减和体位性低血压；②水肿严重时可用呋塞米等利尿剂，治疗中防止低血钾；③纠正贫血和水电解质紊乱以及酸碱失衡。

3. 预防感染 选用对胎儿安全的抗生素如头孢菌素类预防感染，是防止病情发展的重要措施。

4. 改善肾功能 妊娠期间给予丹参 6g 加于 10% 葡萄糖液 500ml 中静脉滴注，每日 1 次，7~10 日为一疗程。

5. 加强围生期监护 血清尿素氮及肌酐值是判定妊娠合并慢性肾炎的预后和指导处理的重要指标。若血清肌酐 <132.6μmol/L，在妊娠期不继续升高，可继续妊娠。妊娠后期加强监护：①定期监测 24 小时尿蛋白总量、血浆蛋白定量及肾脏功能，以了解病情的程度和变化；②密切监测胎儿在宫内的安危、胎盘功能、胎儿生长发育情况及胎儿成熟度；③预防并发症，特别是妊娠高血压疾病的预防，避免使用影响肾功能的药物。

6. 适时终止妊娠

（1）下列情况不宜妊娠：①妊娠前已有蛋白尿和高血压，血压 >150/100mmHg；②妊娠前肌酐值 >265.2μmol/L，或尿素氮值 >10.7mmol/L，若已妊娠，在妊娠 12 周前应行人工流产。

（2）计划分娩：①对蛋白尿或高血压持续加重，肾功能进行性恶化，为保证母亲安全，应考虑终止妊娠；②对胎盘功能明显减退，出现胎儿窘迫，估计胎儿已能存活，为抢救胎儿应考虑终止妊娠；③既往有死胎、死产史，经促胎儿肺成熟，在妊娠 36 周后终止妊娠。终止妊娠方式以剖宫产为宜,同时行绝育术。

【注意事项】

本病一旦明确诊断,应积极进行治疗和预防,防止肾功能进行性恶化。

1. 避免感染,劳累等加重病情的因素。

2. 严格控制饮食,保证充足营养。

3. 积极控制和治疗并发症。

4. 慎用或免用肾毒性和易诱发肾损伤的药物。

5. 使用中医药治疗,根据患者病情,辨证论治,立法方药。

四、妊娠合并肾病综合征

肾病综合征(nephrotic syndrome)是由多种原因引起的以蛋白尿,低蛋白血症、高胆固醇血症及明显水肿为特征的一组综合征。

【临床表现】

1. 水肿初多见于踝部,呈凹陷性,继则延及到全身,清晨起床时面部水肿明显,水肿时常伴乏力,头晕,食欲不振,恶心,呕吐等。

2. 心血管系统症状患者血压偏低,脉压小,易昏厥,当不适当使用降压,利尿药时可出现明显低血压,甚至循环衰竭,休克等。

【诊断要点】

1. 尿检查 24 小时尿蛋白定量 >3g/d,高者可达 5g/d 或以上,合并其他肾脏疾病时,尿中出现红,白细胞和(或)细胞与颗粒管型。

2. 生化测定胆固醇及血脂水平增高;白蛋白水平降低,白 / 球蛋白比例倒置;血尿素氮、肌酐可有不同程度的增高。

3. 其他相关疾病的实验室所见:血糖水平增高、梅毒血清反应阳性、自身抗体或抗核抗体阳性等。

【治疗原则】

1. 孕前严重肾病综合征伴有肾功能不全者不宜妊娠,宜采用避孕措施。

2. 妊娠期

(1)一般治疗:

①饮食:以高蛋白、低钠饮食为主。每天摄入蛋白总量按 1~2g/kg 体重,再加上尿中蛋白丧失量来计算。宜摄入蛋、奶等高质量蛋白质。有氮质血症时,蛋白摄入量必须适当限制。

②纠正低蛋白血症:间断静脉滴注血浆或人血白蛋白。

③适当应用利尿剂,可以控制水肿,改善患者一般情况。

(2)定期检查尿蛋白、血浆蛋白、胆固醇以及肾功能,如病情恶化必须考虑终止妊娠。

（3）孕 32 周后应定期检查胎儿胎盘功能,B 超生物物理评分,多普勒脐动脉、肾动脉、大脑中动脉检查,积极防治妊高征。如经过治疗,妊娠达到 36 周时应考虑终止妊娠。

（4）中医中药综合治疗:由于某些综合征对免疫抑制剂治疗反应不佳,持续地从尿中丢失大量蛋白。对于这些患者除对症治疗外,可试用中药治疗。肾病综合征按中医理论,在水肿期,主要表现为肾两虚与水津于组织间质,呈本虚而标实的表现,因而治疗宜攻补兼施,即在温肾健脾的基础上利尿消肿。

【注意事项】

1. 生活节制注意休息、劳逸结合,生活有序,保持乐观、积极、向上的生活态度。

2. 预防好感冒、避免劳累。

3. 要密切配合医师诊治,严格遵医嘱。

4. 积极慎重应对感染。

五、妊娠合并肾结石

妊娠合并肾结石较其他产科并发症少见,人群中的发病率为 1/200~1/2000。妊娠合并肾结石不仅能引起患者肾绞痛、血尿、膀胱刺激症状、发热、恶心、呕吐等,还可导致流产、早产、胎膜早破、轻度子痫前期、慢性高血压、妊娠糖尿病等产科并发症。此外,肾结石还与尿路感染、肾盂肾炎、肾积水等密切相关。

【临床表现】

1. 疼痛　输尿管结石大多由较小的肾结石落入,长期停留,刺激黏膜,发生水肿、充血、感染而致输尿管痉挛,产生疼痛。约一半患者表现为腰部剧烈绞痛,一半表现为腰或上腹部的钝痛。绞痛是肾和输尿管结石患者,特别是后者急诊最常见的表现。

绞痛发作突然,几分钟内即疼痛难忍,表情痛苦,烦躁不安,来回翻滚,不能静卧,不同于其他急腹症者的静卧怕动。痛觉可沿输尿管走向放射至耻骨上、腹股沟及会阴部。多伴有恶心、呕吐、腹胀等胃肠症状。结石位于输尿管下端时可有尿急、尿频。绞痛可能短暂、阵发,数小时后突然中止,而钝痛则可持续数日或更久。

2. 排尿困难是膀胱以下尿路梗阻的主要症状。多继尿急、尿频、尿痛等症状之后出现。有尿潴留时,下腹胀痛,患者异常痛苦。经导尿管排尿后疼痛可得解除。

3. 感染时可有寒战、发热;尿路黏膜受损或感染都可导致镜下或肉眼血尿。

4. 输尿管结石者患侧脊肋角可有压痛及叩击痛,腹肌轻度紧张 / 膀胱以下尿路梗阻时,下腹胀满,局部压痛,叩诊浊音,导尿后可消失。

【诊断要点】

1. 病史及临床特点　根据有尿路或邻近脏器的疾病史及可能致病因素的存在;有排尿困难、尿潴留、腰腹部绞痛或钝痛并沿尿路放射、血尿等典型症状及膀胱胀满,脊肋角有压痛和叩击痛等体征,诊断一般不困难。

2. 妇产科检查　输尿管下段的结石可能在阴道检查时摸到。由后屈子宫、畸形胎头或胎位不正引起的尿潴留可经肛诊或阴道检查明确诊断,并经放置导尿管(有时需用金属导尿管)导尿证实。盆腔肿瘤多可经妇科检查发现。

3. B超检查　有助尿路结石、肿瘤等的确诊。在妊娠期也是较为适用的诊断手段。

4. 其他　内镜检查、X线平片、尿路造影等,在妊娠期多不相宜。采用核磁共振泌尿系水成像(MRU)能清楚地显示扩张的集合系统,能明确显示梗阻部位。B超对结石的诊断准确率高且对胎儿无损害,可反复应用,为首选的方法。

【治疗原则】

妊娠合并结石首选保守治疗,应根据结石的大小、梗阻的部位、是否存在着感染、有无肾实质损害以及临床症状来确定治疗方法。治疗过程中应以不损害胎儿、确保母婴安全为主要原则,治疗的目的在于缓解疼痛、解除梗阻、控制感染、维持肾功能及避免不良妊娠事件。

1. 期待疗法　70%~80% 妊娠期肾结石可自行排出,因此,与非孕期相似,妊娠合并肾结石首选期待疗法。原则上对于结石较小(≤10mm)、没有引起严重肾功能损害者,采用综合排石治疗,包括多饮水、输液利尿、适当增加活动量等措施促进体内钙盐或矿物质的排出,同时采取健侧卧位,减轻患侧输尿管及肾盂的压力,以利于积水引流促进排石。单纯肾绞痛无其他并发症者应给予解痉、止痛和抗感染,必要时给予保胎等抑制宫缩治疗。但对于结石 >10mm,或合并有感染,保守治疗效果不佳。

2. 创伤性治疗　常用的干预措施有经皮肾穿刺造瘘术(percutaneous nephrostomy,PCN)、置入双J管或输尿管支架、肾镜或输尿管镜腔内治疗、激光或气压弹道碎石术以及开放性外科手术。开放性手术创伤较大,应尽可能避免。

3. 分娩方式的选择　大多数未足月的肾结石患者能够通过保守治疗缓解症状并继续妊娠至足月分娩,单纯肾结石并非剖宫产的手术指征。对于足月后结石发作者,应及时终止妊娠后再处理结石。只要胎儿安全娩出,结石的处理方法参照非妊娠期即可,如患者有产科指征可行剖宫产术。只要无泌尿外科处理结石的禁忌证,可以于胎儿娩出后即刻取石或碎石。

【注意事项】

妊娠期间麻醉和手术的危险很难评估,妊娠前3个月(早期)全麻会导致畸胎的几率增加。但是,一般认为这种机会很小。

第二节 合理处方 ■■■

A12-1 妊娠合并泌尿系统感染

索引词:妊娠、泌尿系统感染、抗生素

病史摘要:患者,女,23 岁,停经 32⁺⁴ 周,寒战高热,腰痛伴尿频尿痛半天,轻微恶心呕吐,食欲缺乏,自觉全身酸痛。平素月经规律,孕期建卡定期产检,多次尿常规提示白细胞升高,曾给予氨苄西林治疗。既往体健,查体:T:39.5℃,P:115 次 /min,R:22 次 /min,BP:127/70mmHg,心肺(-),双肾区叩痛明显。专科情况:G1P0,宫高 29cm,腹围 92cm,胎心 145 次 /min,无宫缩。辅助检查:B 超示宫内单活胎。血常规示:WBC:10.5 × 10⁹/L,N%:71.5%,L%:21.7%,RBC:4.3 × 10¹²/L,HGB:133g/L,PLT:122 × 10⁹/L;尿常规:红细胞 >10 个 /HPF,白细胞 >5 个 /HPF,并见管型。入院后行尿细菌培养 >10⁵/L。

诊断:妊娠合并急性肾盂肾炎;G1P0,孕 32⁺⁴ 周宫内孕单活胎待产

处方:1. 头孢曲松注射液(0.5g/ 支) 1g

　　　　0.9% 氯化钠注射液(100∶0.9g/ 袋) 100ml

　　　　用法:静脉滴注,每日 1 次,共 2 周。

分析:肾盂肾炎可分为急性和慢性。急性肾盂肾炎是妊娠期最常见且严重的内科并发症,也是孕期中毒性休克的首位原因,多发于妊娠晚期及产褥早期,多因膀胱感染上行所致。急性肾盂肾炎的治疗主要包括支持疗法,积极控制感染,严密观察病情,及时发现和处理中毒性休克。①足量的抗生素:热病推荐急性肾盂肾炎住院患者首选氟喹诺酮类药物或氨苄西林联合庆大霉素或头孢曲松或哌拉西林他唑巴坦治疗,疗程 14 日。患者为妊娠期,选择头孢曲松治疗。②补充足量液体、纠正水电解质及酸碱失衡,改善全身情况。

建议:①治疗应持续 14 日,完成 7~10 日治疗后应复查尿培养,仍为阳性时还要继续治疗。②嘱患者经常取左侧卧位有利于尿液引流及防止感染的发生。

治疗评估:抗感染治疗 24 小时后尿培养即可转为阴性,48 小时可基本控制症状,当急性症状控制后,可酌情改为肌内注射或口服用药;当治疗 72 小时未见明显改善时,应重新评估抗生素的使用是否恰当。

A12-2 妊娠合并肾病综合征

索引词:妊娠合并肾病综合征、药物选择

病史摘要:患者,女,22 岁,因"停经 33 周,双下肢水肿 2+ 年,复发加重 1+

月"入院。平素月经规律,建卡定期产检,未见明显异常,患者 2+ 年前因双下肢水肿,诊断为"肾病综合征"。予糖皮质激素口服治疗,明显好转后自行停药,未再复诊。本次妊娠后孕早期双下肢水肿(+),1+ 月前水肿进行性加重,给予对症治疗。住院期间监测血压升高,最高至 160/100mmHg,口服降压药后降至正常。专科情况:专科查体:宫高 28cm,腹围 87cm,胎方位:头位,胎心 137 次 /min。坐骨结节间径 8.5cm。无规律宫缩。肛查:先露头,宫颈管居前位,质硬,宫口未开,内骨盆未见异常。辅助检查:血常规(2014-7-9):WBC:9.5×10^9/L,N%:80.7%,RBC:2.92×10^{12}/L,HGB:92g/L,PLT:178×10^9/L;凝血时间(2014-7-9):APTT:24.7 秒,PT:11.9 秒。

诊断:肾病综合征慢性肾功能不全;轻度贫血;G2P0,孕 33 周宫内孕头位单活胎待产

处方:1. 苯磺酸氨氯地平　5mg×7 片 / 盒

用法:每次 5mg,口服,每日 1 次;

2. 螺内酯　20mg×100 片

用法:每次 20mg,口服,每日 2 次;

3. 氢氯噻嗪片　25mg×100 片

用法:每次 25mg,口服,每日 2 次;

4. 醋酸泼尼松片　5mg×100 片

用法:每次 10mg,口服,每日 2 次。

分析:肾病综合征是由多种原因引起的以蛋白尿、低蛋白血症、高胆固醇血症及明显水肿为特征的一组综合征。治疗包括:

(1)抑制免疫及炎症反应:糖皮质激素用于肾脏疾病,主要是其抗炎作用。它能减轻急性炎症时的渗出,稳定溶酶体膜,减少纤维蛋白的沉着,降低毛细血管通透性而减少尿蛋白漏出;此外,尚可抑制慢性炎症中的增生反应,降低成纤维细胞活性,减轻组织修复所致的纤维化。糖皮质激素对疾病的疗效反应在很大程度上取决于其病理类型,微小病变的疗效最为迅速和肯定。使用原则和方案一般是:①起始足量:常用药物为泼尼松,口服 8 周,必要时可延长至 12 周;②缓慢减药:足量治疗后每 2~3 周减至原用量的 10%,当减至 20mg/d 左右时症状易反复,应更加缓慢减量;③长期维持:最后以最小有效剂量再维持数月至半年。激素可采取全日量顿服或在维持用药期间两日量隔日一次顿服,以减轻激素的副作用。水肿严重、有肝功能损害或泼尼松疗效不佳时,可更换为泼尼松龙口服或静脉滴注。

(2)利尿消肿:噻嗪类利尿剂主要作用于髓襻升支厚壁段和远曲小管前段,通过抑制钠和氯的重吸收,增加钾的排泄而利尿。长期服用应防止低钾、低钠血症。潴钾利尿剂主要作用于远曲小管后段,排钠、排氯,但潴钾,适用于低钾血症

的患者。单独使用时利尿作用不显著,可与噻嗪类利尿剂合用。常用氨苯蝶啶或醛固酮拮抗剂螺内酯。

建议:潴钾利尿剂长期服用需防止高钾血症,肾功能不全患者应慎用。

治疗评估:观察患者水肿情况,监测尿蛋白。

A12-3 妊娠合并慢性肾炎

索引词:妊娠合并慢性肾炎

病史摘要:患者,女,22岁,因"停经23周,双下肢水肿2+月,加重1周"应该。平素月经规律,建卡定期产检,未见明显异常,患者1+年前诊断为慢性肾炎,给予药物治疗,自诉孕前检查血压及肾功能均正常。2+月前双下肢开始出现水肿,近1个月水肿进行性加重,血压波动于142~160/85~98mmHg。专科查体:宫高19cm,腹围76cm,胎心149次/min。辅助检查:血常规:WBC:10.2×10^9/L,N:79.6%,RBC:2.86×10^{12}/L,HGB:91g/L,PLT:245×10^9/L,尿常规示尿蛋白(++)。

诊断:慢性肾炎;轻度贫血;G2P0,孕23周单活胎待产

处方:

1. 甲基多巴片 250mg
   用法:口服,每日3次;

2. 多糖铁复合物 150mg
   用法:口服,1粒,每日1次;

3. 头孢曲松注射液 1g
   0.9%氯化钠注射液 100ml
   用法:静脉滴注,每日1次;

4. 呋塞米注射液 20mg
   用法:静脉注射,每日1次。

分析:妊娠合并慢性肾炎的治疗包括:①控制血压是防止本病恶化的关键。当血压>160/110mmHg时应用降压药,首选甲基多巴和肼屈嗪。但降压过程不宜太快。防止肾血浆流量骤减;②水肿严重时可用呋塞米等利尿剂,治疗中防止低血钾;③纠正贫血和水电解质紊乱以及酸碱失衡;④预防感染选用对胎儿安全的抗生素如头孢菌素类预防感染,是防止病情发展的重要措施。

建议:①保证充足的休息、睡眠,情绪稳定,注意防止风寒、感染;②食用含优质蛋白质,丰富维生素的食物,并适当低盐;③体质较弱或合并贫血者,可适当补充滋补养品;④中期妊娠后,卧床休息应取左侧卧位,定期测血压及化验小便。

治疗评估:根据孕妇的血压、尿蛋白、肾功能情况、孕周、胎盘功能及胎儿状况,综合决定分娩时机及分娩方式。

第三节　不合理处方

B12-1　妊娠合并泌尿系统感染

索引词:妊娠合并泌尿系统感染、疗程

病史摘要:患者,女,25 岁,平素月经规律,孕期建卡定期产检,停经 28 周,多次尿常规提示白细胞升高,清洁中段尿细菌培养 >10^5CFU/ml,无尿频,尿急,尿痛,无腰痛等症状。既往体健。查体:T:36.5℃,P:86 次 /min,R:20 次 /min,血压:120/67mmHg,心肺(−),双肾区无叩痛。专科情况:宫高 25cm,腹围 87cm,胎心 155 次 /min,偶尔可扪及宫缩。辅助检查:B 超示宫内单活胎。血常规示:WBC:8.6×10^9/L,N:72.6%,L%:20.7%,RBC:4.5×10^{12}/L,HGB:123g/L,PLT:212×10^9/L

诊断:无症状菌尿症;G2P0,孕 28 周单活胎

处方:注射用氨苄西林钠(0.5g/ 支)　2g

　　　　0.9% 氯化钠注射液(100∶0.9g/ 袋)　100ml

　　　　用法:静脉滴注、每 8 小时 1 次,共 2 周。

分析:无症状菌尿症根据培养和药敏试验结果制定方案,不作经验治疗,诊断标准为相隔 3~7 天的两次尿标本中同一种细菌≥10^5CFU/ml。本例患者应 3 天后再行尿细菌培养,确诊无症状菌尿后使用阿莫西林、呋喃妥因、口服头孢菌素或甲氧苄啶治疗 3~7 天。

建议:1. 3 天后再行尿细菌培养,确诊后进行第 2 步治疗;

　　　　2. 阿莫西林胶囊　0.5g

　　　　　用法:口服,每 8 小时 1 次,共 7 天。

B12-2　妊娠合并肾病综合征

索引词:妊娠合并肾病综合征、环磷酰胺、卡托普利

病史摘要:患者,女,24 岁,因"停经 22+ 周,发现血压升高伴全身水肿 10+ 天"入院。平素月经不规律,未定期产检。10+ 天前出现全身水肿,发现血压 146/96mmHg,尿蛋白(+),予口服降压药物治疗(具体不详)。患者自诉胸闷、气短,夜间垫一个枕头、步行 2~3 米需休息,无阵发性夜间呼吸困难。查体:T:37.1℃,P:96 次 /min,R:22 次 /min,BP:139/87mmHg,双下肢、会阴凹陷性水肿。专科查体:宫高 19cm,腹围 88cm;辅助检查:尿常规:蛋白(+++);病理管型查见,粗颗粒管型 1~3,细颗粒管型 +++,蜡样管型 0~2;白蛋白 20g/L,AST 18U/L,LDH 850U/L,血钾 3.49mmol/L。B 超示:宫内单活胎,脐动脉血流 S/D 呈单峰。

患者免疫球蛋白 G 4.61g/L, 胸腹腔 B 超示:双侧胸腔积液,右侧 3.4cm,左侧 3.0cm,腹腔积液:深约 6.6cm。

诊断:肾病综合征;G4P3,孕 22+ 周宫内孕单活胎

处方:

1. 卡托普利片　25mg × 100 片
   用法:每次 12.5mg,口服,每日 3 次;
2. 环磷酰胺注射液　1g
   0.9% 氯化钠注射液　20ml
   用法:静脉滴注,每周 1 次;
3. 人血白蛋白(10g/ 瓶)　20g
   0.9% 氯化钠注射液　100ml
   用法:静脉滴注,每日 1 次;
4. 呋塞米注射液　20mg/ 支
   用法:每次 20mg,静脉滴注,每日 1 次;
5. 泼尼松片　5mg × 100 片
   用法:每次 10mg,口服,每日 2 次。

分析:妊娠期禁用环磷酰胺、卡托普利。

建议:1. 硝苯地平控释片　30mg × 7 片
　　　　　用法:每次 30mg,口服,每日 1 次;

　　　2. 人血白蛋白(10g/ 瓶)　20g
　　　　　0.9% 氯化钠注射液　100ml
　　　　　用法:静脉滴注,每日 1 次;

　　　3. 呋塞米注射液　20mg/ 支
　　　　　用法:每次 20mg,静脉注射,每日 1 次;

　　　4. 泼尼松片　5mg × 100 片
　　　　　用法:每次 10mg,口服,每日 2 次。

B12-3　妊娠合并慢性肾炎

索引词:妊娠合并慢性肾炎、禁忌证

病史摘要:因"停经 24⁺¹ 周,发现尿蛋白 2+ 月,血压升高 1+ 月"入院。平素月经规律,建卡产检,患者自 15 周建卡后即发现尿蛋白(++)+,潜血(+++),肌酐 119.3μmol/L,尿素 8.6mmol/L,后再次复查尿常规仍有尿蛋白(++),潜血(+++)。1+ 月前发现血压偏高,最高 174/109mmHg,未予以治疗。既往体健,否认高血压,心脏病,糖尿病病史。查体:BP 180/120mmHg,余内科查体无特殊。专科查体:宫高 20cm,腹围 86cm,胎心 132 次 /min。无规律宫缩。辅助检查:尿

常规示尿蛋白(++),24小时尿蛋白定量:4.5g/24h。B超示宫内单活胎,心电图无异常。

诊断:慢性肾炎肾性高血压;G2P0,孕24^{+1}周单活胎

处方:厄贝沙坦　150mg×7片

　　　　用法:口服,每日1次。

分析:妊娠期禁用ARB类降压药物。

建议:硝苯地平控释片　30mg×7片

　　　　用法:每次30mg,口服,每日1次。

第十三章 妊娠合并感染性疾病

第一节　概述 ■■■

一、淋病

淋病(gonorrhea)是由淋病奈瑟菌(简称淋菌)引起的以泌尿生殖系统化脓性感染为主要表现的性传播疾病(STD)。近年其发病率居我国 STD 首位。淋菌为革兰阴性双球菌,对柱状上皮及移行上皮黏膜有亲和力,常隐匿于泌尿生殖道引起感染。

【临床表现】

主要有阴道脓性分泌物增多,外阴瘙痒或灼热,偶有下腹痛及腰痛,妇科检查可见宫颈水肿、充血等宫颈炎表现,上行感染可引起输卵管炎症、子宫内膜炎、宫外孕和不孕症等。也可有尿道炎和前庭大腺炎等症状。

【诊断要点】

可根据病史、临床表现和实验室检查做出诊断,实验室检查包括:①分泌物涂片检查见中性粒细胞内有革兰阴性双球菌,可初步诊断;②淋菌培养是诊断淋病的金标准;③核酸扩增试验。

【治疗原则】

治疗以及时、总量、规范化用药为原则。由于耐青霉素菌株增多,目前首选药物以第三代头孢菌素为主。头孢曲松 250mg,单次肌内注射;或头孢克肟 400mg 单次口服;对不能耐受头孢菌素类药物者,可选用阿奇霉素 2g 单次肌内注射。合并衣原体感染的孕妇应同时使用阿奇霉素 1g 顿服或阿莫西林进行治疗。播散性淋病,头孢曲松 1g 肌内注射或静脉注射,24 小时 1 次,症状改善 24~48 小时后改为头孢克肟 400mg 口服,每日 2 次,连用 7 日。

淋菌产妇分娩的新生儿,应尽快使用 0.5% 红霉素眼膏预防淋菌性眼炎,并预防用头孢曲松 25~50mg/kg(最大剂量不超过 125mg)单次肌内注射或静脉注射。应注意新生儿播散性淋病的发生,治疗不及时可致新生儿死亡。

二、梅毒

梅毒(syphilis)是由苍白螺旋体感染引起的慢性全身性 STD。根据其病程分为早期梅毒与晚期梅毒。早期梅毒指病程在两年之内,包括:①一期梅毒(硬下疳),妊娠期硬下疳好发于宫颈;②二期梅毒(全身皮疹),孕妇外生殖器、肛周附近可有扁平湿疣;③早期潜伏梅毒(感染一年内),孕妇常无任何病史、症状及体征。晚期梅毒指病程在两年以上,包括:①皮肤、黏膜、骨、眼等梅毒;②心血管梅毒;③神经梅毒;④内脏梅毒;⑤晚期潜伏梅毒。分期有助于指导治疗和追踪。根据其传播途径不同分为后天梅毒与先天梅毒。

【临床表现】

早期主要表现为硬下疳、硬化性淋巴结炎、全身皮肤黏膜损害(如梅毒疹、扁平湿疣、脱发及口、舌、咽喉或生殖器黏膜红斑、水肿和糜烂等),晚期表现为永久性皮肤黏膜损害,并可侵犯心血管、神经系统等多种组织器官而危及生命。

【诊断要点】

除病史和临床表现外,主要根据以下实验室检查方法:

1. 病原体检查 取早期病损处分泌物涂片,用暗视野显微镜检查或直接荧光抗体检查梅毒螺旋体确诊。

2. 血清学检查 ①非梅毒螺旋体试验:包括性病研究实验室试验(VDRL)和快速血浆反应素试验(RPR)等可行定性和定量检测。同一实验室同一方法两次检测相差 2 个倍比稀释程度(4 倍)有意义。用于筛查和疗效判断,但缺乏特异性,确诊需进一步作螺旋体试验;②梅毒螺旋体试验:包括荧光螺旋体抗体吸附试验(FTA-ABS)和梅毒螺旋体被动颗粒凝集试验(TP-PA)等,测定血清特异性 IgG 抗体,该抗体终身阳性,故不能用于观察疗效、鉴别复发或再感染。

3. 脑脊液检查 主要用于诊断神经梅毒,包括脑脊液 VDRL、白细胞计数及蛋白测定等。

4. 先天梅毒 产前诊断先天梅毒很困难。B 超检查可以提示甚至诊断,胎儿水肿、腹腔积液、胎盘增厚和羊水过多等均支持感染,但感染胎儿的 B 型超声检查也可正常。PCR 检测羊水中梅毒螺旋体 DNA 可诊断。

【治疗原则】

1. 对所有孕妇均应在首次产前检查时进行梅毒血清学筛查。首先用上述两种血清学方法中的一种进行筛查。若阳性,需立即用另一种方法进行验证。在梅毒高发地区或对高危孕妇,妊娠晚期和分娩时均应再次筛查。妊娠 20 周后出现死胎者均需做梅毒血清学筛查。

2. 首选青霉素治疗,妊娠早期治疗有可能避免胎儿感染;妊娠中晚期治疗可使受感染胎儿在出生前治愈。梅毒患者妊娠时,已接受正规治疗和随诊,则无需再治疗。如果对上次治疗和随诊有疑问或本次检查发现有梅毒活动征象者，应再接受一个疗程治疗。妊娠早期和晚期应各进行一个疗程的治疗，对妊娠早期以后发现的梅毒，争取完成 2 个疗程治疗，中间间隔 2 周。

3. 根据梅毒分期采用相应的青霉素治疗方案，必要时增加疗程。

早期梅毒包括一、二期及病期一年以内的潜伏梅毒：苄星青霉素 240 万 U，1 次 / 周，肌内注射，共 1~2 次。

晚期梅毒包括三期及晚期潜伏梅毒：苄星青霉素 240 万 U，1 次 / 周，肌内注射，连用 3 次。

神经梅毒：青霉素 G300 万 ~400 万 U，静脉滴注，每 4 小时 1 次，连用 10~14 日；或普鲁卡因青霉素 240 万 U，肌内注射，每日 1 次，加用丙磺舒 500mg，口服，每日 4 次，连用 10~14 日。

青霉素过敏者，首选脱敏和脱敏后青霉素治疗。现有资料不推荐头孢菌素治疗孕妇梅毒和预防先天梅毒。四环素和多西环素禁用于孕妇，红霉素和阿奇霉素对孕妇和胎儿感染疗效差，因此也不推荐应用。

先天梅毒：血清学阳性孕妇所分娩新生儿均应采用非梅毒螺旋体试验进行定量评价。若脐血或新生儿血中 RPR 或 VDRL 滴度高于母血的 4 倍，可诊断先天梅毒。对先天梅毒儿应作脑脊液检查，以排除神经梅毒。确诊的先天梅毒儿均应治疗，普鲁卡因青霉素，5 万 U/(kg·d)，肌内注射，连用 10 日。脑脊液正常者，苄星青霉素 5 万 U/(kg·d)，肌内注射，共 1 次。

三、尖锐湿疣

尖锐湿疣（condyloma acuminata）是由人乳头瘤病毒（human papilloma virus，HPV）感染引起鳞状上皮疣状增生病变。其发病率仅次于淋病，居第二位，常与多种 STD 同时存在。HPV 属环状双链 DNA 病毒，目前共发现 100 多个型别，其中有 40 个型别与生殖道感染有关。生殖道尖锐湿疣主要与低危型 HPV6 型和 HPV11 型感染有关。早年性交、多个性伴侣、免疫力低下、吸烟及高性激素水平等为发病的高危因素。

【临床表现】

临床症状不明显，可有外阴瘙痒，灼痛或性交后疼痛不适。病灶初为散在或呈簇状增生的粉色或白色小乳头状疣，细而柔软的指样突起。病灶增大后互相融合，呈鸡冠状、菜花状或桑葚状。病变多发生在性交易受损部位，如阴唇后联合、小阴唇内侧、阴道前庭、尿道口等部位。

【诊断要点】

根据临床表现和实验室检查，如组织学检查见挖空细胞、HPV DNA 检测并进行分型（标本来源不受限制），可作出诊断。

【治疗原则】

妊娠 36 周前,位于外阴的较小病灶,可选用局部药物治疗,80%~90% 三氯醋酸涂擦病灶局部,每周 1 次。若病灶大且有蒂,可行物理及手术治疗,如激光、微波、冷冻、电灼等。巨大尖锐湿疣可直接行手术切除疣体,待愈合后再行局部药物治疗。妊娠期禁用足叶草碱、咪喹莫特乳膏和干扰素。

【注意事项】

近足月或足月时,若病灶局限于外阴者,仍可行冷冻或手术切除病灶,可经阴道分娩。若病灶广泛,存在于外阴、阴道、宫颈时,经阴道分娩极易发生软产道裂伤引起大出血;或巨大病灶堵塞软产道,均应行剖宫产术。目前尚不清楚剖宫产能否预防婴幼儿呼吸道乳头状瘤的发生。因此,妊娠合并尖锐湿疣不是剖宫产指征。产后部分尖锐湿疣迅速缩小,甚至可自然消退。

四、生殖器疱疹

生殖器疱疹(genital herpes)是单纯疱疹病毒(herpes simplex virus,HSV)感染引起的 STD,主要表现为生殖器及肛门皮肤溃疡,易复发。HSV 属双链 DNA病毒,分为 HSV-1 和 HSV-2 两个血清型。原发性生殖器疱疹主要由 HSV-2 引起,约占 70%~90%。今年来,口 - 生殖器性行为方式导致 HSV-1 引起的生殖器疱疹的比例逐渐增加 10%~30%。复发性生殖器疱疹主要由 HSV-2 引起。

【临床表现】

主要为生殖器及肛门皮肤散在或簇集小水泡,破溃后形成糜烂或溃疡,自觉疼痛,常伴腹股沟淋巴结肿痛、发热、头痛、乏力等全身症状。

【诊断要点】

鉴于临床表现的非特异性,其诊断依据以下实验室检查:

1. 病毒培养:取皮损处标本行病毒培养、分型和药物敏感试验。

2. 抗原检测:用直接免疫荧光试验或酶联免疫试验检测皮损标本中 HSV抗原,是临床常用的快速诊断方法。

3. 核酸扩增试验:检测皮损标本中 HSV DNA,可提高诊断的敏感性并可进行分型,但尚未得到 FDA 认可用于临床。

4. 血清学检测:用 ELISA 检测孕妇血清及新生儿脐血特异性 HSV IgG、IgM,区分原发性和复发性生殖器疱疹,脐血中 HSV IgM 阳性,提示宫内感染。

【治疗原则】

减轻症状,缩短病程,减少 HSV 排放,控制其传染性。美国 CDC 研究表明孕妇使用阿昔洛韦是安全的。妊娠早期应用阿昔洛韦,除短暂的中性粒细胞减少症外,尚未发现对胎儿或新生儿的其他副作用。原发性生殖器疱疹:阿昔洛韦400mg,口服,每日 3 次,连用 7~10 日,或 200mg,口服,每日 5 次,连用 7~10 日;

复发性生殖器疱疹:阿昔洛韦 400mg,口服,每日 3 次,可连用 5 日,或 800mg,口服,每日 2 次,连用 5 日。该药也可制成软膏或霜剂局部涂布,但局部用药较口服用药疗效差,且可诱导耐药,因此不推荐使用。

产科处理:对软产道有活动性疱疹病变者排除胎儿畸形后,应在未破膜或破膜 4 小时以内行剖宫产术;即使病变已治愈,初次感染发病不足 1 个月者,仍以剖宫产结束分娩为宜。复发型疱疹是否需行剖宫产尚有争议,但病程超过 1 周的复发型疱疹可经阴道分娩。分娩时避免有创干预措施如人工破膜、使用头皮电极、胎头吸引器或产钳助产术等,以减少新生儿暴露于 HSV 的机会。HSV 活动性感染产妇,乳房若没有活动性 HSV 损伤可以哺乳,但应严格洗手。哺乳期可以用阿昔洛韦和伐昔洛韦,因为该药在乳汁中的药物浓度很低。

五、生殖道沙眼衣原体感染

沙眼衣原体(chlamydia trachomatis,CT)感染是常见的 STD 之一。在发达国家,CT 感染占 STD 第一位,我国 CT 感染率也在上升。CT 有 18 个血清型,其中 8 个血清型(D-K)与泌尿生殖道感染有关,尤其 D、E、F 型最常见,主要感染柱状上皮及移行上皮而不向深层侵犯。

【临床表现】

孕妇感染 CT 后多无症状或症状轻微,以子宫颈管炎、尿路炎和巴氏腺感染多见。子宫内膜炎、输卵管炎、腹膜炎、反应性关节炎和莱特尔综合征较少见。

【诊断要点】

生殖道 CY 感染无特征性临床表现,诊断需根据如下实验室检查:

1. CT 培养:是诊断 CT 感染的金标准。

2. 抗原检测:包括直接免疫荧光法和酶联免疫吸附试验。

3. 核酸扩增试验:敏感性和特异性高,应防止污染的假阳性。

4. 血清学检测:用补体结合试验、ELISA 或免疫荧光法检测血清特异抗体。

【治疗原则】

妊娠期 CT 感染首选阿奇霉素 1.0g,顿服,或阿莫西林 500mg,口服,每日 3 次,连用 7 日,不推荐使用红霉素。孕妇禁用多西环素、喹诺酮类和四环素。同时治疗性伴侣。治疗 3~4 周后复查 CT。

对可能感染的新生儿应及时治疗。红霉素 50mg/(kg·d),分 4 次口服,连用 10~14 日,可预防 CT 肺炎的发生。0.5% 红霉素眼膏或 1% 四环素眼膏出生后立即滴眼对 CT 感染有一定的预防作用。若有 CT 结膜炎可用1% 硝酸银液滴眼。

六、支原体感染

感染人类的支原体(mycoplasma)有十余种,以女性生殖道分离出人型支原体（mycoplasma hominis，MH）及解脲支原体（ureaplasma urealyticum，UU）最常见。近年发现肺炎支原体（mycoplasma pneumonia，MP）、生殖道支原体（mycoplasma genitalium，MG）等也可引起母儿感染。

【临床表现】

MH 感染多引起阴道炎、宫颈炎和输卵管炎，UU 多引起非淋菌性尿道炎（non-gonococcal urethritis NGU）。支原体多与宿主共存，不表现感染症状，仅在某些条件下引起机会性感染，常合并其他致病原共同致病。

【诊断要点】

实验室检查协助诊断：①支原体培养：取阴道和尿道分泌物联合培养，可获较高阳性率；②血清学检查：无症状妇女血清 MH 及 UU 特异抗体水平低，再次感染后血清抗体可显著升高；③ PCR 技术较培养法更敏感、特异、快速，对临床诊断有价值。

【治疗原则】

MH 或 UU 对多种抗生素均敏感。孕妇首选阿奇霉素 1g，顿服，替代疗法为红霉素 0.5g，口服，每日 2 次，连用 14 日。新生儿感染选用红霉素 25~40mg/（kg·d），分 4 次静脉滴注，或口服红霉素，连用 7~14 日。

七、获得性免疫缺陷综合征

获得性免疫缺陷综合征（acquired immunodeficiency syndrome，AIDS），又称艾滋病，是由人免疫缺陷病毒（human immunodeficiency virus，HIV）引起的一种 STD。HIV 引起 T 淋巴细胞损害，导致持续性免疫缺陷，多个器官出现机会性感染及罕见恶性肿瘤，最终导致死亡，是主要致死性传染病之一。HIV 属反转录 RNA 病毒，分为 HIV-1 型和 HIV-2 型，HIV-1 引起世界流行，HIV-2 主要在非洲西部局部流行。

【临床表现】

发热、体重下降，全身浅表淋巴结肿大，常合并条件性感染（如口腔念珠菌感染。卡氏肺囊虫肺炎、巨细胞病毒感染、疱疹病毒感染、弓形虫感染、隐球菌脑膜炎及活动性肺结核等）和肿瘤（如卡波西肉瘤、淋巴瘤等）。

【诊断要点】

对高危人群进行 HIN 抗体检测。高危人群包括：①静脉毒瘾者；②性伴侣已证实感染 HIV；③有多个性伴侣；④来自 HIV 高发区；⑤患有多种 STD，尤其有溃疡型病灶；⑥使用过不规范的血制品；⑦ HIV 抗体阳性者所生的子女。

无症状 HIV 感染：无任何临床表现，HIV 抗体阳性，CD4 淋巴细胞总数正常，CD_4/CD_8 比值 >1，血清 p24 抗原阴性诊断为无症状 HIV 感染。

实验室检查：抗 HIV 抗体阳性，CD_4 淋巴细胞总数 <200/mm³，或 200~500/mm³；

CD_4/CD_8 比值 <1;血清 p24 抗原阳性;外周血白细胞计数及血红蛋白含量下降;β_2 微球蛋白水平增高,合并机会感染病原学或肿瘤病理依据均可协助诊断。

【治疗原则】

目前尚无治愈方法,主要采用抗病毒药物治疗和一般支持对症处理。HIV 感染的孕妇若在产前、产时或产后正确应用抗病毒药物治疗,其新生儿 HIV 感染率有可能显著下降(<8%)。

1. 抗病毒药物 妊娠期应用核苷类反转录酶抑制剂齐多夫定(zidovudine,ZDV)可降低 HIV 的母婴传播率。用法:500mg/d 口服,从妊娠 14~34 周直至分娩。临产后:首次 2mg/kg 静脉注射后 1mg/(kg·h)持续静脉滴注直至分娩。产后 8~12 小时开始,齐多夫定 2mg/kg 每 6 小时 1 次,直至产后 6 周。

2. 其他免疫调节药 α 干扰素、IL-2 等也可应用。

3. 支持对症治疗 加强营养,治疗机会性感染及恶性肿瘤。

4. 产科处理 尽可能缩短破膜至分娩的时间;尽量避免使胎儿暴露于血液和体液危险增加的操作,如会阴侧切术、人工破膜、胎头吸引器或产钳助产术、宫内胎儿头皮血检测等;建议在妊娠 38 周时选择性剖宫产以降低 HIV 母婴传播。不推荐 HIV 感染者母婴喂养。对于产后出血建议用催产素和前列腺素类药物,不主张用麦角生物碱类药物,因其可与反转录酶抑制剂和蛋白酶抑制剂协同促进血管收缩。

八、TORCH 综合征

TORCH 是由一组病原微生物英文名称第一个字母组合而成,其中 T 指弓形虫(toxoplasma,TOXO),O 指其他(others),主要指梅毒螺旋体(treponema pallidum)等,R 指风疹病毒(rubella virus,RV),C 指巨细胞病毒(cytomegalovirus CMV),H 主要指 HSV。

TORCH 综合征即 TORCH 感染。主要特点是孕妇感染后无症状或症状轻微,但可垂直传播给胎儿,引起宫内感染,导致流产、死胎、早产和先天畸形等,即使幸存,也可遗留中枢神经系统等损害。

【临床表现】

孕妇感染后大部分无明显症状或症状轻微,部分孕妇可表现为不典型的感冒症状,如低热、乏力、关节肌肉酸痛、局部淋巴结肿大、阴道分泌物增多等。部分 RV 感染孕妇可在颜面部、躯干和四肢出现特征性麻疹样红色斑丘疹,持续约 3 日后消失。

原发感染孕妇通过胎盘或生殖道感染胎儿,感染时胎龄越小,胎儿畸形发生率愈高,畸形越严重。

1. 弓形虫病 妊娠 20 周前感染 TOXO,11% 发生宫内感染,妊娠 20 周后感染者宫内感染率为 45%。妊娠早期感染对胎儿影响更严重,可引起流产、死胎或出生缺陷等,幸存者智力低下;妊娠中期感染胎儿可引起死胎、早产、脑内钙化、脑积水和小眼球等严重损害;妊娠晚期感染可致胎儿肝脾肿大、黄疸、心肌炎,或生后数年甚至数十年出现智力发育不全、听力障碍、白内障及视网膜脉络膜炎。

2. RV 感染　妊娠 12 周前感染 RV,80% 发生宫内感染;妊娠 13~14 周感染者宫内感染率为 54%;而妊娠中期末感染者宫内感染率为 25%。RV 宫内感染可发生先天性风疹综合征,称 Gregg 三联症,主要表现为:①眼:先天性白内障、青光眼、小眼、色素性视网膜病等;②心血管系统:动脉导管未闭、肺动脉狭窄、室间隔缺损、房间隔缺损、法洛四联症等;③中枢神经系统:感觉神经性耳聋、小脑畸形、脑膜脑炎、发育迟缓、智力低下。远期后遗症有糖尿病、性早熟和进行性全脑炎等。

3. CMV 感染　CMV 原发感染的孕妇中有 30%~40% 发生宫内感染,继发感染者宫内感染发生率仅 0.5%~1%。CMV 宫内感染的婴儿中仅 10%~15% 有症状,如胎儿生长受限、小头畸形、颅内钙化、肝脾肿大、皮肤瘀点、黄疸、脉络膜视网膜炎、血小板减少性紫癜以及溶血性贫血等,其中 20%~30% 将死亡。85%~90% 出生时无症状,但其中 5%~15% 远期会发生感觉神经性耳聋、视力障碍、精神运动发育迟缓和学习障碍等后遗症。

【诊断要点】

1. 病原学检查　采集母血、尿、乳汁、羊水、脐血、胎盘和胎儿的血、尿等进行病原学检查,方法有循环抗原检测(弓形虫),细胞学检查(CMV 包涵体)、病毒分离(RV、CMV)以及核酸扩增试验,如:PCR、RT-PCR 检测 TOXO DNA,RV RA 和 CMV DNA 或晚期 mRNA。

2. 血清学检查　检测血清中特异性抗体 IgM、IgG,结合 IgG 亲和力指数确定孕妇感染状态。①IgM 阳性,IgG 阳性或血清学转换,若 IgG 亲和力指数低,则诊断原发感染;若 IgG 亲和力指数高,则为复发感染;②IgG 抗体滴度持续升高,提示再次感染;③IgG 阳性、IgM 阴性为既往感染;④由于 IgM 分子量大,不能通过胎盘,故脐血中检测到 IgM 抗体,可诊断为宫内感染;⑤TOXO IgA 和 IgE 也可用于急性感染的诊断。

【治疗原则】

1. 弓形虫病　首选乙酰螺旋霉素 0.5g,每日 4 次,连用 2 周,间歇 2 周可再重复 1 疗程。妊娠中、晚期的孕妇还可选用乙胺嘧啶,用药同时注意补充叶酸。对弓形虫感染孕妇分娩的新生儿,即使外观正常,也应该给予乙酰螺旋霉素治疗,30mg 每日 4 次,连用 1 周,该药可减少宫内感染的风险,但是不能治疗已感染的胎儿。

2. RV 感染和 CMV 感染　目前尚无特效的治疗方法。妊娠早期一经确诊为原发感染,应向孕妇及家属交代 RV 或 CMV 感染对胎儿和新生儿的可能影响,以决定胎儿的取舍。若继续妊娠,应于孕妇感染 5~7 周后或妊娠 21 周后检查羊水中 RV 或 CMV 或脐血特异性 IgM 抗体,以明确有无 RV 或 CMV 宫内感染。并通过动态 B 型超声监测、胎儿核磁共振检查(尤其怀疑脑部异常时),以及羊水中 RV RNA 或 CMV DNA 负荷量来预测胎儿结局。产妇乳汁中检测出 CMV,应停止哺乳,改人工喂养。

第二节　合理处方

A13-1　淋病

索引词:妊娠期淋病、药物选择

病史摘要:患者,女,25 岁,因"停经 25 周,外阴瘙痒,分泌物多 3 天"就诊。查体:宫高 21cm,腹围 87cm,胎心 145 次 /min;妇科检查:外阴充血、水肿,阴道内分泌物量多,宫颈红肿,中度糜烂,触痛。辅助检查:B 超示宫内单活胎,白带常规查见革兰阴性双球菌,淋球菌培养证实病原体为淋病奈瑟菌。

诊断:妊娠期淋病;G3P0,孕 25 周单活胎

处方:头孢曲松钠　0.5g/ 支

　　　用法:每次 250mg,单次肌内注射。

分析:淋病是由淋病奈瑟菌引起的以泌尿生殖系统化脓性感染为主要表现的性传播疾病。妊娠各期感染淋菌对妊娠结局均有不良影响。早期感染可致感染性流产和人工流产后感染。晚期子宫颈管炎使胎膜脆性增加,易发生绒毛膜羊膜炎、胎膜早破等。胎儿可发生宫内感染和早产。治疗以及时、足量、规范化用药为原则。由于耐青霉素菌株增多,目前首选药物以第三代头孢菌素为主,用法为 250mg,单次,肌内注射,或头孢克肟 400mg,单次,口服,对不能耐受头孢菌素类药物者,可选用阿奇霉素 2g,单次,肌内注射。合并衣原体感染的孕妇应同时使用阿奇霉素 1g,顿服或阿莫西林进行治疗。

建议:

1. 应用头孢菌素类药物前,需仔细询问患者既往青霉素类和头孢类药物用药史和过敏史,并根据既往用药情况选择适宜的药物,必要时依据说明书要求进行皮肤试验;

2. 头孢曲松注意不可与含钙溶液配伍;

3. 淋菌产妇分娩的新生儿,应尽快使用 0.5% 红霉素眼膏预防淋球菌性眼炎,并预防用头孢曲松 25~50mg/kg(最大剂量不超过 125mg)单次肌内注射或静脉注射。应注意新生儿播散性淋病的发生,治疗不及时可致新生儿死亡。

治疗评估:经治疗后,患者阴道脓性分泌物减少,瘙痒或灼热等症状减轻。

A13-2　梅毒

索引词:梅毒、药物选择

病史摘要:患者,女,28岁,因"停经30周,偶然发现外阴异常2天"就诊。**查体**:宫高27cm,腹围95cm,胎心150次/min;妇科检查:外阴:双侧大阴唇可见散在的数个丘疹,直径约1cm,呈扁平状隆起,边界清楚。阴道通畅,未见异常,宫颈轻度糜烂。辅助检查:B超示宫内单活胎,梅毒血清学抗体筛查和诊断性实验均为阳性。

诊断:妊娠合并梅毒;G1P0,孕30周单活胎

处方:灭菌注射用水　2ml

注射用苄星青霉素　240万U

用法:肌内注射,每周1次,共2次。

分析:梅毒是由苍白螺旋体感染引起的慢性全身性传播疾病。孕妇可通过胎盘将梅毒螺旋体传给胎儿引起先天梅毒。梅毒孕妇即使病期超过4年,螺旋体仍可通过胎盘感染胎儿,胎儿也可在分娩时,通过软产道被传染。梅毒螺旋体经胎盘传给胎儿可引起流产、死胎、早产或先天梅毒。治疗原则首选青霉素治疗,妊娠早期治疗有可能避免胎儿感染,妊娠中晚期治疗可使受感染胎儿在出生前治愈。根据梅毒分期采用相应的青霉素治疗方案:①早期梅毒包括一、二期及病期一年以内的潜伏梅毒:苄星青霉素240万U,单次肌内注射,亦有建议一周后重复一次。②晚期梅毒包括三期及晚期潜伏梅毒:苄星青霉素240万U,单肌内注射,每周1次,连用3次。③神经梅毒:青霉素G300万~400万U,静脉注射每4小时1次,连用10~14日;或普鲁卡因青霉素240万U,肌内注射,每日1次,加用丙磺舒500mg,口服,每日4次,连用10~14日。④先天梅毒:血清学阳性孕妇所分娩新生儿均应采用非梅毒螺旋体试验进行定量评价。若脐血或新生儿血RPR或VDRL滴度高于母血的4倍,可诊断先天梅毒。对先天梅毒儿应做脑脊液检查,以排除神经梅毒。确诊的先天梅毒儿均应治疗,普鲁卡因青霉素5万U/(kg·d),肌内注射,连用10日。脑脊液正常者,苄星青霉素5万U/kg,肌内注射,共1次。肌内注射苄星青霉素或普鲁卡因青霉素后,青霉素缓慢释放并被吸收。其中苄星青霉素血药浓度可维持2~4周。

建议:该患者为妊娠早期以后发现的梅毒,应完成2个疗程治疗。

治疗评估:患者完成2个疗程治疗后,妊娠至39周,剖宫产下一活男婴。

A13-3　尖锐湿疣

索引词:尖锐湿疣、药物选择

病史摘要:患者,女,24 岁,因"停经 17 周,外阴瘙痒伴外阴赘生物 2 天"就诊。查体:宫高 30cm,腹围 98cm,胎心 155 次 /min;妇科检查:外阴:双侧小阴唇内侧可见散在的多个菜花样赘生物,直径约 1cm,边界清楚,阴道通畅,未见异常,宫颈中度糜烂。辅助检查:B 超示宫内单活胎,宫颈细胞学涂片发现挖空细胞,外阴活检示尖锐湿疣。

诊断:妊娠合并尖锐湿疣;G3P0,孕 17 周单活胎

处方:80% 三氯醋酸

用法:局部涂抹,每周 1 次。

分析:尖锐湿疣是由人乳头瘤病毒(human papilloma virus,HPV)感染引起的鳞状上皮疣增生病变。妊娠期细胞免疫功能降低,甾体激素水平增高,局部血循环丰富,容易患尖锐湿疣。孕妇感染 HPV 可传染给新生儿,但传播途径是经胎盘感染、分娩过程中感染还是出生后感染尚无定论。一般认为胎儿通过软产道时因吞咽含有 HPV 的羊水、血或分泌物而感染。该患者在妊娠 36 周前发现病灶,且位于外阴的较小病灶,可选用局部药物治疗,80%~90% 三氯醋酸涂擦病灶局部,每周 1 次。

建议:妊娠期禁用足叶草酯,咪喹莫特乳膏和干扰素。

治疗评估:产后部分尖锐湿疣迅速缩小,甚至可自然消退。

A13-4 生殖器疱疹

索引词:生殖器疱疹、药物选择

病史摘要:患者,女,32 岁,因"停经 35 周,发现外阴多个水疱伴疼痛 2 天"就诊。查体:宫高 32cm,腹围 102cm,胎心 152 次 /min;妇科检查:外阴有数个散在的水疱,直径约 0.3cm,部分已破溃,阴道未见异常,宫颈轻度糜烂。辅助检查:B 超示宫内单活胎,阴道分泌物 HSV-DNA 阳性。

诊断:妊娠合并生殖器疱疹;G1P0,孕 35 周单活胎

处方:阿昔洛韦片 100mg×24 片 / 盒

用法:每次 400mg,口服,每日 3 次,连用 7~10 日。

分析:生殖器疱疹是单纯疱疹病毒感染引起的性传播疾病,主要表现为生殖器及肛门皮肤溃疡,易复发。多数原发性生殖器疱疹在妊娠早期不会引起自然流产或死胎发生率升高,但在妊娠晚期可导致早产。治疗原则是减轻症状,缩短病程,减少病毒排放,控制传染性。妊娠早期应用阿昔洛韦,除短暂的中性粒细胞减少症以外,尚未发现对胎儿或新生儿的其他副作用。阿昔洛韦进入疱疹病毒感染的细胞后,与脱氧核苷竞争病毒胸苷激酶或细胞激酶,药物被磷酸化成活化型阿昔洛韦三磷酸酯,然后通过二种方式抑制病毒复制:①干扰病毒 DNA 多聚酶,抑制病毒的复制;②在 DNA 多聚酶作用下,与增长的 DNA 链结合,引起

DNA 链的延伸中断。对于原发性生殖器疱疹,阿昔洛韦 400mg,口服,每日 3 次,连用 7~10 日或 200mg 口服,每日五次,连用 7~10 日。复发性生殖器疱疹,阿昔洛韦 400mg,口服,每日 3 次,可连用 5 日,或 800mg 口服,每日 2 次,连用 5 日。

建议:

1. 进食对阿昔洛韦血药浓度影响不明显。但在给药期间应给予患者充足的水,防止本品在肾小管内沉淀。

2. 阿昔洛韦也可制成软膏或霜剂局部涂布,但局部用药较口服用药疗效差,且可诱导耐药,因此不推荐使用。

治疗评估:患者治疗 10 日后,症状减轻,但发病时已 35 周,为避免通过产道感染胎儿,最终选择 38^{+6} 周剖宫产。

A13-5 生殖道沙眼衣原体感染

索引词:生殖道沙眼衣原体感染 药物选择

病史摘要:患者,女,31 岁,因"停经 30 周,脓性分泌物 2 天"就诊。平素月经规律,定期产检。既往体健。专科情况:宫高 27cm,腹围 95cm,胎心 140 次 /min。无宫缩。妇科检查:外阴未见明显异常,阴道畅,可见黏性脓性分泌物,伴异味,宫颈轻度糜烂。辅助检查:B 超示宫内单活胎,沙眼衣原体 DNA 测定阳性。

诊断:沙眼衣原体合并妊娠;G1P0,孕 30 周单活胎

处方:阿奇霉素 1g

　　　用法:1g,顿服。

分析:孕妇感染衣原体后可发生宫内感染,通过产道感染或出生后感染新生儿,其中经产道感染是最主要的传播途径。妊娠期首选阿奇霉素 1g,顿服,或阿莫西林 500mg 口服,每日 3 次,连用 7 日。

建议:

1. 孕妇禁用多西环素、喹诺酮类和四环素;

2. 同时治疗性伴侣。

治疗评估:治疗 3~4 周后复查。

A13-6 支原体感染

索引词:支原体感染 药物选择

病史摘要:患者,女,29 岁,因"停经 15 周,脓性分泌物 6 天"就诊。平素月经规律,定期产检。既往体健。专科情况:宫高 13cm,腹围 75cm,胎心 150 次 /min。妇科检查:外阴未见明显异常,阴道畅,可见大量脓性分泌物,宫颈中度糜烂,可见黏液附着于宫颈外口。辅助检查:B 超示宫内单活胎,解脲支原体 DNA 测定阳性。

诊断：解脲支原体合并妊娠；G1P0,孕 15 周宫内孕单活胎待产

处方：阿奇霉素　1g

用法：1g,顿服。

分析：孕妇支原体感染,在妊娠 16~20 周侵袭羊膜损伤胎盘造成绒毛膜炎,导致晚期流产、胎膜早破、早产或死胎,存活儿可致低体重儿和先天畸形等。孕妇首选阿奇霉素 1g 顿服。替代疗法为红霉素 0.5g 口服,每日 2 次,连用 14 日。

建议：

1. 因抗酸剂可使阿奇霉素峰浓度降低,尽管对总生物利用度没有影响,仍建议对服用阿奇霉素又服用抗酸剂的患者,不应同一时间服用这些药物;

2. 红霉素药物相互作用较多,与抗癫痫药物(如卡马西平、丙戊酸)、氨茶碱等存在药物相互作用,避免联用。

治疗评估：支原体常为机会性感染,常与其他生殖泌尿道感染并存,疗效评估除感染相关的症状好转外,同时可复测支原体培养结果。

A13-7　获得性免疫缺陷综合征(AIDS)

索引词：获得性免疫缺陷综合征、药物选择

病史摘要：患者,女,37 岁,因"停经 12^{+2} 周,外院诊断为 AIDS"就诊。平素月经规律,定期产检。自诉既往有不明原因发热病史,未引起重视及正规治疗。专科情况：宫高 8cm,腹围 72cm,胎心 145 次/min。妇科检查：外阴未见明显异常,阴道畅,宫颈中度糜烂,子宫 3+ 月孕大小,无压痛,双附件未扪及异常。辅助检查：B 超示宫内单活胎,HIV- 抗体阳性。

诊断：AIDS 合并妊娠；G1P0,孕 30 周单活胎。

处方：齐多夫定片　0.1g×100 片/瓶

用法：每次 100mg,每日 5 次,从孕 14 周开始,用至分娩期。

分析：孕妇感染人免疫缺陷病毒可通过胎盘传染给胎儿,或分娩时经软产道感染,出生后也可经母乳喂养感染新生儿。目前尚无治愈方法,主要采取抗病毒药物治疗和一般支持对症处理。HIV 感染的孕产妇若在产前、产时或产后正确应用抗病毒药物治疗,其新生儿感染有可能下降。妊娠期应用核苷类反转录酶抑制剂齐多夫定可降低 HIV 的母婴传播率。用法：500mg/d,口服,从妊娠 14~34 周直至分娩。临产后,首次 2mg/kg 静脉注射,后 1mg/(kg·h)持续静脉滴注直至分娩。产后 8~12 小时开始,齐多夫定 2mg/kg,每 6 小时 1 次,至产后 6 周。

建议：齐多夫定使用中注意监测患者血常规,注意预防骨髓抑制的不良反应,长期用药引起与 HIV 疾病相类似的心肌病和心肌炎,注意区别。建议在妊娠 38 周时选择性剖宫产以降低 HIV 母婴传播。不推荐 HIV 感染者母婴喂养。

对于产后出血建议用催产素和前列腺素类药物,不主张用麦角生物碱类药物,因其可与逆转录酶抑制剂和蛋白酶抑制剂协同促进血管收缩。

治疗评估:HIV 感染目前尚无治愈方法。HIV 感染的孕妇若在产前、产时或产后正确应用抗病毒药物治疗,其新生儿 HIV 感染率有可能显著下降。

第三节 不合理处方

B13-1 淋病

索引词:妊娠期淋病、药物选择、氟喹诺酮类

病史摘要:患者,女,27 岁,因"停经 28 周,阴道流液 1 天"就诊。既往体健,查体:宫高 25cm,腹围 89cm,胎心 145 次 /min;妇科检查:外阴稍红肿,阴道内清亮液体流出,宫颈红肿,中度糜烂。辅助检查:B 超示宫内单活胎,宫颈分泌物培养证实病原体为淋病奈瑟菌。

诊断:妊娠合并淋病;胎膜早破;G3P1,孕 28 周宫内孕单活胎待产

处方:1. 多西环素片 100mg×100 片 / 瓶

      用法:每次 100mg,口服,每日 2 次;

    2. 氧氟沙星 500mg×4 片 / 盒

      用法:每次 500mg,口服,每日 2 次。

分析:妊娠期禁用四环素及喹诺酮类药物。

建议:头孢曲松钠 0.5g/ 支

    用法:每次 250mg,单次肌内注射。

B13-2 梅毒

索引词:梅毒、苄星青霉素、疗程

病史摘要:患者,女,28 岁,因"停经 34 周,发现外阴新生物 1 周"就诊。查体:宫高 31cm,腹围 105cm,胎心 150 次 /min;妇科检查:外阴:右侧小阴唇上方可见一直径大小约 1cm 圆形隆起,见一破口,有脓性液体流出,触之无痛感。阴道通畅,未见异常,宫颈轻度糜烂。辅助检查:B 超示宫内单活胎,梅毒血清学抗体筛查和诊断性实验均为阳性。

诊断:妊娠合并梅毒;G2P1;孕 34 周单活胎

处方:灭菌注射用水 2ml

    注射用苄星青霉素 240 万 U

    用法:肌内注射,每周 1 次,共 7 次。

分析:妊娠期任何阶段梅毒的剂量与疗程,与非妊娠患者的治疗相同。

建议：灭菌注射用水　2ml
　　　　注射用苄星青霉素　240 万 U
　　　用法：肌内注射，每周 1 次，共 2~3 次。

B13-3　尖锐湿疣

索引词：尖锐湿疣、足叶毒素
病史摘要：患者，女，29 岁，因"停经 30 周，发现外阴新生物 5 天"就诊。查体：宫高 28cm，腹围 92cm，胎心 150 次 /min；妇科检查：外阴：左侧小阴唇下见一新生物，直径约 3cm，生长迅速，边界清楚，阴道通畅，未见异常，宫颈重度糜烂。辅助检查：B 超示宫内单活胎，宫颈细胞学涂片发现挖空细胞，外阴活检示尖锐湿疣。
诊断：妊娠合并尖锐湿疣；G5P1，孕 17 周单活胎
处方：0.5% 足叶毒素
　　　用法：局部涂抹，每日 2 次。
分析：妊娠期禁用足叶毒素。
建议：建议激光去除病灶。

B13-4　生殖器疱疹

索引词：生殖器疱疹、药物选择
病史摘要：患者，女，31 岁，因"停经 33 周，发现外阴多个水疱伴疼痛 1 天"就诊。平素月经规律，未定期产检。既往体健，查体：宫高 30cm，腹围 98cm，胎心 152 次 /min；妇科检查：外阴有数个散在的水疱，直径约 0.3cm，部分已破溃，阴道未见异常，宫颈中度糜烂。辅助检查：B 超示宫内单活胎，血清 HSV-IgM 阳性，阴道分泌物 HSV-DNA 阳性。
诊断：妊娠合并生殖器疱疹；G1P0，孕 35 周单活胎
处方：暂时观察
分析：妊娠晚期感染 HSV，新生儿 HSV 感染率及死亡率均高，应给予药物治疗。
建议：阿昔洛韦片　100mg×12 片 ×2 板 / 盒
　　　用法：每次 400mg，口服，每日 3 次，连用 7~10 日。

B13-5　生殖道沙眼衣原体感染

索引词：生殖道沙眼衣原体、药物选择、疗程
病史摘要：患者，女，29 岁，因"停经 32 周，反复脓性分泌物 2+ 月"就诊。平素月经规律，定期产检。既往体健，对红霉素过敏。专科情况：宫高 30cm，腹围

100cm,胎心 143 次 /min。无宫缩。妇科检查:外阴未见明显异常,阴道畅,可见黏性脓性分泌物,伴异味,宫颈轻度糜烂。辅助检查:B 超示宫内单活胎,沙眼衣原体 DNA 测定阳性。

　　诊断:生殖道沙眼衣原体感染合并妊娠

　　处方:阿奇霉素片　 1g

　　　　　用法:每次 1g,口服,顿服。

　　分析:重复感染的患者,待临床症状消失,病原体检查阴性后,巩固 1 个疗程

　　建议:阿奇霉素片　 1g

　　　　　用法:每次 1g,口服,顿服 2 疗程。

B13-6　支原体感染

　　索引词:支原体感染、药物选择

　　病史摘要:患者,女,24 岁,因"停经 29 周,脓性分泌物 5 天"就诊。平素月经规律,未定期产检。既往体健。专科情况:宫高 27cm,腹围 91cm,胎心 140 次 /min。妇科检查:外阴未见明显异常,阴道畅,可见大量脓性分泌物,宫颈中度糜烂,可见黏液附着于宫颈外口。辅助检查:B 超示宫内单活胎,人型支原体 DNA 测定阳性。

　　诊断:支原体感染合并妊娠;G5P2,孕 15 周单活胎

　　处方:红霉素肠溶衣片　 500mg

　　　　　用法:口服,每日 4 次,共 7~10 日。

　　分析:首选阿奇霉素治疗。

　　建议:阿奇霉素片　 1g

　　　　　用法:每次 1g,口服,顿服。

B13-7　获得性免疫缺陷综合征(AIDS)

　　索引词:获得性免疫缺陷综合征齐多夫定

　　病史摘要:患者,女,35 岁,因"停经 34^{+5} 周,下腹规律疼痛 2 小时"就诊。平素月经不规律,未建卡未定期产检,自诉产期只行 B 超检查。既往体健,无特殊。专科情况:宫高 27cm,腹围 87cm,胎心 135 次 /min,扪及规律宫缩,30~40s/5~6min。阴检:宫颈管消退 90%,居中,质软,宫口开 1cm,先露 S-3。妇科检查:外阴未见明显异常,阴道畅,宫颈中度糜烂。辅助检查:B 超示宫内单活胎,胎儿生长受限,HIV- 抗体阳性。

　　诊断:AIDS 合并妊娠;胎儿生长受限;G3P1,孕 34^{+5} 周单活胎早产临产

　　处方:齐多夫定片　 0.1g×100 片 / 瓶

　　　　　用法:每次 100mg,口服,每 6 小时 1 次。

分析：分娩期应输液治疗。

建议：齐多夫定注射剂　100mg/ 支

用法：首次 2mg/kg，静脉滴注，给药时间 >1 小时，之后 1mg/（kg·h），用至分娩结束。

第十四章　妊娠合并内分泌疾病

第一节　概述 ■■■

一、妊娠合并甲亢

甲状腺功能亢进简称甲亢,是一种常见的内分泌疾病,系因甲状腺激素分泌过多所致。妊娠合并甲亢并不多见,发病率国内报道 0.02%~0.1%。

【临床表现】

表现有新陈代谢亢进和类儿茶酚胺样全身反应,包括心悸、心动过速、畏热、多汗、神经过敏、精神衰竭、食欲亢进但消瘦、无力、疲乏、手指震颤、腹泻等。体征为休息时心率大于 100 次 /min;弥漫性甲状腺肿;浸润性突眼;手指震颤;消瘦;有时血压升高。

【诊断要点】

1. 妊娠前有甲亢病史。

2. 上述临床表现,发病可急可缓,也可突然发作,进展迅速并出现甲状腺危象。

3. 实验室检查:血清 FT_3、FT_4 是一组比较敏感的指标,直接反映甲状腺激素水平,甲亢时明显增高。TSH 明显降低。

【治疗原则】

1. 孕前接受抗甲状腺药物治疗者,若血清 FT_3、FT_4 正常,停抗甲状腺药物或应用抗甲状腺药物最小剂量,可以妊娠。

2. 孕期:每月做一次甲状腺功能检查,调整药物剂量,监测胎儿生长及有无给胎儿甲状腺肿大,注意孕期并发症。

3. 药物治疗目的一方面控制甲亢的发展,一方面要确保胎儿的正常发育和成长。

首选丙硫氧嘧啶(PTU):起始剂量 50~100mg,监测甲状腺功能,治疗初期2~4 周 1 次,治疗后期延长至 4~6 周 1 次,治疗目标:使用最小剂量的抗甲状腺药物,在尽可能短的时间达到或维持血清 FT_4 在非孕正常上限,TSH 处于或略低于对应孕期的 95% 可信区间。

但是最近美国 FDA 报告 PTU 可能引起肝脏损害,甚至导致急性肝脏衰竭,建议仅在妊娠 T1 期使用 PTU,以减少造成肝脏损伤的几率。所以,除 T1 期外,优先选择甲巯咪唑(MMI)。PTU 与 MMI 的等效剂量比是 10∶1 到 15∶1(即 PTU100mg=MMI 7.5~10mg)。ATD 起始剂量取决于症状的严重程度及血清甲状腺激素的水平。

4. 妊娠合并甲亢治疗得当,多数能顺利达足月,但如果合并甲亢性心脏病、妊娠高血压、子痫前期等并发症,应考虑终止妊娠。由于引产、产程和分娩、剖宫产手术可引起甲亢患者病情恶化,产程中适当引用镇静剂,适当缩短产程,避免过度疲劳。

二、妊娠合并甲亢危象

【诊断要点】

1. 起病突然,甲亢临床表现加重。

2. 心率每分钟超过 140~160 次 /min。

3. 体温达 39℃以上。

4. 伴有气急、烦躁不安、谵妄、嗜睡、昏迷等症状。

5. 恶心、呕吐、腹泻、黄疸、脱水、电解质紊乱和酸碱平衡紊乱。

若抢救不及时,多因高热、子痫、心力衰竭、肺水肿、感染及电解质紊乱死亡。

【治疗原则】

1. 降温:物理及药物降温,必要时人工冬眠。

2. 抗交感神经药物:β- 受体阻断剂(普萘洛尔)。

3. 碘剂:复方碘溶液 3ml 立即服用,以后每 6 小时 1 次,抑制甲状腺素向血中释放。

4. 抗甲状腺药物:应加倍使用,症状缓解后再减量,以阻断甲状腺素合成。

5. 应用糖皮质激素。

6. 镇静、解痉,防止子痫。

7. 纠正水及电解质紊乱,酸碱平衡失调。

8. 防止呼吸、循环衰竭。

9. 防止感染。

10. 待症状稳定后 2~4 小时,结束分娩或行剖宫产。

三、妊娠合并甲减

甲状腺功能减退简称甲减,是由甲状腺激素分泌不足引起的以机体代谢率减低为特征的病症。

【临床表现】

全身疲乏、困倦、记忆力减退、食欲减退、声音嘶哑、便秘、言语徐缓和精神活动迟钝。水肿主要在面部,特别是眼眶周围的肿胀,眼睑肿胀并下垂,皮肤干燥,低体温,下肢黏液性水肿,非凹陷性。严重者出现心脏扩大,心包积液、心动过缓,腱反射迟钝等。

【诊断要点】

1. 【临床表现】提及的上述症状。

2. 筛查甲状腺功能:临床甲减 TSH>2.5mIU/L,FT_4 减低,结合临床症状;亚临床甲减 TSH>2.5mIU/L,FT_4 正常;低 T_4 血症 TSH 正常,FT_4 减低。

【治疗原则】

1. 妊娠前已确诊为甲减的患者,应调整左甲状腺素钠的剂量,使血清 TSH 达到妊娠期正常值范围内再考虑妊娠,妊娠期间严密监测甲状腺功能。

2. 妊娠期间诊断甲减者,应立即行左甲状腺素钠治疗,使 TSH 达到正常范围,正常后每 4 周监测甲状腺功能,维持激素水平的稳定。

3. 亚临床甲减应给予左甲状腺素钠治疗,单纯低 T_4 血症不推荐左甲状腺素钠治疗,TBOAb 阳性者需监测血清 TSH,必要时予左甲状腺素钠治疗。

4. 加强胎儿监测,防治胎儿生长受限,及时发现胎儿窘迫,预防产后出血及产褥感染。

第二节 合理处方 ■■■

A14-1 妊娠合并甲状腺机能减退

索引词:妊娠合并甲状腺机能减退、左甲状腺素钠片

病史摘要:患者,女,32 岁,因"停经 14 周,发现甲状腺功能异常 2 天"就诊。平素月经规律,定期产检。否认高血压、糖尿病、心脏病病史等。查体:体温 36.8℃,脉搏 95 次/min,呼吸 20 次/min,血压 117/64mmHg,一般情况可,心率 95 次/min,律齐,未闻及病理性杂音,余查体无特殊。专科查体:宫高 11cm,腹围 74cm,胎心 155 次/min。辅助检查:B 超示宫内单活胎,血常规无异常。甲功示:FT_4:8.2pmol/L,T_3:2.1nmol/L,T_4:124.3nmol/L,TSH:7.6mIU/L。

诊断:妊娠合并甲状腺功能减退;G3P0,孕 14 周单活胎

处方:左甲状腺素钠片　50μg×100 片/盒

　　　用法:每次 50μg,口服,每日 1 次。

分析:妊娠期合并甲状腺功能减退最常见的原因是甲状腺本身的疾病,即原

发性甲减,以慢性自身免疫性甲状腺炎(以桥本甲状腺炎为主)最常见,还可发生于甲亢 ^{131}I 同位素治疗后或手术治疗后、良性甲状腺结节性疾病手术治疗后、甲状腺癌及头颈部恶性肿瘤的手术和 / 或放射治疗后;罕见的原因是源自下丘脑垂体病变的继发性甲减。

妊娠对甲状腺及其功能具有明显影响:①在雌激素的刺激下,肝脏甲状腺素结合球蛋白(TBG)产生增加,清除减少。TBG 从妊娠 6~8 周开始增加,妊娠第 20 周达到顶峰,一直持续到分娩。一般较基础值增加 2~3 倍。TBG 增加必然带来 TT_4 浓度增加,所以 TT_4 这一指标在妊娠期不能反映循环甲状腺激素的确切水平。②妊娠初期胎盘分泌绒毛膜促性腺激素(HCG)增加,通常在 8~10 周达到高峰,浓度为 30 000~100 000IU/L。HCG 因其 α 亚单位与 TSH 相似,具有刺激甲状腺作用。增多的甲状腺激素部分抑制 TSH 分泌,使血清 TSH 水平降低 20%~30%,使 TSH 水平下限较非妊娠妇女平均降低 0.4mIU/L,20% 孕妇可以降至 0.1mIU/L 以下。一般 HCG 每增高 10 000IU/L,TSH 降低 0.1mIU/L。血清 HCG 水平增加,TSH 水平降低发生在妊娠 8~14 周,妊娠 10~12 周是下降的最低点。③妊娠 T_1 期血清 FT_4 水平较非妊娠时升高 10%~15%。④因为母体对胎儿的免疫妥协作用,甲状腺自身抗体在妊娠后滴度逐渐下降,妊娠 20~30 周下降至最低滴度,降低幅度为 50% 左右。分娩后,甲状腺抗体滴度回升,产后 6 个月恢复到妊娠前水平。

妊娠期临床甲减增加妊娠不良结局包括早产、低体重儿和流产等,当接受有效治疗后,目前没有证据表明会发生妊娠不良结局和危害胎儿智力发育。因此,妊娠期临床甲减一旦确诊,立即开始规范化治疗,选择左旋甲状腺素片(L-T_4)治疗,L-T_4 含有的合成左甲状腺素与甲状腺自然分泌的 TH 相同,它与内源性激素一样,在外周器官中被转化为 T_3,通过与 T_3 受体结合发挥其特定作用。L-T_4 起始剂量 50~100μg/d,根据患者的耐受程度增加剂量,尽快达标,完全替代剂量可以达到每天 2.0~2.4μg/kg。妊娠期母体和胎儿对甲状腺激素的需求增加。健康的孕妇通过下丘脑 - 垂体 - 甲状腺轴的自身调节,可增加内源性甲状腺激素的产生和分泌。母体对甲状腺激素需要量的增加发生在妊娠 4~6 周,以后逐渐升高,直至妊娠 20 周达到稳定状态,持续保持至分娩。所以,正在治疗中的甲减妇女,妊娠后 L-T_4 的剂量需要增加,大约增加 30%~50%。

建议:

1. 建议不用三碘甲腺原氨酸(T_3)或甲状腺片治疗;

2. L-T_4 应于早餐前半小时,空腹将一日剂量一次性给予;应从低剂量开始,每 2~4 周逐渐加量,直至达到足剂量,定期检测甲状腺功能。

治疗评估:每 4 周测定一次甲状腺功能,根据结果调整剂量,需将 TSH 控制在正常范围内。

A14-2 妊娠合并甲亢

索引词:妊娠合并甲亢、药物选择

病史摘要:患者,女,31岁,因"停经37周,心慌,头晕半月"就诊。平素月经规律,未定期产检。否认高血压、糖尿病、心脏病病史,自诉1+年前出现易怒,怕热,多汗等症状,未及时就诊。查体:体温36.8℃,脉搏125次/min,呼吸20次/min,血压130/74mmHg,一般情况可,双眼突,甲状腺Ⅱ度肿大,心率125次/min,律齐,未闻及病理性杂音,余查体无特殊。专科查体:宫高32cm,腹围98cm,胎心145次/min,先露头。辅助检查:B超示宫内单活胎,血常规无异常,心电图示窦性心动过速,电轴不偏。甲功示:FT_4:48pmol/L,T_3:8.5nmol/L,T_4:368.4nmol/L,TSH:0.01mIU/L。

诊断:妊娠合并甲状腺功能亢进;G3P0,孕37周单活胎

处方:1. 丙硫氧嘧啶 50mg×100片/瓶

用法:每次100mg,口服,每日3次;

2. 酒石酸美托洛尔片剂 50mg×20片

用法:每次25mg,口服,每日2次。

分析:妊娠期间甲状腺功能状态与妊娠结局直接相关。甲状腺毒症控制不良与流产、妊娠高血压、早产、低体重儿、宫内生长限制、死产(胎儿在分娩时死亡)、甲状腺危象及孕妇充血性心衰相关。

患者孕前诊断为Graves病,一直使用ATD治疗,常用的抗甲状腺药物(ATD)有两种:甲巯咪唑(MMI)和丙硫氧嘧啶(PTU)。MMI致胎儿发育畸形已有报告,主要是皮肤发育不全和"甲巯咪唑相关的胚胎病",包括鼻后孔和食管的闭锁、颜面畸形。所以在怀孕前和妊娠T_1期优先选择PTU,避免使用MMI。总的来说,ATD起始剂量如下:MMI 5~15mg/d,或者PTU 50~300mg/d,每日分次服用。对于PTU引起的急性肝衰竭国内尚缺乏调查报告。在PTU和MMI转换时应当注意监测甲状腺功能变化及药物不良反应(特别是血象和肝功能)。

建议:控制妊娠期甲亢,不推荐ATD与L-T_4联合用药。因为这样会增加ATD的治疗剂量,导致胎儿出现甲减。

治疗评估:抗甲状腺药物可以通过胎盘屏障。为了避免对胎儿的不良影响,应当使用最小剂量的ATD实现其控制目标,即孕妇血清FT_4值接近或者轻度高于参考值上限。

治疗起始阶段每2~4周监测一次TSH和FT_4,达到目标值后每4~6周监测一次。应该避免ATD的过度治疗,因为有导致胎儿甲状腺肿及甲减的可能。孕妇血清FT_4是甲亢控制的主要监测指标,因为血清TSH在妊娠期间几乎测不到。不推荐血清TT_3作为监测指标,因为有文献报道母体TT_3达到正常时,胎儿

的 TSH 已经升高,但是 T_3 型甲状腺毒症孕妇除外。从自然病程看,Graves 病甲亢在妊娠 T_1 期可能加重,此后逐渐改善。所以,妊娠中后期可以减少 ATD 剂量,在妊娠 T_3 期有 20%~30% 患者可以停用 ATD;但伴有高水平 TRAb 的孕妇除外,这些病例中 ATD 需持续应用直到分娩。Graves 病症状加重经常发生在分娩后。

A14-3　妊娠合并甲亢危象

索引词:妊娠合并甲亢危象、药物选择

病史摘要:患者,女,28 岁,因"停经 38 周,高热、心慌、大汗淋漓半小时"就诊。平素月经规律,定期产检。否认高血压、糖尿病、心脏病病史,2 年前外院诊断为甲状腺功能亢进,一直给予药物治疗,孕期亦用药物(丙硫氧嘧啶)控制病情。查体:体温 39℃,脉搏 145 次 /min,呼吸 20 次 /min,血压 130/64mmHg,一般情况可,心率 145 次 /min,律齐,未闻及病理性杂音,余查体无特殊。专科查体:宫高 32cm,腹围 102cm,胎心 145 次 /min。辅助检查:B 超示宫内单活胎,心电图示窦性心动过速,电轴不偏。

诊断:妊娠合并甲亢危象;G1P0,孕 38 周单活胎

处方:1. 丙硫氧嘧啶　50mg×100 片 / 瓶

　　　　用法:首次剂量 600mg,口服或经胃管注入,以后每次 100~200mg,口服,每日 3 次,待症状缓解后减至一般治疗剂量;

　　　2. 复方碘溶液　100ml×1 瓶

　　　　用法:首剂量 30~60 滴,以后每次 5~10 滴,每 6~8 小时 1 次;

　　　3. 普萘洛尔　10mg×100 片 / 瓶

　　　　用法:每次 10~20mg,口服,每日 3 次;

　　　4. 氢化可的松注射液(20ml:100mg/ 支)　100mg

　　　　5% 葡萄糖注射液(500ml/ 袋)　500ml

　　　　用法:静脉滴注,每 6~8 小时 1 次。

分析:确诊甲亢危象前期或甲亢危象后,无需等待化验结果,应尽早开始治疗,降低循环中甲状腺激素水平。治疗目的是纠正严重的甲状腺毒症和诱发疾病,其中占有重要地位的是保护重要脏器,防止功能衰竭,加强支持治疗。①硫脲类抗甲状腺药,丙硫氧嘧啶可以抑制甲状腺外 T_4 脱碘转变为 T_3。口服首次剂量 600mg,口服或经胃管注入,以后每次 100~200mg,口服,每日 3 次,待症状缓解后减至一般治疗剂量。②碘剂,无机碘能够迅速抑制甲状腺球蛋白水解,从而减少甲状腺激素的释放,每日口服复方碘溶液 30 滴(也有用 5 滴,每 6 小时 1 次),或静脉滴注碘化钠 1~2g。应在使用碘剂前 1 小时使用 PTU,可以较完全地抑制由所用碘产生的额外甲状腺激素。③β 受体阻断剂可减轻周围组织对儿茶酚胺的反应。普萘洛尔有抑制甲状腺激素对交感神经的作用,也可较快地降低

外周 T_4 向 T_3 的转变。甲状腺危象时一般口服 40~80mg,或静脉缓慢注入 2mg,能持续作用几小时,可重复使用。④保护重要脏器,防止功能衰竭甲亢危象时糖皮质激素的需要量增加,有高热或休克者应加用糖皮质激素,糖皮质激素还可抑制 T_4 转换为 T_3。此外,甲亢患者糖皮质激素代谢加速,肾上腺存在潜在的储存不足,在应激情况下,难以补偿分泌更多的糖皮质激素,于是导致皮质功能衰竭。糖皮质激素的用量相当于氢化可的松 200~300mg/d。

建议:

1. 复方碘溶液用于甲状腺功能亢进症危象时,必须配合使用硫脲类药物,大量饮水和增加食盐摄入量,可加速碘的排泄。

2. 甲亢患者使用普萘洛尔不可骤然停药,否则使甲亢症状加重。

治疗评估:患者甲亢危象临床症状缓解,如安静时脉搏、脉压降低,心率增加,皮肤潮红,体温升高,胃肠道不适症状缓解。实验室检查项目血清 FT_4、FT_3 降低。

第三节 不合理处方 ■ ■ ■

B14-1 妊娠合并甲状腺功能减退

索引词:妊娠合并甲状腺功能减退、甲状腺片

病史摘要:患者,女,32 岁,因"停经 25 周,厌食、乏力半月"就诊。平素月经规律,未定期产检。否认高血压、糖尿病、心脏病病史等,1+ 年前外院诊断为甲状腺功能异常(具体不详),间断使用药物治疗。查体:体温 36.9℃,脉搏 92 次 /min,呼吸 21 次 /min,血压 115/66mmHg,心肺(−)。专科查体:宫高 33cm,腹围 108cm,胎心 155 次 /min。辅助检查:B 超示宫内单活胎,血常规无异常。甲功示:FT_4:7.5pmol/L,T_3:0.9nmol/L,T_4:40nmol/L,TSH:7.9mIU/L。

诊断:妊娠合并甲状腺功能减退;G3P0,孕 25 周单活胎

处方:甲状腺片 40mg×100 片

用法:每次 20mg,口服,每日 1 次。

分析:妊娠期选择左甲状腺素钠片

建议:左甲状腺素钠片 50μg×100 片 / 盒

用法:每次 50μg,口服,每日 1 次。

B14-2 妊娠合并甲亢

索引词:妊娠合并甲亢、复方碘溶液

病史摘要:患者系育龄期女性,G1P0,因"停经 8 周,发现甲状腺功能异常"

就诊。平素月经规律。既往体健,否认高血压、糖尿病、心脏病等病史。查体:体温 36.7℃,脉搏 115 次 /min,呼吸 22 次 /min,血压 115/68mmHg,一般情况可,心率 115 次 /min,律齐,未闻及病理性杂音,余查体无特殊。检查结果:B 超示宫内孕囊 4.5×2.1×3.5cm,胚芽 1.7cm,可见胎心搏动。甲功示:FT$_4$:71.67pmol/L,T$_4$>387.00nmol/L,T$_3$:12.30nmol/L,FT$_3$:27.46pmol/L,TSH<0.003mIU/L。

诊断:妊娠合并甲亢;宫内早孕

处方:甲硫咪唑　10mg×50 片

用法:每次 20mg,口服,每日 2 次。

分析:妊娠早期宜选择对胎儿影响小的丙硫氧嘧啶。

建议:丙硫氧嘧啶　50mg×100 片 / 瓶

用法:起始剂量为每次 100mg,口服,每日 3 次,当甲状腺功能正常时可逐渐减量。

B14-3　妊娠合并甲亢危象

索引词:妊娠合并甲亢危象、PTU

病史摘要:患者,女,25 岁,因"停经27^{+2}周,发热、惊慌6天,加重伴恶心呕吐1天"入院。平素月经规律,停经12周时查甲功:FT$_3$:14.5pmol/L,FT$_4$:35.1pml/L,TSH:0.02mU/L,诊断为甲亢,未予以治疗。患者自诉孕前1年开始容易出汗,经常失眠,多食但体重未增加,未重视。入院查体:T 39.3 ℃,P165 次 /min,R28 次 /min,血压 138/67mmHg,轻度突眼,甲状腺 II 度肿大,心率 165 次 /min,律齐,未闻及病理性杂音,余查体无特殊。专科查体:宫高 23cm,腹围 78cm,胎心 155 次 /min。辅助检查:B 超示宫内单活胎,胎儿稍小于孕周,血常规无异常,心电图示窦性心动过速,电轴不偏。甲功示:FT$_4$:78.5pmol/L,FT$_3$:38.5nmol/L,TSH<0.01mIU/L。

诊断:妊娠合并甲亢危象;G1P0,孕 27^{+2} 周单活胎

处方:1. 丙硫氧嘧啶　50mg×100 片 / 瓶

用法:起始剂量为每次 100mg,口服,每日 3 次,当甲状腺功能正常时可逐渐减量;

2. 复方碘溶液　100ml×1 瓶

用法:每次 5~10 滴,每 6~8 小时 1 次。

分析:

1. PTU 可以抑制甲状腺外 T$_4$ 脱碘转变为 T$_3$。口服首次剂量600mg,口服或经胃管注入,以后每次 100~200mg,口服,每日 3 次,待症状缓解后减至一般治疗剂量,患者 PTU 的量不够;

2. 复方碘溶液应先使碘浓度达到饱和;

3. 使用普萘洛尔控制心率。

建议: 1. 丙硫氧嘧啶　50mg×100 片 / 瓶

　　　　用法:首次剂量 600mg,口服或经胃管注入,以后每次 100~200mg,口服,每日 3 次,待症状缓解后减至一般治疗剂量;

2. 复方碘溶液　100ml×1 瓶

　　用法:首剂量 30~60 滴,以后每次 5~10 滴,每 6~8 小时 1 次;

3. 普萘洛尔片　10mg×100 片 / 瓶

　　用法:每次 10~20mg,口服,每日 3 次;

4. 氢化可的松注射液(20ml:100mg/ 支)　100mg

　　5% 葡萄糖注射液(500ml/ 袋)　500ml

　　用法:静脉滴注,每 6~8 小时 1 次。

第十五章　妊娠合并系统性红斑狼疮

第一节　概述 ▪▪▪

系统性红斑狼疮(systemic lupus erythematosus)是一种病因不明的自身免疫性疾病,自身抗体和免疫复合物攻击细胞核的一个或多个部分,引发多个器官损伤。

【临床表现】

累及器官不同,症状也有所不同。患者一般可出现全身发热、疲倦、体重减轻和周身不适,关节疼痛表现为对称性关节炎,半数有关节晨僵、肌肉疼痛、乏力,甚至肌肉萎缩。具体可表现为:

1. 血液系统:如贫血、溶血、白细胞减少、血小板减少,血清中可检出狼疮抗凝物。

2. 皮肤损害:面部蝶形红斑,肢端可有小结节和雷诺现象,皮肤弹性差,脱发,口腔溃疡。

3. 精神、神经症状:轻者可有心理障碍、意识障碍,严重者可有癫痫、偏瘫或蛛网膜下腔出血等表现。

4. 胸闷、心悸、气短、不能平卧、心力衰竭。累及浆膜时,表现为心包炎、胸膜炎,出现腹水、呼吸困难、胸痛。

5. 肾炎:表现为血压升高、水肿、蛋白尿。

6. 胃肠道表现:食欲减退、恶心、呕吐、腹痛、腹泻。

7. 产科并发症:反复流产、胚胎停育、宫内发育迟缓、死胎、死产、早产、早期发生妊娠高血压。

【诊断要点】

在以下 11 项诊断标准中任何 4 项或以上连续或同时存在即可诊断。

1. 颊部斑疹:颊部红斑。

2. 盘状斑疹:红斑,有鳞屑和小泡状栓。

3. 光过敏。

4. 口腔溃疡：通常不痛。

5. 关节炎：非神经性，累及 2 个或以上关节。

6. 浆膜炎：胸膜炎、心包炎。

7. 肾脏病变：蛋白尿 >0.5g/d 或 >+++，或有管型。

8. 神经系统异常：无其他原因的癫痫发作或精神病。

9. 血液系统异常：溶血性贫血，白细胞减少，淋巴细胞减少，血小板减少。

10. 免疫系统异常：抗 ds-DNA 阳性或抗 Sm 抗体阳性，或 VDRL 假阳性，IgM 或 IgG 抗心磷脂和狼疮抗凝物。

11. 抗核抗体：ANA 滴度异常。

【治疗原则】

1. 母体的治疗和监测：

（1）妊娠早期：对于系统性红斑狼疮病情活动的孕妇应尽早人工流产终止妊娠。

（2）妊娠中期：对于不宜妊娠的患者，应在控制疾病活动的基础上终止妊娠。对于病情稳定的患者，要注意监测以下指标：①血压；②肝、肾功能；③心电图；④血红蛋白和血小板；⑤血浆蛋白总量；⑥ 24 小时尿蛋白量；⑦血沉；⑧狼疮抗凝物。治疗上尽量使用对胎儿影响小的药物。可使用的药物有：

1）糖皮质激素：是治疗妊娠合并系统性红斑狼最重要的药物。依据病情，尽量应用小剂量。泼尼松治疗一般剂量为 10~80mg/d，在孕期及产后常规应用泼尼松 5~15mg/d，孕前服药者，孕期加倍，或根据病情及活动程度可适当增大剂量至 60mg/d。

2）阿司匹林：可用于孕期系统性红斑狼疮的炎性关节肌肉疼痛和发热的治疗，剂量可高达 3~5g/d。此剂量在孕 32 周后和哺乳期禁用，以免发生过期妊娠、产程延长、产科出血及新生儿颅内出血或动脉导管早闭。小剂量阿司匹林（75~150mg/d）在整个孕期均可安全应用。

3）免疫抑制 - 细胞毒药物：硫唑嘌呤、环孢素、环磷酰胺（此药宜权衡利弊后使用）。

4）肝素和低分子肝素：肝素或低分子量肝素与小剂量阿司匹林联合治疗适用于孕期抗磷脂综合征。

5）静脉注射用人丙种球蛋白和血浆置换疗法。

（3）妊娠晚期：妊娠晚期经肝素治疗无效或提示胎盘功能减退者，在促胎肺成熟后应积极终止妊娠。对于无并发症的患者在孕 34 周左右也可考虑终止妊娠，方式以剖宫产为宜。仅部分经产妇在各项检查提示胎儿 - 胎盘功能正常时，在孕 37 周后可在严密监测下经阴道分娩。分娩当日起加用氢化可的松 100~200mg，静脉滴注 3 天。

（4）分娩后的治疗：产后第 2 日用甲泼尼松 40mg 或氢化可的松 160mg 静脉滴注，第 3 日恢复产前剂量，以至少 10mg/d 维持 6 周，也可加用地塞米松。泼尼松可通过乳汁分泌，故产后不主张母乳喂养，同时不用雌激素回奶。硫唑嘌呤可通过乳汁，故在哺乳期不宜应用。

2. 胎儿的监测　系统性红斑狼疮孕妇容易导致胎盘功能不全、胎儿生长发育迟缓。

第二节　合理处方 ■■■

A15-1　妊娠合并系统性红斑狼疮

索引词：妊娠合并系统性红斑狼疮、药物选择

病史摘要：患者，女，26 岁。因"停经 38^{+5} 周，要求入院待产"入院。平素月经规律，不定期产检。既往有"系统性红斑狼疮"，定期检查，孕 5 月时"系统性红斑狼疮"发作，改口服药"美卓乐、赛能"治疗后好转，目前调整药物用量为"美卓乐（甲基泼尼松片，4mg×30 片）3 片口服，每日 1 次、赛能（盐酸羟氯喹）2 片，每日 2 次"治疗。入院查体：生命体征平稳，心肺听诊阴性，腹部、背部皮肤、双上肢皮肤可见到密红色小丘疹，双下肢可见散在瘀斑，双下肢凹陷性水肿。专科情况：宫高 32cm，腹围 94cm，胎方位：LO，胎心 138 次 /min。辅助检查：B 超示宫内单活胎。尿常规示：蛋白 0.1g/L，尿糖正常，酮体阴性。血常规、肝肾功及空腹血糖均正常。

诊断：系统性红斑狼疮合并妊娠；G3P1，孕 38^{+5} 周单活胎头位

处方：氢化可的松琥珀酸钠（50mg/ 支）　200mg

　　　　0.9% 氯化钠注射液（100mg/ 袋）　100ml

　　　　用法：静脉滴注，每日 1 次。

分析：系统性红斑狼疮（systemic lupus erythematosus，SLE）是一种导致多系统损害的慢性自身免疫性疾病，好发于育龄女性，妊娠可诱发和加重病情 .SLE 活动期，给予强有力的药物控制；缓解期，给予药物维持性治疗。孕期根据情况应用：①糖皮质激素，泼尼松、氢化可的松、甲泼尼龙，这几种药物不通过胎盘，孕期应用较安全。凡妊娠前已停用肾上腺皮质激素者，为避免肾脏的并发症，妊娠后可根据 SLE 病情给予泼尼松 5~10mg/d 治疗；凡妊娠前仍在使用泼尼松治疗者，妊娠后泼尼松的治疗剂量可以增加；若病情有活动迹象，给予泼尼松 40mg/d，并根据病情变化调整剂量，最大用量可达 60mg/d。围分娩期强化激素治疗，停用泼尼松口服，应用氢化可的松 100~200mg/d 或甲泼尼龙 40mg/d 静滴，治疗共 3 天，然后恢复产前维持剂量泼尼松。②免疫抑制剂：羟氯喹可减少 SLE 复发，

改善狼疮肾炎的预后,而且不增加胎儿畸形的发生率,可以与泼尼松联用;当免疫抑制治疗十分必要时,孕期可使用硫唑嘌呤。

建议:

1. 泼尼松治疗期间注意有无血压升高、血糖波动、视力改变、头疼、骨折或骨痛等情况;每日晨 7~8 时用药有助于减少药物不良反应发生;与免疫抑制剂联用时注意防治感染;与降糖药联用可能需调整后者剂量;与 NASIDs 联用可能加剧致溃疡作用。

2. 羟氯喹治疗期间注意有无视力改变、肌无力、皮疹、腹泻等情况;建议与食物或牛奶同服;不宜与抗酸药合用。

治疗评估:围分娩期强化激素治疗后,病情未出现进行性加重,于 39 周剖宫产下一名女活婴。

第三节 不合理处方 ■■■

B15-1 妊娠合并系统性红斑狼疮

索引词:妊娠合并系统性红斑狼疮、药物选择

病史摘要:患者,女,25 岁。因"停经 38^{+3} 周,入院待产"于入院。平素月经规律,建卡定期产检。6 年前因关节疼痛、面部红斑、低热,发现为系统性红斑狼疮,长期服用泼尼松治疗,5 年前出现右侧股骨头坏死,右腿外展受限。现泼尼松 5mg,每 3 日 1 次,口服,硫酸羟氯喹 1 片,每日 1 次,口服治疗,近 3 天来有轻微关节疼痛。内科查体无特殊。专科情况:宫高 36cm,腹围 108.5cm,胎方位:ROA,胎心 148 次 /min。辅助检查:B 超示宫内单活胎,血常规及肝肾功未见异常。

诊断:妊娠合并系统性红斑狼疮;股骨头坏死;G2P0,孕 38^{+3} 周 ROA 单活胎

处方:1. 萘普生片 100mg×100 片
   用法:每次 250mg,口服,每 6~8 小时 1 次;
2. 泼尼松 5mg×100 片
   用法:每次 5mg,口服,每 3 日 1 次;
3. 硫酸羟氯喹 0.2g×10 片 / 盒
   用法:每次 0.2g,口服,每日 1 次。

分析:非甾体抗炎药能抑制前列腺素合成,影响胎儿循环,引起持久性胎儿肺动脉高压,一般孕期不宜使用。短期治疗可用甲泼尼龙或者地塞米松静脉滴注。

建议:1. 氢化可的松琥珀酸钠 50mg/ 支 200mg

0.9% 氯化钠注射液 100ml/ 袋　100ml

用法:静脉滴注,每日 1 次;

2. 硫酸羟氯喹　0.2g×10 片 / 盒

用法:每次 0.2g,口服,每日 1 次。

第十六章 抗磷脂抗体综合征

第一节 概述 ■■■

抗磷脂抗体综合征（antiphospholipid syndrome APS）是指由抗磷脂抗体（antiphospholipid antibody，APL 抗体）引起的一组临床征象的总称。APL 抗体是一组能与多种含有磷脂结构的抗原物质发生免疫反应的抗体，主要有狼疮抗凝物（lupus anticoagulant，LA）、抗心磷脂抗体（anticardiolipid antibody，ACL 抗体）、抗磷脂酸抗体和抗磷脂酰丝氨酸抗体等。与 APL 抗体有关的临床表现，主要为血栓形成、习惯性流产、血小板减少和神经精神症状等。

【临床表现】

1. 动、静脉血栓形成　APS 血栓形成的临床表现取决于受累血管的种类、部位和大小，可以表现为单一或多个血管累及。APS 的静脉血栓形成比动脉血栓形成多见。静脉血栓以下肢深静脉血栓最常见，此外还可见于肾脏、肝脏和视网膜。动脉血栓多见于脑部及上肢，还可累及肾脏、肠系膜及冠状动脉等部位。肢体静脉血栓形成可致局部水肿，肢体动脉血栓会引起缺血性坏疽，年轻人发生脑卒中或心肌梗死应排除原发性 APS 可能。

2. 产科表现　胎盘血管的血栓导致胎盘功能不全，可引起习惯性流产、胎儿宫内窘迫、宫内发育迟滞或死胎。典型的 APS 流产常发生于妊娠 10 周以后，但亦可发生得更早，这与抗心磷脂抗体（anticardiolipid antibody，ACL）的滴度无关。APS 孕妇可发生严重的并发症，早期可发生先兆子痫，亦可伴有溶血、肝酶升高及血小板减少，即 HELLP 综合征。

3. 血小板减少　血小板减少是 APS 表现之一，APL 是直接针对细胞膜的抗体，可引起自身免疫性溶血性贫血。有报道特发性血小板减少性紫癜的患者中30%APL 阳性，APL 与血小板膜磷脂结合，能激活血小板，使其聚集加速，从而导致血小板减少。ACA 引起血小板减少的机制：ACA 与血小板内膜磷脂结合，增加单细胞核巨噬细胞系统对血小板吞噬和破坏，导致血小板减少；ACA 促使血小板激活，从而易于形成血栓，同时血小板消耗性减少。

4. APS 相关的肾病　主要表现为肾动脉血栓 / 狭窄、肾脏缺血坏死、肾性高血压、肾静脉的血栓、微血管的闭塞性肾病和相关的终末期肾病统称为 APS 相关的肾病。

5. 其他　80% 的患者有网状青斑,心脏瓣膜病变是晚期出现的临床表现,严重者需要做瓣膜置换术。此外,APS 相关的神经精神症状包括偏头痛、舞蹈病、癫痫、吉兰－巴雷综合征、一过性球麻痹等,缺血性骨坏死极少见。

【诊断要点】

实验室检查:

1. 用标准化酶联免疫吸附实验,测定 β_2 糖蛋白依赖的抗心磷脂抗体、间隔至少 6 周、2 次或 2 次以上血液中存在中、高滴度的抗心磷脂抗体 IgG 和 / 或 IgM。

2. 间隔至少 6 周,2 次或 2 次以上,按国际血栓和止血学会(狼疮抗凝物质 / 磷脂依赖抗体分会)指南,在血浆中检测到狼疮抗凝物质。

在临床指标中存在一项,且实验室检查也存在一项以上可以诊断 APS。

一个有中高滴度 ACA 或 LA 阳性的患者,有以下情况应考虑 APS 可能:①无法解释的动脉或静脉血栓;②发生在不常见部位的血栓(如肾或肾上腺);③年轻人发生的血栓;④反复发生的血栓;⑤反复发作的血小板减少;⑥发生在妊娠中晚期的流产。

【治疗原则】

1. 治疗的主要目标是抑制血栓形成包括抗血小板、抗凝、促纤溶等。

2. 抗血栓形成治疗　急性期为阻断血栓形成可用肝素治疗。对有动静脉血栓者可口服抗凝剂,对已用足量华法林抗凝仍有反复血栓形成者可皮下注射足量肝素,每日 2 次,使 PT 延长至正常值的 1.5~2 倍,或采用免疫抑制剂(环磷酰胺)、激素、肝素和华法林抗凝联合治疗。

3. 针对流产治疗　每日小剂量阿司匹林(60~80mg)口服和肝素 5000~10 000 单位皮下注射,每日 2 次可使 APS 中的妊娠得以改善。为防止长期肝素治疗所致的骨质疏松,辅以维生素 D 和钙剂;对肝素无效或副作用明显者,可每月按 $0.4g/(kg \cdot d)$ 静脉滴注 γ 球蛋白 4~5 日,同时口服小剂量阿司匹林;泼尼松 20~60mg/d 加小剂量阿司匹林能成功地防止流产但只是在其他治疗失败时用。长期大剂量激素对妊娠、胎儿不利。流产一旦确诊为 APS 所致后以小量阿司匹林,疗效明显。

【注意事项】

1. 必须早期诊断治疗。

2. 平日应保持生活规律,心情舒畅,注意锻炼身体积极配合治疗。

第二节　合理处方 ■■■

A16-1　抗磷脂抗体综合征

索引词:抗磷脂抗体综合征、阿司匹林

病史摘要:患者,女,26 岁,因"停经 31^{+4} 周,发现脐血流 S/D 值增高"就诊。平素月经规律,建卡定期产检,孕期 B 超始终提示胎儿偏小,未特殊处理。既往体健,曾有 3 次孕早期自然流产史,原因不详。查体:生命体征平稳,心肺(−),专科检查:宫高 26cm,腹围 85cm,胎心 154 次/min,头位,无明显宫缩。辅助检查:B 超提示宫内单活胎,胎儿小于孕周;血常规示 PLT 62×10^9/L,其余无异常;凝血功能正常;抗心磷脂抗体(ACA)IgG(++++),抗核抗体(ANA)、母血狼疮细胞及狼疮抗凝物均为阴性。

诊断:抗心磷脂综合征;胎儿生长受限;G4P0,孕 31^{+4} 周单活胎

处方:1. 阿司匹林　25mg×100 片

　　　　用法:每次 75mg,口服,每日 1 次;

　　　2. 低分子肝素　5000U

　　　　用法:每次 5000U,深部皮下注射,每日 2 次,用至产后 6 周。

分析:抗磷脂综合征(Antiphospholipid syndrome,APS)是一种非炎症性自身免疫疾病,临床上以动脉、静脉血栓形成,妊娠早期流产和中晚期死胎和血小板减少等症状为表现。中华医学会风湿免疫学分会制定的《抗磷脂综合征诊断和治疗指南》推荐 APS 孕妇按以下情况处理:①既往无流产史,或妊娠前 10 周发生的流产,通常以小剂量阿司匹林治疗;②既往有妊娠 10 周后流产病史,在确认妊娠后,皮下注射肝素 5000U,每日 2 次,直至分娩前停用;③既往有血栓史,在妊娠前就开始用肝素或低分子肝素抗凝治疗,在妊娠期不用华法林;④产后治疗,由于产后 3 个月内发生血栓的风险极大,产后应该继续抗凝治疗 6~12 周,如果可能,在产后 2~3 周内可以把肝素改为华法林。

建议:对血小板 >50×10^9/L 的轻度血小板减少而不合并血栓的患者,可以观察;对有血栓而血小板 <100×10^9/L 的患者要谨慎抗凝治疗,血小板 <50×10^9/L 禁止抗凝,可以用泼尼松 1~2mg/(kg·d),大剂量静脉丙种球蛋白注射,400mg/kg,待血小板上升后抗凝治疗。

治疗评估:每日胎监,观察胎儿生长情况。

第三节 不合理处方 ■ ■ ■

B16-1 抗磷脂抗体综合征

索引词:抗磷脂抗体综合征、小剂量阿司匹林

病史摘要:患者,女,36岁,因"发现抗磷脂抗体综合征4年,停经12周"就诊。平素月经规律,自诉孕早期阴道流血给予保胎治疗。既往曾有2次孕10+周胎死宫内病史,检查发现抗磷脂抗体综合征。查体:生命体征平稳,心肺(-),辅助检查:B超提示宫内单活胎;血常规示PLT 87×10^9/L,其余无异常;凝血功能正常;抗心磷脂抗体(ACA)IgG(+++),抗核抗体(ANA)、母血狼疮细胞及狼疮抗凝物均为阴性。

诊断:抗磷脂抗体综合征;G3P0,孕12周单活胎

处方:1. 阿司匹林　25mg×100片

　　　　用法:每次300mg,口服,每日3次;

　　　2. 泼尼松　5mg×100片

　　　　用法:每次15mg,口服,每日3次

分析:阿司匹林应该小剂量服用,泼尼松20~60mg/d加小剂量阿司匹林能成功地防止流产但只是在其他治疗失败时用。长期大剂量激素对妊娠、胎儿不利。

建议:阿司匹林　25mg×100片

　　　　用法:每次40~80mg,口服,每日1次。

第十七章 妊娠急性阑尾炎

第一节 概述 ■■■

急性阑尾炎(acute appendicitis)是妊娠期最常见的外科急腹症。妊娠期急性阑尾炎的发生率与非孕期相同,国内资料为 1/2000~1/1000。妊娠各期均可发生急性阑尾炎,常见于妊娠的前 6 个月,分娩期及产后少见。由于妊娠期急性阑尾炎的症状、体征受到妊娠状态的影响,其临床表现常不典型,容易造成漏诊或对病情严重性估计不足,延误治疗。

【临床表现】

在妊娠不同时期,急性阑尾炎的临床表现差异较大。

1. 妊娠早期合并急性阑尾炎症状和体征与非妊娠期基本相同,常有转移性右下腹痛及消化道症状,包括恶心、呕吐、食欲减退、腹泻等。发病早期孕妇体温正常或轻度升高。最重要的体征是右下腹麦氏点或稍高处有压痛、反跳痛和肌紧张。

2. 妊娠中、晚期合并急性阑尾炎疼痛的位置与非妊娠期不同。随着阑尾位置的上移,腹痛及压痛的位置也逐渐上移,甚至可达右肋下肝区。由于增大的子宫将壁腹膜向前顶起,右下腹痛及压痛、反跳痛不明显。

【诊断要点】

1. 症状与体征妊娠中晚期合并急性阑尾炎的症状及体征不典型,故术前诊断率在 50%~75%。

2. 实验室检查妊娠期生理性白细胞升高,故白细胞计数对诊断并非重要,但白细胞计数如明显增高,持续≥18×10^9/L 或计数在正常范围但分类有核左移对诊断有意义。

3. 影像学检查超声特征性的改变是:阑尾呈低回声管状结构,横断面呈同心圆似的靶状影像,直径≥7mm。CT 及 MRI 检查适用于超声下阑尾不显影者。

【治疗原则】

妊娠期阑尾炎不主张保守治疗,一旦确诊,应在积极抗感染治疗的同时,立即行手术治疗。尤其妊娠中晚期,如果一时难以诊断明确,有高度怀疑是阑尾炎,应尽早剖腹探查,有产科指征者可同时行剖宫产。

【注意事项】

术中宜取左侧卧位,以便于暴露阑尾,减少对子宫的刺激,并有预防仰卧位低血压综合征的作用。术中操作应轻柔,避免刺激子宫,最好不放置腹腔引流。术后应联合使用广谱抗生素加强抗感染。对继续妊娠者,应行保胎治疗,术后3~4日内予宫缩抑制剂及镇静剂。

第二节　合理处方

A17-1　妊娠合并急性阑尾炎

索引词:阑尾炎、药物治疗

病史摘要:患者,女,25 岁,因"停经 4+ 月,转移性右下腹疼痛 6 小时,伴恶心呕吐"入院。患者 5 小时前无诱因出现下腹持续胀痛,以脐周为著,伴恶心呕吐。查体:体温 38.2℃,心率 73 次 /min,血压 90/60mmHg。生命体征平稳,未见肠型及蠕动波,腹部压痛、反跳痛及肌紧张,以右下腹显著。移动性浊音阴性,肠鸣音减弱,结肠充气试验(+)、腰大肌试验(+)、闭孔肌试验(+)。实验室检查:血常规 WBC 18.5×10^9/L,N 97.5%。B 超提示:中期妊娠。

诊断:妊娠合并急性阑尾炎;G1P0,孕 18^{+3} 周单活胎

处方:1. 头孢呋辛钠　1.5g

　　　　 0.9% 生理盐水　100ml

　　　　 用法:每日 3 次,静脉滴注;

　　　 2. 0.5% 甲硝唑注射液　100ml

　　　　 用法:每日 3 次,静脉滴注;

　　　 3. 黄体酮注射液　20mg

　　　　 用法:每日 1 次,肌内注射。

分析:急性阑尾炎是妊娠期较常见的外科并发症,因妊娠期病程发展快,容易导致穿孔和腹膜炎,所以确诊后应尽快进行处理。可根据患者孕周及实际病情选择手术治疗或保守治疗。但无论采取哪种方式治疗,为防止和减少并发症的发生,都应积极、合理的使用抗生素,所用抗生素需覆盖厌氧菌。常联合使用较为广谱的头孢二代和覆盖厌氧菌的克林霉素或甲硝唑。本例患者选用的是头孢呋辛钠和甲硝唑,它们在妊娠用药安全分级中均属于 B 级药物,对胎儿副作用小。使用中应注意以下事项:①头孢类药物使用前应询问患者药物过敏史,有青霉素类药物过敏休克史的患者禁用;②头孢呋辛钠属于时间依赖性抗生素,而

且半衰期短,约 80 分钟,每日给药次数不应少于 2 次;③国内甲硝唑的药物说明书中均标注孕妇禁用,药物使用前应做到患者知情同意并签字;④同时为了避免流产和早产的发生,可以使用黄体酮进行保胎治疗。孕中晚期有宫缩的患者宜使用宫缩抑制剂,如利托君预防早产。

建议:

1. 妊娠合并急性阑尾炎患者因病情发展迅速且不易控制,所以孕期出现腹部疼痛时应及时就医;

2. 手术患者术后应尽早活动,可在床上简单活动如翻身、伸缩腿部,24 小时内下床活动,避免肠粘连;

3. 饮食宜清淡,多食纤维素含量丰富的食物,以防发生便秘;

4. 甲硝唑可以和乙醇作用出现双硫仑样反应,用药期间及停药 3 天内避免饮酒或含乙醇的饮料。

治疗评估:患者行剖腹探查,阑尾切除术后临床症状消失、无感染并发症、无早产及流产迹象。

第三节 不合理处方 ■■■

B17-1 妊娠合并急性阑尾炎

索引词:阑尾炎、给药频次、溶媒

病史摘要:患者,女,35 岁,因"停经 31 周,右下腹持续疼痛 1 天"入院。患者既往体检,否认外伤手术史。平素月经规律,孕期定期产检。患者就诊前 1 天无诱因出现右下腹疼痛,为持续性钝痛,定位不明确,伴恶心、呕吐。查体:体温 38.4℃,心率 72 次/min,血压 110/70mmHg,右下腹轻压痛,有反跳痛及肌紧张,心肺查体未见异常。可触及不规律宫缩。实验室检查:血常规 WBC $16×10^9$,N 95%。B 超提示:宫内单活胎,孕 31^{+5} 周。

诊断:妊娠合并急性阑尾炎;G1P0,孕 31 周单活胎头位

处方:头孢曲松钠　　2g

　　　　乳酸钠林格注射液　　500ml

　　　　用法:每日 2 次,静脉滴注。

分析:患者被诊断为妊娠合并急性阑尾炎,应及早给予抗感染治疗。药物应选择对胎儿安全性高的抗生素,头孢曲松在妊娠用药安全分级中属于 B 级药物,可以选择使用。它属于三代头孢类药物,通过抑制细胞壁的合成而产生杀菌活性,抗菌谱广,对很多革兰阳性菌、革兰阴性菌、厌氧菌均有活性。成人药物半衰期约为 8 小时,较一般的头孢类药物半衰期长,所以说明书标注的常规给药频次

为每日 1 次。因含钙溶液如林格液可以和头孢曲松作用产生沉淀,所以不宜使用含钙溶液类作为头孢曲松的溶媒。同时为了防止患者出现宫缩反应,可以给予黄体酮保胎治疗。

建议:1. 头孢曲松钠　2g

0.9% 氯化钠　100ml

用法:每日 1 次,静脉滴注;

2. 黄体酮注射液　20mg

用法:每日 1 次,肌内注射。

第十八章 妊娠合并垂体催乳素瘤

第一节 概述 ■■■

垂体瘤(pituitary tumours)是一组从垂体前叶和后叶及颅咽管上皮残余细胞发生的肿瘤。在有功能的垂体瘤中,催乳素瘤(prolactinoma,PRL 瘤)最常见,临床上按其体积分为大腺瘤(直径≥1cm)及微腺瘤(直径 <1cm)。

【临床表现】

由于催乳素瘤分泌多量的催乳素,导致患者出现高泌乳素血症,女性患者孕前常表现为月经紊乱、无排卵、不孕及泌乳。而垂体催乳素瘤还可有压迫症状,导致激素分泌减低引起生长受限、闭经、尿崩症,还可以引起神经症状如头痛、双颞侧视野缺损或视力障碍、肥胖、嗜睡等。妊娠期高雌性激素水平可刺激肿瘤增大也可引起头痛、视力障碍等压迫症状。

【诊断要点】

近年来诊断催乳素瘤主要依靠血清 PRL 水平和垂体影像学检查。患者如血清催乳素水平持续升高(通常大于 $40\mu g/L \times 2$,正常非孕妇女 $<20\mu g/L$)以及影像学检查(MRI 最佳)证实垂体腺瘤的存在,在排除其他原因引起的高催乳素血症的情况下则可以明确诊断。

【治疗原则】

溴隐亭和卡麦角林是治疗催乳素瘤的首选。孕前使用多巴胺受体激动剂(溴隐亭和卡麦角)治疗,使催乳素降至正常或使垂体腺瘤的体积缩小,并持续治疗直到受孕。

1. 溴隐亭(溴麦角环肽) 起始剂量是每日睡前服用 1.25mg,维持 1 周,再每日上午加用 1.25mg,维持一周,直到第四周时,加量至 2.5mg,每 12 小时 1 次,此时需复查血清 PRL 水平。通常要求总剂量达到 5~7.5mg(分 2 次服用)。

2. 卡麦角林 起始剂量为 0.25mg,每周 2 次,可逐月调整,至血清 PRL 降至正常。常用剂量:0.25~0.5mg,每周 2 次;最大剂量:1mg,每周 2 次。

妊娠期的处理有赖于垂体腺瘤的大小。①微腺瘤(直径 <1cm):孕期可考虑

停用多巴胺受体激动剂,特别是血清催乳素水平正常或孕前微腺瘤一直处于静止状态 2 年以上者。停药后应定期测定血清催乳素水平和检查视野,每次产检均应询问有无头痛或者视觉障碍等症状。如果患者血清催乳素水平显著超过治疗前时,要增加血清催乳素水平监测及视野检查的频度。若发现视野缺损或海绵窦综合征,需加用溴隐亭,一周后症状无改善,建议手术治疗。②大腺瘤(直径≥1cm):孕期不应停药。

【注意事项】

如微腺瘤患者在分娩时并未出现神经系统症状,可行母乳喂养,如产后出现神经系统症状或哺乳期间症状加重,应用药。由于药物会抑制泌乳,因此不建议哺乳。产后 6~8 周应复查血清 PRL 水平,并进行增强 MRI 检查,所有大腺瘤及微腺瘤伴有血清 PRL 水平升高的产妇应继续或重新开始多巴胺受体激动剂治疗,并随访内分泌情况。

第二节　合理处方 ■■■

A18-1　妊娠合并垂体催乳素瘤

索引词:垂体催乳素瘤、溴隐亭、药物治疗

病史摘要:患者,25 岁,因"停经 20+ 周,视野缺损"就诊。患者于停经 40 天查尿 HCG 阳性,早期无阴道出血,根据孕早期 B 超,核对孕周无误。患者既往有垂体催乳素微腺瘤,一直服用溴隐亭片治疗,发现怀孕后停止服用溴隐亭片。查体:体温 36.8℃,心率 72 次 /min,血压 110/70mmHg,视野缺损,挤压乳房可见乳汁样分泌物。产科检查:宫高 17.5cm,腹围 86cm,胎心 140 次 /min。实验室检查:血清催乳素 15nmol/L。MRI:垂体催乳素腺瘤较孕前增大。

诊断:垂体催乳素瘤;G1P0,孕 20+ 周单活胎

处方:溴隐亭片　2.5mg×30 片

用法:1.25mg,每日 2 次(依据临床症状和副反应逐渐增加剂量)。

分析:2014 中华医学会发布的《中国垂体催乳素腺瘤诊治共识》中指出,高催乳素血症患者妊娠期间处理的基本原则是将胎儿对药物的暴露限制在尽可能短的时间内,但是对于垂体催乳素瘤增大者,应给与溴隐亭治疗以抑制肿瘤生长,而且整个孕期须持续用药直至分娩。溴隐亭为下丘脑和垂体中心多巴胺受体的激动剂,可以降低泌乳激素的水平。溴隐亭的使用剂量应从小剂量开始,依据临床症状和副反应逐渐增加剂量。药物治疗期间,需严密监。药物服用前几天患者可能会出现恶心、呕吐、头痛、眩晕或疲劳,一般不需停药。对溴隐亭没有反应或视力视野进行性恶化时应该行经蝶鞍手术治疗并尽早终止妊娠(妊娠接

近足月时）。

建议：

1. 偶有患者在治疗头几天会出现低血压，并可能使精神警觉性下降，因此在驾驶或操作机器时应特别谨慎；

2. 酒精可以降低溴隐亭的耐受性，用药期间应禁止饮酒。

治疗评估：患者溴隐亭治疗 5 天后视野恢复，血清催乳熟水平下降。

第三节　不合理处方 ▪▪▪▪

B18-1　妊娠合并垂体催乳素瘤

索引词：垂体催乳素瘤、药物相互作用

病史摘要：患者李某，30 岁，因"停经 22+ 周，低热，咽喉肿痛，视野缺损"就诊。患者于停经 40 天查尿 HCG 阳性，早期无阴道出血，根据孕早期 B 超，核对孕周无误。患者既往有垂体催乳素腺瘤，一直服用溴隐亭片治疗，发现怀孕后停止服用溴隐亭片。查体：体温 36.8℃，心率 72 次 /min，血压 120/70mmHg，视野缺损，挤压乳房可见乳汁样分泌物。产科检查：宫高 18.5cm，腹围 86cm，胎心 140 次 /min。实验室检查：血清催乳素 15nmol/L，WBC 13.5×10^9。MRI：垂体催乳素腺瘤较孕前增大。

诊断：垂体催乳素瘤；G1P0，孕 22+ 周单活胎；急性咽炎

处方：1. 溴隐亭片　2.5mg×30 片

用法：1.25mg，每日 2 次，口服（依据临床症状和副反应逐渐增加剂量）；

2. 阿奇霉素肠溶片　0.25mg×24 片

用法：0.25mg，每日 1 次，口服（首剂剂量加倍）。

分析：溴隐亭进入人体后在肝脏经过水解代谢为麦角酸和麦角肽类，当溴隐亭合并大环内酯类抗生素时，可以使血浆麦角肽类产物浓度增高，影响其在体内的排泄，所以不建议将溴隐亭和大环内酯类抗生素合用，建议将抗生素品种更换为其他类抗生素。

建议：1. 溴隐亭片　2.5mg×30 片

用法：1.25mg，每日 2 次，口服（依据临床症状和副反应逐渐增加剂量）；

2. 头孢呋辛酯片　0.25mg×24 片

用法：0.25mg，每日 2 次，口服。

第十九章 母儿血型不合

概述 ■■■

一、Rh 母儿血型不合

【临床表现】

1. 胎儿水肿（fetal hydrops） 是 Rh 母儿血型不合最常见的临床表现，水肿的轻重程度与母亲产生的抗体的量、红细胞致敏程度和胎儿的代偿能力有关。水肿胎儿表现为全身水肿，多合并胸水和腹水，肝脾肿大，病情严重者出现早产或宫内死胎。轻者可娩出活胎。

2. 新生儿黄疸（neonatal jaundice） 出生后 4~24 小时内即出现黄疸，并迅速加深，同时合并有不同程度的贫血，若不及时处理，易发生胆红素脑病。

【诊断要点】

1. 血清抗体测定 是了解孕妇是否被致敏的第一步。一般在首次检查时需常规检查血型，孕妇血型为 Rh 阴性者，必须检查丈夫的 Rh 血型，如丈夫的 Rh 血型为阳性，则需检测孕妇血清中的 Rh 抗 D 抗体或不规则抗体，作为基础水平。若抗体为阴性可每隔 4 周定期检测抗体至妊娠 28 周左右。若首次检查为阳性，提示孕妇已被致敏，则需根据抗体滴定度的高低每隔 2~4 周定期测定。

2. 胎儿血型的测定 可以通过血清学抗体检测技术或 PCR 技术进行。

3. 羊水检测。

4. 胎儿血常规检测 超声介导下的脐带穿刺术是获取胎儿血标本的主要方式，但这种侵入性的获取标本的方法有 2% 胎儿丢失率和 50% 的胎母输血的风险，如果穿刺针通过了胎盘，必须在一周内复查母亲抗 D 抗体的滴度。

5. 超声检查 对检查母儿血型不合溶血性疾病的诊断和病情判断有非常重要的指导意义。超声检查能够容易而又清晰地显示胎儿是否出现水肿。

【治疗原则】

1. 致敏后首次妊娠 当血清学检查发现母亲已被致敏，就要开始密切监测母血清中抗体滴度的变化,一般来讲,在妊娠24周前,每月监测一次抗体滴度,以后为每两周一次,同时抽取父亲的血样来确定其RhD的状态和合子类型。

2. 有妊娠或分娩水肿胎史 有以下病史的孕妇应按照高危妊娠予以监护,或转送到对母儿血型不合有丰富治疗经验的医院监护:有水肿胎引产史;有胎儿宫内输血治疗史;新生儿换血史。

3. 宫内输血治疗 依据胎儿血色素,宫内输注适量Rh(-),O型红细胞。

4. 严重贫血胎儿的处理 如果溶血发生在妊娠18~24周,或出现明显水肿,围产儿的死亡率很高,因此宫内输血必须及时进行。第一次宫内输血要将胎儿的血细胞比容提升4倍左右,48小时后再次行宫内输血,将血细胞比容提升至正常水平,7~10天后再进行第三次输血。

5. 黄疸的处理 光疗是降低血清胆红素最简便而有效的方法。当血清胆红素达到光疗标准时应及时进行光疗,并连续监测血清胆红素,光疗无效者应进行换血治疗。

6. 分娩时机的选择 随着宫内输血技术的提升,国外大部分医院将最后行宫内输血的时机定在妊娠35周,希望延长孕周至37~38周。

7. 其他治疗方法 血浆置换;抗D免疫球蛋白注射。

二、ABO血型不合溶血病

ABO血型不合溶血病是我国新生儿溶血病最常见的原因,也是导致新生儿黄疸最常见的原因。母亲为"O"型血,父亲为"A"型、"B"型或"AB"型血者是本病发病的基础。

【临床表现】

新生儿黄疸,其特点是较生理性黄疸出现时间早(多在出生后的24~48小时),治疗方面基本不需要换血,通过常规的光照射和药物治疗,效果好,及时治疗往往无后遗症。

第二十章 胎膜早破

第一节 概述 ■■■

胎膜破裂发生在临产前称胎膜早破。如果发生在妊娠满 37 周后,称足月胎膜早破。如发生在妊娠不满 37 周者,称未足月胎膜早破。胎膜早破的妊娠结局与破膜时孕周有关,孕周越小,围产儿预后越差,常引起早产及母婴感染。

【临床表现】

绝大部分孕妇突然感觉阴道有水样液体流出,无腹痛等其他先兆,以后有间断或持续少量阴道流液。在腹压增加时,如咳嗽、打喷嚏等时,阴道流液会增加或更明显。阴道检查上推抬头可见清亮液体(羊水)流出。

【诊断要点】

1. 病史孕妇突然感觉阴道有水样液体流出,以后有间断或持续少量阴道流液。

2. 临床表现孕妇有阴道流液症状,有或无明显腹痛,阴道检查可见清亮羊水流出。

3. 辅助检查

(1)阴道液 PH 测定:若 PH≥6.5,提示胎膜早破,准确率 90%。

(2)阴道液涂片检查:干燥后镜检可见羊齿植物叶状结晶为羊水,或用 0.5% 硫酸尼罗蓝染色,镜下见橘黄色胎儿上皮细胞,或用苏丹Ⅲ染色见黄色脂肪小粒,均可确定羊水,准确率 95%。

(3)羊膜镜检查:可直视胎先露部,看不到前羊膜囊,即可诊断。

(4)超声检查:B 超提示羊水少可协助诊断。

【治疗原则】

1. 足月胎膜早破治疗 ①以往观察 24 小时,如检查正常,破膜后 12 小时,给予抗生素预防感染,破膜 24 小时仍未临产且无头盆不称,行引产术。目前多主张积极、及早处理,破膜 6 小时以上给予抗生素,破膜 2 小时以上行引产术。②无论临产或未临产,一旦发现有明显的羊膜腔感染症状,或临产后出现频繁变异减速,不能改善,产程进展不顺利,应及时手术终止妊娠。

2. 未足月胎膜早破治疗　①若胎肺不成熟,无明显临床感染征象,无胎儿窘迫,则期待治疗。期待治疗期间给予促胎肺治疗、抗生素预防感染治疗,抑制宫缩治疗,同时监测患者体温、心率、宫缩、白细胞计数、C-反应蛋白等指标变化,以便及早发现患者的感染体征,及时治疗。②若胎肺成熟或有明显临床感染征象,则应立即手术终止妊娠;对于胎儿窘迫,应针对宫内缺氧原因,适时终止妊娠。

【注意事项】

1. 胎膜早破的诊断,尤其是阴道流液较少时,要与尿失禁、阴道炎溢出液相鉴别,避免贻误治疗。

2. 胎膜早破对孕妇的主要影响是宫内感染,应严密监测患者的体温、心率、宫缩、白细胞计数、C-反应蛋白等指标变化,及早发现感染征象,适时终止妊娠。

第二节　合理处方 ▪▪▪▪

A20-1　未足月胎膜早破不伴宫缩

索引词:胎膜早破、孕 31^{+2} 周、药物治疗

病史摘要:患者,女,30 岁,G1P0,因"停经 31^{+2} 周,阴道间断流液 1 小时"入院。患者平素月经规律,3~5/29~42 天,月经量中,无痛经。患者于停经 40 天查尿 HCG 阳性,早期无阴道出血,孕 4+ 月自觉胎动至今,根据孕早期 B 超,核对孕周无误。患者孕期平顺,孕期唐氏筛查低风险,24 周 OGTT:4.75、9.49、8.97mmol/L,经饮食和运动控制血糖,空腹 <4.8mmol/L,餐后 2 小时最高达 10.3mmol/L,一般 <6.7mmol/L,孕期未使用胰岛素。监测血压正常,现孕 31^{+2} 周。于就诊当日 1:40 无诱因出现阴道流液,量少、色清,无腹痛,未见红。一般检查:体温 36.8℃,心率 72 次 /min,血压 110/70mmHg,膝反射存在。产科检查:宫高 28cm,腹围 96cm,羊水色清,无宫缩,头位,胎心 140 次 /min,胎先露。患者无药物过敏史,青霉素皮试阴性。

诊断:胎膜早破;G1P0,孕 31^{+2} 周;单活胎头位

处方:1. 地塞米松注射液　5mg
　　　　　用法:每日 2 次,每次 5mg,肌内注射,疗程 48 小时;

　　　2. 氨苄西林　2g
　　　　　0.9% 氯化钠　100ml
　　　　　用法:每日 4 次,静脉滴注,疗程 48 小时;

　　　3. 乳糖酸红霉素　250mg

0.9% 氯化钠　100ml

用法:每日 4 次,静脉滴注,疗程 48 小时;

4. 阿莫西林胶囊　0.25g×24 粒 / 盒

用法:每次 0.5g,每日 3 次,口服,静脉滴注结束开始服用,疗程 5 日;

5. 红霉素肠溶片　0.25g×24 片 / 盒

用法:每次 0.5g,每日 3 次,口服,静脉滴注结束开始服用,疗程 5 日。

分析:ACOG 妇产科胎膜早破临床处理指南中指出,对于未足月(24 周 ~31 足周)的患者,指南推荐的治疗为:期待治疗;针对 B 族链球菌的预防性治疗;单疗程皮质类固醇使用;若无禁忌证,推荐抗生素的治疗以延长孕周,抗生素的使用上推荐 48 小时内静脉注射氨苄西林和红霉素的疗程,随后 5 天服用阿莫西林和红霉素以延长妊娠和减少感染以及与孕周相关的新生儿患病率。此患者孕 31 周出现胎膜早破,不伴宫缩,所以药物治疗方面选择使用了地塞米松促胎肺成熟,氨苄西林、红霉素、阿莫西林抗感染治疗。药物使用的方法、疗程都符合指南推荐内容。

建议:

1. 出现胎膜早破后,应立即卧床休息,多采用左侧卧位,同时抬高床尾以促进羊水的再积聚和使盆腔得到完全放松;

2. 定期进行羊水量的超声量监测和胎儿心率监护;

3. 会阴冲洗,保持外阴清洁;

4. 监测患者体温、血常规,一旦发现感染应及时终止妊娠;

5. 避免肛诊和阴道检查。

治疗评估:患者治疗至孕 34^{+5} 周顺利娩出一活婴。

A20-2　未足月胎膜早破伴宫缩

索引词:胎膜早破、孕 32^{+4} 周、药物治疗

病史摘要:患者,女,30 岁,因"停经 32^{+4} 周,阴道间断流液 6+ 小时"入院。患者平素月经规律,6/32 天,月经量中,无痛经。患者于停经 40 天查尿 HCG 阳性,早期无阴道出血,孕 4+ 月自觉胎动至今,根据孕早期 B 超,核对孕周无误。患者孕期平顺,孕期唐氏筛查低风险,孕期血压、血糖正常。6 小时前无诱因出现阴道流液,量少、色清,伴腹痛,未见红。一般检查:体温 36.8℃,心率 72 次 /min,血压 110/70mmHg,膝反射存在。产科检查:宫高 28cm,腹围 96cm,羊水色清,有不规则宫缩,臀位,胎心 140 次 /min。患者无药物过敏史,青霉素皮试阴性。

诊断:胎膜早破;G2P0,孕 32^{+4} 周;单活胎臀位

处方:1. 地塞米松注射液　5mg

　　　用法:每日 2 次,肌内注射,疗程 48 小时;

　2. 氨苄西林 2g+0.9% 氯化钠　100ml

　　　用法:每日 4 次,静脉滴注,疗程 48 小时;

　3. 乳糖酸红霉素　250mg

　　　0.9% 氯化钠　100ml

　　　用法:每日 4 次,静脉滴注,疗程 48 小时;

　4. 阿莫西林胶囊　0.25g×24 粒 / 盒

　　　用法:每次 0.5g,每日 3 次,口服,静脉滴注结束开始服用,疗程 5 天;

　5. 红霉素肠溶片　0.25g×24 粒 / 盒

　　　用法:每次 0.5g,每日 3 次,口服,静脉滴注结束开始服用,疗程 5 天;

　6. 硝苯地平片　10mg

　　　用法:20mg 口服,然后每次 10~20mg,每日 3~4 次,根据宫缩情况调整,可持续 48 小时。

　　分析:此患者孕 32^{+4} 周出现胎膜早破,ACOG 妇产科胎膜早破临床处理指南中指出,对于未足月(32~33 周)的患者,指南推荐的治疗为:除非确定胎肺已经成熟,否则应进行期待治疗;推荐针对 B 族链球菌的预防性治疗;若无禁忌证,推荐抗生素的治疗以延长孕周;有些专家推荐皮质类固醇来促胎肺成熟。同时因患者伴有不规则宫缩,所以还应选用宫缩抑制剂进行治疗。因为盐酸利托君和皮质类固醇同时使用可以增加患者肺水肿的风险,所以此患者选用了硝苯地平片作为宫缩抑制剂来进行治疗。

　　建议:

　　1. 出现胎膜早破后,应立即卧床休息,多采用左侧卧位,同时抬高床尾以促进羊水的再积聚和使盆腔得到完全放松;

　　2. 定期进行羊水量的超声量监测和胎儿心率监护;

　　3. 会阴冲洗,保持外阴清洁;

　　4. 监测患者体温、血常规,一旦发现感染应及时终止妊娠;

　　5. 避免肛诊和阴道检查。

　　治疗评估:患者服用硝苯地平片第二天宫缩停止,整体治疗至 36^{+3} 天顺利头位娩出一活婴,胎儿情况良好。

A20-3　足月胎膜早破未临产

　　索引词:胎膜早破、孕 38+ 周

　　病史摘要:患者,女,34 岁。主诉:停经 38+ 周,阴道流液 4 小时。患者平素月经规律,5/30 天,月经量中,无痛经。患者停经 32 天查尿 HCG 阳性,早期无阴道出血。孕 4+ 月自觉胎动至今,根据孕早期 B 超提示核对孕周无误。患者孕期平顺,孕期唐筛检查正常,血压正常,孕 24 周 OGTT:4.99、7.4、4.54mmol/L,孕晚期无头痛头晕等不适。患者 4 小时前无诱因出现阴道流液,色清,无腹痛,无阴道出血。患者既往有左耳听小骨手术史。一般检查:患者一般情况好,T 36.5℃,心率 77 次 /min,血压 110/70mmHg。宫高 34cm,腹围 105cm,胎心 145次 /min,宫缩无,头位。内诊查:宫颈质软,先露 –1,宫口开大0cm,胎膜已破,骨盆 TO=8.5cm。辅助检查:B 超:头位,BPD:9.5cm,FL:7.3cm,AC:33.2cm,AFI:14cm,胎盘Ⅱ + 级。孕晚期筛查 B 族链球菌为阴性。

　　诊断:胎膜早破;G1P0,孕 38+ 周头位

　　处方:缩宫素　2.5U

　　　　　5% 葡萄糖　500ml

　　　　用法:静脉点滴,依据宫缩调节滴速。

　　分析:患者孕 38+ 周出现胎膜早破,ACOG 妇产科胎膜早破临床处理指南中指出,对于足月(≥37周)的患者,指南推荐的治疗为:发动分娩,一般通过引产;推荐针对 B 族链球菌的预防性治疗;因本患者孕晚期筛查 B 族链球菌为阴性,故可以不必针对性治疗。因患者无宫缩,可以采用引产的方式发动分娩。本例患者采用的引产药为缩宫素,它是一种多肽类激素子宫收缩药,它通过刺激子宫平滑肌收缩,模拟正常分娩的子宫收缩作用,导致子宫颈扩张,进而分娩。它用于引产或催产的具体用法为,静脉滴注,起始剂量为 2.5mU/min 开始,根据宫缩调整滴速,一般每隔 30 分钟调整一次,直至出现有效宫缩。有效宫缩的判定标准为 10 分钟内出现 3 次宫缩,每次宫缩持续 30~60 秒。最大滴速一般不得超过 10mU/min,如达到最大滴速,仍不出现有效宫缩可增加缩宫素浓度。增加浓度的方法是以 5% 葡萄糖 500ml 中加 5U 缩宫素即 1% 的缩宫素浓度,相当于每毫升液体含 10mU 缩宫素,先将滴速减半,再根据宫缩情况进行调整,增加浓度后,最大增至 20mU/min。用药过程中应注意监测:子宫收缩的频率、持续时间及强度;孕妇脉搏及血压;胎儿心率等,以免产妇和胎儿发生危险。同时避免和其他宫缩药同时使用,以免出现子宫张力过高,产生子宫破裂的风险。

　　建议:

　　1. 出现胎膜早破后,应立即卧床休息,多采用左侧卧位;

　　2. 患者已经足月,无明确剖宫产指征,则宜在破膜后 2~12 小时内积极引产,以减少感染的风险;

　　3. 引产或催产过程中,应注意缩宫素的滴注速度,逐渐加量,并严密监测产妇和胎儿的情况,以免发生危险;

　　4. 产后应注意外阴清洁,避免生殖系统的感染。

　　治疗评估:患者使用缩宫素引产后 13 个小时顺利自勉一男婴,产程顺利,胎儿状况良好。

A20-4　足月胎膜早破临产

索引词:胎膜早破、孕 38+ 周

病史摘要:患者,女,30 岁。因"停经 38^{+2} 周,阴道流液 2 小时"入院。患者平素月经规律,5/30 天,月经量中,无痛经。患者停经 32 天查尿 HCG 阳性,早期无阴道出血。孕 4+ 月自觉胎动至今,根据孕早期 B 超提示核对孕周无误。患者孕期平顺,否认高血压、糖尿病史,否认药物过敏史,孕晚期筛查 B 族溶血链球菌阳性,已使用抗生素治疗。入院检查:患者一般情况好,T 36.8℃,心率77 次 /min,血压 110/70mmHg。宫高 34cm,腹围 96cm,胎心 145 次 /min,可及宫缩,15 次 /h 出现胎膜早破、孕 38^{+2} 周单活胎头位及临产,15s,头位。内诊查:宫颈质软,先露 –1,宫口开大 2cm,胎膜已破,见红。骨盆 TO=8.5cm。B 超提示:头位,BPD:9.5cm,FL:7.3cm,AC:33.2cm,AFI:14cm,胎盘Ⅲ级。

诊断:胎膜早破;G1P0,孕 38^{+2} 周单活胎头位;临产

处方:青霉素钠　480 万 U

　　　　0.9% 氯化钠　100ml

　　　　用法:首剂 480 万 U,然后 240 万 U/4h,静脉滴注,直至分娩。

分析:依据我国指南,足月的患者胎膜早破宜尽快分娩,本例患者已足月临产,可以不必使用缩宫素催产,只是患者产前筛查 B 族溶血链球菌阳性,所以在产时应使用抗生素来预防感染,指南推荐的首选药物为青霉素 G,用法为首剂 480 万 U,然后 240 万 U/4h,静脉滴注,直至分娩。青霉素钠妊娠安全分级为 B 级,对胎儿安全。是时间依赖性抗生素,半衰期短,宜每日多次给药。因它的水溶液不稳定,所以宜新鲜配制使用,溶媒量不宜过大,滴注时间小于1 小时。此外,使用前应仔细询问过敏史,患者及近亲有过敏性休克史应禁止使用。

建议:

1. 保持心情平静、放松;

2. 及时排空膀胱以免膀胱占位影响胎儿下降;

3. 产程中宜进食一些高热量宜吸收的食物;

4. 多变换体位,加速胎头下降,加快产程进展。

第三节　不合理处方 ■■■

B20-1　未足月胎膜早破不伴宫缩

索引词:胎膜早破、孕 30^{+5} 周、药物选择、药物浓度、溶媒

病史摘要:患者,女,30 岁,因"停经 30^{+5} 周,阴道间断流液 10+ 小时"入院。患者平素月经规律,5/30 天,月经量中,无痛经。患者于停经 48 天查尿 HCG 阳性,早期无阴道出血,孕 4+ 月自觉胎动至今,根据孕早期 B 超,核对孕周无误。患者孕平顺,孕期唐氏筛查低风险。孕期血糖、血压正常,现孕 30^{+5} 周。10 小时前无诱因出现阴道流液,量少、色清,无腹痛,未见红。一般检查:体温 36.8℃,心率 72 次/min,血压 120/70mmHg,膝反射存在。产科检查:宫高 26cm,腹围 90cm,羊水色清,无宫缩,头位,胎心 140 次/min,胎先露。患者无药物过敏史,青霉素皮试阴性。

诊断:胎膜早破;G1P0,孕 30^{+5} 周;单活胎头位

处方:1. 地塞米松注射液 5mg

用法:每日 2 次,每次 5mg,肌内注射,疗程 48 小时;

2. 阿莫西林克拉维酸钾 2.4g

0.9% 氯化钠 100ml

用法:每日 3 次,静脉滴注,疗程 48 小时;

3. 乳糖酸红霉素 250mg

5% 葡萄糖 100ml

用法:每日 2 次,静脉滴注,疗程 48 小时;

4. 阿莫西林克拉维酸钾片 0.375g×24 片/盒

用法:每次 0.375g,每日 3 次,口服,静脉滴注结束开始服用,疗程 5 天;

5. 红霉素肠溶片 0.25g×24 片/盒

用法:每次 0.5g,每日 3 次,口服,静脉滴注结束开始服用,疗程 5 天。

分析:患者孕 30^{+5} 周出现胎膜早破,依据指南,针对患者采取了促胎肺成熟和预防感染的药物治疗。但是在抗感染药物的选择上,采用了阿莫西林克拉维酸钾。研究显示阿莫西林克拉维酸钾增加新生儿坏死性小肠结肠炎的风险应避免应用于胎膜早破的患者,所以应将处方 1 和 4 中的阿莫西林克拉维酸钾换为氨苄西林。乳糖酸红霉素在酸性环境中不稳定,其说明书中的配制方法为:先加灭菌注射用水 10ml 至 0.5g 乳糖酸红霉素粉针瓶中或加 20ml 至 1g 乳糖酸红霉素粉针瓶中,用力振摇至溶解。然后加入生理盐水或其他电解质溶液中稀释,注意红霉素浓度在 1%~5% 以内,缓慢静脉滴注,但因葡萄糖溶液偏酸性,必须每 100ml 溶液中加入 4% 碳酸氢钠 1ml。所以处方 3 中的溶媒宜换为 0.9% 氯化钠 250ml。

建议:1. 地塞米松注射液 5mg

用法:每日 2 次,每次 5mg,肌内注射,疗程 48 小时;

2. 氨苄西林 2g

　　0.9% 氯化钠　　100ml

　　　用法:每日 3 次,静脉滴注,疗程 48 小时;

　3. 乳糖酸红霉素　　250mg+0.9% 氯化钠　　100ml

　　　用法:每日 2 次,静脉滴注,疗程 48 小时;

　4. 阿莫西林胶囊　　0.25g×24 粒 / 盒

　　　用法:每次 0.5g,每日 3 次,口服,静脉滴注结束开始服用,疗程 5 天;

　5. 红霉素肠溶片　　0.25g×24 片 / 盒

　　　用法:每次 0.5g,每日 3 次,口服,静脉滴注结束开始服用,疗程 5 天。

B20-2　未足月胎膜早破伴宫缩

索引词:胎膜早破、孕 35^{+4} 周

病史摘要:患者,女,28 岁,因"停经 35^{+4} 周,阴道间断流液 5 小时"入院。患者平素月经规律,7/30 天,月经量中,无痛经。患者于停经 35 天查尿 HCG 阳性,早期无阴道出血,孕 5 月自觉胎动至今。孕早期 B 超提示孕周相符。患者孕期平顺,孕期唐氏筛查低风险,孕期血压、血糖正常。现孕 35^{+4} 周,5 小时前无诱因出现阴道流液,量少、色清,伴腹痛,未见红。一般检查:体温 36.8℃,心率 70 次 /min,血压 120/80mmHg,膝反射存在。产科检查:宫高 33cm,腹围 96cm,羊水色清,偶有宫缩,宫颈评分 7 分,头位,胎心 145 次 /min。B 族链球菌筛查阴性。患者无药物过敏史,青霉素皮试阴性。

诊断:胎膜早破;G1P0,孕 35^{+4} 周;单活胎头位

处方:1. 地塞米松注射液　　5mg

　　　　用法:每日 2 次,每次 5mg,肌内注射,疗程 48 小时;

　2. 氨苄西林　　2g

　　0.9% 氯化钠　　100ml

　　　用法:每日 3 次,静脉滴注,疗程 48 小时;

　3. 乳糖酸红霉素　　1g

　　0.9% 氯化钠　　250ml

　　　用法:每日 2 次,静脉滴注,疗程 48 小时;

　4. 阿莫西林胶囊　　0.25g×24 粒 / 盒

　　　用法:每次 0.5g,每日 3 次,口服,静脉滴注结束开始服用,疗程 5 日;

　5. 红霉素肠溶片　　0.25g×24 片 / 盒

　　　用法:每次 0.5g,每日 3 次,口服,静脉滴注结束开始服用,疗程 5 日;

　6. 硫酸沙丁胺醇片　　2.4mg×20 片

　　　用法:每次 4.8mg,每日 3 次,口服。

分析:美国妇产科协会(The American College of Obstetrics and Gynecology,

ACOG）的国立卫生组织（The National Institutes of Health，NIH）委员会推荐符合使用倍他米松或地塞米松来促胎肺成熟的妊娠周数为 32~34 周，NIH 认为妊娠 32 周以前的胎膜早破只要没有绒毛膜羊膜炎就可以给予皮质固醇类激素来促胎肺成熟。妊娠大于 32 周的孕妇应查羊水，当磷脂酰甘油和 / 或卵磷脂 / 鞘磷脂（L/S）>2 时，二者作为胎肺成熟的标志。妊娠 34 周以上的孕妇不建议使用糖皮质激素，除非有证据表明胎肺不成熟。本例患者为孕 35^{+4} 周，所以不建议再使用地塞米松进行促胎肺成熟。最新的 ACOG 胎膜早破指南指出，对于 34~36 足周的患者发生胎膜早破时，处理方法同足月相似，即可以通过引产来发动分娩，同时针对 B 族链球菌进行预防性治疗，此患者 B 族链球菌筛查阴性，所以应尽快进行催产，娩出胎儿。

建议：缩宫素　2.5U

0.9% 氯化钠　500ml

用法：静脉点滴，依据宫缩调节滴速。

B20-3　足月胎膜早破未临产

索引词：胎膜早破、孕 37+ 周

病史摘要：患者，女，34 岁。主诉：停经 37+ 周，阴道流液 3 小时。患者平素月经规律，5/30 天，月经量中，无痛经。患者停经 35 天查尿 HCG 阳性，早期无阴道出血。孕 4+ 月自觉胎动至今，根据孕早期 B 超提示核对孕周无误。患者孕期平顺，孕期唐筛正常，血压正常，孕 24 周 OGTT：7.2、11.5、9.8mmol/L，诊断为妊娠糖尿病，孕期一直使用胰岛素控制。患者 3 小时前无诱因出现阴道流液，色清，无腹痛，无阴道出血。入院检查：患者一般情况好，T 36.5℃，心率 77 次 /min，血压 110/70mmHg。宫高 34cm，腹围 90cm，胎心 145 次 /min，宫缩无，头位。内诊查：宫颈质软，70% 消，先露 –1，宫口开大 0cm，胎膜已破，骨盆 TO=8.6cm。辅助检查：B 超：头位，BPD：9.2cm，FL：7.3cm，胎盘Ⅱ + 级。孕晚期筛查 B 族链球菌为阴性。

诊断：胎膜早破；妊娠糖尿病；G1P0，孕 37+ 周；单活胎头位

处方：缩宫素　2.5U

5% 葡萄糖　500ml

用法：静脉点滴，依据宫缩调节滴速。

分析：患者孕 37+ 周出现胎膜早破，依据指南，应通过引产方式来发动分娩。本例患者采用了所宫缩，针对该药，临床常使用的溶媒有葡萄糖、盐水、平衡液、糖盐等，由于该患者合并妊娠糖尿病，所以不宜使用葡萄糖作为溶媒，宜更换为其他溶媒。

建议：缩宫素　2.5U

0.9% 氯化钠 500ml

用法：静脉点滴，依据宫缩调节滴速。

B20-4 足月胎膜早破临产

索引词：胎膜早破、孕 38^{+2} 周

病史摘要：患者，女，30 岁。因"停经 38^{+2} 周，阴道流液 2 小时"入院。患者平素月经规律，5/30 天，月经量中，无痛经。患者停经 32 天查尿 HCG 阳性，早期无阴道出血。孕 4+ 月自觉胎动至今，根据孕早期 B 超提示核对孕周无误。患者孕期平顺。否认高血压、糖尿病史，有青霉素过敏休克史，孕晚期筛查 B 族溶血链球菌阳性，已使用抗生素治疗。入院检查：患者一般情况好，T36.8℃，心率 75 次 /min，血压 110/70mmHg。宫高 35cm，腹围 95cm，胎心 140 次 /min，可及规律宫缩，10 次 /h，15s，头位。内诊查：宫颈质软，先露 –1，宫口开大 2cm，胎膜已破，见红。骨盆 TO=8.5cm。B 超提示：头位，BPD：9.5cm，FL：7.3cm，胎盘Ⅲ级。

诊断：胎膜早破 G1P0，孕 38^{+2} 周头位单活胎；临产

处方：头孢唑啉 2g

　　　0.9% 氯化钠 100ml

　　　用法：首剂 2g，再 1g/8h，静脉滴注，直至分娩。

分析：依据我国指南，孕晚期筛查 B 族溶血链球菌阳性患者，仍需使用抗生素来预防感染，青霉素过敏的患者，指南推荐使用头孢唑林钠，使用方法为负荷剂量 2g，然后 1g/8h，直至分娩。头孢菌素过敏的患者，指南推荐使用红霉素或克林霉素，使用剂量分别为 500mg/6h，900mg/8h，静脉滴注，直至分娩。本例患者既往有青霉素休克过敏史，因青霉素和头孢菌素在化学结构上有相似之处，所以具有交叉过敏现象，在头孢类药物的说明书禁忌项中一般都会标注，青霉素过敏性休克或即刻反应患者禁用，所以本例患者宜换用其他类抗生素预防 B 族溶血链球菌感染。

建议：乳糖酸红霉素 500mg

　　　0.9% 氯化钠 250ml

　　　用法：每日 4 次，静脉滴注，直到分娩。

第二十一章　胎儿生长受限

第一节　概述 ■■■

胎儿生长受限（fetal growth restriction FGR），是指胎儿受各种不利因素影响，未能达到其潜在所应有的生长速率，表现为足月胎儿出生体重 <2500g；或胎儿体重低于同孕龄平均体重两个标准差；或低于同孕龄正常体重的第 10 百分位数。FGR 是产科的重要并发症之一，其发病率为 3%~10%，在我国发病率平均为 6.39%，迄今仍为现代产科学中引起围生儿发病和死亡的主要原因。

【临床表现】

若妊娠 28 周以后，孕妇体重连续 2 周未见增加或反而减轻，应警惕有 FGR 的可能。若宫高连续 2 次或间断 3 次（间隔一周以上）小于其正常孕周的第 10 百分位数，或者连续 2 周及以上不增长应考虑 FGR 可能。

【诊断要点】

1. 凡孕妇有慢性疾病，妊娠并发症、不良孕产史、营养不良、吸烟等高危因素者应警惕胎儿生长受限。

2. 宫底高度连续 2 次或间断 3 次（间隔一周以上）测得结果均小于正常曲线的第十百分位数，或连续二周及以上不增长。体重连续二周以上不增长，即妊娠图曲线在正常曲线的第十百分位数以下（警戒线下限以下）。此法的诊断可靠性达 70%~80%。

3. B 超胎儿生长发育监测：

（1）双顶径及股骨长度其中的一项连续二次小于正常平均值的二个标准差，或二者均小于一个标准差。

（2）头围/腹围比值大于该孕周的第 95 百分数。

（3）子宫总容积小于该孕周的 1.5 标准差。

（4）脐动脉血流 A/B 在妊娠末期≥3 或大于各孕周平均值。

（5）常合并羊水过少及胎盘提前成熟。

（6）B 超指标估计的体重小于 2 个标准差或该孕周第 10 百分数以下。

4. 生化监测:HPL、SP1 连续二次以上低于孕周正常值。

5. 确定诊断出生体重小于孕周平均体重的第 10 百分位数。

【治疗原则】

一般认为 FGR 的治疗原则是:积极寻找病因、补充营养、改善胎盘微循环、加强胎儿监测、适时终止妊娠。

1. FGR 的一般治疗　包括:戒烟戒酒,防止滥用药物,卧床休息,间断吸氧,积极治疗母体妊娠并发症。

2. 药物治疗　早期补充维生素及矿物质如多种维生素如:复合维生素(爱乐维),每日 1 粒,口服;复方氨基酸 250ml 静点,每日 1 次,7~10 日为一疗程;如血液浓缩(HCT≥36%),则可用疏通微循环,降低血黏稠度来治疗,如中药活血化瘀;配合低分子右旋糖酐 500ml,丹参 15~20ml,川芎嗪 80mg 静点,每日 1 次,7~10 日为一疗程;必要时加用低分子肝素 5000U 皮下注射,每日 1 次,共 5 次;子宫松弛剂如硫酸沙丁胺醇(舒喘灵)2.4~4.8mg,每日 3 次,口服,7 日为一疗程。

3. 监测指标　每周测量宫高、腹围、体重;超声监测每周一次:检测 BPD、FL 增长情况、羊水量、脐动脉血流、胎盘分级必要时生物物理评分;胎儿储备力测定:胎动、胎心监护及生化监测。

【注意事项】

目前,FGR 无明确有效的宫内治疗方法,而对 FGR 患者选择适当的分娩时机在一定程度能改善围生儿结局。一旦疑诊为 FGR,应加强产前监测、适时终止妊娠。FGR 产前监测目的是及早发现胎儿酸中毒—低氧血症的风险,并在胎儿状况进一步恶化导致永久性损伤或胎死宫内前选择最佳分娩时机,同时减少医源性早产。ACOG 建议仅"当胎儿宫内死亡风险超过新生儿死亡风险时,要终止妊娠"。RCOG 建议,只要脐动脉舒张末期血流(AEDF)存在且没有其他的异常,可以等到 37 周后再分娩;出现有脐动脉舒张末期血流反向(REDF)或者缺失(AEDF)时,如果孕周≥34 周,即使生物物理评分(BPS)、静脉频谱都正常,也要终止妊娠。34 周前出现且合并有静脉频谱或 BPS 异常时,也应终止妊娠。

第二节　合理处方 ▪▪▪▪

A21-1　胎儿生长受限

索引词:胎儿生长受限、孕 31+ 周头位

病史摘要:患者,女,32 岁。主诉"停经 31+ 周,B 超提示胎儿偏小"入院。

患者平素月经规律,5/30~35 天,月经量中,无痛经。末次月经 2016 年 6 月 30 日,预产期 2017 年 4 月 7 日。患者停经 23 天查尿 HCG 阳性,早期无阴道出血。孕 4+ 月自觉胎动至今,根据孕早期 B 超提示核对孕周无误。患者孕 23+ 周查血红蛋白 100g/L,门诊给予琥珀酸亚铁治疗。患者孕期平顺,孕期唐氏筛查正常,血压、血糖正常。患者 2017 年 2 月 2 日复查 B 超发现 BPD 小于均值,AC 小于均值 2cm,FL 小于 2 个 SD。患者一般检查:T 36.5℃,心率 77 次 /min,血压 110/70mmHg。产科检查:宫高 25cm,腹围 96cm,胎心 145 次 /min,偶有宫缩,头位,估计胎儿 1300g。

诊断:胎儿生长受限;G1P0,孕 31+ 周;单活胎头位

处方:1. 地塞米松注射液　5mg

　　　　用法:每日 2 次,肌内注射,疗程 48 小时;

　　　2. 丹参注射液　10ml

　　　　5% 葡萄糖　500ml

　　　　用法:每日 1 次,静脉点滴,共 7 日;

　　　3. 复方氨基酸(18AA)　250ml

　　　　用法:每日 1 次,静脉点滴,共 7 日。

分析:患者孕 31+ 周被诊断为 FGR,偶有宫缩。依据 2013 年 ACOG 胎儿生长受限诊疗指南,孕 34 周之前的孕妇,应使用皮质固醇类药物来促胎肺成熟。因脐带血流供应也会影响胎儿的生长发育,产科对于胎儿生长受限的患者常使用丹参注射液来促进胎儿脐血供应,其药理作用为活血化瘀,改善循环。丹参为中药注射剂,在使用时应注意不宜与其他药物在同一容器内混合使用,还要考虑和其他药物输注的时间间隔,以免发生药物相互作用;滴注速度应慢,避免因药物速度而引起的药物副反应。2013 年 ACOG 胎儿生长受限诊疗指南认为营养补充治疗对 FRG 是无效的,但是因为营养缺乏是 FGR 的一个病因,所以在我国营养补充仍然是 FGR 的一个治疗原则,常用的药物为复方氨基酸。本例患者采用的是 18AA,使用时应注意滴注速度应慢,一般每分钟 20~30 滴。

建议:

1. FGR 的患者越早治疗越好,小于 32 孕周开始治疗效果佳,孕 36 周后治疗效果差;

2. 患者应膳食均衡,补充充足的营养物质,如氨基酸、维生素、微量元素等;

3. 适当给予吸氧治疗,多休息,采取左侧卧位,改善子宫胎盘血液循环。

治疗评估:患者经过 2 个疗程的治疗后,胎儿生长受限得到改善,孕 34^{+3} 周自娩 1 男婴。

第三节 不合理处方 ■■■■

B21-1 胎儿生长受限

索引词:胎儿生长受限、孕 30+ 周头位

病史摘要:患者,女,26 岁。主诉"停经 30+ 周,发现 CVT 异常 1 天"入院。患者平素月经规律,7/28~7/30 天,月经量中,无痛经。患者停经 30 天查尿 HCG 阳性,早期无阴道出血。孕 4+ 月自觉胎动至今,根据孕早期 B 超提示核对孕周无误。患者孕期平顺,孕期唐氏筛查低风险,血压、血糖正常。患者 22+ 周时 B 超示 BPD 5.2cm,小于 1SD;FL3.7cm,小于 1SD,嘱其加强营养。入院 B 超示 BPD 6.5cm,FL 4.9cm。CVT 提示:心脏指数 $1.78L/(m^2 \cdot min)$,外周阻力 1.77PRU,血液黏度 5.2CP。门诊以胎儿生长受限收治入院。

诊断:胎儿生长受限;G1P0,孕 30+ 周单活胎头位

处方:1. 低分子肝素钠注射液　5000IU

　　　　　用法:每日 2 次,皮下注射;

　　　2. 丹参注射液　10ml

　　　　　复方氨基酸 18AA　250ml

　　　　　用法:每日 1 次,静脉点滴,共 7 日。

分析:患者孕 30+ 周被诊断为 FGR,同时伴有 CVT 异常,医师给予了低分子肝素抗凝、丹参改善循环、复方氨基酸静脉营养的治疗方式。只是在丹参的使用方法上不符合说明书规定。丹参的说明书中显示,丹参属于纯中药制剂,不宜在同一容器中与其他药物混用,所以不可将复方氨基酸作为丹参的溶媒来使用。

建议:1. 低分子肝素钠注射液　5000IU

　　　　　用法:每日 2 次,皮下注射;

　　　2. 丹参注射液　10ml

　　　　　5% 葡萄糖　500ml

　　　　　用法:每日 1 次,静脉点滴,共 7 日;

　　　3. 复方氨基酸(18AA)　250ml

　　　　　用法:每日 1 次,静脉点滴,共 7 日。

第二十二章 羊水过少

第一节　概述 ▪▪▪

妊娠晚期羊水量小于 300ml 者称羊水过少。发生率为 0.5%~5.5%,早中期的羊水过少容易发生流产,晚期妊娠出现羊水过少时常伴有胎盘功能减退,严重影响妊娠结局,增加围产儿的死亡率。

【临床表现】

多不典型,胎盘功能不良者常有胎动减少,胎膜早破者有阴道流液。腹部检查宫高、腹围较小,触诊胎体清楚,无羊水漂浮感。

【诊断要点】

1. 病史　一般无因羊水过少引起的特殊不适。临产后宫缩不协调,易发生胎儿窘迫。

2. 临床表现　腹部检查宫高、腹围较小,触诊胎体清楚,无羊水漂浮感。临产后阴道检查发现前羊水囊不明显,胎膜与胎儿先露部紧贴,人工破膜时几乎无羊水流出。

3. 辅助检查　①B 超检查 AFV(羊水最大暗区垂直深度)≤2cm 或 AFI(羊水指数)≤5cm 为羊水过少,AFI(羊水指数)≤8cm 为羊水偏少;②羊水直接测量:破膜后,直接测量羊水,总羊水量 <300ml。

【治疗原则】

1. 终止妊娠　①对确诊胎儿畸形者,应及时终止妊娠行引产术;②对胎儿已成熟、胎盘功能严重不良或胎儿窘迫,估计短时间不能经阴道分娩者,应行剖宫产术终止妊娠;③对胎儿贮备力尚好,宫颈成熟者,可在密切监护下破膜后行缩宫素引产。产程中连续监测胎心变化,观察羊水性状。

2. 期待疗法　适用于未足月,胎肺尚未成熟,且辅助检查未发现明显胎儿畸形时,可实施期待疗法,尽量延长孕周。

(1)饮水疗法通常是指孕妇大量饮水,一般在 2 小时内饮水 2L,这是一种简单、安全而无创伤的治疗方法。但此方法增长速度缓慢,作用机制不明,是否对所有羊水过少的病例有效尚需进一步观察。

（2）静脉补液疗法广泛应用于治疗妊娠羊水过少，尤其是妊娠晚期，一般每日静脉补液量在 1000~1500ml，成分基本为葡萄糖、生理盐水及乳酸钠林格液，也可用丹参或川芎嗪，连续补液 1~2 个疗程，1 个疗程 5~7 天。

（3）羊膜腔灌注术是将液体（主要是生理盐水）输入至宫腔，通过增加羊水量使胎儿的活动空间增大，缓解宫缩时子宫壁对胎儿的挤压，并减少子宫壁对脐带和胎盘的压迫，从而降低胎儿窘迫的发生，改善围产儿预后。近年来随着超声医学的发展和临床操作技术的提高，羊膜腔内灌注在临床已经比较广泛的应用，主要方法为经腹羊膜腔和经宫颈羊膜腔输液法。

【注意事项】

诊断羊水过少时要首先除外是否胎膜早破，应注意询问孕妇有无阴道流液情况。对于妊娠晚期的羊水过少，要定期了解胎心和胎动情况，特别是要定期进行胎心监护检查，判断有无胎盘功能减退和胎儿慢性缺氧的情况。

第二节 合理处方 ■■■

A22-1 羊水过少

索引词：羊水过少、药物治疗

病史摘要：患者，女，27 岁。因"停经 35+ 周，发现羊水偏少 1 天"入院。患者平素月经规律，5/28 天，月经量中，无痛经。停经 35 天查尿 HCG 阳性，早期无阴道出血。根据孕早期 B 超提示核对孕周无误。患者孕期平顺，孕期唐氏筛查低风险、血糖、血压正常。本次复查 AFI 5.8cm，现胎动好，偶有腹部发紧，无阴道流血流液。

诊断：羊水过少；G2P0，孕 35+ 周；头位

处方：1. 乳酸钠林格注射液　500ml

用法：500ml，每日 1~2 次，静脉滴注；

2. 5% 葡萄糖注射液　500ml

用法：500ml，每日 1 次，静脉滴注。

分析：对于孕周不足月，胎儿无畸形，且孕妇病情较轻的羊水过少患者，可以给予短时间的保守治疗，以便提高胎儿产后的生存能力。临床常用的方法有饮水疗法、静脉补液疗法、羊膜腔液体灌注术。本例患者采用的是静脉滴注晶体液，以补充血容量，有利于羊水的生成，是一种无创的治疗方法。

建议：

1. 嘱患者多休息，取左侧卧位；

2. 禁止性生活,保持心情愉快,按时产检,防止并发症的发生;

3. 注意营养,多饮汤水,保持充足的血容量以便羊水的生成;

4. 坚持每日数胎动,一旦胎动异常,及时联系医师。

治疗评估:用药后 3 天后临床症状减轻,1 周后复查 B 超 AFI 6.8cm,2 周后羊水量恢复正常水平。

第三节　不合理处方 ▪▪▪

B22-1　羊水过少

索引词:羊水过少、用药时间

病史摘要:患者,女,26 岁。因"停经 32^{+1} 周,孕检发现羊水偏少"入院。患者既往体健,平素月经规律,6/28 天,月经量中,无痛经。停经 40 天查尿 HCG 阳性,早期无阴道出血。根据孕早期 B 超提示核对孕周无误。患者孕期平顺,孕期唐氏筛查低风险、血糖、血压正常。入院查体:T 36.5℃,心率 80 次 /min,血压 110/70mmHg。产科检查:宫高 29cm,腹围 87cm,胎心 140 次 /min,无宫缩。B 超提示:宫内单活胎,羊水过少(AFI 2.0)。

诊断:羊水过少;G1P0,孕 32+ 周单活胎头位

处方:0.9% 生理盐水　100ml

　　　　用法:100ml,每日 1 次,羊膜腔灌注。

分析:对于胎儿正常,孕周较小,胎儿不成熟的患者,可以采用羊膜腔灌注法进行期待治疗。具体的方法为:在 B 超引导下避开胎盘,以 10ml/min 输入 37℃的 0.9% 生理盐水 200~500ml,灌注过程中应注意监测羊水指数,预防感染和保胎处理。该患者生理盐水使用的量不足,每日 1 次的用法也会易造成感染,而且处方中未对药物温度进行标注,如采用常温药物,易对胎儿造成危害,同时因为羊膜腔灌注法易造成感染和宫缩,应采用相应的预防感染和保胎药物。

建议:1. 0.9% 生理盐水　500ml(37℃)

　　　　用法:200~500ml,单次,羊膜腔灌注(10ml/min);

　　2. 地塞米松　5mg

　　　　用法:5mg,每日 2 次,肌内注射(共 48 小时);

　　3. 盐酸利托君片　10mg×20 片

　　　　用法:每次 10mg,每日 4 次,口服。

第二十三章　羊水过多

第一节　概述 ▪▪▪

妊娠期间羊水量超过 2000ml 者称羊水过多。发生率为 0.5%~1%,合并妊娠糖尿病者其发病率高达 20%。羊水量增加缓慢,往往症状轻微,称慢性羊水过多;羊水在数日内迅速增加,压迫症状严重,称急性羊水过多。

【临床表现】

急性羊水过多:较少见,多在妊娠 20~24 周发病,由于羊水迅速增多,数日内子宫急剧增大,横膈上抬,出现呼吸困难,不能平卧,甚至出现发绀。腹部张力过大,患者感腹部胀痛,行动不便,食量减少,发生便秘。增大的子宫压迫下腔静脉,影响血液回流,可引起下肢及外阴部水肿及静脉曲张。查体子宫张力大,大于妊娠月份,胎位不清,胎心音遥远或听不清。

慢性羊水过多:较多见,多发生在妊娠 28~32 周,羊水在数周内缓慢增加,出现较轻微的压迫症状或无症状,多数患者能适应,仅感腹部增大较快。查体子宫张力大,大于妊娠月份,液体震颤感明显,胎位不清,胎心音遥远。

【诊断要点】

1. 病史　孕 20 周后发现体重增加明显,子宫明显大于妊娠月份,可有呼吸困难,不能平卧,腹壁胀痛、食量减少、便秘等。

2. 临床表现　腹部明显膨隆,宫高、腹围均明显大于妊娠月份,腹壁皮肤发亮、变薄、张力大,有液体震颤感。胎位不清,胎心音遥远或听不清,发绀,下肢及外阴部水肿及静脉曲张。

3. 辅助检查　B 超检查 AFV(羊水最大暗区垂直深度)≥8cm 或 AFI(羊水指数)≥25cm 为羊水过多。

【治疗原则】

羊水过多的围产儿死亡率为 28%,其处理主要根据胎儿有无畸形及孕周、孕妇压迫症状的严重程度而定。

1. 羊水过多合并胎儿畸形　一旦确诊胎儿畸形、染色体异常,应及时终止妊娠。

2. 羊水过多合并正常胎儿 根据羊水过多的程度与胎龄决定处理方法。

（1）一般治疗：低盐饮食，减少孕妇饮水量。卧床休息，取左侧卧位，改善子宫胎盘循环，预防早产。每周复查羊水指数及胎儿生长情况。

（2）前列腺素合成酶抑制剂治疗：常用吲哚美辛（消炎痛），有抑制利尿作用，期望能抑制胎儿排尿减少羊水量。常用剂量吲哚美辛每天 2.0~2.3mg/kg，用药时间 1~4 周。用药期间每周复查 B 超，发现羊水量明显减少或胎儿动脉导管狭窄，立即停药。

（3）羊膜腔穿刺放羊水：对于压迫症状严重，孕周比较早，胎肺不成熟，可行羊膜腔穿刺放出部分羊水，以缓解症状，延长孕周。为避免宫腔压力骤降引起胎盘早剥，每小时放出羊水的速度不宜超过 500ml，每日不超过 1500ml。压迫症状缓解后如再次发生，可重复放液以缓解压迫症状。

（4）病因治疗：孕妇若为糖尿病，首要任务是控制血糖。对血型不合溶血，如发现胎儿水肿，或脐血显示 HB<60g/L，应考虑胎儿宫内输血。

（5）分娩期处理：自然临产后，应尽早人工破膜，注意放止脐带脱垂。胎儿娩出后应及时应用宫缩剂，预防产后出血。

【注意事项】

羊水过多易发生胎膜早破或胎膜破裂后的脐带脱垂，危及胎儿。因此要告知患者，一旦阴道有流液则需绝对平卧，同时尽快到医院，不主张行走。

第二节　合理处方

A23-1　羊水过多

索引词：羊水过多、药物治疗

病史摘要：患者，女，30 岁。停经 31+ 周，患者平素月经规律，5/28 天，月经量中，无痛经。停经 35 天查尿 HCG 阳性，早期无阴道出血。根据孕早期 B 超提示核对孕周无误。患者 1 周前出现腹胀，近 2 日加重来院就诊，查体：T 36.5℃，心率 80 次/min，血压 110/70mmHg，无胸闷、气短。眼睑及双下肢未见明显水肿。产科检查：腹部膨隆，腹壁皮肤发亮变薄，触诊皮肤张力大，有液体震颤感，测胎心 144 次/min，无宫缩。当日 B 超提示：AFI=41cm。

诊断：羊水过多；G2P0，孕 31+ 周单活胎头位

处方：吲哚美辛片　25mg×30 片

　　　　用法：50mg，每日 2 次，口服。

分析：吲哚美辛为前列腺素抑制剂，可引起前列腺素水平下降，使肾小管远

端对水钠吸收增多,胎儿尿生成减少,同时,增加胎膜和胎儿肺对羊水的吸收,从而达到羊水减少的治疗目的。它适合用于妊娠期间羊水过多但胎儿正常,临床症状轻,不足月,需要继续妊娠的患者,一般需连续用药 7~20 天。治疗期间应注意监测羊水量,依据羊水量及时减少药物剂量或停药,以防出现羊水过少或胎儿动脉导管狭窄。

建议:

1. 嘱患者多休息,取左侧卧位;

2. 减少饮水量;

3. 低盐饮食;

4. 坚持每日数胎动,一旦胎动异常,及时联系医师。

治疗评估:用药后 2 天后临床症状减轻,1 周后复查 B 超羊水量减少,2 周后羊水量恢复正常水平。

第三节 不合理处方 ■■■

B23-1 羊水过多

索引词:羊水过多、药物不良反应

病史摘要:患者,女,35 岁。停经 36+ 周,患者平素月经规律,6/28 天,月经量中,无痛经。停经 40 天查尿 HCG 阳性,早期无阴道出血。根据孕早期 B 超提示核对孕周无误。患者 2 周前出现腹胀,近日有加重趋势,胸闷、气短、坐卧难安,无法入睡。查体 T36.5℃,心率 80 次 /min,血压 110/70mmHg,眼睑及双下肢未见明显水肿。产科检查:腹部膨隆,腹壁皮肤发亮变薄,触诊皮肤张力大,有液体震颤感,测胎心 145 次 /min,无宫缩。当日 B 超提示:AFI35cm。

诊断:羊水过多;G1P0,孕 36+ 周头位

处方:吲哚美辛片　25mg×30 片

　　　　用法:50mg,每日 2 次,口服。

分析:本例羊水过多患者孕周未足月,胎儿未成熟,胎儿无明显畸形,宜进行治疗继续妊娠。同时其临床症状较重,孕妇已无法耐受。吲哚美辛可使胎儿动脉导管闭合,所以对于孕周大于 34 周的患者不宜使用其进行治疗。本例患者孕周为 36+ 周,可采取经腹羊膜囊穿刺术放羊水的方法缓解临床症状。

建议:1. 经腹羊膜囊穿刺放羊水

　　　 2. 盐酸利托君片　10mg×20 片

　　　　　用法:每次 10mg,每日 4 次,口服。

第二十四章 前置胎盘

第一节 概述 ▪▪▪

正常胎盘附着于子宫体的后壁、前壁或侧壁。妊娠 28 周后若胎盘附着于子宫下段，甚至胎盘下缘达到或覆盖宫颈内口处，其位置低于胎儿先露部，称为前置胎盘（placenta previa）。发生率：0.20%~1.57%；85%~90% 为经产妇。

【临床表现】

症状：1. 典型症状：无诱因、无痛性反复性阴道流血。

2. 出血的多少及出血发生的早晚与前置胎盘种类有关。

3. 贫血程度与出血量有关。

体征：1. 失血体征：失血性贫血的表现。

2. 腹部检查：子宫大小与停经周数相符；子宫下段有胎盘占据；先露高浮，常合并胎位异常；前置胎盘附着于子宫前壁时，可在耻骨联合上方闻及胎盘杂音。

3. 临产后宫缩阵发性，间歇期子宫完全松弛。

4. 根据出血量，胎儿可存活或死亡。

【诊断要点】

1. 病史（主要是症状）：妊娠晚期无痛性阴道流血，且既往有多次刮宫、分娩史，子宫手术史，孕妇不良生活习惯，辅助生殖技术或高龄孕妇、双胎等病史。

2. 体征：患者情况与出血量有关，大量失血呈现面色苍白、脉搏增快微弱、血压下降等失血性休克表现。查体时胎先露高浮，常伴发胎位异常；多普勒听诊可于耻骨联合上方闻及胎盘杂音。

3. 阴道检查：一般只做阴道窥器视诊，除外阴道内出血性疾病，不应行宫颈管内指诊。

4. 超声检查：可确定前置胎盘的种类，准确率达 95% 以上。

5. 注意：妊娠中期不宜过早作出诊断。

6. 产后检查胎盘及胎膜：若前置部位的胎盘母体面有陈旧性黑紫色血块附

着,或胎膜破口距胎盘边缘距离 <7cm,则为前置胎盘。

7. 鉴别诊断:胎盘早剥及其他原因引起的产前出血。

【治疗原则】

原则:抑制宫缩、止血、纠正贫血、预防感染。根据阴道流血量,有无休克,妊娠周数、产次、胎位、胎儿是否存活、是否临产、前置胎盘类型决定。

1. 期待疗法:①适于孕 34 周以前,或胎儿体重 <2000g;②患者状态良好、胎儿存活、阴道出血量不多;③卧床休息,左侧卧位;间断吸氧,每次 20 分钟;静脉高能营养;密切观察阴道流血量,纠正贫血;④加强胎儿监护,地塞米松促胎肺成熟;⑤广谱抗生素预防感染;⑥硫酸镁抑制宫缩或 β$_2$ 受体兴奋剂抑制宫缩。

2. 终止妊娠:孕妇反复发生多量出血导致贫血甚至休克者,无论胎儿是否成熟;胎龄达到 36 周;胎儿成熟度检查提示胎儿肺成熟;胎龄在 34~36 周,出现胎儿窘迫征象。

(1)剖宫产术—主要手段。剖宫产指征:完全性前置胎盘,持续大量阴道流血;部分性和边缘性前置胎盘出血量较多,先露高浮,胎龄达妊娠 36 周以上,短时间内不能结束分娩,有胎心、胎位异常。术中积极抗休克,切口避开胎盘。

(2)阴道分娩:适用于边缘性前置胎盘、枕先露、阴道流血不多、无头盆不称和胎位异常,估计在短时间内能结束分娩者。可在备血、输液条件下人工破膜,破膜后,胎头下降压迫胎盘前置部位而止血,并可促进子宫收缩加快产程。若破膜后胎先露部下降不理想,仍有出血或分娩进展不顺利,应立即改行剖宫产术。

(3)紧急情况时的转送:如患者阴道流血多,怀疑凶险性前置胎盘,当地无医疗条件处理,应建立静脉通道,输血输液,止血,迅速转诊到上级医疗机构。

3. 产后处理:积极预防感染,继续纠正贫血。

第二节　合理处方 ■■■

A24-1　前置胎盘

索引词:前置胎盘、孕 32+ 周头位

病史摘要:患者,女,32 岁。主诉:"停经 32+ 周,无痛性阴道出血 1 小时"入院。患者平素月经规律,5/28 天,月经量中,无痛经。停经 35 天查尿 HCG 阳性,早期无阴道出血。根据孕早期 B 超提示核对孕周无误。患者入院检查:T36.5℃,心率 80 次 /min,血压 110/70mmHg。产科检查:宫高 27cm,腹围 90cm,胎心 145 次 /min,头位,无宫缩,有少量阴道出血。B 超提示:胎盘位于子宫后壁下段,覆盖宫颈内口 0.5cm。

诊断:前置胎盘;G4P0,孕 32+ 周单活胎头位

处方:1. 地塞米松注射液　5mg

用法:5mg,每日 2 次,肌内注射,疗程 48 小时;

2. 25% 硫酸镁　30ml

5% 葡萄糖　500ml

用法:每日 1 次,静脉滴注,1.5~2g/h;

3. 多糖铁复合物胶囊　150mg×10 粒

用法:每次 150mg,每日 2 次,口服。

分析:患者孕 31+ 周被诊断为前置胎盘,依据 2013 年中华医学会妇产科分会产科学组发布的《前置胎盘的临床诊断与处理指南》,妊娠 <36 周,一般情况良好,胎儿存活,阴道流血不多,无须紧急分娩的孕妇可以在有抢救能力的医疗机构住院进行期待治疗。指南指出:对于若妊娠 <34 周,应促胎肺成熟,促胎肺成熟的药物常用的为皮质固醇类药物;前置胎盘的患者在期待治疗中常伴发早产,可酌情给予宫缩抑制剂预防早产。前置胎盘患者易因出血导致贫血,所以应注意纠正贫血,常用的治疗方法是给予铁剂,维持血红蛋白含量在 110g/L 以上,红细胞压积在 30% 以上,增加母体储备,改善胎儿宫内缺氧情况。本例患者使用的多糖铁复合物,它是铁和多糖合成的复合物,以完整的分子形式存在,在消化道中能以分子形式被吸收,且吸收率不受胃酸减少、食物成分的影响,有比较高的生物利用度。在使用的过程中应注意避免和制酸剂及四环素类药物合用,以免影响其吸收。

建议:

1. 前置胎盘患者应保持心态平衡,阴道流血期间绝对卧床,建议侧卧位。血止后可适当活动;

2. 定时间断吸氧,提高胎儿血氧供应;

3. 禁止肛查、阴道检查、产科检查应轻柔;

4. 监测患者阴道出血量、胎儿宫内情况及成熟度,必要时及时终止妊娠。

治疗评估:患者治疗至 38 周剖宫产一活婴,胎儿状况良好,产妇未发生大出血。

第三节　不合理处方 ▪▪▪

B24-1　前置胎盘

索引词:前置胎盘

病史摘要：患者，女，35 岁。主诉："停经 30+ 周，阴道褐色分泌物 7 天，发热 1 天"入院。患者平素月经规律，5/28 天，月经量中，无痛经。停经 30 天查尿 HCG 阳性，早期无阴道出血。根据孕早期 B 超提示核对孕周无误。患者入院检查：T37.7℃，心率 70 次 /min，血压 120/70mmHg。产科检查：宫高 26cm，腹围 85cm，胎心 145 次 /min，无宫缩，阴道褐色分泌物。实验室检查：WBC 13.2×10^9，Hb 95g/L。B 超提示：胎盘位于子宫后壁下段，覆盖宫颈内口 1cm。

诊断：前置胎盘；G2P0，孕 30+ 周

处方：1. 地塞米松注射液　5mg

用法：每日 2 次，肌内注射，疗程 48 小时；

2. 25% 硫酸镁　30ml

5% 葡萄糖　500ml

用法：每日 1 次，静脉滴注，1.5~2g/h；

3. 多糖铁复合物胶囊　150mg×10 粒

用法：每次 150mg，每日 2 次，口服；

4. 头孢西丁钠　2g

0.9% 氯化钠　100ml

用法：每日 1 次，静脉滴注。

分析：患者被诊断为前置胎盘，孕周较小，阴道出血不多，产妇一般状况较好，胎儿存活，可对患者采取期待治疗。因患者白细胞计数增多，依据 2013 年中华医学会妇产科学分会产科学组发布的《前置胎盘的临床诊断与处理指南》，对患者采取了抗感染的治疗，治疗药物选择使用了头孢西丁钠，它的妊娠分级为 B 级，对胎儿较安全。属于头霉素类抗菌药物，抗菌谱相当于头孢二代药物，同时对厌氧菌也有效果，是时间依赖性抗生素，它的疗效取决于其它在体内浓度＞MIC（最小抑菌浓度）的时间范围 T，只有当 T>MIC 占给药间隔时间的比例超过 40% 时，才能达到良好的细菌清除率。这类药物一般每日的给药频次为 3~4 次，本患者每日给药次数不够，一方面疗效不能保证，还可能会导致细菌耐药，用法应修改。

建议：1. 地塞米松注射液　5mg

用法：每日 2 次，肌内注射，疗程 48 小时；

2. 25% 硫酸镁　30ml

5% 葡萄糖　500ml

用法：每日 1 次，静脉滴注，1.5~2g/h；

3. 多糖铁复合物胶囊　150mg×10 粒

用法：每次 150mg，每日 2 次，口服；

4. 头孢西丁钠　　0.5g

   0.9% 氯化钠　　100ml

   用法:每日 3 次,静脉滴注。

第二十五章　胎盘早剥

第一节　概述 ■■■

妊娠 20 周后或者分娩期,正常位置的胎盘在胎儿娩出前,部分或全部从子宫壁剥离,称为胎盘早剥。

【临床表现】

根据病情严重程度将胎盘早剥分为 3 度。

Ⅰ度:以外出血为主,剥离面积小,腹痛轻或无,贫血不明显。查体:子宫与孕周相符,胎位清楚,胎心正常,产后检查胎盘见母体面有凝血块及压迹。

Ⅱ度:剥离面积 1/3,常有突然发生的持续性腹痛、腰酸或腰背痛,疼痛程度与胎盘后积雪多少成正比。阴道流血不多,与贫血程度不符,查体:子宫大于孕周,宫缩有间歇,胎盘附着处压痛,胎儿可存活。

Ⅲ度:剥离面积 >1/2,临床表现较Ⅱ度重。腹痛重,休克症状,查体:子宫板状硬,宫缩间歇期不松弛,胎位触不清,胎心消失,若无 DIC 为Ⅲa,有 DIC 者为Ⅲb。

【诊断要点】

1. 病史与症状:妊娠高血压疾病,尤其是重度子痫前期、慢性高血压、慢性肾脏疾病或全身血管病变、双胎妊娠、血栓形成倾向的孕妇,是胎盘早剥的高危人群。

2. 查体与体征:子宫张力大,重者硬如板状,持续不松弛,胎盘附着处子宫压痛明显,贫血程度与阴道流血不相符。

3. 辅助检查:超声及化验检查,了解贫血程度与凝血功能,了解主要脏器功能情况。

4. 确定胎盘早剥类型,有无凝血功能障碍、肾功能障碍及胎儿情况。

5. 鉴别诊断:前置胎盘,子宫先兆破裂。怀疑有胎盘早剥时,应当在腹部体表画出子宫底高度,以便观察。

【治疗原则】

早期识别、积极处理休克、及时终止妊娠、控制 DIC、减少并发症。

1. 纠正休克：建立静脉通道，迅速补充血容量，改善血液循环。

2. 及时终止妊娠：胎儿娩出前胎盘剥离有可能继续加重，一旦确诊Ⅱ度、Ⅲ度胎盘早剥应及时终止妊娠。根据病情轻重、胎儿宫内状况、产程进展、胎产式等，决定终止妊娠的方式。

（1）阴道分娩条件：Ⅰ度胎盘早剥、显性出血为主、经产妇、宫口已开大、一般情况好、估计短时间能结束分娩。先行人工破膜，腹带包裹腹部压迫胎盘使其不再继续剥离，必要时滴注催产素缩短第二产程。产程中密切观察心率、血压、宫底高度、阴道流血量以及胎儿宫内状况，发现异常征象，应行剖宫产术。

（2）剖宫产：适用于：①Ⅱ度胎盘早剥，不能在短时间内结束分娩者；②Ⅰ度胎盘早剥，出现胎儿窘迫征象者；③Ⅲ度胎盘早剥，产妇病情恶化，胎儿已死，不能立即分娩者；④破膜后产程无进展者。手术时注意有无子宫胎盘卒中。

3. 并发症处理：

（1）产后出血：①促进子宫收缩；②纠正凝血功能障碍；③止血无效，必要时切除子宫。

（2）凝血功能障碍：①补充凝血因子；②肝素的使用；③纤溶抑制剂。

（3）肾衰竭：①补充血容量、保持肾灌注：尿量小于 30ml/h 应及时补充血容量；②利尿药应用；③透析。

【注意事项】

胎盘早剥是产科的危急重症，围生儿死亡率高；产科临床中要注意预防；剥离方式不同，临床表现不同，注意与胎盘早剥、先兆子宫破裂鉴别；并发症重；一经诊断，终止妊娠。

第二节　合理处方 ■■■

A25-1　未足月轻型胎盘早剥

索引词：胎盘早剥、孕 27+ 周头位

病史摘要：患者，女，36 岁。因停经 27+ 周，阴道流血伴下腹胀痛 1 小时入院。患者平素月经规律，5/28 天，月经量中，无痛经。停经 35 天查尿 HCG 阳性，早期无阴道出血。根据孕早期 B 超提示核对孕周无误。入院检查：T 36.5℃，心率 103 次 /min，血压 150/90mmHg，无贫血貌，心肺未闻及杂音，全身无水肿。腹部轻压痛，不伴宫缩，宫高 27cm，腹围 93cm，胎心 140 次 /min，阴道有少量流血，色鲜红。血常规、凝血三项、尿常规检查正常。入院 B 超检查提示：单活胎，子

宫前壁与胎盘间可见 3cm×1cm×2cm 无回声区,未见血流信号。

诊断:胎盘早剥;妊娠高血压;G5P0,孕 27+ 周头位

处方:1. 地塞米松注射液　5mg

用法:5mg,每日 2 次,肌内注射,疗程 48 小时;

2. 25% 硫酸镁　20ml

10% 葡萄糖　20ml

用法:静脉推注 15~20 分钟;

3. 25% 硫酸镁　60ml

5% 葡萄糖　500ml

用法:每日 1 次,静脉滴注,每小时 1.5~2g;

4. 拉贝洛尔片　100mg×30 片

用法:每次 100mg,每日 3 次,口服;

5. 地西泮片　2.5mg×2 片

用法:每次 5mg,每晚 1 次,口服。

分析:患者孕 27+ 周,未足月,被诊断为胎盘早剥,临床症状较轻,依据 2012 年中华医学会妇产科学分会产科学组发布的《胎盘早剥的临床诊断与处理规范》,对于孕周小于 28 周的极早产产妇,如为显性阴道出血,子宫松弛,产妇及胎儿状态稳定时,在促胎肺成熟的同时可以给予保守治疗。本例患者血压高,依据妊娠高血压诊治指南对症使用拉贝洛尔片给予降压治疗,使用硫酸镁进行解痉,预防子痫,使用地西泮进行镇静,改善患者睡眠的治疗。患者保守治疗期间应注意监测患者临床情况,必要时及时终止妊娠。硫酸镁使用中应注意监测患者的膝腱反射、呼吸频率、尿量等,必要时调整药物用量。

建议:

1. 胎盘早剥患者治疗期间应给孕妇一个安静的环境,卧床休息时尽量取左侧卧位,避免长时间仰卧;

2. 对患者进行健康宣教,使其加强孕期保健,积极预防和治疗妊娠高血压疾病等。

治疗评估:患者入院 3 天后,下腹部胀痛感消失,入院第 5 天阴道流血停止。

A25-2 重型胎盘早剥

索引词:胎盘早剥、孕 38+ 周头位

病史摘要:患者,女,38 岁。因"停经 38+ 周,腰背部胀痛,阴道出血 2 小时"入院。患者既往体健,10 年前足月顺产 1 子,健在。行人工流产 3 次。平素月经规律,5/28 天,月经量中,无痛经。停经 35 天查尿 HCG 阳性,早期无阴道出血。孕期未进行规律产检。患者入院检查:T36.4℃,心率 90 次 /min,血压

100/70mmHg,无贫血貌,心肺未闻及杂音,全身无水肿。腹部呈板状,轻压痛,宫缩明显,宫高 30cm,腹围 93cm,胎心 110 次 /min,阴道有出血,色鲜红,宫口未开。入院 B 超检查提示:单活胎,胎盘增厚,后方可见混合回声。

诊断:胎盘早剥;G5P1,孕 38+ 周头位

处方:1. 头孢西丁钠　1g

　　　　0.9% 氯化钠　100ml

　　　　用法:每日 2 次,静脉滴注,疗程 24 小时;

　　2. 缩宫素　20U

　　　　用法:子宫肌层注射;

　　3. 缩宫素　10U

　　　　5% 葡萄糖　500ml

　　　　用法:胎儿娩出后静脉滴注;

　　4. 剖宫产术后常规液体复苏治疗。

分析:患者孕 38+ 周,出现胎盘早剥,临床症状较重,依据 2012 年中华医学会妇产科学分会产科学组发布的《胎盘早剥的临床诊断与处理规范》,对于Ⅱ度或Ⅲ度胎盘早剥患者,需尽快终止妊娠。本例患者宫口未开,且胎儿胎心下降为 110bpm,有胎儿窘迫的可能,所以宜立即行剖宫产手术,娩出胎儿。剖宫产属于Ⅱ类切口手术,需使用抗菌药物预防感染。剖宫产手术主要感染病原菌:切口表面以革兰阳性球菌(葡萄球菌)为主,深部以革兰阴性杆菌(如大肠埃希菌)、肠球菌及厌氧菌为主。我国的《剖宫产手术围术期预防用抗菌药物管理实施细则》中指出,在感染高危因素时,可选择第一代或第二代头孢菌素加用甲硝唑或单用头孢西丁来预防感染。本例患者为胎盘早剥,产前有出血,所以选择头孢西丁钠作为预防给药。它是一种为半合成的二代头孢菌素,通过与细菌细胞一个或多个青霉素结合蛋白(PBPs)结合,抑制细菌分裂活跃细胞的胞壁合成,从而起抗菌作用,对大多数革兰阳性球菌和革兰阴性杆菌具有抗菌活性。本品的蛋白结合率为 80.7%,静脉给药半衰期约为 1 小时,给药 6 小时后,85% 药物以原形随尿液排泄。此外为了促进宫缩,预防产后出血,在胎儿娩出后给予缩宫素。

建议:

1. 剖宫产术后应尽早翻身,勤翻身,避免局部长期受压而产生压疮;

2. 按摩子宫,促进宫缩,避免产后出血;

3. 尿管拔出后,宜及早下床活动,排尿,防止尿潴留;

4. 术后禁食 6 小时才可进食流质食物,避免甜食等易产气的食物;

5. 注意外阴清洁,每日清洗。

治疗评估:患者剖宫产娩出一活婴儿,胎儿 1 分钟 Apgar 评分为 9,因呼吸减 1 分,产妇状态良好,产后 3 天出院。

第三节 不合理处方 ■■■■

B25-1 未足月轻型胎盘早剥

索引词:胎盘早剥、禁忌证

病史摘要:患者,女,36 岁。因"停经 26+ 周,阴道流血伴下腹胀痛 2 小时"入院。患者平素月经规律,4/28 天,月经量中,无痛经。停经 35 天查尿 HCG 阳性,早期无阴道出血。根据孕早期 B 超提示核对孕周无误。患者既往有高血压、哮喘病史。入院检查:T36.5℃,心率 100 次/min,血压 155/95mmHg,无贫血貌,心肺未闻及杂音,全身无水肿。腹部轻压痛,不伴宫缩,宫高 25cm,腹围 92cm,胎心 145 次/min,阴道有少量流血,色鲜红。血常规、凝血三项、尿常规检查正常。入院 B 超检查提示:单活胎,子宫前壁与胎盘间可见 2cm×1cm×1cm 无回声区,未见血流信号。

诊断:胎盘早剥;妊娠高血压;G4P0,孕 26+ 周头位

处方:1. 地塞米松注射液　5mg
　　　　用法:5mg,每日 2 次,肌内注射,疗程 48 小时;

　　　 2. 25% 硫酸镁　20ml
　　　　10% 葡萄糖　20ml
　　　　用法:静脉推注 15~20 分钟;

　　　 3. 25% 硫酸镁　60ml
　　　　5% 葡萄糖　500ml
　　　　用法:每日 1 次,静脉滴注,每小时 1.5~2g;

　　　 4. 拉贝洛尔片　100mg×30 片
　　　　用法:每次 100mg,每日 3 次,口服;

　　　 5. 地西泮片　5mg
　　　　用法:每次 5mg,每晚 1 次,口服。

分析:患者使用了拉贝洛尔进行降压治疗,是一种非选择性 β 受体阻滞剂。非选择性 β 受体阻滞剂在作用于血管 β_2 受体产生降压作用的同时也作用于支气管平滑肌 β_2 受体,引起支气管平滑肌的收缩,此作用对正常人影响较小,但对于支气管哮喘或则慢阻肺的患者可诱发或加剧哮喘,所以在拉贝洛尔的说明书中明确标注,对于支气管哮喘患者禁忌使用拉贝洛尔。此患者具有支气管哮喘病史,因此应将拉贝洛尔改为其他降压药物。

建议:1. 地塞米松注射液　5mg
　　　　用法:5mg,每日 2 次,肌内注射,疗程 48 小时;

2. 25% 硫酸镁　　20ml

　　10% 葡萄糖　　20ml

　　用法:静脉推注 15~20 分钟;

3. 25% 硫酸镁　　60ml

　　5% 葡萄糖　　500ml

　　用法:每日 1 次,静脉滴注,每小时 1.5~2g;

4. 硝苯地平缓释片　　10mg×20 片

　　用法:每次 10mg,每日 2 次,口服;

5. 地西泮片　　2.5mg×2 片

　　用法:每次 5mg,每晚 1 次,口服。

B25-2　重型胎盘早剥

索引词:胎盘早剥、孕 39+ 周头位

病史摘要:患者,女,36 岁。因"停经 39+ 周,持续性下腹疼痛,阴道出血 1 小时"入院。患者既往体健,有头孢类药物过敏史,无遗传病史。3 年前行人工流产 1 次。平素月经规律,4/30 天,月经量中,无痛经。停经 35 天查尿 HCG 阳性,早期无阴道出血,根据孕早期 B 超核对孕周无误。患者入院检查:T 36.5℃,心率 90 次 /min,血压 110/80mmHg,无贫血貌,心肺未闻及杂音,全身无水肿。腹部呈板状,轻压痛,宫缩明显,宫高 31cm,腹围 95cm,胎心 130 次 /min,阴道有出血,色鲜红,宫口未开。入院 B 超检查提示:单活胎,胎盘增厚,后方可见混合回声。临床诊断为胎盘早剥,即刻行剖宫产手术。

诊断:胎盘早剥;G2P0,孕 39+ 周头位

处方:1. 氨苄西林　　2g

　　　　0.9% 氯化钠　　500ml

　　　　用法:每日 2 次,静脉滴注,疗程 24 小时;

　　2. 缩宫素　　10U

　　　　5% 葡萄糖　　500ml

　　　　用法:持续静脉滴注(常规滴速 250ml/h,可根据患者反应情况调整滴速)。

分析:患者孕 39+ 周,初产妇,宫口未开,出现胎盘早剥,临床症状较重,需尽快采用剖宫产来终止妊娠。因患者既往有头孢类药物过敏史,本例患者采用了氨苄西林作为剖宫产预防给药,这不符合我国的《剖宫产手术围手术期预防用抗菌药物管理实施细则》中的规定。细则中指出,剖宫产患者,对 β- 内酰胺类过敏的,可选用克林霉素预防葡萄球菌感染,选用氨曲南预防革兰阴性杆菌感染。所以本例患者需更换抗菌药物的品种。细则中还指出,抗菌药物溶媒体积不超

过 100 毫升,一般应 30 分钟滴完以达到有效浓度。克林霉素、甲硝唑的用法按药品说明书有关规定执行,所以本例患者氨苄西林溶媒的量过大,也不适宜。

　　建议:1. 克林霉素磷酸酯　0.6g

　　　　　　0.9% 氯化钠　250ml

　　　　　　用法:每日 2 次,静脉滴注,疗程 24 小时;

　　　　2. 氨曲南　1g

　　　　　　0.9% 氯化钠　100ml

　　　　　　用法:每日 2 次,静脉滴注,疗程 24 小时;

　　　　3. 缩宫素　10U

　　　　　　5% 葡萄糖　500ml

　　　　　　用法:胎儿娩出后静脉滴注。

第二十六章 引产

第一节　概述 ■■■

引产（induced abortion）是指因母亲或胎儿原因，需要通过人工的方法诱发子宫收缩而终止妊娠。催产是指正式临产后，以人工的方法促进宫缩，加速分娩进程。目的都是为了提高阴道分娩率，降低剖宫产率；防止过期妊娠，使胎儿及时脱离不良的宫内环境，解除或缓解母亲严重的并发症。

【引产的指征及禁忌证】

1. 引产指征：

（1）延期妊娠：妊娠已达 41 周或过妊娠的孕妇应予引产，以降低围产儿死亡率，及导致剖宫产率增高的胎粪吸入综合征的发生率。

（2）妊娠高血压疾病：妊娠高血压、轻度子痫前期患者妊娠满 37 周，重度子痫前期妊娠满 34 周或经保守治疗效果不明显或病情恶化，子痫控制后无产兆，并具备阴道分娩条件者。

（3）母体合并严重疾病需要提前终止妊娠：如糖尿病、慢性高血压、肾病等内科疾病患者并能够耐受阴道分娩者。

（4）胎膜早破：足月妊娠胎膜早破 2 小时以上未临产者。

（5）胎儿及其附属物因素：包括胎儿自身因素，如严重胎儿生长受限（FGR）、死胎及胎儿严重畸形；附属物因素如羊水过少、生化或生物物理监测指标提示胎盘功能不良，但胎儿尚能耐受宫缩者。

2. 引产禁忌证：

（1）绝对禁忌证：①孕妇有严重并发症，不能耐受阴道分娩或不能阴道分娩者（如心功能衰竭、重型肝肾疾病、重度子痫前期并发器官功能损害者）；②子宫手术史，主要指古典式剖宫产术、未知子宫切口的剖宫产术、穿透子宫内膜的肌瘤剔除术、子宫破裂史等；③完全性及部分性前置胎盘和前置血管；④明显头盆不称，不能经阴道分娩者；⑤胎位异常，如横位、初产臀位估计经阴道分娩困难者；⑥子宫颈癌；⑦某些生殖道感染性疾病，如未经治疗的单纯疱疹病毒感染活动期;⑧未经治疗的 HIV 感染;⑨对引产药物过敏者;⑩生殖道畸形或有手术史,软产道异常,产道阻塞,估计经阴道分娩困难者;⑪严重胎盘功能不良,胎儿不能耐受阴道分娩;⑫脐带先露或脐带隐形脱垂。

（2）相对禁忌证:①臀位(符合阴道分娩条件者);②羊水过多;③双胎或多胎妊娠;④经产妇分娩次数≥5 次者。

【宫颈成熟度的评价】

宫颈成熟度(cervical ripeness)高低决定引产的成功率,是预测引产成功与否的重要指标。宫颈成熟时自然临产前的生理过程,通过宫颈变软、缩短、抗张能力下降等变化,使分娩顺利完成,而促进宫颈成熟可以增加阴道分娩的成功率。Bishop 宫颈评分系统包括 5 项指标:宫颈管消失、扩张、宫颈位置、质地、先露高低。总分 13 分,≤6 分为宫颈不成熟,>6 分为宫颈成熟。

【引产方式】

1. 非药物性引产和催产方法 人工破膜(artificial rupture of membranes)引产:人工破膜刺激宫缩,配合使用缩宫素可以明显缩短产程,其优点是可以观察羊水性状、成功率高,缺点是可能引起脐带脱垂或受压、母婴感染、前置血管破裂和胎儿损伤。

2. 药物引产与催产:

（1）前列腺素类制剂

前列腺素引产机制:前列腺素在体内以花生四烯酸为前体,经过酶以及化学转化而合成前列腺素。

1）地诺前列酮制剂:地诺前列酮阴道控释栓是一种可控缓慢释放的地诺前列酮多聚体栓剂,每支含地诺前列酮 10mg,其置于一个连有终止带的聚酯纺织袋中。将药栓横放于阴道后穹隆处,药物随之以每小时 0.3mg 速度释放,持续24 小时,24 小时后或出现规律宫缩可以取出,取出后 30~60 分钟后给予缩宫素静脉滴注。

2）前列腺素 E1 制剂:米索前列醇(misoprostol)是一种人工合成的前列腺素E1 制剂。

（2）催产素:催产素半衰期 1~6 分钟,在连续静脉滴注缩宫素引产或催产期间,子宫反应时间为 3~5 分钟,在 40 分钟内达到稳定状态水平。缩宫素的靶器官主要是子宫,具有诱发宫缩和加强宫缩的作用。

3. 机械性促宫颈成熟 包括低位水囊、Foley 尿管、海藻棒等,需要在阴道无感染及胎膜完整时才可使用。主要是通过机械性刺激宫颈管,促进宫颈内源性前列腺素合成与释放从而促进宫颈软化、成熟。

第二节　合理处方 ▪▪▪▪

A26-1　促宫颈成熟（>38周）

索引词：促宫颈成熟、孕39+周头位

病史摘要：患者，女，28岁。因"停经39+周，B超发现羊水偏少1天"入院。患者平素月经规律，5/28天，月经量中，无痛经。停经35天查尿HCG阳性，早期无阴道出血。根据孕早期B超提示核对孕周无误。入院检查：T 36.8℃，心率80次/min，血压110/70mmHg。腹膨出，未见宫缩。内诊：宫口未开，质中，居中，宫颈管2cm，先露-2，Bishop评分：4分。NST(+)，B超提示：羊水指数8.5cm。OCT试验(-)。

诊断：羊水偏少；G2P0，孕39+周头位

处方：地诺前列酮栓　10mg×1枚

　　　　用法：1枚，阴道给药。

分析：对于孕38周以上的患者，临床常用的促宫颈成熟药为地诺前列酮栓，它可以改变宫颈细胞外基质成分，如激活胶原酶、促进胶原纤维溶解和基质增加而软化宫颈，同时它还可以使宫颈平滑肌松弛，宫颈扩张，宫体平滑肌收缩而促进分娩。只适用于妊娠足月（从妊娠第38周开始）时促宫颈成熟，其宫颈Bishop评分小于或等于6分，单胎头先露，有引产指征且无母婴禁忌证的患者。使用方法为：将其放于阴道后穹窿处，旋转90°，使栓剂横置，在阴道外口保留2~3cm终止带以便于取出。在患者出现临产、过强、过频宫缩、胎心率异常、过敏反应等现象时应及时取出。如药物放置8~12小时后未达充分的宫颈成熟，应取出，用第二枚代替，第二枚使用时间不超过12小时，一个疗程使用量不超过2枚。因为前列腺素可增强催产药物的药效，为防止子宫过度收缩的发生，不建议使用催产药物的患者同时使用本品。取出本品后如需使用催产素，推荐的给药间隔为至少30分钟。地诺前列酮栓的储存条件为-10℃~-20℃。

建议：

1. 药物使用前应先进行外阴消毒，以防感染；

2. 药物放置后，孕妇应侧卧20~30分钟以利于栓剂吸水膨胀，2小时候可以活动；

3. 因为本品为控释制剂，将在24小时内持续释放，药物放置后应有专人观察和记录患者的情况，定时监测宫缩和胎儿情况，出现异常情况及时取出药物，必要时使用宫缩抑制剂；

4. 孕妇患有心脏病、急性肝肾疾病、严重贫血、青光眼、哮喘、癫痫、剖宫产史和其他子宫手术史者禁用。

治疗评估：患者药物放置 6 小时后开始出现宫缩，34 小时后顺利娩出胎儿。

A26-2　促宫颈成熟（<38 周）

索引词：促宫颈成熟、孕 37+ 周头位

病史摘要：患者，女，30 岁。因"停经 37+ 周，B 超发现羊水偏少 2 天"入院。患者平素月经规律，5/28 天，月经量中，无痛经。停经 50 天查尿 HCG 阳性，早期无阴道出血。根据孕早期 B 超提示核对孕周无误。入院检查：T36.8℃，心率 80 次/min，血压 110/70mmHg。腹膨出，未见宫缩。内诊：宫口未开，质中，居中，宫颈管 2cm，先露 –2，Bishop 评分：4 分。NST（+），B 超提示：羊水指数 6.2cm。OCT 试验（–）。

诊断：羊水偏少；G1P0，孕 37+ 周头位

处方：米索前列醇片　1 片

用法：25μg，阴道给药。

分析：米索前列醇是一种人工合成的前列腺素 E_1 类似物，临床主要用于防治消化道溃疡，因其具有软化宫颈、增强子宫张力和宫内压的药理作用，产科常用于妊娠晚期促宫颈成熟。中华医学会妇产科学分会产科学组成员与相关专家经多次讨论，制定米索前列醇在妊娠晚期促宫颈成熟的应用常规如下：①用于妊娠晚期需要引产而宫颈不成熟的孕妇；②每次阴道放药剂量为 25μg，放药时不要将药物压成碎片。如 6 小时后仍无宫缩，在重复使用米索前列醇前应做阴道检查，重新评价宫颈成熟度，了解放置的药物是否溶化、吸收，如未溶化和吸收者则不宜再放。每日总量不超过 50μg，以免药物吸收过多；③如需加用缩宫素，应该在最后一次放置米索前列醇后 4 小时以上，并阴道检查证实药物已经吸收。米索前列醇用于促宫颈成熟具有价格低、性质稳定易于保存、作用时间长等优点，尤其适合基层医疗机构应用。

建议：

1. 药物使用前应先进行外阴消毒，以防感染；

2. 药物放置后，孕妇应平卧 20~30 分钟以利于药物吸收；

3. 使用米索前列醇者应在产房观察，监测宫缩和胎心率，一旦出现宫缩过强或过频，应立即进行阴道检查，并取出残留药物；

4. 孕妇患有心脏病、急性肝肾疾病、严重贫血、青光眼、哮喘、癫痫、剖宫产史和其他子宫手术史者禁用。

治疗评估：患者药物放置 10 小时后开始出现宫缩，30 小时后顺利娩出胎儿。

A26-3　引产

索引词:引产、孕 42^{+3} 周头位

病史摘要:患者,女,28 岁。因"停经 42^{+3} 周"入院。患者平素月经规律,6/30 天,月经量中,无痛经。停经 45 天查尿 HCG 阳性,早期无阴道出血。根据孕早期 B 超提示核对孕周无误。入院检查:T 36.8℃,心率 80 次 /min,血压 110/70mmHg。腹膨出,未见宫缩。内诊:宫口未开,居中,宫颈消 70%,先露 –1。胎心监护正常,B 超提示Ⅲ度胎盘。

诊断:过期妊娠;G1P0,孕 42^{+3} 周头位

处方:缩宫素　2.5U

　　　　5% 葡萄糖　500ml

　　　用法:静脉点滴,依据宫缩调节滴速;

分析:对过期妊娠者,在宫颈条件成熟的情况下,可以对患者进行引产处理,小剂量静脉滴注缩宫素为安全常用的引产方法。它是一种多肽类激素子宫收缩药,它通过刺激子宫平滑肌收缩,模拟正常分娩的子宫收缩作用,导致子宫颈扩张,进而分娩。其药理作用特点是:起效迅速,作用时间短,半衰期约为 5~12 分钟,可随时调整用药剂量,一旦发生异常可随时停药。用于引产的药物使用方法为:起始剂量为 2.5mU/min 开始,根据宫缩调整滴速,一般每隔 30 分钟调整一次,直至出现有效宫缩(有效宫缩的判定标准为 10 分钟内出现 3 次宫缩,每次宫缩持续 30~60 秒)。最大滴速一般不得超过 10mU/min,如达到最大滴速,仍不出现有效宫缩可增加缩宫素浓度。增加浓度的方法是以 5% 葡萄糖 500ml 中加 5U 缩宫素即 1% 的缩宫素浓度,相当于每毫升液体含 10mU 缩宫素,先将滴速减半,再根据宫缩情况进行调整,增加浓度后,最大增至 20mU/min,原则上不再增加滴数和浓度。

用药过程中应注意监测:子宫收缩的频率、持续时间及强度;孕妇脉搏及血压;胎儿心率等,以免产妇和胎儿发生危险。同时避免和其他宫缩药同时使用,以免出现子宫张力过高,产生子宫破裂的风险。

建议:

1. 缩宫素的滴注速度应逐渐增加,依据宫缩情况调整药物滴数,宫缩过强及时停用缩宫素,必要时使用宫缩抑制剂;

2. 警惕药物过敏反应,出现过敏反应立即停药;

3. 用药后由专人观察宫缩强度、频率、持续时间及胎心率变化并及时记录,以免发生危险。

治疗评估:患者使用缩宫素引产后 1.5 小时出现规律宫缩,29 小时后顺利娩出胎儿,产程顺利,胎儿状况良好。

第三节 不合理处方

B26-1 促宫颈成熟（>38 周）

索引词：促宫颈成熟、孕 39+ 周头位、禁忌证

病史摘要：患者，女，30 岁。因"停经 39+ 周，阴道持续流液 2 小时"入院。患者平素月经规律，5/30 天，月经量中，无痛经，青光眼病史 3 年。停经 40 天查尿 HCG 阳性，早期无阴道出血。根据孕早期 B 超提示核对孕周无误。入院检查：T36.8℃，心率 80 次/min，血压 110/70mmHg。腹膨出，未见宫缩。内诊：宫口未开，质中，居中，宫颈管 2cm，先露 −2，Bishop 评分：4 分，胎膜早破，羊水清，给予抗生素预防感染。实验室检查 WBC 7.6×10^9/L，红细胞 3.7×10^{12}/L，血红蛋白 120g/L，凝血功能正常。

诊断：胎膜早破；G2P0，孕 39+ 周头位；青光眼

处方：地诺前列酮栓 10mg×1 枚

　　　　用法：1 枚，阴道给药。

分析：我国 2014 年发布的《妊娠晚期促宫颈成熟与引产指南（草案）》前列腺素制剂促宫颈成熟的注意事项中明确指出：青光眼患者禁用前列腺素制剂进行促宫颈成熟，该患者青光眼病史 3 年，所以不宜使用前列腺素制剂促宫颈成熟，应更换为其他药品。对于有前列腺素制剂促宫颈成熟禁忌证，如心脏病、急性肝肾疾病、严重贫血、青光眼、哮喘、癫痫、子宫手术史的患者，临床常采用间苯三酚联合缩宫素来促宫颈成熟和引产。它能直接作用于胃肠道和泌尿生殖道平滑肌，是亲肌性非阿托品、非罂粟碱类纯平滑肌解痉药，对平滑肌生理性收缩的节律和强度无明显影响，只作用于痉挛的平滑肌，不具备抗胆碱样不良反应，对心血管疾病、青光眼患者安全。临床研究显示，间苯三酚联合缩宫素确实能有效、快速促进宫颈成熟，从而加速产妇子宫颈口扩张、缩短产程、提高阴道分娩率，降低剖宫产率，且对母儿无明显不良影响。

建议：间苯三酚 80mg

　　　　用法：静脉注射，共 2 次（间隔 15 分钟）。

B26-2 促宫颈成熟（<38 周）

索引词：促宫颈成熟、孕 37+ 周头位

病史摘要：患者，女，35 岁。因"停经 37+ 周，B 超发现羊水偏少 1 天"入院。患者平素月经规律，5/28 天，月经量中，无痛经。停经 30 天查尿 HCG 阳性，早期无阴道出血。根据孕早期 B 超提示核对孕周无误。入院检查：T36.8℃，心率 82 次/

min,血压 110/70mmHg。腹膨出,未见宫缩。内诊:宫口未开,质中,居中,宫颈未消,先露 −2,Bishop 评分:3 分。NST(+),B 超提示:羊水指数 6.2cm。OCT 试验(−)。

诊断:羊水偏少;G3P0,孕 37+ 周单活胎头位

处方:地诺前列酮栓　10mg×1 枚

　　　　用法:1 枚,阴道给药。

分析:地诺前列酮栓的药物说明书适应证明确标注:本品适用于妊娠足月(孕 38 周后)时促宫颈开始成熟和 / 或继续成熟,其宫颈 Bishop 评分小于或等于 6 分,单胎头先露有引产指征且无母婴禁忌证。本例患者孕周为 37 周,不符合地诺前列酮栓说明书,所以应更换为其他药物。本例患者孕周为 37 周,不符合地诺前列酮栓说明书,所以应更换为其他药物。

建议:米索前列醇片　1 片

　　　　用法:25μg,阴道给药。

B26-3　引产

索引词:引产、给药途径

病史摘要:患者,女,30 岁。因“停经 42+1 周”入院。患者平素月经规律,5/30 天,月经量中,无痛经。停经 40 天查尿 HCG 阳性,早期无阴道出血。根据孕早期 B 超提示核对孕周无误。入院检查:T36.6℃,心率 78 次 /min,血压 120/80mmHg。腹膨出,未见宫缩。内诊:宫口未开,居前,宫颈消 60%,先露 −1。胎心监护正常,B 超提示Ⅲ度胎盘。

诊断:过期妊娠;G1P0,孕 42+1 周单活胎头位

处方:缩宫素　10U×1 支

　　　　用法:2.5U,静脉注射。

分析:缩宫素的药理作用特点之一为起效迅速,静脉滴入缩宫素 3~5 分钟后就可出现宫缩,而且缩宫素引发的子宫收缩作用有明显的量效性,也就是说,单位时间进入血管的药物剂量越大,引发的子宫收缩作用越强,患者出现的药物副作用也越明显。有研究显示,健康产妇静脉快速注射 10U 缩宫素可以导致心率上升平均 28 次 /min 钟,平均动脉压下降 33mmHg,心电图显示心肌缺血,患者自觉胸痛等不良反应。我国 2009 年发布的《妊娠晚期促宫颈成熟与引产指南(草案)》指出:缩宫素用于引产的安全常用方法为小剂量静脉滴注,最好使用输液泵。本例引产患者缩宫素的使用方法为静脉注射,不符合指南规定,易导致患者出现严重药物不良反应和副作用,应调整药物的给药途径。

建议:缩宫素　2.5U

　　　　5% 葡萄糖　500ml

　　　　用法:静脉滴注,依据宫缩调节滴速。

第二十七章 宫内感染

第一节 概述 ■■■

宫内感染,又称羊膜腔感染(intraamniotic infection,IAI)是指羊水、胎膜(绒毛膜、羊膜和蜕膜)、胎盘和(或)胎儿的感染,羊膜腔感染的其他诊断术语包括绒毛膜羊膜炎、产时感染等,属严重的妊娠期和分娩期的并发症,可导致母体产褥期感染、胎儿窘迫、死胎、新生儿的早发感染及新生儿脓毒症等。其发生率为0.5%~2%。

【高危因素和微生物】

羊膜腔感染的高危因素有胎膜早破、早产、反复阴道出血、胎膜早破时间过长(破膜时间≥18小时)、产程延长、多次阴道检查、胎粪污染、使用内监护、β溶血性链球菌携带、阴道炎、宫颈炎、盆腔炎、宫颈机能不全、宫颈环扎术后、宫颈异常缩短、孕妇免疫力低下、孕妇其他部位的炎症、助孕技术应用、减胎术以及各种产前诊断使用的侵入性操作等,药物滥用者、吸烟者、流动人口等也是临床羊膜腔感染的高危因素。

羊膜腔感染主要的致病菌为:无乳链球菌(GBS)、大肠埃希菌、李斯特菌和各种厌氧菌等,合并其他支原体等的混合感染占到60%以上。

微生物侵入宫腔羊膜腔有以下4种途径:①由下生殖道上行性感染;②侵入性操作,如羊膜腔穿刺、经皮胎儿血取样、绒毛穿刺取样等;③由腹腔经输卵管逆向播散;④血液经胎盘扩散。经阴道和宫颈的上行感染为主要途径。

【临床表现】

临床羊膜腔感染是由病原菌感染引起,表现为母体发热、脉搏增快、胎心率增快、子宫压痛或阴道分泌物恶臭等感染临床症状,常发生于产程中的羊膜腔感染。其特征是孕妇发热即母体体温升高(≥38℃),同时加下述一项附加的症状或体征即可作为临床标准:脉搏增快(>100次/min钟)、胎儿心率增快(>160次/分钟)、子宫激惹(子宫底压痛)、羊水恶臭、母体白细胞数升高(>15×10^9/L),中性粒细胞≥90%。

【诊断要点】

1. 产程过长、破膜时间长等高危因素。

2. 有上述临床表现，但上述任何一项单纯的表现或异常不能确诊羊膜腔感染。

3. 实验室检查　有助早期和快速诊断羊膜腔感染，包括：血液常规和 C 反应蛋白、降钙素原等测定；羊水细胞因子测定（如 IL-6）。羊水标本的革兰染色和培养是诊断亚临床羊膜腔感染的最好方法。结合胎盘胎膜组织学检查确诊绒毛膜羊膜炎或绒毛膜羊膜培养出致病菌是诊断羊膜腔感染的可靠依据。但病理检查和组织培养只能在产后进行，对临床处理已为时过晚。而羊水培养结果也至少需 48~72 小时，临床使用价值也受限。

4. 鉴别诊断　如产程中硬膜外麻醉无痛分娩引起的发热，体温升高时应与之鉴别，后者不伴有上述临床症状或体征。妊娠、分娩及激素的应用都会导致白细胞增高，单纯的白细胞升高对于诊断绒毛膜羊膜炎意义不大。药物或其他情况可以引起母体脉搏增快或胎儿心率增快。

5. 临床症状结合病理改变能够诊断绒毛膜羊膜炎，但如果有典型的临床感染症状，无病理支持时也不能否定羊膜腔感染的诊断。

【治疗原则】

1. 抗生素　羊膜腔感染一经诊断，立即应用广谱抗生素。治疗目的是降低胎婴儿发病率和死亡率，需要给胎儿提供有效的抗生素，首选青霉素类。厌氧菌在羊膜腔感染病原体中起重要作用，为降低产后子宫内膜炎可在产时选用对抗厌氧菌感染的克林霉素（900mg，1 次 /8h，静脉注射）。

2. 终止妊娠时机　羊膜腔感染一经确诊，无论孕周大小应尽快结束妊娠。感染时间越长，产褥病率越高，对新生儿的危险性更取决于胎儿在感染环境内时间的长短，时间越长新生儿感染和死胎的可能性越大，羊膜腔感染人群中剖宫产率明显升高。产时静脉给予广谱抗生素可在数分钟内进入胎儿、胎膜和羊水并达到足够的抗菌浓度。但胎儿接受抗生素后的 3~5 小时内尚不足以改变新生儿的预后，处理的关键在于及早给予足够的抗生素后行剖宫产术。临产后、产程中应连续做胎心监护，如有变异降低或晚期减速，预示胎儿可能酸中毒；胎儿心动过速若除外其他原因，持续加速可能是胎儿脓毒症或肺炎的一个表现，应尽快结束分娩并作好新生儿复苏的准备。

3. 终止妊娠方式　已诊断羊膜腔感染者，如不具备阴道分娩条件，则应以剖宫产终止妊娠。如术中发现感染严重，影响子宫收缩，严重出血不止，必要时须切除子宫。

4. 新生儿治疗　新生儿一出生立即行咽、耳、鼻、脐血等细菌培养及药敏试验。体外药敏试验表明，B 族链球菌对青霉素、氨苄西林和头孢霉素均敏感。不等培养结果,羊膜腔感染患者的新生儿可应用青霉素和(或)氨苄西林、头孢菌素作为初选药物,当培养明确时再决定其药物种类、用量和疗程。

【预防】

在未足月胎膜早破常规应用抗生素可以显著预防绒毛膜羊膜炎的发生,可以间接延长孕周和减少新生儿感染率。

第二节 合理处方 ■■■■

A27-1 宫内感染

索引词:宫内感染、绒毛膜羊膜炎、药物治疗

病史摘要:患者,女,31 岁。因"停经 37+ 周,下腹痛阵痛 9 小时"入院。患者平素月经规律,根据孕早期 B 超核对孕周无误,孕期平顺,未进行规律产检。入院前 2 天即有少许阴道流液,量少,无下腹疼痛。入院查体:T 37.9℃,心率 86 次 /min,血压 110/70mmHg,心肺听诊未见异常。产科检查,宫高 31cm,腹围 92cm,宫体轻压痛,有不规则宫缩,胎心 160 次 /min。内诊:外阴白色分泌物浸渍,皮肤增厚,宫口未开。上推胎头,见羊水流出,羊水清。实验室检查:WBC 18.4×10^9/L,中性粒细胞 0.867,淋巴细胞 0.702,PLT 154×10^9/L,Hb155g/L,凝血功能正常,CRP 升高。

诊断:绒毛膜羊膜炎;胎膜早破;G1P0,孕 37+ 周单活胎头位

处方:1. 氨苄西林 2g

0.9% 氯化钠 100ml

用法:每日 3 次,静脉滴注;

2. 克林霉素磷酸酯 0.9g

0.9% 氯化钠 250ml

用法:每日 3 次,静脉滴注。

分析:依据 2015 年中华医学会妇产科学分会产科学组发布的《胎膜早破的诊断与处理指南》中指出,临床诊断为绒毛膜羊膜炎或可疑绒毛膜羊膜炎时应及时使用抗生素,诊断为绒毛膜羊膜炎的应尽快结束妊娠,不能短时间阴道分娩时应选择剖宫产终止妊娠,新生儿以高危儿处理。在抗生素的选择上应覆盖羊膜腔感染的主要致病菌,首选广谱青霉素类抗菌药物,同时为了覆盖厌氧菌,降低产后母体子宫内膜炎的发生率,可选用甲硝唑或克林霉素。本例患者选用了氨苄西林和克林霉素磷酸酯来治疗感染。

建议:

1. 患者尽快剖宫产娩出胎儿。剖宫产后按摩子宫,促进子宫收缩,帮助子

宫恢复。使用抗生素静点 3 天,注意体温、血象变化,必要时加用至 5 天;

2. 多排尿,以防止膀胱充盈影响宫缩;

3. 居室保持安静,空气流通,保证产妇良好的休息;

4. 使用消过毒的卫生巾,并经常更换,大小便后清洗会阴,保持外阴卫生,防止产褥感染和再出血的发生;

5. 注意饮食,加强营养。产后出血的患者一般比较虚弱,在饮食材质上要求容易消化,富于营养,过程上逐步适应,逐渐增加。

治疗评估:患者急性剖宫产术娩出一活婴,新生儿 5 分钟、10 分钟 Apgar 评分均为 10 分,产妇产后给予抗炎、止血治疗后体温、白细胞恢复正常,5 天后出院。

第三节　不合理处方 ◼◼◼

B27-1　宫内感染

索引词:宫内感染,绒毛膜羊膜炎、药物浓度

病史摘要:患者,女,28 岁。因"停经 38+ 周,下腹痛阵痛 3 小时"入院。患者平素月经规律,根据孕早期 B 超核对孕周无误,孕期平顺,未进行规律产检。患者既往有青霉素过敏史,否认其他疾病史。入院前 1 天即有少许阴道流液,量少,无下腹疼痛。入院查体:T38℃,心率 86 次 /min,血压 110/70mmHg,心肺听诊未见异常。产科检查,宫高 31cm,腹围 92cm,宫体轻压痛,有不规则宫缩,胎心 170 次 /min。内诊:宫口未开,见羊水流出,羊水清。实验室检查:WBC16.4×10^9/L,中性粒细胞百分比 85.7%,,PLT 154×10^9/L,Hb155g/L,凝血功能正常,CRP 升高。

诊断:绒毛膜羊膜炎;胎膜早破;G1P0,孕 38+ 周;单活胎头位

处方:1. 头孢呋辛钠　1.5g

　　　　0.9% 氯化钠　100ml

　　　　用法:每日 1 次,静脉滴注;

　　　2. 克林霉素磷酸酯　0.9g

　　　　0.9% 氯化钠　100ml

　　　　用法:每日 1 次,静脉滴注。

分析:患者诊断为绒毛膜羊膜炎,即刻给予抗生素的抗感染治疗,因患者有青霉素过敏史,选择了头孢呋辛钠联合克林霉素用药。头孢呋辛钠属于二代头孢类抗生素,抗菌谱广,静脉给药半衰期短,约为 80 分钟,同时它属于时间依赖性抗生素,所以每日 1 次给药不适宜,应改为每日 2~3 次。克林霉素磷酸酯的药

物说明书中指出,静脉给药药物浓度应小于6mg/ml,而本例患者静脉给药的浓度为9mg/ml,浓度过高容易导致患者出现不良反应,同时克林霉素磷酸酯的给药频次为每日3~4次,本例患者每日1次,也不适宜,应修改。

  建议:1. 头孢呋辛钠 1.5g

      0.9% 氯化钠 100ml

      用法:每日3次,静脉滴注;

    2. 克林霉素磷酸酯 0.9g

      0.9% 氯化钠 250ml

      用法:每日3次,静脉滴注。

第二十八章 产后出血

第一节 概述 ■■■

一、产后出血

产后出血是指胎儿娩出后 24 小时内阴道流血量超过 500ml,为我国产妇首位死亡原因。发病率占分娩总数的 2%~11%,产后出血可分为胎儿娩出后至产后 2 小时及产后 2 小时至产后 24 小时两个时期,多数产后出血发生在胎儿娩出后 2 小时内。

【临床表现】

产后出血因四种出血原因而有相应的临床表现。

1. 因宫缩乏力引起的出血 出现在胎儿胎盘娩出后,急性大量的出血或少量迟缓性出血,暗红色,有血块,子宫收缩轮廓不清,胎盘、软产道及凝血功能正常。占 70%。

2. 因胎盘因素引起的出血 出现在胎儿娩出后,胎盘未能娩出或胎盘胎膜不全,表现为暗红色血,有血块,子宫收缩欠佳,胎盘嵌顿、滞留、粘连、植入、残留,副胎盘等,软产道及凝血功能正常。

3. 因软产道裂伤引起的出血 出现在胎儿胎盘娩出后,持续性鲜红色出血,有血块,探查宫颈、阴道、会阴损伤、血肿,子宫损伤少见,子宫轮廓清楚,胎盘完整,凝血功能正常。

4. 因凝血功能障碍引起的出血 表现为持续性不凝血,或少许细小血块极易破碎,子宫轮廓可欠佳,胎盘完整,软产道完整,查凝血功能障碍。

【诊断要点】

1. 上述相应的临床表现。

2. 失血量的估计可通过:①称重法:分娩后辅料重量 – 分娩前辅料重量 /1.05= 失血量(ml);②面积法:血湿面积按 $1cm^2$=1ml 估计出血量;③失血性休克指数:休克指数 = 脉搏 / 收缩压,休克指数 =0.5,血容量正常;休克指数 =1,

失血量 500~1500ml；休克指数 =1.5，失血量 1500~2500ml；休克指数 =2，失血量 2500~3500ml。

【治疗原则】

对发生的产后出血进行病因诊断，迅速止血，补充血容量，纠正休克，预防感染。

1. 排除软产道异常及胎盘残留，凝血功能异常者持续按摩子宫。

2. 宫缩乏力：促宫缩剂包括缩宫素、卡贝缩宫素、前列腺素（卡孕栓及卡前列素氨丁三醇），宫缩剂应交替进行，同时改善患者的一般状况，注意能量补充。

3. 宫腔填塞纱条或压迫球囊止血。

4. 介入治疗。

5. 手术行髂内动脉结扎或子宫动脉结扎、B-Lynch 子宫捆扎缝合。

6. 上述方法无效则切除子宫。

7. 若出现凝血功能障碍行成分输血，补充凝血因子，处理后仍继续出血，考虑切除子宫。

二、失血性休克

失血性休克是指失血过多，尤其是急性失血，是有效循环血量减少，组织灌注减少，细胞缺血缺氧，导致全身脏器受损的功能广泛受损综合征。

【临床表现】

1. 正常状态 意识正常，脉搏：60~100 次 /min，血压正常，脉压 40~50mmHg，尿量正常。

2. 休克早期 意识烦躁恶心，脉搏：110~120 次 /min，血压正常或偏低，脉压 30~40mmHg，尿量正常或减少，失血量达 1000ml。

3. 休克抑制期 意识表情淡漠反应迟钝，口唇、肢端发紫，出冷汗，脉搏：120~150 次 /min，脉细速，血压下降 40~50mmHg，脉压 20~30mmHg，尿量 <25ml/h，失血量达 1000~2000ml。

4. 休克失代偿期 神智淡漠，瞳孔散大，对光反射差，脉搏 >150 次 /min，血压 <50~30mmHg，脉压 <20mmHg，尿量 <18ml/h，，失血量 >2000ml。

【诊断要点】

1. 有显性或隐性出血病史。

2. 判断休克程度。

【治疗原则】

1. 去除病因，正确估计出血量，补充足够的血容量。

2. 维持气道通畅，鼻导管或面罩吸氧。

3. 容量复苏:①液体选择,目前晶胶比例 3:1,出血越多,血液占用的比例越高;②输血标准产后出血 HGB 降到 70 以下,HCT 降到 21%~24%,为改善氧输送应输血;③补充凝血物质。

4. 血容量补足的临床表现:无口渴,皮肤温暖红润,收缩压 >90mmHg,脉压 >30mmHg,中心静脉压 >6mmHg,尿量 >30ml/h。

5. 纠正酸中毒。

6. 在充分补充血容量基础上使用血管活性药物。

7. 保护肾功能,如尿量 <25ml/h 或 400ml/24h,对利尿剂无反应,尿比重 <1.010,BUN 及 Cr 增高,提示有急性肾衰的存在。

8. 广谱抗生素预防感染。

三、弥散性血管内凝血(DIC)

弥散性血管内凝血是指由于某些致病因素激活机体凝血系统,短期内使血液系统呈高凝状态,在微循环中心形成广泛微血栓,消耗大量的凝血因子及血小板,进而转变为低凝状态并进一步激活纤溶系统,继而出现机体广泛低凝、出血、休克、各脏器功能障碍等临床表现。

【临床表现】

1. 高凝期:血液凝固增加,临床可无症状或血压下降。

2. 消耗性低凝期:微循环中形成弥散性微血栓,血小板、纤维蛋白原及凝血因子大量消耗,发生凝血障碍,表现为严重广泛出血,如皮肤黏膜出血、血尿、子宫出血、内脏出血。

3. 继发性纤溶亢进期:纤溶系统继发性激活,加重凝血障碍,甚至血液不凝。

【诊断要点】

1. 出现上述症状。

2. 高凝期:试管法凝血时间缩短 <6 分钟;部分凝血活酶时间缩短。

3. 消耗性低凝期:血小板进行性下降,通常低于 50×10^9/L,纤维蛋白原 <1.5g/L,或进行性下降;凝血酶原时间延长 3 秒以上,APTT 比对照延长 10 秒。

4. 继发性纤溶期:PT 延长 3 秒以上,3P 试验阳性,D- 二聚体 >0.5mg/dl。

5. 血液涂片:外周破碎红细胞 >2%,进行性贫血或伴有血红蛋白尿。

【治疗原则】

1. 积极治疗原发病。

2. 高凝期及时进行抗凝治疗,防止微血栓形成,阻断 DIC 进一步发展。

3. 补充凝血因子。输入新鲜冰冻血浆或纤维蛋白原 4~6g,2~3g 纤维蛋白原升高体内浓度 1g/L,新鲜血浆 250ml 可提高纤维蛋白原 1~1.5g/L,血小板 1U 提升血小板 50×10^9/L。

4. 继发性纤溶期应用抗纤溶药物。

5. 保护肾功能。

6. 广谱抗生素预防感染。

7. 产科处理,诊断明确后立即娩出胎盘,去除病因,若难以控制的出血,抗休克同时切除子宫。

第二节 合理处方 ■■■

A28-1 宫缩乏力性产后出血

索引词:产后出血、药物治疗

病史摘要:患者,女,30 岁,G2P0。孕妇产前检查无异常,孕 40^{+2} 周时自然分娩一活婴,胎盘胎膜自然剥离,胎儿娩出后胎盘完全娩出,分娩过程中有继发性宫缩乏力。产后患者出现阵发性阴道出血,伴凝血块,2 小时出血量约 400ml,腹部检查宫底脐上 2 指,软。阴道检查患者无软产道裂伤,实验室检查患者凝血功能正常。

诊断:宫缩乏力;产后出血

处方:1. 缩宫素　10U

　　　　用法:10U,子宫颈注射;

　　2. 缩宫素　10U

　　　5% 葡萄糖　500ml

　　　用法:胎儿娩出后静脉滴注。

分析:依据 2014 年 10 月中华医学会妇产科学分会产科学组发布的《产后出血预防与处理指南》,对于宫缩乏力性产后出血的药物治疗主要采用宫缩剂抑制宫缩和止血药物控制止血。指南推荐的宫缩剂一线用药为缩宫素,用法为缩宫素 10U 肌内注射或子宫肌层或子宫颈注射,以后 10~20U 加入 500ml 液体中持续静脉滴注,给药速度根据患者的反应调整,常规速度 250ml/h,约 80mU/min。因缩宫素有受体饱和现象,无限制加大用量反而效果不佳,并可出现副反应,故24 小时总量应控制在 60U 内。

建议:

1. 按摩子宫,促进子宫收缩,帮助子宫恢复;

2. 多排尿,以防止膀胱充盈影响宫缩;

3. 居室保持安静,空气流通,保证产妇良好的休息;

4. 使用消过毒的卫生巾,并经常更换,大小便后清洗会阴,保持外阴卫生,防止产褥感染和再出血的发生;

5. 注意饮食,加强营养。产后出血的患者一般比较虚弱,在饮食材质上要求容易消化,富于营养,过程上逐步适应,逐渐增加。

治疗评估:药物使用后宫缩加强,出血量逐步减少。

A28-2 胎盘因素产后出血

索引词:胎盘因素产后出血、药物治疗

病史摘要:患者,女,28 岁,G1P0。孕妇产前检查无异常,孕 39^{+4} 周时经阴道自然分娩一活婴,分娩过程中常规使用缩宫素促进宫缩。胎儿娩出后,胎盘滞留,伴阴道活动性出血,伴凝血块,30 分钟出血量约 550ml,腹部检查宫底脐上 2 指,软。手取胎盘后仍少量出血。

诊断:胎盘滞留;产后出血

处方:卡前列素氨丁三醇　250μg

　　　　用法:250μg,深部肌内注射。

分析:依据 2014 年 10 月中华医学会妇产科学分会产科学组发布的《产后出血预防与处理指南》,对于对胎盘未娩出伴活动性出血者可立即行人工剥离胎盘术,术前可使用镇静剂,并加用强效宫缩剂。卡前列素氨丁三醇是一种强效缩宫素,肌内注射后可刺激妊娠子宫肌层收缩,使子宫产生类似足月妊娠末的分娩收缩,它适用于常规处理方法无效的子宫收缩迟缓引起的产后出血现象。使用后 3 分钟起效,30 分钟作用达到高峰,可维持 2 小时,必要时可重复使用。起始剂量为 250μg 本品,深部肌内注射。临床实验显示,大部分成功的病例(73%)对单次注射即有反应。然而在某些个别的病例中,间隔 15 到 90 分钟多次注射,也可得到良好的疗效。需要注意的是本品和其他强效宫缩药一样,应严格遵循说明书推荐的剂量使用,给药剂量、注射次数、给药间隔应由专职的医师根据病情来决定,总剂量不得超过 2mg(8 次剂量)。因其不是子宫特异性药物,所以使用后也可作用于身体其他部位的平滑肌而引起副反应,最常见的是胃肠道反应,如恶心、呕吐、腹泻等。

建议:立即行人工剥离胎盘术手法要正确、轻柔,勿强行撕拉,以防胎盘残留、子宫损伤或子宫体内翻的发生,其他建议见宫缩乏力性产后出血。

治疗评估:人工剥离胎盘术和使用卡前列素氨丁三醇后,患者出血量逐步减少。

A28-3 凝血功能障碍性产后出血

索引词:凝血功能障碍性产后出血、药物治疗

病史摘要:患者,女,30 岁,G2P0。因"停经 37^{+3} 周,产前检查提示双胎横位"入院待产。患者既往无血液系统疾病,产前检查凝血功能正常。于入院后第 2

天行剖宫产术终止妊娠,手术顺利,胎盘胎膜完整娩出,术中出血约200ml,返回病房。术后1小时患者阴道大量出血,色鲜红,量约480ml,给予子宫按摩,缩宫素10U肌内注射及卡前列素氨丁三醇1支肌内注射。宫底脐上一指,宫缩良好。检查凝血功能,提示纤维蛋白原过低。

诊断:凝血功能障碍;产后出血

处方:人纤维蛋白原 2g

用法:2g,静脉滴注。

分析:依据2014年10月中华医学会妇产科学分会产科学组发布的《产后出血预防与处理指南》,一旦确诊为凝血功能障碍,应迅速补充相应的凝血因子。指南推荐的凝血药物为纤维蛋白原,它在凝血过程中,经凝血酶变成纤维蛋白,在纤维蛋白稳定因子作用下,形成坚实纤维蛋白而产生止血作用,常用于先天性纤维蛋白减少或缺乏症、获得性纤维蛋白原减少症如严重肝损害、弥散性血管内凝血、产后大出血等引起的纤维蛋白原缺乏而造成的凝血障碍。具体用法为:使用前先将本品及灭菌注射用水预温至30~37℃,然后按瓶签标示量(25ml)注入预温的灭菌注射用水,置30~37℃水浴中,轻轻摇动使制品全部溶解(切忌剧烈振摇以免蛋白变性)。用带有滤网装置的输液器进行静脉滴往。滴注速度一般以每分钟60滴左右为宜。给药剂量应根据病情及临床检验结果,包括凝血试验指标和纤维蛋白原水平等来决定,一般首次给1~2g,如需要可继续给药。

建议:见宫缩乏力性产后出血。

治疗评估:患者出血量逐步减少,产后24小时总出血量约900ml,产后6天出院。

A28-4 产后出血伴失血性休克

索引词:产后出血伴失血性休克、药物治疗

病史摘要:患者,女,33岁,G1P0。因"在家生产8小时后阴道大量流血"入院,出血量约为2000ml。入院查体:T 36℃,脉搏110次/min,血压80/50mmHg。精神疲倦、面色苍白、全身乏力、四肢湿冷、阴道大量流血,伴凝血块,腹部检查宫底脐上1指,软。实验室检查:红细胞3.4×10^{12}/L,血红蛋白80g/L。立即给患者输注红细胞2U,并进行软产道检查,清理出阴道血块约200g,处理后阴道出血量减少。

诊断:产后出血 失血性休克;继发性贫血

处方:1. 缩宫素 10U

5% 葡萄糖 500ml

用法:胎儿娩出后静脉滴注;

2. 羟乙基淀粉注射液　500ml

　　用法:静脉滴注;

3. 多巴胺　20mg

　　10% 葡萄糖　250ml

　　用法:静脉滴注;

4. 头孢呋辛钠　1.5g

　　0.9% 氯化钠　100ml

　　用法:每日 3 次,静脉滴注。

分析:对于产后出血伴失血性休克的患者的治疗,除了针对出血病因进行治疗外,还应针对患者休克的临床症状,对症治疗。本例患者产后出血的原因主要是宫缩乏力,所以采用缩宫素对症治疗。同时使用了羟乙基淀粉注射液来补充患者血容量;使用血管活性物质多巴胺来稳定患者血压;头孢呋辛酯来预防感染的治疗。

建议:维持患者呼吸道通畅,可酌情间断给予吸氧,保症患者血氧供应。其他见宫缩乏力性产后出血。

治疗评估:患者入院 6 小时后生命体征恢复平稳,住院 3 天后出院。

A28-5　产后出血伴 DIC

索引词:产后出血伴 DIC、药物治疗

病史摘要:患者,女,30 岁,G2P0。因"孕 39+ 周,阴道持续流液 2 小时"入院。入院后行缩宫素引产术,7 小时后患者经阴道娩出一活婴。见胎盘母体面附凝血块并存在约 2/5 部分压痕、胎膜娩出完整,软产道无裂伤,产后子宫收缩欠佳,阴道时有出血,考虑可能存在胎盘早剥可能,给予缩宫素治疗并密切观察。30 分钟后发现患者出血量约 600ml,宫高脐上二指,按压宫底见大量血块流出约 1500ml,查体:P 110 次 /min、BP 90/60mmHg,面色苍白,意识模糊,会阴体及坐骨结构处有紫黑色瘀斑。急查凝血功能检查:纤维蛋白原 1.2g/L,血小板 89×10^9/L。血浆 D-D 二聚体增高。

诊断:产后出血;胎盘早剥;DIC

处方:1. 肝素钠　5000 单位

　　　　用法:静脉注射;

2. 肝素钠注射液　3000 单位

　　0.9% 氯化钠　100ml

　　用法:每 6 小时 1 次,静脉滴注;

3. 人纤维蛋白原　2g

　　用法:2g,静脉滴注;

4. 头孢呋辛钠　1.5g

　　0.9% 氯化钠　100ml

　　用法:每日 3 次,静脉滴注;

5. 羟乙基淀粉注射液　500ml

　　用法:静脉滴注;

6. 新鲜血浆

分析:对于产后出血伴 DIC 的患者,除了应针对产后出血的原因及症状对症治疗外,还应针对 DIC 及早采用抗凝治疗。常用的抗凝药物为肝素钠,它主要通过本身具有的强负电荷理化特性来干扰血凝过程中的许多环节,作用机理比较复杂。本品口服不被吸收,给药方法可以为皮下、肌肉、静脉给药。静脉给药一般采用 3000U 加入生理盐水 100ml 中静脉滴注,30~60 分钟滴完,每 6 小时 1 次,静脉滴注前可给予 5000U 静脉注射的负荷剂量。肝素钠在使用过程中需监测患者的凝血功能,已经改善可立即停药。羟乙基淀粉注射液可有效降低血黏度,改善微循环和组织供血,达到治疗 DIC 的目的。

建议:监测患者的凝血功能,其他见宫缩乏力性产后出血。

治疗评估:患者给予治疗后 5 天出院。

第三节　不合理处方 ■■■

B28-1　宫缩乏力性产后出血

索引词:产后出血、用药注意事项

病史摘要:患者,女,36 岁,G2P0。因"停经 38⁺⁴ 周,B 超提示臀位"待产。患者孕期平顺,入院检查 T 36.5℃,心率 80 次 /min,血压 110/70mmHg。胎心率 140 次 /min,胎方位 LSA,未触及宫缩。宫高 35cm,腹围 97cm。患者入院第二天行常规子宫下段切口剖宫产术,术中见子宫收缩欠佳,给予卡贝缩宫素 1 支。术后患者仍有阵发性阴道出血,伴凝血块,2 小时出血量约 550ml,腹部检查宫底脐上 1 指,轮廓不清,实验室检查患者凝血功能正常。

诊断:臀位;剖宫产术;宫缩乏力;产后出血

处方:卡贝缩宫素　100μg

　　用法:100μg,静脉推注。

分析:卡贝缩宫素是一种合成的具有激动剂性质的长效催产素九肽类似物,它和缩宫素作用机理一样,通过与子宫平滑肌的催产素受体结合而引起子宫节律性收缩。与催产素相比,卡贝缩宫素的作用时间更长,它在体内的清除半衰期为(41±11.9)min,因此它所产生的子宫收缩不会简单地通过终止给药而停止。

在卡贝缩宫素的药物说明书警告项中明确指出：单剂量注射卡贝缩宫素后，在一些患者可能没有产生足够的子宫收缩，对于这些患者，不能重复给予卡贝缩宫素以免出现子宫强直性收缩、子宫破裂、宫颈和阴道的撕裂等现象。但用附加剂量的其他子宫收缩药物象催产素或麦角新碱进行更进一步的治疗是允许的。本例患者剖宫产手术中已经使用了 1 支卡贝缩宫素，所以不能在产后 2 小时重复使用，应更换为别的药物。

> 建议：缩宫素　20U
>
> 　　　5% 葡萄糖　500ml
>
> 　　　用法：持续静脉滴注。

B28-2　胎盘因素产后出血

索引词：胎盘因素产后出血、禁忌证

病史摘要：患者，女，30 岁，G1P0。孕妇产前检查无异常，孕 38^{+4} 周时经阴道自然分娩一活婴，分娩过程中常规使用缩宫素促进宫缩。胎儿娩出后，胎盘滞留，伴阴道活动性出血，伴凝血块，立即手取胎盘，30 分钟出血量约 550ml，腹部检查宫底脐上 2 指，软。患者既往有哮喘病史。

诊断：胎盘滞留；产后出血

> 处方：卡前列素氨丁三醇　250μg
>
> 　　　用法：250μg，深部肌内注射。

分析：卡前列素氨丁三醇是子宫非特异性宫缩剂，它在刺激子宫平滑肌收缩的同时，也可使支气管、心血管等部位的平滑肌收缩而产生副反应，所以对于哮喘、心脏病和青光眼患者是禁止使用的，对于高血压患者也应谨慎使用。本例患者既往有哮喘病史，属于卡前列素氨丁三醇的禁忌证，需更换为子宫特异性宫缩剂。

> 建议：卡贝缩宫素　100μg
>
> 　　　用法：100μg，单次静脉推注。

B28-3　产后出血伴失血性休克

索引词：产后出血伴失血性休克、给药间隔、给药剂量

病史摘要：患者，女，30 岁，G1P0。孕 39^{+} 周因胎膜早破入院。入院后行缩宫素引产术，9 小时后经阴道分娩 4100g 活婴，胎盘、胎膜娩出完整，软产道无裂伤，产后子宫恢复欠佳，阴道流血时多、时少，给予缩宫素促进宫缩。产后 1h 患者出血量约 200ml，患者一般状态差。查体：T 36.5℃，P 110 次 /min，BP 90/60mmHg。精神疲倦、面色苍白、全身乏力、四肢湿冷、阴道流血少量，伴凝血块，宫底脐上 1 指，按压子宫并软产道检查见大量血块流出约 1500ml，后子宫

轮廓清,阴道出血量减少。急查血常规:红细胞 3.2×10^2/L,血红蛋白 72g/L。立即给患者输注红细胞 2 单位。

诊断:产后;巨大儿;宫缩乏力;产后出血;失血性休克

处方:1. 羟乙基淀粉注射液　500ml

　　　　用法:静脉滴注;

　　2. 多巴胺　20mg

　　　10% 葡萄糖　250ml

　　　用法:静脉滴注;

　　3. 头孢呋辛钠　3.0g

　　　0.9% 氯化钠　100ml

　　　用法:每日 1 次,静脉滴注;

　　4. 氨甲环酸氯化钠注射液　100ml

　　　用法:静脉滴注,每日 1 次。

分析:本例患者采用头孢呋辛钠给予预防感染治疗,头孢呋辛钠属于二代头孢,它属于时间依赖性抗生素,根据 PK/PD 原理,其杀菌活性只与药物在体内的浓度超过细菌 MIC 的时间有关,所以这类药物一般宜采用每日多次给药的方式。本例患者采用每日 1 次的给药间隔不适宜。同时,头孢呋辛钠说明书给的成人剂量为 0.75~1.5g/ 次,本例患者采用 3.0g 的剂量。对于时间依赖性抗生素,其杀菌活性在药物浓度达到细菌 MIC4-5 倍的时候即达到饱和,继续增高药物浓度,杀菌速度和杀菌活性均无改变,提高剂量并不会提高疗效,所以此患者的头孢呋辛钠使用剂量也不适宜。

氨甲环酸氯化钠注射液主要用于急性或慢性、局限性或全身性原发性纤维蛋白溶解亢进所致的各种出血。如人工流产、胎盘早期剥落、死胎和羊水栓塞引起的纤溶性出血。本病例出血原因是宫缩乏力,应加强宫缩止血。

建议:1. 羟乙基淀粉注射液　500ml

　　　　用法:静脉滴注;

　　2. 多巴胺　20mg

　　　10% 葡萄糖　250ml

　　　用法:泵入;

　　3. 头孢呋辛钠　1.5g

　　　0.9% 氯化钠　100ml

　　　用法:每日 3 次,静脉滴注;

　　4. 缩宫素　10U

　　　5% 葡萄糖　500ml

　　　用法:静脉滴注。

B28-4 产后出血伴 DIC

索引词：产后出血伴 DIC、溶媒

病史摘要：患者，女，33 岁，G2P0。因"孕 39+ 周,阴道持续流液 2 小时"入院。入院后行缩宫素引产术,7 小时后患者经阴道娩出一活婴。见胎盘母体面附凝血块并存在约 2/5 部分压痕、胎膜娩出完整,软产道无裂伤,产后子宫收缩欠佳,阴道时有出血,考虑可能存在胎盘早剥可能,给予缩宫素治疗并密切观察。30 分钟后发现患者出血量约 600ml,宫高脐上二指,按压宫底见大量血块流出约 1500ml,查:P 110 次 /min、BP 90/60mmHg,面色苍白,意识模糊,会阴体及坐骨结构处有紫黑色瘀斑。急查凝血功能检查:纤维蛋白原 1.2g/L,血小板 89×10^9/L。血浆 D-D 增高。

诊断：产后出血;DIC

处方：1. 肝素钠　40mg

　　　　用法:静脉注射;

　　2. 肝素钠注射液　25mg

　　　5% 葡萄糖　100ml

　　　用法:每 6 小时 1 次,静脉滴注;

　　3. 人纤维蛋白原　2g

　　　用法:2g,静脉滴注;

　　4. 头孢呋辛钠　1.5g

　　　0.9% 氯化钠　100ml

　　　用法:每日 3 次,静脉滴注。

分析：本例患者是产后出血伴 DIC 患者,使用了肝素钠进行抗凝治疗。肝素钠为硫酸氨基葡聚糖的钠盐,从理论上来讲,它是一种强碱弱酸盐,在酸性溶液中不稳定,而且早期的一些研究也支持这一观点,在肝素钠的说明书中也标注溶媒为 0.9% 的氯化钠注射液。5% 的葡萄糖溶液 pH 一般在 3 左右,会使肝素的稳定性变差,进而效价降低,所以应采用 0.9% 氯化钠作为溶媒更适宜。

建议：1. 肝素钠　5000 单位

　　　　用法:静脉注射;

　　2. 肝素钠注射液　3000 单位

　　　0.9% 氯化钠　100ml

　　　用法:每 6 小时 1 次,静脉滴注;

　　3. 人纤维蛋白原　2g

　　　用法:2g,静脉滴注;

4. 头孢呋辛钠　1.5g

0.9% 氯化钠　100ml

用法:每日 3 次,静脉滴注。

第二十九章　羊水栓塞

第一节　概述 ■■■

羊水栓塞是指在分娩过程中羊水进入母体血循环后引起的肺栓塞、休克、弥散性血管内凝血(DIC)、肾衰竭等一系列病理改变,也称"妊娠过敏样综合征"。发病急,病情危险,病死率高,高达85%,是孕产妇死亡的主要原因之一,发生率:1/20 000~1/30 000。

【发病诱因】

1. 高龄孕妇、多产妇。

2. 宫缩过强,或急产,或催产素过度刺激。

3. 剖宫产术中、前置胎盘、胎盘早剥。

4. 胎膜破裂。

【临床表现】

1. 心肺功能衰竭和急性过敏性休克症状:突然发生寒战、呛咳、气急、烦躁不安等症状,随后出现发绀、呼吸困难、心率加快、抽搐、昏迷、血压下降,出现循环衰竭和休克状态。肺部听诊可闻及湿啰音,若有肺水肿,患者可咯血性泡沫痰。

2. DIC引起的出血:表现为阴道大量流血、血液不凝固,全身皮肤黏膜出血,有时可出现呕血、便血及血尿等。

3. 急性肾衰竭症状:表现为尿少、无尿和尿毒症。

【诊断要点】

1. 存在使羊水进入母体血液循环的高危因素。

2. 有典型临床经过:休克、DIC引起的出血、急性肾衰。

3. 辅助检查:床旁胸片、床旁心电图。

4. 与DIC有关的实验室检查:凝血因子缺乏检查、凝血功能检查等。

5. 若患者死亡,进行尸体检查有助于确诊。

6. 注意留取心脏血。

典型症状比病理证据更有诊断价值。

【治疗原则】

产程中出现异常的前驱症状,不妨先拟诊羊水栓塞处理:及时吸氧、开放静脉、静推地塞米松。

1. 生命体征监测:一般情况、血压、脉搏、心率、呼吸等。

2. 开放静脉通道 2~3 个(其中一条深静脉),监测中心静脉压。

3. 纠正呼吸循环衰竭。

(1)有效给氧:6~8L/ 分钟口罩或面罩吸氧,青紫无改善,则应加压给氧,或人工呼吸机辅助呼吸。

(2)纠正肺动脉高压:①盐酸罂粟碱:30~90mg+10% 葡萄糖 20ml,静脉注射,1 小时后可重复点滴,日量 <300mg;②氨茶碱:0.25g+25% 葡萄糖 20ml,慢推 10 分钟或稀释为 100ml 静脉滴注;③阿托品 1~2mg,稀释后静脉注射,15~30 分钟重复 3 次无效则停用;④ 654-Ⅱ:10~20mg 稀释后静脉注射 15~30 分钟重复 3 次。

4. 氢化可的松 300~500mg+5% 葡萄糖 250~500ml,静脉注射或地塞米松 20~40mg 稀释后静注尽早用。

5. 抗休克

(1)补足血容量,中心静脉压监测指导补液,尽快补充新鲜血和血浆。先补充晶体液,第一小时快速进入 1000~2000ml,后补充胶体液 500ml,低分子右旋糖酐 250~500ml。

(2)血管活性物质:多巴胺 20~30mg 按 5~10μg/(kg·min)始,以后调整,首选静脉注射。

(3)纠正酸中毒。

6. 防治 DIC

(1)肝素:尽量早用,24 小时总量 <100mg,测凝血时间监测肝素用量。

(2)补充凝血物质,进入消耗性低凝及纤溶亢进时及时补充。无鲜血时,用库血 + 凝血酶原复合物 400~800u+ 纤维蛋白原 3~6g,静脉注射,或库血:新鲜血;3∶1 搭配输入;或新鲜冰冻血浆,250ml 可升高纤维蛋白原。

(3)纤溶活跃期:三 P(+),FDP>20mg/L 或 D- 二聚体 >800mg。① 6- 氨基乙酸 4~6g+5% 葡萄糖 500ml,静脉注射,日量 <20g;②对羟基苄胺 0.3~0.4g+5% 葡萄糖 500ml,静脉注射;③氨甲环酸 1g,静脉注射,每日 2 次;④抗血纤溶芳酸 200~300mg/ 天,分 2~3 次静推。

7. 治疗心力衰竭:毛花苷 C 0.2~0.4mg+25% 葡萄糖 20ml,慢推。

8. 防止肾衰竭留置尿管监测尿量。补足循环血量后应用利尿剂:呋塞米 40~100mg。

9. 使用抗生素预防感染。

10. 产科处理:第一产程症状缓解—剖宫产;第二产程症状缓解—助产;子宫大出血应及早切除子宫。

【预防】

1. 严格掌握人工破膜指征,不做剥膜术,不在宫缩时破膜。

2. 掌握催产素应用的指征,要有能发现问题的医护人员专人看守,防止宫缩过强。

3. 严格掌握剖宫产指征,破水时应用纱垫保护好切口边缘,尤其在羊水Ⅲ度污染时;尽量吸尽羊水后再娩出胎儿。

4. 产程中宫缩过强,可用宫缩抑制剂硫酸镁,减弱宫缩。

5. 中期引产钳夹术时,先破膜待羊水流净,再钳夹与使用催产素。

6. 对有诱发因素的产妇,应提高发生羊水栓塞的警惕。

7. 做好第四产程的观察,及时发现与出血不相合的休克。

8. 边治疗边诊断。

第二节　合理处方 ◼◼◼◼

A29-1　羊水栓塞

索引词:羊水栓塞

病史摘要:患者,女,38 岁,因"停经 39^{+5} 周,高龄产妇"入院行剖宫产手术,术前 ASA 分级 I 级,下午 13:30 在连续硬膜外麻醉下行剖宫产手术。13:49 剖出一活女婴,手术顺利,开始患者生命体征平稳。13:52 在缝合子宫时患者出现面色发绀,呼吸困难,血压下降至 70/40mmHg,心率加快等症状。腔静血检查可见羊水成分,血液学检查符合 DIC 表现。

诊断:羊水栓塞

处方:1. 罂粟碱　60mg

　　　　10% 葡萄糖　20ml

　　　　用法:缓慢静脉注射(1~2min 注射完);

　　2. 多巴胺　40mg

　　　　5% 葡萄糖　100ml

　　　　用法:静脉泵入;

　　3. 地塞米松　20mg

　　　　用法:静脉注射;

　　4. 肝素钠　50mg

　　　　0.9% 生理盐水　100ml

　　用法:静脉滴注,1 小时内滴完;

　　5. 呋塞米　20mg

　　　用法:静脉注射。

　　分析:羊水栓塞临床的治疗原则为:纠正呼吸循环系统、抗休克、抗过敏、防止 DIC、防止肾衰、预防感染。处方 1 中罂粟碱对平滑肌有非特异性的松弛作用,可以纠正患者肺动脉高压,改善低氧血症,一次 30~120mg,每 3 小时 1 次,应缓慢注射,不少于 1~2min,以免发生心律失常以及足以致命的窒息等。用于心搏停止时,两次给药要相隔 10 分钟,左旋多巴可降低其疗效。处方 2 中多巴胺属于血管活性物质,可增加心排血量,稳定血压,用于危重病例抢救时,可开始时按75~100μg/min 速度滴入,以后根据血压情况,加快速度和加大浓度,但最大剂量不超过每分钟 500μg。处方 3 中地塞米松为抗过敏治疗,羊水栓塞患者早期使用大剂量糖皮质激素,可起到抗过敏、解痉、稳定溶酶体、保护细胞的作用,药物使用方法可静脉注射或则静脉滴注,但应注意大剂量连续给药一般不超过 72 小时。处方 4 中肝素钠使用的目的是为了防治弥散性血管内凝血,一般主张羊水栓塞患者应早期使用肝素治疗,给药剂量可按照 1mg/kg,用溶媒稀释后滴注,可多次给药,用药期间应监测凝血时间。处方 5 中呋塞米是为防治肾衰竭及消除水肿用药。

　　建议:

　　1. 正确合理使用缩宫素,掌握缩宫素的使用指征,使用过程中做到专人看护;

　　2. 剖宫产患者应先吸干净羊水再娩出胎儿,以防治羊水由切口进入开放的血窦;

　　3. 避免在胎儿娩出过程中强力按压子宫及腹部,以免羊水被压入母体血液循环。

　　治疗评估:患者经抢救后脱离危险。

第三十章 晚期产后出血

第一节 概述 ■■■

分娩 24 小时后,在产褥期内发生的阴道大量流血,称为晚期产后出血,以产后 1~2 周发病者居多,也有发生于产后 8~10 周以后者,最长时间达产后 6 个月。

【临床表现】

1. 阴道流血或腹腔内出血:主要为恶露经久不净,有臭味,或突发性阴道大量流血。检查子宫大而软。

2. 感染:多为金黄色葡萄球菌、链球菌和大肠埃希菌。

3. 腹痛:因感染、出血和宫缩,可出现下腹胀痛。

4. 晕厥和休克。

【诊断要点】

1. 详细了解病史、包括既往人工流产史,本次妊娠经过,分娩方式,胎盘胎膜剥离过程,流血的次数和总量,有无产前、产后感染。

2. 妇科检查子宫大小、宫口是否关闭、宫口有无组织物阻塞、子宫压痛及附件包块,剖宫产者还要注意子宫切口处触诊有无异常。

3. 行 B 超检查;宫腔内是否残留,子宫切口有无血肿及愈合不良。

4. 行阴道分泌物细菌培养药敏,疑有宫腔残留者查血 HCG 测定。

【治疗原则】

1. 控制出血,静脉应用缩宫素。

2. 抗感染、抗休克。

3. 若宫腔残留出血多,可 B 超监测下清宫术。

4. 若治疗无效,急性大出血危及生命者可切除子宫。

第二节 合理处方

A30-1 晚期产后出血

索引词:晚期产后出血、药物治疗

病史摘要:患者,女,35 岁,G1P1。因"剖宫产术后 7 天突然阴道大量出血,出血量大约 500ml"入院。患者 7 天前因持续性枕后位行子宫下段横切口剖宫产手术,手术顺利,娩出一活婴。术前预防使用了头孢唑林预防感染,术后第 3 天出院。术后第 5 天在家出现发热,体温最高 38.4℃,服用对乙酰氨基酚后好转。入院查体:T 37.6℃,BP110/70mmHg,神清、心肺未见明显异常。腹软,下腹正中可见一约 8cm 切口,切口处红肿,有轻压痛。妇科检查:阴道内可见血液流出,无血块,子宫前位,略增大,软,有压痛。B 超除外胎盘残留。血常规检查:WBC 15.5 × 10^9/L、N 82.2%、Hb 95g/L。

诊断:剖宫产术后;晚期产后出血;贫血

处方:1. 头孢曲松钠 2g

　　　　0.9% 氯化钠 100ml

　　　　用法:2g,每日 1 次,静脉滴注;

　　2. 缩宫素 10U

　　　　0.9% 氯化钠 500ml

　　　　用法:每日 1 次,静脉点滴,给药速度 0.02~0.04U/min;

　　3. 琥珀酸亚铁片 0.1g×20 片 / 盒

　　　　用法:每次 1 片,每日 3 次,口服。

分析:患者被诊断为剖宫产术后晚期产后出血,切口处红肿,且血常规白细胞高,考虑为切口感染,选用头孢曲松进行抗感染治疗。头孢曲松是三代头孢,属于长效、广谱抗菌药物,对革兰阳性菌、阴性菌和厌氧菌等均有作用,对 β- 内酰胺酶(包括青霉素酶和头孢菌素酶)有高度稳定性,它通过抑制细胞壁的合成产生抗菌作用,半衰期长,约为 8 小时。因患者处于哺乳期,头孢曲松可以进入乳汁,所以哺乳应避开药物在体内的高浓度期。患者腹部检查子宫复旧不全,选用了缩宫素收缩子宫,它是一种多肽类激素子宫收缩药,通过刺激子宫平滑肌收缩。因患者产后失血过多,HGB 低于正常值,给予了铁剂进行抗贫血治疗。

建议:

1. 剖宫产术后出血,B 超除外胎盘残留,应卧床休息;

2. 茶叶内含有鞣酸,可以影响琥珀酸亚铁的吸收,所以患者在服用琥珀酸亚铁期间应避免含鞣酸类物质的饮食;

3. 观察子宫切口愈合情况。

第三节　不合理处方 ■■■

B30-1　晚期产后出血

索引词：晚期产后出血、药物治疗

病史摘要：患者，女，34 岁，G1P1。因"产后 10 天突然阴道大量出血，出血量大约 600ml"入院。患者孕中期出现贫血，血常规检查：HGB 95g/L，未规范治疗。10 天前足月自然分娩一活婴，产程顺利。入院查体：T37℃，BP110/70mmHg，子宫前位，略增大，软，有压痛。妇科检查：阴道内可见持续血液流出，无血块。B 超检查除外胎盘残留。血常规检查：WBC13.5×10⁹/L、N 80.2%、HGB85g/L。

诊断：晚期产后出血　贫血

处方：1. 头孢美唑钠　1g

　　　　0.9% 氯化钠　100ml

　　　　用法：每日 2 次，静脉滴注；

　　2. 缩宫素　10U

　　　　0.9% 氯化钠　500ml

　　　　用法：每日 1 次，静脉点滴，给药速度 0.02~0.04U/min；

　　3. 蔗糖铁　200mg

　　　　0.9% 氯化钠　100ml

　　　　用法：200mg，每日 1 次，静脉滴注；

　　4. 琥珀酸亚铁片　0.1g×20 片 / 盒

　　　　用法：每次 1 片，每日 3 次，口服。

分析：对于阴道分娩且 B 超提示无宫内残留组织的患者，可用宫缩剂、抗感染药物进行治疗。本例患者因 HGB85g/L，还需针对性进行抗贫血的治疗。选用的药物为蔗糖铁和琥珀酸亚铁片，这种补铁制剂静脉和口服同时使用是不合理的，因为静脉用铁制剂可以影响口服铁制剂的吸收，二者同时使用一方面可以造成药物的浪费，另一方面易导致出现不良反应，所以在蔗糖铁注射液的说明书中标注，蔗糖铁应在停用本药 5 日后再开始口服铁剂治疗。

建议：1. 头孢美唑钠　1g

　　　　0.9% 氯化钠　100ml

　　　　用法：每日 2 次，静脉滴注；

　　2. 缩宫素　10U

0.9%氯化钠　500ml

用法：每日1次，静脉点滴，给药速度0.02~0.04U/min；

3. 蔗糖铁　200mg

0.9%氯化钠　100ml

用法：200mg，每日1次，静脉滴注。

第三十一章 产褥感染

第一节 概述 ■■■

产褥感染（puerperal infection）是指分娩及产褥期生殖道受病原体侵袭，引起局部或全身的感染，发病率约为 1%~8%。产褥病率（puerperal morbidity）指分娩 24 小时后至产后 10 日内，每天至少经口表测量体温 4 次，有 2 次达到或超过 38℃。

【临床表现】

常见于产后 3~4 天出现低热，恶露增多并伴有异味，宫体有轻度压痛。患者抵抗力较强而病原体毒性较弱时，炎症局限在子宫内膜层，患者症状较轻。如感染未及时控制，病原体可扩散至肌层及宫旁组织，患者可能发生严重感染，常出现寒战、高热、头痛、外周血白细胞增高等严重全身中毒表现。下腹部及宫体压痛明显，子宫增大、复旧不良，阴道内大量脓性分泌物伴有异味。

【诊断要点】

1. 病史及分娩经过　孕期细菌性阴道病、产程长、反复阴道操作、胎儿宫内监护以及产后妊娠组织物残留、剖宫产分娩及产后出血增加产褥感染的发生。

2. 临床表现　产后 3~4 天出现发热，恶露增多伴有异味，宫体有轻度压痛等。

3. 辅助检查　外周血白细胞计数增多，核左移，血清 C 反应蛋白增高等。超声、CT、MRI 等均能对子宫内膜、肌层及宫旁组织炎症浸润情况作出定位。

4. 确定病原体　主张宫颈管内取材，使用抗生素前行细菌培养和药敏。

【治疗原则】

1. 一般治疗及护理　高热时给予降温，减少消耗，加强营养支持。患者半坐卧位，有利于恶露排出炎症局限于盆腔内。

2. 抗生素治疗　抗生素的选择应以病原学检查结果和药敏实验为依据；在上述检查结果未明确的情况下可根据经验用药，同时要考虑药物对哺乳的影响。

【注意事项】

90% 的患者可在 48~72 小时内控制感染,但如果感染未能控制,并经淋巴管扩散或有阴道裂伤蔓延至盆壁等组织,可引起盆腔结缔组织样、盆腔腹膜炎、盆腹腔脓肿、腹壁伤口感染、裂开、坏死性筋膜炎。

第二节　合理处方

A31-1　产褥感染

索引词: 产褥感染、药物治疗

病史摘要: 患者,女,35 岁,G1P1,因"剖宫产术后 8 天,发热、腹痛"入院。患者 8 天前行剖宫产术,术前给予头孢唑啉预防感染,3 天前出现发热症状,最高体温 39℃。入院查体:T38.7℃,心率 80 次/min,血压 110/70mmHg。中下腹有压痛、反跳痛,宫底平脐、有包块、界限不清、压痛明显。妇科检查:阴道内有脓性分泌物,恶臭,颈管口可见脓性分泌物流出。实验室检查:WBC 13.5×10^9/L、N 82.2%、Hb 101g/L、PLT 422×10^9/L,凝血功能正常。B 超:宫腔内查见散在点状强回声,前壁下段切口浆膜层欠连续,见 4.0cm × 4.2cm × 4.3cm 的稍强回声,周边探及点状血流信号。

诊断: 剖宫产术后;急性子宫内膜炎

处方: 1. 头孢曲松钠　2g

0.9% 氯化钠　100ml

用法:每次 2g,每日 1 次,静脉滴注;

2. 0.5% 甲硝唑注射液　100ml(含甲硝唑 0.5g)

用法:每次 100ml,每日 3 次,静脉滴注。

分析: 产褥感染的药物治疗除了一般的对症治疗外,抗感染、消除感染源是治疗的关键,应根据患者临床症状的轻重和药敏情况来选用抗感染药物,用药疗程依据患者的感染情况而定,对于高热、白细胞增高的患者,采用抗生素序贯疗法,先静脉治疗至体温恢复正常 3 天后再改为口服给药,疗程一般 7~10 天。因产褥感染的患者处于哺乳期,一般首选青霉素类或头孢类药物进行抗感染治疗,皮试阳性者可选用红霉素类药物治疗。红霉素对衣原体引起的产褥感染效果好,副作用少。合并厌氧菌感染的,加用抗厌氧菌药物如甲硝唑或克林霉素。本例患者采用了头孢曲松联合甲硝唑的治疗方式,药物使用过程中应注意头孢曲松避免使用含钙的溶媒。

建议:

1. 嘱患者取半卧位,以促进恶露排出和炎症局限;

2. 予以易消化且富于营养和维生素的膳食;

3. 及时给患者补充水分,高热时采取物理降温;

4. 甲硝唑可抑制乙醛脱氢酶,加强乙醇的作用,导致双硫醒反应,用药期间和停药一周内禁止服用含乙醇的饮料或药品;

5. 甲硝唑代谢可以使患者尿液变红,应提前告知患者,避免患者恐慌;

6. 患者处于哺乳期,甲硝唑体内吸收后在乳汁的浓度和血液中浓度类似,所以美国儿科协会推荐患者停药 12~24 小时后再进行哺乳。

第三节　不合理处方 ■■■

B31-1　产褥感染

索引词:产褥感染、禁忌证

病史摘要:患者,女,30 岁,G2P1,患者 10 天前因"停经 33+ 周,阴道流液 1 天"入院,临床诊断为胎膜早破,入院后进行保胎治疗一周后自然分娩一男婴,产程顺利,会阴 3 度裂伤。产后第 3 日患者出现头痛、发热、伴恶心呕吐,体温最高 38.8℃。查体:咽部红肿、双肺呼吸音清、下腹部有压痛、反跳痛、肌紧张。妇科检查:阴道内有恶露排出,有臭味。实验室检查:WBC 15.3×10^9/L、N 85。B 超:宫腔内查见散在点状强回声,前壁下段切口浆膜层欠连续,见 $1.0cm \times 0.5cm \times 1.0cm$ 的稍强回声。患者既往有阿莫西林过敏史。

诊断:扁桃体炎;急性子宫内膜炎

处方:1. 哌拉西林钠　3g

　　　　0.9% 氯化钠　250ml

　　　　用法:3g,每日 3 次,静脉滴注;

　　2. 0.5% 甲硝唑注射液　100ml(含甲硝唑 0.5g)

　　　　用法:每次 100ml,每日 3 次,静脉滴注。

分析:哌拉西林为半合成的广谱青霉素类抗菌药物,适用敏感肠杆菌科细菌、铜绿假单胞菌、不动杆菌属所致的败血症、上尿路及复杂性尿路感染、呼吸道感染、胆道感染、腹腔感染、盆腔感染以及皮肤、软组织感染等。它和阿莫西林都属于青霉素类药物,在哌拉西林的药物说明书禁忌证项明确标注:有青霉素类药物过敏史或青霉素皮肤试验阳性患者禁用。患者具有阿莫西林过敏史,所以不宜选用哌拉西林进行治疗,因患者处于哺乳期,建议换为头孢类药物。

建议:1. 头孢曲松钠　2g

　　　　0.9% 氯化钠　100ml

用法：每次 2g，每日 1 次，静脉滴注；

2. 0.5% 甲硝唑注射液　100ml

用法：每次 100ml，每日 3 次，静脉滴注。

第三十二章 产褥期抑郁症

第一节　概述 ■■■

产褥期抑郁症(postpartum depression),又称产后抑郁症,是指产妇在分娩后产褥期间出现抑郁症状,是产褥期精神综合征中最常见的一种类型。主要表现为持续和严重的情绪低落以及一系列症候,如动力减低、失眠、悲观等,甚至影响对新生儿的照料能力。多于产后 2 周发病,于产后 4~6 周症状明显。既往无精神障碍史。有关其发生率,国内研究资料多为 10%~18%,国外资料高达 30% 以上。

【临床表现】

1. 情绪改变:心情沮丧、情绪低落、易激惹、恐怖、焦虑,夜间加重;有时表现为孤独、不愿见人或伤心、流泪。

2. 自我评价降低:自暴自弃、自罪感,对身边人充满敌意,与家人关系不协调。

3. 创造性思维受损,主动性降低。

4. 对生活缺乏信心,觉得生活无意义,出现厌食、睡眠障碍、易疲倦、性欲减退。对自身及婴儿健康过度担忧,失去生活自理及照料婴儿的能力,严重者还会出现嗜睡、思维障碍、迫害妄想,甚至伤婴或自杀行为。

【诊断要点】

产褥期抑郁症至今尚无统一的诊断标准。美国精神病学会(1994)在《精神疾病的诊断与统计手册》中,制定了产褥期抑郁症的诊断标准。

1. 在产后 2 周内出现下列 5 条或 5 条以上的症状,必须具备①②两条。

①情绪抑郁;②对全部或多数活动明显缺乏兴趣或愉悦;③体重显著下降或增加;④失眠或睡眠过度;⑤精神运动性兴奋或阻滞;⑥疲劳或乏力;⑦遇事皆感毫无意义或自罪感;⑧思维力减退或注意力溃散;⑨反复出现死亡想法。

2. 在产后 4 周内发病。

【治疗原则】

产褥期抑郁症通常需要治疗,包括心理治疗及药物治疗。

1. 心理治疗为重要的治疗手段 包括心理支持、咨询与社会干预等。通过心理咨询,以解除致病的心理因素(如婚姻关系不良、想生男孩却生女孩、缺乏女性生殖及小儿喂养常识等)。对产妇多加关心和无微不至照顾,尽量调整好家庭中的各种关系,指导其养成良好睡眠习惯。

2. 药物治疗适用于中重度抑郁症及心理治疗无效患者 尽量选用不进入乳汁的抗抑郁药,首选5-羟色胺再吸收抑制剂。

应用抗抑郁症药,主要是选择5-羟色胺再吸收抑制剂、三环类抗抑郁药等。例如帕罗西汀以 20mg/d 为开始剂量,逐渐增至 50mg/d 口服;舍曲林以 50mg/d 为开始剂量,逐渐增至 200mg/d 口服;氟西汀以 20mg/d 为开始剂量,逐渐增至 80mg/d 口服;阿米替林以 50mg/d 为开始剂量,逐渐增至 150mg/d 口服等。这类药物优点为不进入乳汁中,故可用于产褥期抑郁症。

【预防】

减少精神紧张,进行产前产后培训。

1. 加强对孕妇的精神关怀,利用孕妇学校等多种渠道普及有关妊娠、分娩常识,减轻孕妇妊娠,分娩的紧张、恐惧心情,完善自我保健;

2. 运用医学心理学、社会学知识,对孕妇在分娩过程中,多关心和爱护,对于预防产褥期抑郁症有积极意义。

第二节 合理处方 ■■■

A32-1 产褥期抑郁症

索引词:产褥期抑郁症、药物治疗

病史摘要:患者,女,30岁,因"产后情绪低落5个月余,反复服药自杀3次"入院。患者既往体健,5个月前行剖宫产术,术后因家庭矛盾,逐渐出现情绪低落,对什么事情都不感兴趣,常说想死。自述常感觉乏力、头痛、脊背发凉等不适,夜间睡眠差,入睡困难,觉得活得很累。入院前3天,患者曾服用安定自杀,未遂,之后一直卧床休息,不言不语。精神查体:患者意识清晰、定向力准确,无明确幻觉、错觉。自知力缺失,有疑病观念,情绪低落,兴趣缺乏,悲观消极等抑郁症的表现。

诊断:产褥期抑郁症

处方:舍曲林片　50mg×24 片 / 盒
　　　　用法:50mg,每日 1 次,口服。

分析:舍曲林片是一种选择性5-羟色胺再摄取抑制剂,可选择性抑制中枢神经系统对5-羟色胺的再摄取,使突触间隙5-羟色胺浓度增高而发挥抗抑郁作用。2014 年颁布的《产后抑郁障碍防治指南的专家共识》中指出,选择性 5-羟色胺再摄取抑制剂是产后抑郁症治疗的一线药物。5- 羟色胺抑制剂主要包括氟西汀、帕罗西汀、舍曲林、氟伏沙明、西酞普兰和艾司西酞普兰 6 种。对于哺乳期妇女,多属于慎用。研究发现,舍曲林对被哺乳婴儿极少存在不利影响,安全性较高。舍曲林的使用方法为每日 1 次口服给药,早或晚服用均可,可与食物同时服用,也可单独服用。成人一般的起始剂量为 50mg,疗效不佳而对药物耐受性较好的患者可增加剂量,因舍曲林的平均半衰期为 22~36 小时,调整剂量的时间间隔不应短于 1 周。每日最大剂量为 200mg。疗程一般为 3 个月至 1 年,药物服用过程中注意监测患者情况,如发现异常应及时停药,因舍曲林有停药后发生不良事件的报告,所以停药时,推荐逐渐减量而非突然停药。

建议:

1. 轻度产后抑郁症首选单一心理治疗,如对患者该患者多关心,积极引导等,如果症状无改善,就必须考虑药物治疗;

2. 产后抑郁症患者在治疗期间也应进行适当的监测,密切观察其是否出现临床症状恶化和有无自杀倾向;

3. 美国 FDA 和我国药品监督管理局均未正式批准任何一种精神药物可以用于哺乳期。所有的精神科药物均会渗入乳汁,婴儿通过母乳接触药物后对发育的远期影响尚不清楚。因此原则上尽量避免在哺乳期用药,若必须在哺乳期用药,应采取最小有效剂量,以使婴儿接触的药量最小,而且加量的速度要慢。

治疗评估:患者服用舍曲林治疗期间未再出现自杀倾向,治疗 1 年后精神症状明显好转。

第三节 不合理处方

B32-1 产褥期抑郁症

索引词:产褥期抑郁症、菌痢、药物相互作用

病史摘要:患者,女,25 岁,主诉“1 天前无诱因出现低热、腹泻”于门诊就诊。查体:T37.8℃,左下腹有压痛。实验室检查:水样便,混有少量黏液,无脓血,粪便镜检有红、白细胞,培养有痢疾杆菌生长,临床诊断为菌痢。患者 5 个月前行剖宫产手术,术后 2 个月被诊断为产褥期抑郁症,目前使用舍曲林进行治疗。

诊断:产褥期抑郁症;菌痢

处方:呋喃唑酮片 100mg×24 片 / 盒

用法:100mg,每日 3 次,口服。

分析:患者 2 个月前被诊断为产褥期抑郁症,目前使用舍曲林进行治疗。在

舍曲林的药物说明书药物相互作用栏明确指出,舍曲林禁止与单胺氧化酶抑制剂,包括选择性的单胺氧化酶抑制剂同时使用,否则易出现严重的副反应,包括过高热、肌强直、肌肉痉挛、自主神经功能紊乱伴生命体征快速波动;精神状况的改变包括精神紊乱、易激惹及极度激越直至发展为谵妄和昏迷。所以,服用单胺氧化酶抑制剂时或停用单胺氧化酶抑制剂 14 天内不能服用舍曲林;同样,舍曲林停用后也需 14 天以上才能开始单胺氧化酶抑制剂的治疗。呋喃唑酮是一种单胺氧化酶抑制剂,虽然适应证表明可以治疗该患者的菌痢,但是不能和舍曲林同时应用,应将其更换为其他药品。

建议: 诺氟沙星胶囊 0.2g×24 粒/盒

用法:每次 0.4g,每日 2 次,口服。

参考文献

[1] 苟文丽. 妇产科学. 第 8 版. 北京:人民卫生出版社,2013.

[2] 曹泽毅. 中华妇产科学. 第 3 版. 北京:人民卫生出版社,2013.

[3] 赫里什托夫·舍费尔[德],保罗·彼得斯[荷],理查德·K·米勒[美].孕期与哺乳期用药指南(原书第 2 版).山丹,等译. 北京:科学出版社,2010.

[4] 胡娅莉. 早产临床诊断与治疗指南(2014). 中华妇产科杂志,2014,49(7):481-484.

[5] 王秀兰,贾继东,张淑文,主译. 临床药物治疗学:营养. 第 8 版. 北京:人民卫生出版社,2007.

[6] 中华医学会产科学组. 妊娠高血压疾病诊治指南(2012 版). 中华妇产科杂志,2012,8(10):234-239.

[7] 中华医学会妇产科学分会产科学组. 妊娠合并糖尿病诊治指南. 中华围产医学杂志,2014,17(8):537-543.

[8] 中华医学会内分泌学分会. 成人 2 型糖尿病胰岛素临床应用的中国专家共识. 中华内分泌代谢杂志,2013,29(1):1-6.

[9] 中华医学会妇产科学分会产科学组. 妊娠期肝内胆汁淤积症诊疗指南. 中华妇产科杂志,2011,5(46):391-395.

[10] 葛自银. 妊娠合并特发性血小板减少性紫癜的诊断及治疗. 中国妇产科临床杂志,2011,12(3):232-234.

[11] 中华医学会围产医学分会. 妊娠期铁缺乏和缺铁性贫血诊治指南. 中华围产医学杂志,2014,17(7):498-501.

[12] Westhoff-Bleck M,Podewski E,Hilfiker A,et al. Cardiovascular disorders in pregnancy:diagnosis and management. Best Pract Res Clin Obstet Gynaecol,2013,27(6):821-834.

[13] 陈新谦,金有豫,汤光. 新编药物学. 第 17 版. 北京:人民卫生出版社,2011.

[14] 中华医学会妇产科学分会产科学组. 乙型肝炎病毒母婴传播预防临床指南. 中华妇产科杂志,2013,48(2):151-154.

［15］何玉甜,孙雯,陈敦金.美国妇产科医师学会"妊娠合并病毒性肝炎指南"解读:乙型肝炎部分.中华产科急救电子杂志,2012,1(1):25-31.

［16］李小毛,周水生.晚期妊娠合并重型肝炎的产科处理.中国实用妇科与产科杂志,2011,27(2):106-109.

［17］乙型肝炎病毒感染女性生育管理专家委员会.乙型肝炎病毒感染女性生育管理专家共识.中华实验和临床感染病杂志(电子版),2014,8(1):104-107.

［18］肾脏病相关专家小组,中国成人肾病综合征免疫抑制治疗专家组.2014 中国成人肾病综合征免疫抑制治疗专家共识.中华肾脏病杂志,2014,30(6):467-474.

［19］桑福德(美).热病 - 桑德福抗微生物治疗指南,新译第 43 版.北京:中国协和医科大学出版社,2014.

［20］中华医学会内分泌学分会,中华医学会围产医学分会.妊娠和产后甲状腺疾病诊治指南.中华内分泌代谢杂志,2012,28(5):354-371.

［21］Peart E,Clowse ME. Systemic lupus erythematosus and pregnancy outcomes:an update and review of the literature. Curr Opin Rheumatol. 2014;26(2):118-123.

［22］中华医学会风湿病学分会.抗磷脂综合征诊断和治疗指南.中华风湿病学杂志,2011.15(6).407-410.

［23］高催乳素血症诊疗共识.中华医学杂志,2011,91(3):147-154.

［24］胎膜早破的诊断与处理指南(2015).中华妇产科杂志,2015,50(1):3-8.

［25］ACOG Practice bulletin no. 134:fetal growth restriction. Obstet Gynecol. 2013;121(5):1122-33.

［26］前置胎盘的临床诊断与处理指南.中华妇产科杂志,2013,48(2):148-150.

［27］胎盘早剥的临床诊断与处理规范.中华妇产科杂志,2012,47(12):957-958.

［28］妊娠晚期促宫颈成熟与引产指南(草案).中华妇产科杂志,2008,43(1):75-76.

［29］产后出血预防与处理指南.中华妇产科杂志,2014,49(9):641-646.

［30］产后抑郁障碍防治指南的专家共识.中国妇产科临床杂志,2014,15(6):572-576.

［31］剖宫产手术的专家共识.中华妇产科杂志,2014,49(10):721-724.

［32］妇产科抗生素使用指南.中国妇产科临床杂志,2011,46(3):230-233.

［33］谢幸,苟文丽.妇产科学.第 8 版.北京:人民卫生出版社,2013

［34］Gerald G. Briggs,Roger K. Freeman,Sumner J. Yaffe. 妊娠期和哺乳期用药.杨慧霞,段涛,主译.北京:人民卫生出版社,2008.

第二篇

新生儿科

第一章

新生儿呼吸系统疾病

第一节　概述 ■■■

一、新生儿急性呼吸窘迫综合征

急性呼吸窘迫综合征（ARDS），又称肺透明膜病（HDM）。由于缺乏肺表面活性物质（PS）所致，是早产儿中最常见的呼吸系统疾病，出生不久即出现进行性呼吸困难、青紫和呼吸衰竭。胎龄越小发病率越高，体重越轻病死率越高。

【临床表现】

患婴多为早产儿，刚出生时哭声可以正常，大多 4~6 小时内出现呼吸困难，逐渐加重，伴呻吟。呼吸不规则，间有呼吸暂停。面色因缺氧变得灰白或青灰，发生右向左分流后青紫明显，供氧不能使之减轻。缺氧重者四肢肌张力低下。体征有鼻翼扇动，胸廓开始时隆起，以后肺不张加重，胸廓随之下陷，以腋下较明显。吸气时胸廓软组织凹陷，以肋缘下、胸骨下端最明显。肺呼吸音减低，吸气时可听到细湿啰音。血气分析 $PaCO_2$ 升高，PaO_2 降低，BE 负值增加。生后 24~48 小时病情最重。本症为自限性疾病，能生存三天以上者肺成熟度增加，恢复希望较大。但不少婴儿并发肺炎，使病情继续加重，至感染控制后方好转。本症也有轻型，可能因表面活性物质缺乏不多所致，起病较晚，可迟至 24~48 小时，呼吸困难较轻，无呻吟，发绀不明显，三、四天后即好转。

【诊断要点】

1. 病史及症状体征　早产儿，出生后不久进行性呼吸困难。

2. 肺 X 线变化　Ⅰ级和Ⅱ级为早期，病情较轻；Ⅲ级和Ⅳ级为中晚期，病情较重。

3. 肺成熟度检查　产前取羊水，产后取婴儿气道吸取物，检查 PS 成分：①卵磷脂 / 鞘磷脂（L/S）比值：L/S<1.5 表示未成熟，L/S 1.5~1.9，表示肺处于过渡期，L/S 2.0~2.5，表示肺基本成熟；②磷脂酰甘油（PG），<3% 表示肺未成熟，敏感性较高；③泡沫试验，取羊水或气道吸出物 1ml，加入等量 95% 酒精，用力摇荡

15 秒,静置 15 分钟,观察试管泡沫环的形成。无泡沫为(-),表示 PS 缺乏,未成熟;泡沫少于 1/3 试管周围为(+),多于 1/3 试管周围为(++),表示已有一定量 PS,但成熟度还不够;试管周围一圈或双层泡沫为(+++),表示 PS 较多,肺已成熟。

【治疗原则】

对 RDS 治疗目标是纠正和避免低氧血症和酸中毒,避免液体量过高负荷和肺水肿,同时避免低血容量和低血压,减少代谢需求和最大化营养支持,减少容量性损伤和氧中毒所致的肺损伤。由于 PS 的广泛应用和呼吸管理的进步,RDS 病死率已大为降低。

1. **肺表面活性物质治疗** ①给药时机:早期给药是关键,一旦出现呼吸困难、呻吟吐沫等症状,立即给药,不要等 X 线出现典型表现;②剂量:猪肺磷脂注射液一般每次 100~200mg/kg,也有报道首剂 200mg/kg,第二剂 100mg/kg;③给药次数:可给 2~3 次,每次间隔 10~12 小时。

2. **持续正压通气(CPAP)** CPAP 能使肺泡在呼气末保持正压,防止肺泡萎缩,并帮助萎缩的气泡张开。

3. **机械通气** 对于严重 RDS 可行间歇正压通气和高频通气,如果患儿病情稳定,血气分析结果理想,应积极考虑降低呼吸机参数直至撤机。应尽量避免低碳酸血症,它与支气管发育不良及脑室周围白质软化有关。

【注意事项】

预防早产,包括避免不必要的或时机不成熟的剖宫产可以减少本病发生;药物预防提倡联合预防,产前预防可对孕妇使用糖皮质激素,产后对新生儿使用 PS。

二、胎粪吸入综合征

胎粪吸入综合征(meconium aspiration syndrome,MAS)是由于胎儿发生宫内窘迫或产时窒息排出胎粪,吸入后发生肺部病变所引起,活产儿中羊水被胎粪污染约占 9%~16%,但发生 MAS 只有 1.2%~1.6%。MAS 以足月儿和过期产儿(尤以过熟儿)多见,偶可发生在早产儿。

【临床表现】

多见于过期产儿,分娩时可见羊水胎粪污染,查体可见指甲、皮肤、耳廓等部位黄染,口腔、鼻腔吸引物中含有胎粪,气管插管时声门及气管内吸引物均可见胎粪。出生初期主要表现低氧所致的神经系统抑制,逐渐出现呼吸困难,表现为发绀、呻吟鼻翼扇动。三凹征和明显的气促,呼吸浅快。胸部体征有过度充气,胸廓可见前后径增大,听诊可闻及啰音,症状随时间延长逐渐加重,由于胎粪最终需要吞噬细胞清除,呼吸困难表现持续数天甚至数周。

【诊断要点】

根据足月儿或者过期产儿出生时羊水中有胎粪污染,出生后指甲、皮肤、耳廓等部位黄染,口腔、鼻腔吸引物中含有胎粪,气管插管时声门及气管内吸引物均可见胎粪。出生后早期即出现呼吸困难,肺部听诊可闻及湿啰音,血气分析pH 降低,低氧血症及二氧化碳分压增高,胸片可见云絮状阴影、肺气肿,可并发气胸及纵隔气肿等,严重者可并发新生儿持续肺动脉高压(PPHN)。

【治疗原则】

1. 一般治疗 密切监护,监测血糖、血气、血钙等,减少刺激,限制液体入量,注意观察呼吸窘迫情况。

2. 机械通气治疗 胎粪阻塞可引起缺氧,当 FiO_2>40%,可给予 CPAP。当 PaO_2<50mmHg,$PaCO_2$>60mmHg,是机械通气的指征,可使用 SIMV 或者高频模式。

3. 药物治疗 ①一氧化氮吸入目的是扩张肺血管,降低肺动脉压。剂量:首剂 20ppm 通过呼吸机吸入,一般不超过 80ppm;②肺泡表面活性物质(PS)由于胎粪吸入造成对 PS 的破坏,可以引起继发 PS 缺乏,严重者出现 RDS,通过补充 PS 可降低呼吸困难的程度;③全身性缩血管药物目的是为了提高全身血压使之超过肺动脉,避免右向左分流。包括多巴胺、多巴酚丁胺及肾上腺素。其中多巴胺最为常用。小剂量多巴胺可激活 β 肾上腺素及多巴胺受体(扩张肾血管,正性肌力作用)。大剂量多巴胺可激活 α 肾上腺素受体(肾血管收缩)。多巴胺剂量范围 5~20ug/(kg·min),副作用:心动过速,心律失常。如果使用剂量 >20ug/(kg·min),考虑增加其他药物,如肾上腺素、多巴酚丁胺。注意监测肾流量、心排出量、肺动脉楔压,以及外周血压;④镇静剂目的提高机械通气效果,并且降低氧消耗。常用吗啡,剂量 0.05~0.2mg/kg,静脉推注,时间超过 5 分钟,必要时 2~4 小时可重复;⑤白蛋白可以通过与胎粪中 PS 抑制剂结合,提高 PS 浓度,改善肺顺应性;⑥抗生素应当早期、持续应用直到基本排除细菌感染。早期可根据孕母宫颈拭子或者羊水培养,选用敏感抗生素,后期由于可能继发感染,可根据气管分泌物培养调整抗生素。

4. 营养治疗 围生期窒息的患儿应当首先禁食。通过静脉补液给予足够的糖,避免低血糖,然后逐渐增加喂养,或静脉营养。增加电解质、蛋白质、维生素以提供患儿营养需要的足够营养,防止必需氨基酸和必需脂肪酸缺乏。

5. 体外膜肺(ECMO) 是暂时性绕过患儿自身的心肺,通过人工心肺的方法提供血流给患儿的方法。如果以上方法治疗都无效,可以运用 ECMO。

【注意事项】

注意 MAS 治疗过程中出现的各种严重并发症,如漏气、RDS、新生儿缺氧缺血性脑病(HIE)、支气管肺发育不良(BPD)以及继发肺部感染等。

三、新生儿肺出血

新生儿肺出血（pulmonary hemorrhage of the newborn）系指肺的大量出血，至少影响 2 个肺叶，常发生在一些严重疾病的晚期。随着监护技术的发展，肺出血发病率有所下降，但早产儿肺出血病死率仍较高。

【临床表现】

患儿常有缺氧、感染、硬肿、早产等病史，且原发病较重。发生肺出血时，呼吸困难突然加重，出现三凹征、青紫、呼吸暂停、面色苍白，呼吸暂停恢复后呼吸仍不规则，经皮氧饱和度下降，肺部可闻广泛的中粗湿啰音，或湿啰音比原来增多，约半数病例从口鼻腔流出血性液体，或者气管插管内流出泡沫样血性液，皮肤出血点或者瘀斑，注射部位出血等。

【诊断要点】

1. 具有肺出血原发病和高危因素。

2. 休克状态或皮肤出血倾向。

3. 呼吸困难，呼吸暂停，吸气性凹陷，呻吟，发绀，或在原发病基础上临床表现突然加重。

4. 口、鼻或者气管内可见血性液体溢出。

5. 肺部听诊呼吸音减低或者可闻及大量湿啰音。

6. 胸部 X 线可见广泛斑片状阴影，甚至白肺征、肺血管瘀血影及心影增大。

【治疗原则】

1. 一般治疗　保暖，对于低体温患儿应逐渐复温，保证呼吸道通畅，及时纠正酸中毒，控制液体入量。

2. 正压通气　首选机械通气，呼吸机依赖较高的正压 PEEP 可从 8cm H_2O 开始，出血仍不能控制，可调节压力至 12~14cm H_2O，出血好转逐渐降低至 4cm H_2O；PIP 可至 25~30cm H_2O，吸呼比为 1~1.5：1，呼吸频率为 40~60 次 /min。早期每 30~60 分钟测血气 1 次，在肺出血治疗期间，若参数 PIP<20cm H_2O，MAP<7cm H_2O，血气结果正常，表示肺顺应性趋于正常，肺出血基本停止；若 PIP>40cm H_2O 时仍有发绀，说明肺出血严重。病情好转，不要急于调整呼吸机参数。

3. 抗感染治疗　感染引起肺出血者，病情非常严重，应加强抗菌药物治疗，同时辅以免疫治疗，输注丙种球蛋白、中性粒细胞、粒细胞集落刺激因子等。

4. 改善微循环及维持心功能　可用多巴胺 5~7μg/（kg·min）和多巴酚丁胺 5~10μg/（kg·min），持续静脉滴注；若发生心功能不全，可快速洋地黄和利尿剂控制心力衰竭；有早期休克表现者给予 0.9%NaCl 10ml/kg 扩容。

5. 纠正凝血功能障碍　肺出血患儿常伴有全身凝血功能障碍，对高危患儿可给予小剂量肝素,20~30U/(kg·次),间隔 6~8 小时 1 次,皮下注射。

6. 应用止血药　气道内吸引分泌物后,立即给予注射用血凝酶 0.2U 加生理盐水 1ml 气管内注入,同时注射用血凝酶 0.5U 加生理盐水 2ml 静脉注射;或者用 1:10 000 肾上腺素 0.3ml/kg,气管内注入,后给予复苏囊加压供氧 30s,促进药物在肺泡内弥散,促使出血部位血管收缩和血小板凝集,20 分钟后可重复给药,可给 2~3 次。

【注意事项】

新生儿肺出血易发生漏诊及误诊,临床仅有半数发生口鼻腔或气管插管内流出血性液体。肺出血病死率高,应强调预防,对有严重缺氧、感染、硬肿症的新生儿,如出现反应差、呼吸困难、呼吸暂停、面色苍灰、酸中毒等表现,随时警惕肺出血。

四、呼吸衰竭

呼吸衰竭(respiratory failure)指各种原因导致的中枢和(或)外周性的呼吸生理功能障碍,使动脉血氧分压 PaO_2 降低和(或)二氧化碳分压 $PaCO_2$ 增加。呼吸衰竭可有呼吸困难的表现,如呼吸音降低或者消失,严重的三凹征或者吸气时有辅助呼吸机参与,可有意识状态的改变。

【临床表现】

1. 引起呼吸衰竭的原发病表现　如后鼻孔狭窄者在闭嘴后不能进行有效呼吸;早产儿在生后早期出现气急、呻吟、发绀;胎粪吸入综合征患儿有羊水胎粪污染及出生时窒息表现;膈疝患儿出现舟状腹等。

2. 呼吸衰竭早期表现　如呼吸频率增加,过度使用辅助呼吸机参与呼吸,鼻翼扇动,发绀等;三凹征明显,呼气性呻吟等;而中枢性呼吸困难早期无呼吸窘迫表现,如严重缺氧所致呼吸抑制,核黄疸出现的呼吸减慢等可引起肺泡通气不足,三凹征不明显,只有呼吸浅表、呼吸节律减慢等。

3. 重要脏器的功能异常　中等程度的低氧和高碳酸血症可引起心率和心输出量的增加;重度的低氧血症可引起心输出量减少,严重的低氧和高碳酸血症可引起肺血管阻力增加;低氧和高碳酸血症可出现反应低下、嗜睡、激惹、肌张力低下等。呼吸衰竭可导致低钠、水排出减少等。

【诊断要点】

1. 临床指标　①呼吸困难:安静状态时呼吸频率,持续大于 60 次/min 或小于 30 次/min,伴有呼吸节律改变甚至呼吸暂停,吸气三凹征明显有呻吟;②青紫:除外周围性及其他原因引起者;③神志改变:精神萎靡、反应差、肌张力低下;④循环改变:肢端凉,皮肤毛细血管再充盈时间延长(足跟部 >4 秒),心率 <100 次/min。其中①②项为必备条件,③④项辅助条件。

2. 血气指标 ①Ⅰ型呼衰 $PaO_2 \leqslant 50mmHg$（安静，吸入室内空气）；②Ⅱ型呼衰 $PaO_2 \leqslant 50mmHg$，$PaCO_2 \geqslant 50mmHg$，轻型：$PaCO_2$ 50~70mmHg，重型：$PaCO_2 >$ 70mmHg。

【治疗原则】

治疗原则是改善氧气摄取和促进 CO_2 的排出。

1. 氧疗

（1）指征：① $PaO_2 < 70mmHg$，鼻导管给氧，$PaO_2 < 40mmHg$ 并肺内严重病变或合并严重通气不足，对机体造成严重威胁，应积极给氧；②发绀；③呼吸异常，包括呼吸过慢、过速、困难和暂停；④心血管功能不全或贫血宜早给氧；⑤严重感染、高热等；⑥有明显烦躁不安、心率增快、意识障碍等。

（2）方法：①鼻导管或鼻塞给氧新生儿 0.3~0.5L/min，婴幼儿 0.5~1L/min，FiO_2 可达 30%~40%，适用于 $PaO_2 > 40mmHg$ 者；②氧气头罩流量 7L/min，FiO_2 可达 50%~60%，且较恒定；③开放或面罩新生儿 1~2L/min，婴幼儿 2~4L/min，FiO_2 可达 45%~60%，适用于病情较重，PaO_2 明显下降者；④呼吸道持续正压给氧（CPAP），适用于肺内流量增加而没有 CO_2 潴留的严重低氧血症（如肺透明膜病）。

2. 湿化泵保持呼吸道通畅 维持呼吸道通畅是保证足够通气量的基本条件。吸入气湿化不足可损伤呼吸道纤毛系统，黏液排出受阻引起肺功能下降和呼吸道炎症，但湿化过度亦不利，一般 30~35℃，相对湿度 100%。

3. 气管插管机械通气 气管插管可减少呼吸道解剖死腔，还可施行正压呼吸和吸引潴留于呼吸道的分泌物。机械通气指征 ①呼吸停止，呼吸骤停 20 秒以上反复发作，内科治疗无效；② $PaCO_2 \geqslant 70mmHg$ 或 $PaCO_2 \geqslant 60mmHg$，但上升速度大于 10mmHg/h；③吸入 100% 氧或以 CPAP 吸入 60% 氧时，$PaCO_2 < 60mmHg$；④ pH<7.20。

4. 其他治疗

（1）治疗原发病：如重症肺炎时选择有效抗生素控制感染，新生儿呼吸窘迫综合征，可应用肺表面活性物质，中枢性呼衰应积极治疗脑水肿和降低颅内压。

（2）营养支持。

（3）呼吸道感染的防治：一旦确诊感染存在，宜采用最大的药物剂量，敏感安全的抗生素治疗 7~14 天。

（4）对症支持治疗：维持水电解质平衡，纠正酸碱和代谢紊乱，慎用碳酸氢钠，也可静脉输注丙种球蛋白治疗。

【注意事项】

单凭血气分析血氧分压的降低和（或）二氧化碳分压增加来判断新生儿呼

吸衰竭是不够全面的,低氧可以是呼吸衰竭引起的,但也可以是心力衰竭引起的,而高碳酸血症是相对较可靠的呼吸衰竭的指标;当 $PaCO_2$ 进行性增高大于 60mmHg,同时伴有 pH<7.25 时,常需要进行辅助机械通气。

五、新生儿湿肺

新生儿湿肺(wet lung of newborn,TTN)亦称暂时性呼吸增快,系由于肺液吸收延迟而使其暂时积留于肺间质、叶间胸膜和肺泡等处,为自限性疾病。

【临床表现】

足月新生儿和过期产儿多见,男婴比女婴多见。出生时呼吸大多正常,约 2~5 小时后出现呼吸急促,大部分病例是窒息抢救复苏后随即出现呼吸正常的。轻者呼吸增快,60 次/min 以上,或快至 80 次/min,口唇青紫,但反应正常,哭声响,吃奶不受影响。较重者呼吸可达 100 次/min 以上,青紫明显,呻吟,反应差,不吃不哭。体温大多正常,肺部体征不多,仅呼吸音减低,或有干湿啰音,重症患儿可出现呼吸性酸中毒和代谢性酸中毒。由于呼吸急促,缺氧,酸中毒,部分婴儿生理性黄疸较深,持续时间较长。

【诊断要点】

1. 多见于足月儿、过期产儿、剖宫产儿、窒息的新生儿。

2. 生后数小时内出现呼吸急促,但吃奶好、哭声响亮及反应佳,重者也伴有发绀和呼气性呻吟,甚至发生呼吸暂停。

3. 体征 ①呼吸频率增快(>60 次/min);可有不同程度的鼻扇、三凹征,重者可有发绀;②两肺呼吸音减弱,有时可闻及细湿啰音。

4. X 线表现 肺野内可见斑片状、面纱样或云雾状密度增高影,有时可见叶间胸膜积液,也可伴有肺气肿改变。

【治疗原则】

主要是加强监护和对症治疗,当呼吸急促和青紫时,给予氧疗并做血气分析,若 I 型呼吸衰竭给予鼻塞 CPAP,II 型呼吸衰竭可给予 IPPV+PEEP,复查血气分析及胸片,动态观察病情变化。早期静滴葡萄糖,总液量每天 60~80ml/kg,有代谢性酸中毒时给予碳酸氢钠纠酸治疗;烦躁呻吟者可给予苯巴比妥;肺部湿啰音较多可给予呋塞米;并注意纠正心力衰竭。

【注意事项】

TTN 多为自限性疾病,通常持续 2~5 天,基本没有肺功能不全危险。

六、感染性肺炎

感染性肺炎(infectious pneumonia)是新生儿常见疾病,也是引起新生儿死亡的重要病因。据统计,围生期感染性肺炎病死率约为 5%~20%。可发生在宫内、分娩过程中或生后由细菌、病毒、霉菌等不同的病原体引起。

【临床表现】

1. 宫内感染性肺炎 临床表现差异很大。多在生后 24 小时内发病,出生时常有窒息史,复苏后可有气促、呻吟、呼吸困难、体温不稳定、反应差。肺部听诊呼吸音可为粗糙、减低或闻及湿啰音。严重者可出现呼吸衰竭、心力衰竭、DIC、休克或持续肺动脉高压。血行感染者常缺乏肺部体征而表现为黄疸、肝脾大和脑膜炎等多系统受累。

2. 分娩过程中感染性肺炎 发病时间因不同病原体而异,一般在出生数日至数周后发病。细菌性感染在生后 3~5 天发病,Ⅱ型疱疹病毒感染多在生后5~10 天,而衣原体感染潜伏期则长达 3~12 周。

3. 产后感染性肺炎 表现为发热或体温不升、气促、鼻翼扇动、发绀、吐沫、三凹征象。肺部体征早期常不明显,病程中可出现双肺细湿啰音。呼吸道合胞病毒肺炎可表现为喘息,肺部听诊可闻及哮鸣音。

【诊断要点】

1. 宫内感染性肺炎 通过羊水或血行传播。羊膜早破 12 小时,羊水即可能被污染,24 小时者几乎全部被污染,病原体由阴道上行进入宫内,以革兰阴性杆菌和 B 族溶血性链球菌(GBS)为主。孕母在孕后期发生感染,病原体经血行传给胎儿。出生时常有窒息史,有气促、呻吟、呼吸困难、体温不稳定、反应差。肺部听诊呼吸音可为粗糙、减低或闻及湿啰音。严重者可出现呼吸衰竭、心力衰竭、DIC、休克或持续肺动脉高压。血行感染者常缺乏肺部体征而表现为黄疸、肝脾大和脑膜炎等多系统受累。周围血象白细胞大多正常也可减少或增加。脐血 IgM>200mg/L 或特异性 IgM 增高者对产前感染有诊断意义。X 线胸片常显示为间质性肺炎改变,细菌性肺炎则为支气管肺炎表现。

2. 分娩过程中感染性肺炎 生后立即进行胃液涂片找白细胞和病原体,或取血标本、气管分泌物等进行涂片、培养和对流免疫电泳等检测有助于病原学诊断。

3. 产后感染性肺炎 鼻咽部分泌物细菌培养、病毒分离和荧光抗体,血清特异性抗体检查有助于病原学诊断。金黄色葡萄球菌肺炎易合并脓气胸,X 线检查可见肺大泡。

【治疗原则】

1. 呼吸道管理 雾化吸入,体位引流,定期翻身、拍背及时吸净口鼻分泌物,保持呼吸道通畅。

2. 供氧 有低氧血症时可用鼻导管、面罩、头罩或鼻塞 CPAP 给氧呼吸衰竭时可行机械通气,使动脉血 PaO_2 维持在 6.65~10.7kPa(50~80mmHg)。

3. 抗病原体治疗 B 族链球菌肺炎治疗选用青霉素,疗程 10~14 天。李斯特菌肺炎可用氨苄西林,衣原体肺炎首选红霉素,单纯疱疹病毒性肺炎可用阿昔洛韦,巨细胞病毒肺炎可用更昔洛韦。

4. 支持疗法 纠正循环障碍和水、电解质及酸碱平衡紊乱,每日输液总量60~100ml/kg 输液速率应慢,以免发生心力衰竭及肺水肿,保证充足的能量和营养供给,酌情静脉输注血浆、白蛋白和免疫球蛋白,以提高机体免疫功能。

【注意事项】

对胎膜早破、绒毛膜羊膜炎孕妇在分娩前可积极应用抗菌药物预防胎儿感染,新生儿出生后应在 NICU 监测生命体征;母婴同室、婴儿室以及 NICU 应该严格执行隔离制度,护理新生儿前必须严格规范洗手,能引起流行病的患儿应予以隔离,病房不得过度拥挤,患有呼吸道感染者严禁探视,有感染性疾病医护人员应暂调离新生儿病房,给予相应治疗。

第二节 合理处方 ■■■

A1-1 急性呼吸窘迫综合征

索引词:急性呼吸窘迫综合征、猪肺磷脂注射液

病史摘要:患儿因"胎龄 32^{+6} 周,出生后呻吟、青紫 5 小时余"入院。查体:T 36℃,HR 133 次 /min,R 30 次 /min,入院体重 1655g,发育营养差,反应差,呻吟,全身皮肤青紫,早产儿貌,前囟平软,张力不高,鼻翼无扇动,口周青紫,口吐白沫,呼吸浅慢、不规则,双肺呼吸音稍粗,未闻及明显湿啰音,三凹征阳性,心率133 次 /min,心律齐,心音有力,未闻及杂音,腹软不胀,四肢肌张力减弱,新生儿觅食、吸吮、拥抱、握持反射弱。实验室检查:胸片:肺野透亮度降低;心电图:窦性心律,心电轴显著右偏,部分导联 ST 段改变。

诊断:急性呼吸窘迫综合征

处方:猪肺磷脂注射液 0.24g

用法:每日 2 次,气管内滴入。

分析:新生儿呼吸窘迫综合征又称新生儿肺透明膜病,为肺表面活性物质缺乏所致,一旦确诊应尽早应用肺表面活性物质(PS),猪肺磷脂是外源性肺表面活性物质的天然制剂,进入气道后能发挥内源性肺表面活性物质的作用。经气管内给药,每次 100~200mg/kg,根据患儿缓解症状,可重复给药 1~2 次,每次剂量约为 100mg/kg,每次给药间隔不少于 12 小时。治疗后能显示出快速、显著的氧合作用,治疗效果好。

建议:

1. 将猪肺磷脂注射液气管内滴入时,滴入时应更换体位,使其均匀分布;

2. 用 PS 前先给患儿充分吸痰清理呼吸道,因 PS 的黏滞性可发生气道阻塞,故在 PS 从呼吸道扩散到肺泡之前,应适当增加机械通气的压力,应用 PS 之后,2 小时内尽量不吸痰。

治疗评估:依据相关治疗指南及实用新生儿学,对于新生儿呼吸窘迫综合征的治疗应尽早应用 PS,PS 可降低表面张力,增加顺应性,稳定肺泡容积,减轻肺水肿,治疗效果好。

A1-2　胎粪吸入综合征

索引词:胎粪吸入综合征、阿莫西林克拉维酸钾

病史摘要:患儿日龄 20 分钟,因"胎龄 39^{+4} 周,羊水 Ⅲ 度粪染"剖宫产出生入院。Apgar 评分 1 分钟 8 分,5 分钟 9 分。查体:T 36.5 ℃,HR 145 次 /min,R 72 次 /min,入院体重 3450g,经呼吸道清理出粪染羊水约 4ml,发育正常,精神反应可,偶有呻吟、气促、口周稍青紫,三凹征阳性,双肺呼吸音粗,可未闻及少许细湿啰音。实验室检查:血气分析:低氧血症,血常规:WBC 8×10^9/L,N 81%。

诊断:胎粪吸入综合征

处方:注射用阿莫西林克拉维酸钾　　0.1g

　　　　5% 葡萄糖注射液　　10ml

　　　　用法:每日 2 次,静脉泵入。

分析:新生儿胎粪吸入综合征治疗的重点在吸出呼吸道的胎粪,并给予对症支持治疗,如氧疗、纠正酸中毒,维持正常循环,限制液体量等等。胎粪吸入综合征可由孕母宫颈上行性感染引起,因此在疾病早期应尽早使用抗菌药物治疗,常需要选择广谱抗菌药物进行治疗。阿莫西林克拉维酸钾为阿莫西林钠和克拉维酸钾的复方制剂,克拉维酸可以阻断 β- 内酰胺酶的作用,使细菌对阿莫西林更为敏感而被迅速杀灭,该药物抗菌谱广,对 G$^+$ 及 G$^-$ 菌均有效。

建议:用药期间积极寻找感染的病原菌转为目标性治疗,并且根据患儿的症状、体征及实验室检查综合评价抗感染治疗疗程。

治疗评估:依据治疗指南及实用新生儿学,对于新生儿胎粪吸入综合征发生的继发性感染应积极给予广谱抗菌药物治疗,阿莫西林克拉维酸钾为半合成广谱青霉素,杀菌作用强。该治疗方案有效性、安全性、经济性俱佳。

A1-3　新生儿肺出血

索引词:肺出血、肾上腺素、维生素 K$_1$

病史摘要:患儿,男,日龄 30 分钟,胎龄 35^{+3} 周,因母亲孕期出现"重度子痫前期"给予剖宫产出生,出生体重 1960g,生后 10 分钟出现呻吟、青紫及气促。患儿反应差,面色苍白,呼吸浅慢,约 30 次 /min,清理呼吸道吸出多量血性

液体,立即予经口行气管插管机械通气,双肺呼吸音对称,可闻及细湿啰音,SpO_2 70%~80%,血压 63/37mmHg,四肢发凉。实验室检查:血常规:WBC 7.07×10^9/L, N 38.6%,L 51.3%,RBC 3.9×10^{12}/L,HGB 144g/L,HCT 45.9%,PLT 232×10^9/L;凝血四项示:凝血酶原时间 20.6s,国际标准化比值 1.8,凝血酶原时间比值 1.58,纤维蛋白原 1.58g/L,凝血酶时间 240s,活化部分凝血酶时间 180s;胸片示:双肺纹理多乱,双肺可见渗出性病灶,肺野透亮度减低。

诊断:肺出血

处方:1. 盐酸肾上腺素注射液(1mg/ml)　0.1ml

　　　　　0.9% 氯化钠注射液　0.9ml

　　　　　用法:必要时,每次 0.4ml,气管内滴入;

　　　2. 维生素 K_1 注射液　1mg

　　　　　用法:必要时,每次 1mg,肌内注射。

分析:肺出血的病因仍未完全阐明,与缺氧、感染、寒冷损伤、早产、凝血功能障碍等因素有关。肺出血止血治疗上可给予维生素 K_1、酚磺乙胺、血凝酶静脉输入;气管内插管后给予 1:10 000 浓度的肾上腺素或血凝酶气管内滴入。患儿使用的肾上腺素可收缩肺毛细血管达到止血的目的,维生素 K_1 参与肝脏合成凝血因子,止血效果好。

建议:

1. 治疗期间注意给患儿保暖,使体温保持在正常范围;

2. 补充血容量,使用止血药期间,密切监护心率情况;

3. 患儿行气管插管正压机械通气,应及时根据病情调节呼吸机参数,病情好转后呼吸机参数调整不能操之过急。

治疗评估:依据治疗指南及实用新生儿学,肺出血病因和发病机制比较复杂,早期诊断和治疗比较困难,肺出血的病死率较高。应用止血药只是药物治疗的一部分,此外还应注意动态评估患儿病情,及时纠正酸中毒、纠正血压、纠正休克,恢复血容量和血细胞比容,有感染者还应应用抗菌药物进行治疗。

A1-4　呼吸衰竭

索引词:呼吸衰竭、头孢曲松

病史摘要:患儿胎龄 34^{+5} 周,因其母重度子痫前期剖宫产出生,出生后因"呻吟、青紫15分钟"入院。查体:T 36.0℃,HR 139 次/min,R 62 次/min,BP 80/38mmHg,未吸氧 SpO_2 72%,体重 2000g,发育营养差,反应差,呻吟,全身皮肤青紫,鼻翼无扇动,口周青紫,三凹征阳性,呼吸评分 4 分,双肺呼吸音粗,未闻及干湿啰音,四肢发凉,四肢肌张力降低。实验室检查:微量血糖 3.3mmol/L;血气分析示:低氧血症及呼吸性酸中毒;给予 NIPPV 辅助呼吸支持。

诊断:呼吸衰竭;新生儿肺炎;早产儿

处方:1. 注射用头孢曲松钠　40mg

　　　　5% 葡萄糖注射液　10ml

　　　　用法:每日 2 次,静脉泵入;

　　　2. 小儿复方氨基酸注射液　100ml(6.74g)

　　　　用法:每次 30ml,每日 1 次,静脉泵入。

分析:呼吸衰竭是由于各种原因导致的中枢或(和)外周性的呼吸生理功能障碍,使 PaO_2 降低和(或)$PaCO_2$ 增加,患儿可有呼吸困难的表现。其病因有气道梗阻、肺部疾病、肺扩张受限、心脏病、神经系统及肌肉疾病等。该患儿考虑呼吸衰竭与肺炎有关,治疗上应给予积极抗感染、营养支持、氧疗。患儿肺炎可能为产前感染,感染的病原菌以革兰阴性杆菌、厌氧菌、B 族溶血性链球菌、巨细胞病毒、衣原体为主,注射用头孢曲松钠为头孢三代抗生素,可覆盖到大多可能感染的病原菌,可治疗 2~3 天评估疗效,根据患儿病情调整用药方案。

建议:

1. 胸部物理治疗,如给以翻身、拍背、吸痰等,使气道保持通畅;

2. 氧疗:可用鼻导管或面罩吸氧,注意吸入氧的加温和湿化,以减少不显性失水并保护黏膜不因干燥引起损害。如果效果不佳,可考虑持续气道正压给氧、机械通气、高频通气等方法。

治疗评估:依据治疗指南及实用新生儿学,对于新生儿呼吸衰竭治疗原则为改善呼吸功能,维持足够的氧合和通气,争取时间度过危机,对于原发病也应给予积极治疗,患儿合并肺炎,应积极给予抗生素抗感染治疗,并注意营养支持、合理液体平衡对患儿病情好转有非常重要的意义。该治疗方案具有可行性。

A1-5　新生儿湿肺

索引词:新生儿湿肺、呋塞米

病史摘要:患儿胎龄 35^{+6} 周,因"出生青紫 30 分钟"入院。入院后保暖,清理呼吸道等,未吸氧下患儿口周青紫缓解,无气促、呻吟、呼吸困难等表现,肤色无苍白,无瘀点、瘀斑等活动性出血,大小便正常。查体:T 37.3℃,HR 145 次/min,R 50次/min,SpO_2 94%,体重 2250g,发育营养可,反应可,口周青紫,三凹征阴性,双肺呼吸音稍粗,可闻及湿啰音。实验室检查:血常规、凝血四项无异常;床旁胸片无异常;血气分析示低氧血症。

诊断:湿肺;早产儿

处方:呋塞米注射液　2mg

　　　0.9% 氯化钠注射液　5ml

　　　用法:每日 2 次,静脉泵入。

分析:新生儿湿肺又称暂时性呼吸困难,由于肺内液体积聚引起,是一种自限性疾病。临床表现为呼吸增快、发绀,但一般情况好,吃奶正常,体温正常,肺部体征可有呼吸音减低,或粗湿啰音。一般无特殊处理,多1天内恢复。发绀者给予氧疗,两肺湿啰音多时,可用呋塞米利尿脱水。呋塞米为强效的髓袢利尿药,能增加水和电解质的排泄,新生儿由于肝肾廓清能力较差,半衰期延长至4~8小时,给药剂量应个体化。

建议:

1. 加强监护,给予氧疗并作血气分析,观察呼吸衰竭是否纠正;

2. 用呋塞米后注意监测患儿的肝肾功能及电解质;

3. 呋塞米在新生儿体内半衰期明显延长,注意用药间期及用量。

治疗评估:依据治疗指南及小儿内科学,对于新生儿湿肺主要是加强监护和对症治疗,针对肺部可闻及湿啰音,主要是由于肺液吸收延迟而使液体暂时滞留肺泡内所致,可用呋塞米治疗,治疗效果好。

A1-6 感染性肺炎

索引词:感染性肺炎、抗感染治疗

病史摘要:患儿,女,21天,因"咳嗽咳痰3天"入院。查体:T 36.5℃,HR 140次/min,R 48次/min,体重3900g,发育正常,精神反应可,口周无青紫,双肺呼吸音粗,可闻及少许痰鸣,双下肺可闻及少许细湿啰音。实验室检查:血常规示:WBC 12.92×10^9/L,N 60.8%,L 26%;胸片:双肺纹理增粗紊乱,可见散在的点片状渗出影。痰培养示:大肠埃希菌(四区生长),对阿莫西林克拉维酸钾、头孢曲松、头孢他啶等多种抗菌药物敏感。

诊断:大肠埃希菌肺炎

处方:注射用头孢他啶　　120mg

　　　5%葡萄糖注射液　　10ml

　　　用法:每日3次,静脉泵入。

分析:感染性肺炎为新生儿常见病,可发生在宫内、分娩过程中或出生后,由细菌、病毒或原虫引起,其中出生后感染性肺炎发生率最高,细菌感染以金黄色葡萄球菌、大肠埃希菌多见,许多机会致病菌如克雷伯杆菌、铜绿假单胞菌、枸橼酸杆菌、表皮葡萄球菌在新生儿也可致病。该患儿感染病原菌的是大肠埃希菌,为G^-杆菌,选用的抗生素为头孢他啶,头孢他啶为半合成第三代头孢菌素,对G^-杆菌抗菌作用强,对G^-杆菌产生的广谱β-内酰胺酶高度稳定,并且患儿药敏显示对该菌敏感,治疗效果好。

建议:

1. 治疗期间,避免静脉输入含乙醇的药物;

2. 注意保暖,经常翻身、拍背、吸痰,保持呼吸道通畅。

治疗评估:依据治疗指南及实用新生儿学,大肠埃希菌肺炎治疗上应给予抗菌药物,药物选择可根据药敏结果。该患儿选用抗菌药物可覆盖培养结果提示的病原菌,故该治疗方案有效。

第三节 不合理处方

B1-1 急性呼吸窘迫综合征

索引词:急性呼吸窘迫综合征、抗感染治疗

病史摘要:患儿胎龄 38^{+6} 周,因"母亲妊娠糖尿病,出生 10 分钟"入院,出生 20 分钟出现阵发性呻吟,呼吸急促 60 次/min,口周发绀。查体:T 36.8℃,HR 122 次/min,R 65 次/min,体型巨大,精神反应欠佳,体重 4960g,前囟平软,张力不高,口周青紫,三凹征阳性,双肺呼吸音粗,可未闻及少许细湿啰音,HR 122 次/min,心律齐,心音有力,未闻及杂音,腹软不胀,肝脾未触及肿大,肠鸣音正常,四肢肌张力正常,新生儿觅食、吸吮、拥抱、握持反射可正常引出。实验室检查:胸片:双肺纹理多、模糊,双肺野透亮度减低;血常规:WBC 13.04×10^9/L,N 82.7%。

诊断:急性呼吸窘迫综合征;糖尿病母亲婴儿;巨大儿

处方:猪肺磷脂注射液　0.24g
　　　　用法:每日 3 次,气管内滴入。

分析:患儿为急性呼吸窘迫综合征,针对该病除了保持患儿中性温度、呼吸道通畅,纠正酸中毒与电解质紊乱,给予肺表面活性物质以外,还应给予抗菌药物治疗肺部感染,该患儿根据肺部体征及实验室检查,考虑肺部感染不能排外,应先给予抗菌药物经验性抗感染治疗,如氨苄西林,该药为半合成的广谱青霉素,对于肺炎链球菌、流感嗜血杆菌、部分厌氧菌等具一定的抗菌活性。新生儿用量每次 12.5~25mg/kg,每日 2~3 次。治疗期间及时评估疗效,积极完善病原学检查,根据细菌培养和药敏结果转为目标性治疗。

建议:1. 猪肺磷脂注射液　0.24g
　　　　　用法:每日 3 次,气管内滴入。

　　　2. 注射用氨苄西林钠　0.1g
　　　　　5% 葡萄糖注射液　10ml
　　　　　用法:每日 3 次,静脉泵入。

B1-2 胎粪吸入综合征

索引词:胎粪吸入综合征、扩血管治疗

病史摘要:患儿胎龄38^{+4}周,低位产钳助产出生,因"出生呻吟30分钟"入院。患儿 Apgar 评分1分钟9分,5分钟10分。入院查体:体温不升,HR 156次/min,R 56次/min,入院体重 3450g,经呼吸道清理出粪染羊水约8ml,发育正常,精神反应差,呻吟,口周及肢端青紫,轻度三凹征,双肺呼吸音粗,未闻及干湿啰音。患儿吸入高浓度氧不能改善发绀症状。实验室检查:胸片示:双肺不规则斑片影;心脏超声示:肺动脉高压。

诊断:胎粪吸入综合征

处方:注射用氨苄西林钠　0.1g

　　　　5% 葡萄糖注射液　10ml

　　　　用法:每日3次,静脉泵入。

分析:胎粪吸入综合征继发持续性肺动脉高压的患儿,病死率高。治疗上除了采用高氧、高频、高压的高通气方式,还可采用药物治疗。药物治疗:①吸入NO,治疗效果显著;②非特异性血管扩张药:如前列环素、硫酸镁、硝普钠、西地那非等,在缺乏吸入 NO 等特殊治疗条件时,可以根据患儿的具体情况,选择用药。硫酸镁是一种血管扩张剂,能促进环磷酸腺苷合成,镁能增加内皮细胞的前列腺素,起到舒张血管的作用,治疗肺动脉高压疗效好、价格低廉,但应注意引起低血压、低血钙的不良反应。

建议:1. 注射用氨苄西林钠　0.1g

　　　　5% 葡萄糖注射液　10ml

　　　　用法:每日3次,静脉泵入。

　　2. 10% 硫酸镁注射液　700mg

　　　　10% 葡萄糖注射液　10ml

　　　　用法:立即静脉泵入,30分钟内泵完,以70mg/h持续静脉泵入。

B1-3 新生儿肺出血

索引词:肺出血、药物选择、副作用

病史摘要:患儿,男,2天,剖宫产出生,因"呻吟、青紫29小时"入院,胎龄37周,出生体重 3200g,出生时有窒息史,生后约20分钟左右出现青紫、气促。查体:T 36.5℃,HR 140次/min,BP 104/56(74)mmHg,面色苍白,发育正常,反应差,双肺呼吸音粗,偶有中粗湿啰音。气管插管下呼吸机机械通气,呼吸功能稳定,呼吸道清理出约5ml鲜血。实验室检查:血常规:WBC 19.15×10^9/L,N 74.8%,L 18%,RBC 6.4×10^{12}/L,HGB 150g/L,HCT 46.1%,PLT 346×10^9/L;凝

血四项示:凝血酶原时间 19.7 秒,国际标准化比值 1.72,凝血酶原时间比值 1.52,纤维蛋白原 1.8g/L,凝血酶时间 240 秒,活化部分凝血酶时间 180 秒;胸片示:双肺可见点片状渗出影。

诊断:肺出血

处方:1. 盐酸肾上腺素注射液(1mg/ml) 0.1ml

　　　　 0.9% 氯化钠注射液 0.9ml

　　　　 用法:必要时,每次 0.4ml,气管内滴入。

　　　 2. 咪达唑仑注射液 10mg

　　　　 0.9% 氯化钠注射液 100ml

　　　　 用法:每日 1 次,静脉泵入。

　　　 3. 注射用头孢哌酮钠舒巴坦钠 90mg

　　　　 5% 葡萄糖注射液 10ml

　　　　 用法:每日 2 次,静脉泵入。

分析:肺出血病死率较高,应强调预防,加强对新生儿缺氧和感染的防治,该患儿存在感染,给予注射用头孢哌酮钠舒巴坦钠抗感染治疗。头孢哌酮分子结构中有 N- 甲基硫代四唑氮侧链,该侧链在肝脏可被代谢成二聚体,从而干扰谷氨酸的代谢,引起凝血功能障碍,此外,该药可干扰维生素 K 循环,阻碍凝血酶原合成,导致出血倾向,该患儿有肺出血,不应用注射用头孢哌酮钠舒巴坦钠。

建议:1. 盐酸肾上腺素注射液(1mg/ml) 0.1ml

　　　　 0.9% 氯化钠注射液 0.9ml

　　　　 用法:必要时,每次 0.4ml,气管内滴入。

　　　 2. 咪达唑仑注射液 10mg

　　　　 0.9% 氯化钠注射液 100ml

　　　　 用法:每日 1 次,静脉泵入。

　　　 3. 注射用阿莫西林克拉维酸钾 90mg

　　　　 5% 葡萄糖注射液 10ml

　　　　 用法:每日 2 次,静脉泵入。

B1-4 呼吸衰竭

索引词:呼吸衰竭、多巴胺

病史摘要:患儿胎龄 40^{+6} 周,出生体重 3300g,顺产出生,因"窒息复苏后呼吸减慢 30 分钟"入院。出生时呼吸微弱,肌张力低下,羊水为血性,给予气管插管复苏处理、清理呼吸道后,患儿自主呼吸慢而不规则,四肢略屈。查体:体温不升,HR 90 次 /min,R 30 次 /min,血压测不出,未吸氧下 SpO_2 38%,发育营养可,反应差,全身皮肤苍白,口周青紫,三凹征阳性,双肺呼吸音粗,可闻及大量中湿啰音。Apgar 评分 1 分钟 3 分, 5 分钟 6 分, 呼吸机机械通气。实验室检查: 微量血糖 3.3mmol/L; 血气分析示: PH 7.01, PaO_2 40mmHg, $PaCO_2$ 32.9mmHg, HCO_3^- 8.4mmol/L, BE-23mmol/L, SO_2 54%, FiO_2 80%。

诊断: 呼吸衰竭; 新生儿窒息(重度)

处方: 1. 注射用阿莫西林克拉维酸钾　0.1g

　5% 葡萄糖注射液　10ml

　用法: 每日 2 次, 静脉泵入。

2. 注射用果糖二磷酸钠　0.45g

　用法: 每日 1 次, 静脉泵入。

3. 维生素 C 注射液　0.6g

　5% 葡萄糖注射液　50ml

　用法: 每日 1 次, 静脉泵入。

分析: 患儿是由于窒息导致呼吸衰竭, 经复苏后的常规处理: ①保暖, 保持呼吸道通畅, 观察皮肤颜色, 脉搏强弱, 末梢循环及神经系统症状; ②监测心率、呼吸、血压、血糖、血气等; ③重度窒息者, 一般禁食 3 天, 输液量第一天一般 50~60ml/kg, 逐渐加至 80~100ml/kg(第 3 天), 全天输液量 24 小时内均匀输入, 24 小时内除纠正酸中毒外, 一般不用电解质, 血压低应给予多巴胺或者多巴酚丁胺升压。该患儿病情危重, 根据病史及症状体征, 感染不能排外, 应给予经验性抗感染治疗。此外, 患儿入院查体血压测不出, 应给予升压治疗, 多巴胺以 2.5~5μg/(kg·min) 开始静脉滴注, 必要时增加至 10μg/(kg·min), 多巴酚丁胺从 5μg/(kg·min) 开始, 可逐渐增大至 10~15μg/(kg·min)。

建议: 1. 注射用阿莫西林克拉维酸钾　0.1g

　5% 葡萄糖注射液　10ml

　用法: 每日 2 次, 静脉泵入;

2. 注射用果糖二磷酸钠　0.45g

　用法: 每日 1 次, 静脉泵入;

3. 维生素 C 注射液　0.6g

　5% 葡萄糖注射液　50ml

　用法: 每日 1 次, 静脉泵入;

4. 盐酸多巴胺注射液　20mg

　10% 葡萄糖注射液　100ml

用法: 以 5μg/(kg·min) 的剂量静脉泵入, 根据患儿血压情况调整剂量。

B1-5　新生儿湿肺

索引词:新生儿湿肺、适应证不适宜

病史摘要:患儿胎龄 39^{+2} 周,头盆不称剖宫产出生,因"出生后 20 分钟出现呻吟、气促、口周青紫"入院。查体:T 36.2℃,HR 152 次 /min,R 72 次 /min,未吸氧下 SpO$_2$ 88%,体重 3300g,发育营养可,反应可,口周稍青紫,三凹征阴性,呼吸不规则,双肺呼吸音稍粗,未闻及干湿啰音。实验室检查:血气分析示低氧血症,床旁胸片无异常。入院后给予吸氧症状缓解后已停氧,未吸氧下呼吸、循环功能监测正常,在配方奶喂养下,无腹胀、呕吐等情况,吃奶吸允可,大小便正常。

诊断:新生儿湿肺

处方:注射用磺苄西林钠　80mg

　　　　5% 葡萄糖注射液　10ml

　　　　用法:每日 3 次,静脉泵入。

分析:肺液的清除早在胎儿出生前数日已经开始,一般通过产道出生后 6 小时左右肺内液体可清除完毕,然而剖宫产患儿,既缺乏产道的挤压,又缺乏应激反应,儿茶酚胺浓度低下,使肺液蓄积过多而易发生湿肺症。治疗上主要是对症治疗,呼吸衰竭给予氧疗,有代谢性酸中毒时加用 5% 碳酸氢钠,烦躁呻吟者可用苯巴比妥,可疑感染者可给予抗生素治疗。但该患儿吸氧后呻吟、气促、口周青紫的症状已缓解,床旁胸片无异常,未见感染征象,无使用抗生素的依据。

建议:停用磺苄西林,加强监护。

B1-6　感染性肺炎

索引词:感染性肺炎、药物选择

病史摘要:患儿,女,25 天,因咳嗽伴喘息 1 周入院。查体:T 36.1℃,HR 147 次 /min,R 70 次 /min,体重 3700g,发育正常,精神反应可,口周无青紫,双肺呼吸音粗,双下肺可闻固定的粗湿啰音,散在干啰音。实验室检查:血气分析示低氧血症,血常规:WBC 11.01 × 10^9/L,N 39.1%,L 51.9%;胸片:双肺纹理增多,可见少许散在的点片状渗出影;病原学检查:血清检测到肺炎衣原体抗体。

诊断:衣原体肺炎

处方:1. 注射用氨苄西林钠　80mg

　　　　5% 葡萄糖注射液　10ml

　　　　用法:每日 3 次,静脉泵入;

　　2. 布地奈德混悬液　1mg

　　　　复方异丙托溴铵　2.5ml

　　　　0.9% 氯化钠注射液　2ml

　　用法:每日 1 次,雾化吸入。

　　分析:衣原体肺炎是由沙眼衣原体或肺炎衣原体所致的肺炎,该患儿是由肺炎衣原体所致肺炎。衣原体肺炎一般起病比较缓慢、隐匿,多表现为上呼吸道感染的症状,如气促、喘憋、咳嗽,肺部有哮鸣音及湿啰音,病程可达数周至 1 个月以上。治疗上应用 β- 内酰胺类抗菌药物无效,应首选大环内酯内抗菌药物,如红霉素、阿奇霉素,疗程 2~3 周。

　　建议:1. 注射用乳酸红霉素　　37mg

　　　　　　 0.9% 氯化钠注射液　　10ml

　　　　　　 用法:每日 3 次,静脉泵入;

　　　　2. 布地奈德混悬液　　1mg

　　　　　　 复方异丙托溴铵　　2.5ml

　　　　　　 0.9% 氯化钠注射液　　2ml

　　　　　　 用法:每日 1 次,雾化吸入。

第二章 新生儿黄疸

第一节　概述 ■■■

一、母乳性黄疸

母乳性黄疸(breast milk jaundice),病因迄今尚未完全清楚。近来多认为与新生儿胆红素代谢的肠肝循环增加有关。一般认为,新生儿小肠内的葡萄糖醛酸苷酶含量多(经过检测确认)、活性高。这种主要来源于母乳的酶,可催化结合胆红素变成未结合胆红素,此过程在新生儿小肠内进行,加上小儿肠蠕动相对慢,使大量应排泄的胆红素被这种酶解离成未结合胆红素,吸收增加,即出现母乳性黄疸。

【临床表现】

特征为新生儿以母乳喂养后不久即出现黄疸,可持续数周到数月,一般情况好,婴儿除黄疸外完全健康、吃奶好、大小便正常、体重增长满意、肝脾不大、肝功能正常、HBsAg 阴性。黄疸程度以轻、中度为主(≥342μmol/L),重度少见,以未结合胆红素升高多见。

分为早发型(母乳喂养性黄疸)和晚发型(母乳性黄疸),早发型与新生儿生理性黄疸的出现时间及达到高峰值的时间相似,但母乳性黄疸的最高值要超过生理性黄疸;迟发型者常在生理性黄疸之后黄疸渐趋明显。

无论是早发型或迟发型母乳性黄疸,一旦停喂母乳 3~5 天后,黄疸减退;若再开始母乳喂养,大多黄疸不再出现,少数黄疸又会重新出现。随着月龄的增长,母乳胆红素会自行降至正常。

【诊断要点】

1. 排除病理性黄疸　目前尚缺乏特殊实验室检测手段以确诊母乳性黄疸,主要用排除法,首先排除各种病因引起的病理性黄疸,如母婴 ABO 血型不合、败血症、窒息、先天性甲状腺功能低下、半乳糖血症及遗传性葡萄糖醛酸转移酶缺乏症等疾病进行逐一排除。

2. 具有母乳性黄疸特点　黄疸在 3~8 天出现,且为轻、中度黄疸,停喂母乳后黄疸很快消退,部分患儿再喂母乳后黄疸再现有利于确诊。

【治疗原则】

主要是鼓励和劝导乳母多次少量哺乳,以减少肠肝循环,严重黄疸时可暂停哺乳 48 小时,改用奶粉等食物。本病预后良好,只要注意一般护理即可。已经证实母乳中双歧杆菌可以抑制母乳性黄疸的发生。美国儿科学会最新新生儿黄疸诊疗指南中建议黄疸退后再继续母乳喂养,不必因黄疸而放弃母乳喂养。

【注意事项】

一般认为母乳性黄疸预后良好,国内未见胆红素脑病报道,国外有报道,建议出院新生儿应尽早访视,以早期发现异常,早期干预。

二、新生儿溶血病

新生儿溶血病(hemolytic disease of newborn,HDN)系指母、子血型不合引起的同族免疫性溶血。在已发现的人类 26 个血型系统中,以 ABO 血型不合最常见,其次 Rh 血型不合。有报道新生儿溶血病中,ABO 溶血病占 85.3%,Rh 溶血病占 14.6%,MN 溶血病仅占 0.1%。ABO 溶血除引起黄疸外,其他变化不明显。Rh 溶血可引起胎儿重度贫血,甚至心力衰竭。胎儿血中的胆红素经胎盘入母亲肝脏进行代谢,故娩出时黄疸往往不明显。

【临床表现】

症状轻重与溶血程度基本一致。多数 ABO 溶血病患儿除黄疸外,无其他明显异常。Rh 溶血病症状较重,严重者甚至死胎。

1. 水肿　胎儿和胎盘极度贫血和严重水肿,多为死胎或出生后即死亡。水肿儿常在 28~34 孕周娩出,死胎可有浸软,重量与孕周不符,皮肤有明显凹陷性水肿,四肢因水肿而不能弯曲。胎盘外观苍白,水肿增厚,胎盘和胎儿重量比可达 1:3 或 1:4。

2. 黄疸　大多数 Rh 溶血病患儿生后 24 小时内出现黄疸并迅速加重,而多数 ABO 溶血病在生后第 2~3 天出现。血清胆红素以未结合型为主,但如溶血严重,造成胆汁瘀积,结合胆红素也可升高。

3. 贫血程度不一　重症 Rh 溶血,生后即可有严重贫血、胎儿水肿或伴有心力衰竭。部分患儿因其抗体持续存在,也可于生后 3~6 周发生晚期贫血。

4. 肝脾大　Rh 溶血病患儿多有不同程度的肝脾增大,ABO 溶血病患儿则不明显。

5. 胆红素脑病为新生儿溶血病的最严重并发症,早产儿更易发生。

【诊断要点】

1. 产前诊断　凡既往有不明原因的死胎、流产、新生儿重度黄疸史的孕妇及其丈夫均应进行 ABO、Rh 血型检查，不合者进行孕妇血清中抗体检测。孕妇血清中 IgG 抗 A 或抗 B>1∶64，提示有可能发生 ABO 溶血病。Rh 阴性孕妇在妊娠 16 周时应检测血中 Rh 血型抗体作为基础值，以后每 2~4 周检测一次，当抗体效价上升，则提示可能发生 Rh 溶血病。

2. 生后诊断　新生儿娩出后黄疸出现早、且进行性加重，有母子血型不合，改良 Coombs 或抗体释放试验中有一项阳性者即可确诊。

【治疗原则】

1. 光照疗法（phototherapy）　简称光疗，光疗是降低血清未结合胆红素简单而有效的方法。光疗主要作用于皮肤浅层组织，因此皮肤黄疸消退并不一定表明血清未结合胆红素已降至正常。主要有光疗箱、光疗灯和光疗毯等。光照时婴儿双眼用黑色眼罩保护，以免损伤视网膜，除会阴、肛门部用尿布遮盖外，其余均裸露。照射时间以不超过 96 小时为宜。光疗时应补充核黄素（光疗时每日 3 次，5mg/ 次；光疗后每日 1 次，连服 3 日）。光疗时若发生青铜症，应停止光疗，青铜症可自行消退。此外，光疗时应适当补充水分及钙剂。

2. 换血疗法　①主要用于大部分 Rh 溶血病和个别严重 ABO 溶血病。可及时换出致敏红细胞和抗体，减轻溶血，防止胆红素脑病，同时纠正贫血，防止心衰；②血源 Rh 溶血病应选用 Rh 系统与母亲同型，ABO 系统与患儿同型的血液；母 O 型、子 A 或 B 型的 ABO 溶血病，最好用 AB 型血浆和 O 型红细胞的混合血，也可用抗 A 或抗 B 效价不高的 O 型血或患儿同型血；有明显贫血和心力衰竭者，可用血浆减半的浓缩血；③换血量一般为患儿血量的 2 倍（约 150~180ml/kg）。④一般选用脐静脉或其他较大静脉进行换血，也可选用动、静脉或外周动、静脉进行同步换血。

3. 药物治疗　①供给白蛋白：输血浆每次 10~20ml/kg 或白蛋白 1g/kg，可减少胆红素脑病的发生；②纠正代谢性酸中毒：应用 5% 碳酸氢钠提高血 pH，以利于未结合胆红素与白蛋白联结；③肝酶诱导剂：常用苯巴比妥每日 5mg/kg，分 2~3 次口服，共 4~5 日；也可加用尼可刹米每日 100mg/kg，分 2~3 次口服，共 4~5 日；④静脉用免疫球蛋白：用法为 1g/kg，于 6~8 小时内静脉滴入，早期应用临床效果较好；⑤中药制剂：茵栀黄口服液近年来常用于辅助治疗黄疸。

4. 其他治疗　防止低血糖、低体温，纠正缺氧、贫血、水肿和心力衰竭等。

【注意事项】

1. Rh 阴性妇女在流产或分娩 Rh 阳性胎儿后，应尽早注射相应的抗 Rh 免疫球蛋白，以中和进入母血的 Rh 抗原。目前临床常用的预防方法，是对 RhD 阴性妇女在流产或分娩 RhD 阳性胎儿后，72 小时内肌注抗 D 球蛋白 300μg，并起到了较满意的预防效果。

2. 既往有输血、死胎、流产和分娩史的 Rh 阴性孕妇,本次妊娠 Rh 抗体效价逐渐升至 1：32 或 1：64 以上,用分光光度计测定羊水胆红素增高,且羊水 L/S>2 者,提示胎肺已发育成熟,应考虑提前分娩。

3. 对血 Rh 抗体效价明显增高,但又不宜提前分娩的孕妇,进行血浆置换,以换出抗体,减少胎儿溶血。

4. 对胎儿水肿或胎儿 Hb<80g/L,而肺尚未成熟者,可直接将与孕妇血清不凝集的浓缩红细胞在 B 超下注入脐血管或胎儿腹腔内,以纠正贫血。

5. 服用苯巴比妥 孕妇于预产期前 1~2 周口服苯巴比妥,可诱导胎儿 UDPGT 产生增加,以减轻新生儿黄疸。

6. 换血疗法 偶有心脏停搏等危险,并有继发感染可能,所以必须严格掌握指征,换血还用于 G6PD 缺乏或其他原因导致的严重高胆红素血症。

三、胆红素脑病

胆红素脑病又称核黄症,是由于新生儿发生高非结合胆红素血症时,游离胆红素通过血脑屏障,沉积于基底神经核、丘脑、丘脑下核、顶核、脑室核、尾状核及小脑、延脑、大脑皮质及脊髓等部位,抑制脑组织对氧的利用,导致脑损伤。本症是新生儿病理性黄疸最严重的症状之一。

【临床表现】

胆红素脑病一般发生在出生后 2~7 天(早产儿多见),当血清胆红素迅速增加,超过 342mmol/L 时出现神经系统症状。首先表现为喂养困难、吸吮力弱、嗜睡、肌张力减退、拥抱反射减弱或消失以及呼吸暂停、心动过速等,12~24 小时后很快出现双眼凝视、肌张力增高、角弓反张、前囟隆起、呕吐、尖叫或惊厥等,还常伴高热。本病临床分 4 期,第 1~3 期出现在新生儿早期,第 4 期在新生儿期以后出现。

1. 警告期表现为嗜睡、吸吮反射减弱和肌张力减退。大多数黄疸突然明显加深。历时 12~24 小时。

2. 痉挛期轻者仅两眼凝视,阵发性肌张力增高;重者两手握拳、前臂内旋、角弓反张、有时尖声哭叫。持续约 12~24 小时。

3. 恢复期大都于第 1 周末出现,首先吸吮力和对外界的反应逐渐恢复,继而痉挛逐渐减轻、消失。历时 2 周左右。

4. 后遗症期常出现于生后 2 个月或更晚。表现为手足徐动、眼球运动障碍、耳聋、智力障碍或牙釉质发育不良等。

【诊断要点】

出生后 1 周内新生儿,有重度高胆红素血症,尤其在早产、溶血病、缺氧、酸中毒、感染等高危因素,在黄疸高峰期出现神经系统异常表现时,考虑胆红素脑病。急慢性胆红素脑病诊断可通过磁共振影像确定。

【治疗原则】

对新生儿高胆红素血症,必须及早采取综合措施,以防止其发展为胆红素脑病。如注意保暖、纠正缺氧及酸中毒、供给足够的营养。避免输注高渗药物、不使用能引起溶血或抑制肝酶的药物等。在警告期根据病情及时采用换血、光疗、输注白蛋白等各种措施,尽快降低血中胆红素浓度。

1. 一般治疗　如存在引起胆红素脑病的高危因素,应给予对症治疗。

2. 酶诱导剂　苯巴比妥 5mg/(kg·d),分 3 次口服。

3. 抑制溶血过程　大剂量丙种球蛋白;一般用于重症溶血症的早期,用量为 1g/kg,4~6 小时内静脉滴注。

4. 减少游离的未结合胆红素　白蛋白一般用于生后 1 周内的重症高胆红素血症,用量 1g/kg 加葡萄糖液 10~20ml 静脉滴注;也可用血浆 25ml/ 次静脉滴注,每日 1~2 次。在换血前 1~2 小时应输注 1 次白蛋白。

【注意事项】

早期干预治疗是防止重症新生儿高胆红素血症的发生和预防胆红素脑病的关键,及时治疗窒息、低血糖、酸中毒和感染可减少未结合胆红素发展成胆红素脑病的危险性。

四、新生儿胆汁瘀积

新生儿胆汁瘀积瘀积症(neonatal cholestasis)是指新生儿因某种原因导致正常胆汁流减少伴有直接胆红素增高而引起临床上以黄疸为主要表现的一种征候群。新生儿内科最多见的病因是肝炎和近期广泛应用的肠外静脉高营养的并发症,外科疾病则是先天性胆道闭锁。

【临床表现】

新生儿及婴儿期主要临床表现为黄疸、肝大、呕吐和发热。

1. 一般症状　胆汁瘀积的临床特征可有宫内生长障碍、早产、喂养困难、发热、呕吐、生长缓慢及部分或间歇性胆汁缺乏的粪便(白便)。尿色暗,并会染尿布,粪便常呈淡黄色、浅褐黄色灰色或白色。

2. 新生儿期可看到黄疸,一般在生后 2 周即可出现黄疸逐渐加重但也可晚至 2~3 个月。

3. 肝脾大　肝大很常见,触诊肝脏呈不同程度硬感;以后出现脾大。

4. 原发病表现　①乙型肝炎病毒、CMV、细菌等感染后肝炎的表现,包括肝功能异常,肝胆超声异常等等;②胆汁黏稠综合征是胆管被黏稠的黏液或胆汁所阻塞。一般都发生在新生儿严重溶血症后症状难与胆道闭锁区分,部分病儿可自然缓解;③先天性胆道闭锁患儿出生时一般良好,体重正常,胎粪也正常,生后1~2周出现开始出现黄疸,粪便色淡,肝脏进行性增大。

【诊断要点】

根据临床表现和实验室检查即可确诊,但须同时明确病因诊断。须详询病史,包括母亲妊娠史、生产史、喂养史等,详细体检,选择实验室检查和辅助检查,尽早明确病因诊断。

【治疗原则】

1. 病因治疗 针对不同原发疾病进行,必要时需要外科胆道灌洗或手术治疗。

2. 营养不良的纠正与脂溶性维生素的补充 新生儿婴儿胆汁瘀积症导致营养不良多见,一是腹泻丢失,另一原因是消化吸收异常,故要提高热卡摄入,使用中链脂肪酸。脂溶性维生素包括维生素 A、D、K、E 的补充可以依据营养推荐量及是否有缺乏症状。

3. 高脂血症的处理 原则是促进胆固醇转化为胆汁酸,增加胆流。可用苯巴比妥、促胆囊素、熊去氧胆酸等口服或注射用溶石药物。

4. 少数患儿最终需接受肝脏移植治疗。

【注意事项】

新生儿黄疸临床常见,遇到黄疸持久不退且有肝功能损害者应想到本组疾病,以便采取针对性措施早期治疗,改善患儿预后。

第二节 合理处方 ■■■

A2-1 母乳性黄疸

索引词:母乳性黄疸、双歧杆菌乳杆菌三联活菌片

病史摘要:患儿,男,足月儿,出生体重 3200g,顺产。患儿日龄 30 天,目前体重为 4600g。从出生后 0.5 小时开始进行纯母乳喂养,于生后 3 天出现黄疸,并呈不同程度加深。查体:一般状况良好,皮肤中度黄染;精神状态佳,吮奶好,体重增加正常,大小便颜色正常,无肝、脾大。实验室检查:血清总胆红素为 352.0μmol/L,余正常。

诊断:母乳性黄疸

处方:1. 暂停母乳喂养 3~5 天,改用配方奶喂养;

2. 双歧杆菌乳杆菌三联活菌片 0.21g×24 粒 / 盒

用法:每次 0.21g,每日 1 次,口服。

分析:该患儿血清总胆红素为 352.0μmol/L,达到中度黄疸的诊断标准。三

联活菌片是由双歧杆菌、乳杆菌及嗜热链球菌组成的复合活菌制剂,可迅速建立正常肠道菌群,降低肠道 β- 葡萄糖醛酰苷酶活性,减少胆红素的肠肝循环,降低肠道 pH,促进肠蠕动,增加胆红素从粪便中排泄,促进肝酶活性,使结合胆红素增多;已经证实母乳中双歧杆菌可以抑制母乳性黄疸的发生。

建议:双歧杆菌乳杆菌三联活菌片每次喂药时应洗净双手,取出一片碾碎,溶于少量水或者奶中溶解后喂药,注意水温不可高于 40℃。美国儿科学会最新新生儿黄疸诊疗指南中建议黄疸退后再继续母乳喂养,不必因黄疸而放弃母乳喂养,因为对于健康的足月儿或接近足月儿,应鼓励和促进有效的母乳喂养,使肠蠕动增加,可使肠道对胆红素的再吸收减少,进一步巩固治疗。因此建议该患儿在黄疸消退后继续母乳喂养。

治疗评估:双歧杆菌乳杆菌三联活菌制剂作为一种微生态制剂,不良反应轻微,早期应用可建立正常的肠道菌群防止母乳性黄疸的进一步发展,是治疗母乳性黄疸的安全、有效的方法。

A2-2　新生儿溶血性病

索引词:溶血性黄疸、茵栀黄口服液

病史摘要:患儿,女,日龄 7 天,主因"发现皮肤黄染 9 小时"入院。患儿系顺产,否认窒息史,胎盘、羊水、脐带未见异常。生后 8 小时经皮测黄疸值为 5.5/3.1mg/dl,生后 24 小时黄疸加重。吃奶吸允稍慢,无少哭、少吃、少动,无发热、咳嗽、腹泻、呕吐等。患儿母亲血型为 O 型,父亲血型为 B 型。查体:体温 36.6℃,HR134 次 /min,R 44 次 /min,体重 2.66kg,精神反应可,皮肤中度黄染,余无特殊。入院经皮测黄疸值为 9.1mg/dl、9.8mg/dl、12.3mg/dl。总胆红素 187.6μmol/L,直接胆红素 3.4mol/L,间接胆红素 184.2mol/L。

诊断:新生儿溶血性黄疸(ABO 血型不合)

处方:茵栀黄口服液　 10ml×6 支 / 盒

　　　　用法:每次 3~5ml,每日 3 次,口服。

分析:茵栀黄主要成分有茵陈、栀子、黄芩苷及金银花等。其作用有清热解毒、利湿退黄;提高肝葡萄糖醛酸转移酶的活性;降低血清胆红素含量,减少肝损害;促进胆汁分泌及排泄;抗病原微生物,具有较好的抑菌、杀菌、抗病毒作用;促进肠蠕动,有利于胆汁的排泄并减少胆红素的肠肝循环。

建议:茵栀黄口服液可直接放入奶水中或水中服用,母乳喂养患儿,乳母服用通过乳汁使患儿直接从母乳中吸取,乳母每次服用 10ml。

治疗评估:ABO 型溶血病是我国新生儿溶血性黄疸的常见原因,茵栀黄可促进胆红素排泄,相比于传统的蓝光照射治疗能缩短病程、预防核黄疸,同时该药不良反应轻微,临床疗效较好。

A2-3 胆红素脑病

索引词:胆红素脑病、早产儿、双歧杆菌乳杆菌三联活菌片、脑蛋白水解物

病史摘要:患儿,男,早产儿,出生第 8 天,因"皮肤黄染进行性加重 5 天,伴哭闹尖叫 14 小时"入院。顺产,出生体重 2800g,无产伤及窒息,生后哭声响亮,反应可。出生第 3 天出现颜面皮肤黄染进行性加重,未予相关退黄治疗,第 4 日凌晨始出现哭闹尖叫不止、巩膜黄染,吃奶差。其母血型 O 型,父亲血型 AB 型。

查体:体温 36.9℃,心率 136 次 /min,呼吸 45 次 /min。哭闹尖叫,吸吮差,早产儿外貌,全身皮肤重度黄染,巩膜黄染,易激惹;四肢肌力、肌张力减低。入院时经皮测黄疸指数为 35。辅助检查:总胆红素 517.1μmol/L,间接胆红素 494.7μmol/L,直接胆红素 22.4μmol/L,总蛋白 51.5g/L,白蛋白 27.2g/L,肝功、血脂、电解质等正常;血型 "A" 型,白细胞 8.4×10^9/L,红细胞 5.02×10^{12}/L,血红蛋白 186g/L。

诊断:新生儿胆红素脑病;早产儿

处方:1. 注射用胞磷胆碱　15mg

　　　　0.9% 氯化钠　50ml

　　　　用法:每日 1 次,静脉滴注;

　　　2. 脑蛋白水解物注射液　0.25ml

　　　　0.9% 氯化钠　50ml

　　　　用法:每日 1 次,静脉滴注;

　　　3. 双歧杆菌乳杆菌三联活菌片　0.21g×24 粒 / 盒

　　　　用法:每次 0.21g,每日 1 次,口服。

分析:本例患儿入院时已达到胆红素脑病痉挛期。采用脑细胞代谢激活剂和改善脑血流的药物是为了及时阻断神经细胞凋亡,恢复神经细胞能量代谢,促使神经细胞的修复与再生。胞磷胆碱为脑代谢激活剂,为核酸的衍生物,是合成卵磷脂的主要辅酶,能够促进脑细胞呼吸,改善脑功能;脑蛋白水解物可通过血脑屏障,促进脑内蛋白质的合成,影响呼吸链,具有抗缺氧的保护能力,改善脑内能量代谢。

建议:双歧杆菌乳杆菌三联活菌片每次喂药时应洗净双手,取出一片碾碎,溶于少量水或者奶中溶解后喂药,注意水温不可高于 40℃。在药物治疗的基础上还可配合采用蓝光照射降低血中游离胆红素的水平,以减轻持续高胆红素血症对大脑的损伤。同时,可进行有目的、有计划地外界刺激,使一些损伤的神经所支配的肌肉更协调地运动,调节肌张力,促进正常姿势出现,抑制异常姿势的形成。合用可争取部分坏死和凋亡细胞的治疗时机,尽快逆转脑神经功能障碍,促进受损神经细胞功能恢复,阻断继发性脑损伤的发病过程。

治疗评估:对于早产儿或处于疾病状态的足月儿(如新生儿溶血、窒息、缺

氧、酸中毒尤其高碳酸血症、败血症、高热等),中度胆红素水平升高即可产生神经毒性。除了监测血清胆红素浓度外,还应该全面评估患儿的临床状态,尽可能在神经可逆性损伤之前或早期进行积极干预治疗,避免相对过高的胆红素水平造成永久性神经损伤。该处方可降低血清胆红素,促进脑细胞呼吸,改善脑功能及脑内能量代谢,阻止了病情进一步发展,避免了神经系统进一步损伤,治疗方案有效。

A2-4　新生儿胆汁瘀积

索引词:胆汁瘀积、巨细胞病毒感染、更昔洛韦、熊去氧胆酸、茵栀黄

病史摘要:患儿,男,日龄48天,体重5000g。因"发现皮肤、巩膜黄染48天,加重20天"入院。患儿出生后即出现皮肤、巩膜黄染。曾在当地医院就诊,诊为生理性黄疸,能自行消退,未予治疗。查体:皮肤、巩膜重度黄染,腹部稍膨隆,肝右肋下5cm,质地中等,脾左肋下3cm,质地中等,周身未见出血点。大便呈陶土色,小便深黄色,未伴皮肤瘙痒,无呕吐及腹泻。血生化:总胆红素311μmol/L,直接胆红素176.4μmol/L,总蛋白45.6g/L,白蛋白36.2g/L,球蛋白9.4g/L,谷丙转氨酶250U/L,谷草转氨酶323U/L,碱性磷酸酶891U/L,总胆汁酸112μmol/L,前白蛋白103.2mg/L,γ-谷氨酰转肽酶53U/L。血常规:WBC $14.9 \times 10^9/L$,N 43.9%,血红蛋白128g/L。尿常规:尿胆红素(+++),血乳酸3.76mmol/L;B超检查:肝右肋下3cm,脾左肋下1cm,空腹胆囊充盈欠佳。肝胆MRI:肝内部分胆管显影,未见明显扩张,胆囊可见显影;巨细胞病毒抗体阳性;尿巨细胞病毒快速培养为阳性,尿CMV包涵体阳性,血CMV-IgM阳性,CMV-IgG阳性,CMV-DNA阳性。

诊断:胆汁瘀积症;巨细胞病毒感染

处方:1. 注射用更昔洛韦　25mg

　　　　0.9%氯化钠　50ml

　　　　用法:每日2次,静脉滴注;

　　　2. 熊去氧胆酸片　50mg×60片/盒

　　　　用法:每次25mg,每日2次,口服;

　　　3. 茵栀黄口服液　10ml×6支/盒

　　　　用法:每次3ml,每日3次,口服。

分析:更昔洛韦抑制病毒DNA聚合酶,可终止新合成的病毒DNA链的延长,从而控制先天性或出生后巨细胞病毒感染患儿体内病毒的繁殖,目前国内仍为治疗CMV感染的首选药。此外,研究证实更昔洛韦可使ALT水平恢复正常的中位时间明显缩短。熊去氧胆酸可增加胆汁酸的分泌,同时导致胆汁酸成分的变化而起到利胆作用。茵栀黄主要成分有茵陈、栀子、黄芩苷及金银花等,可促

进胆汁分泌及排泄;促进肠蠕动,有利于胆汁的排泄并减少胆红素的肠肝循环。

建议:熊去氧胆酸片可碾碎后在勺内加入少许水或奶,于早、晚喂奶时服用,不宜置于奶瓶内喂药,以免造成剂量不准确。患儿的饮食需注意热卡及蛋白质的充分供给,补充维生素 A/D/E 等预防脂溶性维生素缺乏,具体补充剂量应根据患儿胆汁瘀积程度,病程长短及有无维生素缺乏症来确定。患儿常因并发肺炎等感染而死亡,应做好保护隔离。有的患儿可因手足搐搦症、喉痉挛引起突然窒息,除补充维生素 D 外,应注意钙剂补充。

治疗评估:目前,针对胆汁瘀积的治疗原则包括病因治疗、保守治疗和手术治疗。病毒感染引起的胆汁瘀积瘀积主要包括病因治疗和保守治疗。该处方中更昔洛韦对巨细胞病毒有较强的抑制作用,强度为阿昔洛韦的 50 倍,疗效较好,且患儿能耐受;辅以熊去氧胆酸利胆和茵栀黄退黄,治疗方案安全有效。

第三节 不合理处方 ■■■

B2-1 母乳性黄疸

索引词:母乳性黄疸、药物选择

病史摘要:患儿,女,足月儿,顺产。患儿日龄为 28 天,体重 4.1kg,出生后开始纯母乳喂养,孕母健康。查体:一般状况良好,皮肤轻度黄染。实验室检查:血清胆红素 185.5μmol/L,以间接胆红素升高为主,直接胆红素 15μmol/L。甲、乙、丙肝标志均阴性,肝功能正常。

诊断:母乳性黄疸

处方:两次母乳喂养之间用杯子、小勺加喂 10% 葡萄糖

　　　　每次 20~30ml,每日 6~8 次,口服。

分析:母乳性黄疸预后一般良好,确诊后多无需特殊治疗。美国儿科学会最新新生儿黄疸诊疗指南中不赞成对无脱水存在的母乳喂养患儿额外补充水分和葡萄糖,认为对于黄疸的消退毫无益处。指南更强调最佳喂养方案,包括:生后 1 小时内尽早开奶;每日喂哺次数在生后 2 周以内达到 10~12 次等,应使生理性体质量下降少于 8%。

建议:停用加喂葡萄糖,调整母乳喂养方案,如每日喂哺次数达到 10~12 次。

B2-2 新生儿溶血性黄疸

索引词:溶血性黄疸、阿莫西林克拉维酸钾

病史摘要:患儿,女,日龄 3 天,体重 3370g。因"发现皮肤黄染 2 天"入院,剖宫产出生,出生体重 3550g,否认窒息史,胎盘、羊水、脐带未见异常,生后 2 小时

配方奶喂养,生后 8 小时排胎便,第 2 天胎便排完,现为黄绿色大便,4~5 次 / 天,无陶土便,小便量稍少。生后第 2 天出现黄疸,病程中吃奶吸吮稍慢,无少哭、少吃、少动。无激惹、烦躁、抽搐。患儿血型 B 型 RHD 阳性,其母血型 O 型,父亲血型 B 型。查体:体温 36.5℃,脉搏 145 次 /min,呼吸 45 次 /min,皮肤中度黄染,肝脾未触及,余无特殊。入院经皮测黄疸值为 8.6mg/dl、11.2mg/dl、12.3mg/dl,总胆红素 253.1μmol/L,直接胆红素 23.8mol/L,间接胆红素 229.3mol/L,碱性磷酸酶 150IU/L,总胆汁酸 10.7mol/L;血常规:WBC 9.37×10^9/L,N 41.6%,RBC 4.58×10^{12}/L,HGB 171g/L;血培养阴性。

诊断:新生儿溶血性黄疸(ABO 血型不合)

处方:注射用阿莫西林克拉维酸钾　0.15g

　　　　0.9% 氯化钠注射液　10ml

　　　用法:每日 2 次,静脉滴注。

分析:新生儿溶血性黄疸主要是由于不同因素引起的红细胞大量破坏,引起患儿血液中的间接胆红素异常增高。感染可以引起溶血,其原因是某些病毒。细菌的产物吸附于红细胞膜上改变了红细胞的抗原性,刺激免疫系统,产生抗体破坏红细胞,或是感染后产生抗体交叉地作用于红细胞抗原而引起溶血。但该溶血性黄疸的原因为 ABO 血型不合,且未见感染征象,血培养为阴性,可排除由感染所致的黄疸,因此使用抗感染药物缺乏依据。

建议:停用注射用阿莫西林克拉维酸钾,改为蓝光照射治疗,必要时可加用茵栀黄口服液,用法:每次 3~5ml,每日 3 次,口服。

B2-3　胆红素脑病

索引词:急性胆红素脑病、药物相互作用

病史摘要:患儿,女,日龄 5 天,因"发现皮肤黄染 3 天"入院。患儿系剖宫产出生,出生体重 3500g,无窒息抢救史,生后开奶顺利,混合喂养,胎便排出情况正常。生后第 3 天出现黄疸,程度逐渐加重,经皮测黄疸值为 18mg/dl。病程中吃奶吮吸可,无少哭、少吃、少动,无易激惹、烦哭、抽搐,体重较出生时下降 60g。查体:体温 36.4℃,心率 140 次 /min,呼吸 43 次 /min。精神反应可,皮肤中度黄染,全身皮肤无破溃及皮损,双肺查体无特殊,肝脾未触及肿大,握持、牵拉反射稍减弱,吸吮、拥抱反射正常引出,支撑可。入院时经皮测黄疸指数为 17.6mg/dl、16.1mg/dl、15.1mg/dl。急诊血常规:WBC 11.50×10^9/L,N 45.6%,RBC 3.92×10^{12}/L,HGB 138g/L。急诊血清胆红素示:总胆红素 283.7μmol/L,间接胆红素 280.2μmol/L,直接胆红素 3.5μmol/L;肝功能示:总蛋白 54.2g/L,白蛋白 37.0g/L,球蛋白 17.2g/L,ALT 11.7IU/L,AST 27.21IU/L;急诊头颅 MRI 提示急性胆红素脑病改变。

诊断:急性胆红素脑病

处方:1. 双歧杆菌乳杆菌三联活菌片　0.21g×24 片 / 盒

　　　　　用法:每次 0.21g,每日 1 次,口服。

　　　2. 核黄素针　5mg

　　　　5% 葡萄糖注射液　5ml

　　　　　用法:每日 1 次,静脉滴注。

　　　3. 单唾液酸四己糖神经节苷脂钠注射液　20mg

　　　　5% 葡萄糖注射液　30ml

　　　　　用法:每日 1 次,静脉滴注。

　　　4. 注射用磺苄西林钠　0.17g

　　　　5% 葡萄糖注射液　5ml

　　　　　用法:每日 3 次,静脉滴注。

分析:双歧杆菌乳杆菌三联活菌制剂含长型双歧杆菌、保加利亚乳杆菌和嗜热链球菌,它们均为人体正常菌群。研究证实,加入双歧杆菌所含的活菌制剂后,大便 pH 及葡糖醛酸苷酶活性降低。从而竞争性地阻止结合胆红素分解为未结合胆红素,减少胆红素肠肝循环;双歧杆菌还可通过产酸刺激肠蠕动,促进排便,增加胆红素排泄,从而治疗胆红素脑病。磺苄西林为青霉素类抗菌药物,联合使用后,双歧杆菌的活性菌易被其杀死而失效,同时患儿的病情暂无使用抗菌药物抗感染治疗的指征。

建议:停用注射用磺苄西林钠。

B2-4　新生儿胆汁瘀积

索引词: Citrin 蛋白缺陷症、胆汁瘀积、考来烯胺

病史摘要:患儿,女,日龄 80 天,体重 3000g。因皮肤黄染 78 天而入院。患儿于生后第 3 天开始出现皮肤黄染,呈进行性加重,开始出现在颜面部,渐发展至躯干四肢,一直未予诊治。病程中无发热,无解白陶土样大便,无解浓茶样尿,无呕吐、腹胀。患儿生后无水肿,吮奶良好,大、小便正常。查体:精神反应可,哭声响,呼吸平稳,吸吮有力,足月儿外貌,皮肤黏膜重度黄染,颜面部轻度水肿,巩膜黄染,心肺无异常。腹部稍胀,腹肌软,肝右肋下约 1.5cm 可触及,质软,边清,脾左肋下未触及。实验室检查:血常规、尿常规、粪常规、电解质、甲状腺功能、G-6-PD 均正常,HBsAg 阴性,总胆红素 133.5μmol/L,直接胆红素 77.8μmol/L,γ- 谷氨酰转肽酶 155U/L,碱性磷酸酶 562U/L,谷丙转氨酶 98U/L,谷草转氨酶 225U/L,总蛋白 50.1g/L,白蛋白 39.8g/L,甲胎蛋白 308.7ng/ml;B 超:肝脾未见异常;新生儿遗传代谢病检测提示 Citrin 蛋白缺陷症。

诊断: Citrin 缺陷导致的新生儿肝内胆汁瘀积症

处方：1. 双歧杆菌乳杆菌三联活菌制剂 0.21g×24 粒 / 盒

用法：每次 0.21g，每日 1 次，口服；

2. 茵栀黄口服液 10ml×6 支 / 盒

用法：每次 5ml，每日 3 次，口服；

3. 考来烯胺散（消胆胺） 4g/ 包

用法：每次 2g，每日 2 次，与少量奶或甜味饮料拌匀空腹时服用。

分析：Citrin 缺陷导致的新生儿 NICCD 是一种以黄疸、肝功能异常为主要临床表现的遗传代谢病。其发病过程中的一个关键环节是胆汁淤积导致脂溶性维生素和脂肪酸肠道吸收不良，所以要减少饮食中的长链脂肪酸，代之以不依赖胆汁吸收的中链脂肪酸，同时，考来烯胺为阴离子交换树脂，不被肠道吸收，可与肠内胆酸结合，由粪便排出，阻断胆酸的肠 - 肝循环，可降低血胆酸浓度，并促进胆固醇在肝内转变为胆酸，起到利胆作用。但考来烯胺可加重脂溶性维生素缺乏，因此不适于治疗该患儿。

建议：停用母乳，予无乳糖和强化中链脂肪酸特殊配方奶喂养，同时补充维生素 A、D、E、K 等脂溶性维生素。

第三章

消化系统疾病

第一节 概述 ■■■

一、口炎

口炎是口腔黏膜的炎症,可波及颊黏膜、舌、齿龈、上腭等处。可单纯发病也可继发于腹泻、营养不良、急性感染、久病体弱等全身性疾病时。引起口炎的主要有细菌、病毒及真菌。

【临床表现】

1. 溃疡性口炎 口腔各部位均可发生,常见于唇内、舌及颊黏膜等处,可蔓延到唇和咽喉部。初起黏膜充血、水肿、可有疱疹,后发生大小不等的糜烂或溃疡,创面覆盖较厚的纤维素性渗出物形成的灰白色或黄色假膜,边界清楚,易于擦去,擦后遗留溢血的糜烂面,不久又重新出现假膜。局部疼痛,淋巴结肿大。拒食、烦躁、发热 39~40℃。全身症状轻者一周左右体温恢复正常,溃疡逐渐痊愈;重者可出现脱水和酸中毒。

2. 疱疹性口炎 起病时发热达 38~40℃,1~2 天后,齿龈、唇内、舌、颊黏膜等各部位口腔黏膜出现单个或成簇的小疱疹,直径 2~3mm,周围有红晕,迅速破溃后形成溃疡,有黄白色纤维素性分泌物覆盖,多个溃疡可融合成不规则的大溃疡,有时累及上腭和咽部。在口角和唇周皮肤亦常发生疮疱疹,疼痛加剧、拒食、流涎、烦躁,颌下淋巴结经常肿大。体温在 3~5 天后恢复正常,病程 1~2 周。局部淋巴结肿大可持续 2~3 周。

3. 鹅口疮 口腔黏膜出现乳白色、微高起斑膜,周围无炎症反应,形似奶块。无痛,擦去斑膜后,可见下方不出血的红色创面。斑膜面积大小不等,可出现在舌、颊、腭或唇内黏膜上。好发于颊、舌、软腭及口唇部的黏膜,白色的斑块不易用棉棒或湿纱布擦掉。在感染轻微时,白斑不易发现,也没有明显痛感。严重时会因疼痛而烦躁不安、啼哭、哺乳困难,有时伴有轻度发热。受损的黏膜治疗不及时可不断扩大,蔓延到咽部、扁桃体、牙龈等,严重者可蔓延至食管、支气管,引起念珠菌性食管炎或肺念珠菌病,出现呼吸、吞咽困难。可继发其他细菌感染,造成败血症。

【诊断要点】

1. 溃疡性口炎　主要依靠临床表现诊断。

2. 疱疹性口炎　依据临床表现和实验室检查,如病毒分离、HSV-DNA 检测、疱疹液涂片染色、血清中 HSV 抗体检测等。

3. 鹅口疮　可取白膜少许置于玻璃片上,加 10% 氢氧化钠 1 滴,在显微镜下可以见到白色念珠菌菌丝及孢子,还可通过白色念珠菌培养确诊,或通过基因诊断。

【治疗原则】

1. 溃疡性口炎　用 3% 过氧化氢清洗口腔,局部涂甲紫或口腔溃疡软膏、冰硼散等,并补充营养、液体、维生素 B_1、B_2 及维生素 C,必要时给予全身需用抗生素控制感染。

2. 疱疹性口炎　轻者不需抗病毒治疗,较重者可使用阿昔洛韦 30mg/kg·d,分三次静滴;或者阿糖腺苷 10~25mg/(kg·d),每日 1 次;或者利巴韦林 15~20mg/(kg·d),分 2 次口服。保证入量,勤喂水。

3. 鹅口疮　用弱碱性溶液,如 2%~5% 碳酸氢钠(小苏打)清洗,涂擦冰硼油(中药冰硼散做成糊状)、制霉菌素混悬剂等效果良好。加强营养,特别适量增加维生素 B_2 和维生素 C。

【注意事项】

注意科学喂养,提高抗病能力,增强体质,避免营养不良及维生素缺乏。重视口腔卫生,特别在有急性感染时应注意清洗口腔。注意饮食及器皿、乳头的清洁消毒,减少腹泻。合理应用抗生素,避免滥用而诱发小儿鹅口疮及二重感染。

二、感染性腹泻

感染性腹泻病是由多种病原体引起的急性肠道感染。常见病原体包括轮状病毒、诺沃克病毒、大肠杆菌、空肠弯曲菌、耶尔森菌、志贺痢疾杆菌、沙门氏菌等。

【临床表现】

1. 轮状病毒肠炎　秋冬季节多发,起病急,常先有发热和呼吸道感染症状,常有呕吐,之后出现腹泻,为黄色水样或蛋花汤样,可带少量黏液,常合并脱水和酸中毒。病程约 3~8 天。大便显微镜检查偶有少量白细胞,感染后 1~3 天即有大量病毒自大便排出,最长可达 6 天。

2. 大肠杆菌肠炎　5~8 月份多发。①致病性大肠杆菌肠炎,多见于婴幼儿和新生儿。感染后 12~24 小时发病,多为水样便。病程 1~2 周;②产毒性大肠杆菌肠炎,2 岁以下婴幼儿多见,大便呈蛋花汤样或水样。病程 3~7 天;③侵袭性大肠杆菌肠炎,大便为黏液脓血便,每次量不多,有腥臭味;④出血性大肠杆菌肠炎,以血便为主,还可出现肝大、黄疸。有时出现血小板减少性紫癜,偶可发生溶血尿毒综合征。

3. 空肠弯曲菌肠炎　夏季多发,起病急,大便初为水样,迅速转为黏液样或脓血便。大便镜检可见大量白细胞和数量不等的红细胞。

4. 细菌性痢疾　由志贺菌属引起的急性肠道传染病。以发热、腹痛、腹泻、黏液、脓血便为主要表现。其中毒性痢疾起病凶险,可迅速发生呼吸循环衰竭。大便镜检北京市标准为每一高倍镜视野脓细胞 >15 个并见红细胞,门诊即可诊断并报传染病卡片。确诊依靠便培养。

5. 鼠伤寒沙门菌小肠结肠炎　多见于新生儿和婴儿,夏季多见,起病急,主要症状为发热和腹泻。大便每日数次至数十次,性状多变。

【诊断要点】

根据发病季节、病史(包括喂养史及流行病学资料)、临床表现和大便性状可做出临床诊断。必须判定有无脱水(程度和性质)、电解质紊乱和酸碱失衡。

1. 病史和症状　有乳食不洁的病史。大便次数增多和(或)大便性状改变(含不消化食物残渣稀便、水样便、蛋花样便、黏液便、脓血便)。或伴有恶心,呕吐,腹痛,发热,口渴等症。

2. 体征　体温升高,肠鸣音亢进。重者腹泻及呕吐较严重者可见尿量少,萎靡,皮肤干瘪,囟门凹陷,眼窝下陷,哭时无泪,口唇樱红,呼吸深长等。

3. 辅助检查　大便镜检可有脂肪球,大量红白细胞。大便病原体检查可有致病性大肠杆菌等生长,或分离出轮状病毒等。血常规检查可见白细胞增高或降低、血生化、血气可见电解质紊乱、酸碱平衡失调。

【治疗原则】

1. 调整饮食　母乳喂养儿可继续母乳;人工喂养儿,可用等量米汤或水稀释牛奶喂养,逐渐恢复正常饮食;病毒性肠炎多有双糖酶缺乏,暂停乳类喂养,改为米汤及特制豆制代乳品。

2. 控制感染　病毒或非侵袭性细菌所致者多不需抗生素治疗。侵袭性细菌感染者应针对不同病原菌选用抗生素。①氨苄西林:100~150mg/(kg·d),每 6 小时 1 次,口服或静脉注射;②小檗碱:10~20mg/(kg·d),每 8 小时 1 次,口服;③多粘菌素 E:每次 10~25mg/(kg·d),每 6~8 小时 1 次,口服。疗程 5~7 日,避免长期应用药。

3. 保护肠道黏膜　蒙脱石散,每日 1 袋,分 3 次,口服。

4. 微生态疗法　常用双歧杆菌、嗜酸乳杆菌、地衣芽孢杆菌等。

5. 纠正脱水、酸中毒和电解质紊乱 新生儿多用静脉补液,适用于以上脱水、吐泻严重或腹胀患儿。应遵循先快后慢、先浓后淡、先盐后糖、见尿补钾的原则,分批给予,一般每批 20ml/kg。输入后重新评价患儿情况,适当调整补液方案。中、重度脱水有明显周围循环障碍者,先予 2∶1 等张含钠液 20ml/kg,30~60分钟内快速静脉滴入。循环功能改善后继续补充累积损失,至脱水纠正。中度脱水无循环障碍者无需扩容,根据脱水性质选用不同种类的液体,等渗性脱水用1/2 张含钠液,低渗性脱水用 2/3 张含钠液,高渗性脱水用 1/3 张含钠液。若根据临床表现判断脱水性质有困难,可先按等渗脱水处理。输液速度一般为 8~10ml/(kg·h),于 8~12 小时内基本纠正脱水。补液同时应注意纠正酸中毒和电解质紊乱,如低钾血症、低钙血症等。

【注意事项】

做好新生儿病房消毒隔离。及时更换尿布,每次大便后用温水冲洗臀部。腹胀常与缺钾有关,可补充钾盐。腹胀严重时注意排除急腹症。

三、非感染性腹泻

新生儿非感染性腹泻的原因多样,多由于喂养的不当和气候因素引起,而因先天性消化酶缺乏等疾病引起的腹泻较少见。

【临床表现】

排便次数较平时突然增多或者逐渐增多,粪质稀薄,水分增加,粪便内可见到奶瓣,一般无脓血,但食物过敏性腹泻粪便可黏液稀便带血丝。如果腹泻次数过多,可发生不同程度的脱水,并出现电解质及酸碱失衡表现。长期腹泻的患儿可出现消瘦、贫血、生长发育停滞、营养不良等。

【诊断要点】

1. 乳糖不耐受 起病在新生儿期,症状以腹泻为主,可伴不安,偶发肠绞痛;大便常规化验阴性,还原糖和 pH 测定提示乳糖不耐受;对无乳糖配方奶治疗效果好,换用普通配方奶或者母乳喂养后又出现腹泻。

2. 蛋白吸收障碍或不耐受 停喂牛乳及其制品一周左右症状明显缓解消失,再试喂乳类,又出现腹泻症状可确诊。

【治疗原则】

1. 病因治疗 针对不同的病因进行治疗,对先天性乳糖酶缺乏患儿停用含乳糖的食品。

2. 对症治疗 纠正腹泻引起的不同程度的脱水、电解质及酸碱平衡紊乱,有严重营养不良、贫血、低蛋白水肿者,给予胃肠道外营养、输血、血浆或白蛋白治疗;根据病情需要补充相应的维生素及微量元素。

【注意事项】

对非感染性腹泻,应尽早发现腹泻的原因,尽早治疗。

四、新生儿呕吐

呕吐(vomiting)是新生儿期常见症状之一,呕吐是由消化道及其他有关的器官等一系列复杂的神经反射来完成的。

【临床表现】

1. 溢乳 大部分新生儿都或多或少地出现过溢乳,溢乳不属于真正的呕吐。溢乳在生后不久即可出现,主要表现为喂奶后即有1~2口乳水返流入口腔或吐出,喂奶后改变体位也容易引起溢乳。溢出的成分主要为白色奶水,如果奶水在胃内停留时间较长,可以含有乳凝块。溢乳不影响新生儿的生长发育,随着年龄的增长逐渐减少,生后6个月左右消失。

2. 吞咽动作不协调不属于真正的呕吐 主要见于早产儿,或见于有颅脑和颅神经病变的患儿,是咽部神经肌肉功能障碍,吞咽动作不协调所致,表现为经常有分泌物在咽部潴留,吞咽时部分乳汁进入食管,部分从鼻腔和口腔流出,部分流入呼吸道,可引起新生儿肺炎。

3. 喂养不当 约占新生儿呕吐的1/4。喂奶次数过频、喂奶量过多;乳头孔过大或过小、乳头下陷,致使吸入大量空气;奶头放入口腔过多,刺激咽部;牛奶太热或太凉,奶粉配方变更和浓度不合适;喂奶病后剧烈哭闹,奶后过多过早地翻动等,都容易引起新生儿呕吐。呕吐可以时轻时重,并非每次奶后都吐。呕吐物为奶水或奶块,不含胆汁。

4. 咽下综合征 约占新生儿呕吐的1/6。大多数情况下,胎儿吞咽羊水到胃肠道对胎儿胃黏膜没有明显的刺激。少数情况,尤其在过期产、难产、宫内窘迫或窒息时,胎儿吞入过多的羊水、污染的羊水、产道中的分泌物或血液,可以刺激胃黏膜引起呕吐。呕吐可以表现为生后即吐,喂奶后呕吐加重,为非喷射性呕吐。呕吐物为泡沫黏液样,含血液者则为咖啡色液体。多于生后1~2天内,将吞入的羊水及产道内容物吐尽后,呕吐即消失。

5. 胃内出血 新生儿出血症、应激性消化道溃疡、弥散性血管内凝血等引起的胃肠道出血时,血液刺激胃黏膜可以引起新生儿呕吐。

6. 药物作用 苦味药物可以刺激胃黏膜引起新生儿呕吐,如某些中药制剂。另外有些药物如红霉素、氯霉素、两性霉素B、氯化钙等本身就可以引起呕吐,一般停用后自然缓解。

7. 感染 几乎所有胃肠道内感染都可以引起新生儿肠炎,呕吐为新生儿肠炎的早期症状,呕吐物为胃内容物,少数含有胆汁。随后出现腹泻,容易合并水、电解质紊乱。经治疗后呕吐多先消失。胃肠道外感染引起的呕吐也很常见,上呼吸道感染、支气管炎、肺炎、脐炎、皮肤、黏膜、软组织感染、心肌炎、脑膜炎、泌尿系统感染和败血症等都可以引起呕吐。呕吐轻重不等,呕吐物为胃内容物,一般无胆汁,感染被控制后呕吐即消失。

8. 新生儿肝炎　新生儿肝炎起病常缓慢而隐匿,部分患儿在新生儿期表现为黄疸、发热、肝大、呕吐、食欲低下、体重不增等,有的患儿仅表现为呕吐,但其中少数患儿可以发展为严重的慢性肝脏疾病。个别患儿症状严重,重症黄疸、大便呈陶土色、肝脾肿大、腹水、甚至发生大出血、肝昏迷等。

9. 新生儿坏死性小肠结肠炎　目前认为感染在本病发病过程中起主要作用。多见于早产儿和低出生体重儿,以腹胀、腹泻、呕吐和便血为主要表现,感染中毒症状严重,重者常并发败血症、休克、腹膜炎、肠穿孔等。X线平片检查可见肠道普遍胀气、肠管外形僵硬、肠壁囊样积气、门静脉积气等征象。

10. 胃食管反流　很多新生儿都出现过反流现象,但有明显征象的占1/300~1/1000,其原因可能与食管神经肌肉发育不全有关,有时和食管裂孔疝并存。90%以上的患儿生后第一周内即可出现呕吐,常在平卧时发生,呕吐物为乳汁,不含胆汁,呕吐物内可混有血液。

11. 贲门失弛缓　多发生在青春期和成人,4岁前儿童仅占5%以下。表现为间歇性吞咽困难,喂奶后可有乳汁溢出,体重增长缓慢。钡餐透视下可见食管扩张,贲门狭小,食管无或少蠕动波,食管内有时可见液平,胃内少或无气体。

12. 幽门痉挛　幽门的暂时性功能失调所致。多在生后一周内发病,呈间歇性喷射性呕吐,并非每次奶后都吐。呕吐物为奶水,可有奶块,不含胆汁。对全身营养影响较小。查体较少见到胃型和蠕动波,触诊摸不到增大的幽门括约肌。

13. 胎粪性便秘　正常新生儿98%在生后48小时内排胎粪,如生后数日内不排便或排便很少,就会引起烦躁不安、腹胀、拒奶和呕吐,呕吐物含有胆汁。全腹膨隆,有时可见肠型,可触及到干硬的粪块,肠鸣音活跃。腹部X线片全腹肠管扩张,可见液平和颗粒状胎粪影。

14. 新生儿便秘　多为肠道蠕动功能不良所致。少数新生儿3~5天才排便一次,以牛奶喂养儿多见。便秘时间延长,则出现腹胀和呕吐,呕吐特点与胎粪性便秘相似,通便后症状解除,不久后又出现,大多数于满月后自然缓解。

15. 颅内压升高　新生儿较多见,新生儿颅内出血、颅内血肿、缺氧缺血性脑病、各种感染引起的脑膜炎、脑炎等均可以引起颅内压增高。颅内压增高时的呕吐呈喷射状,呕吐物为乳汁或乳块,一般不含胆汁,有时带咖啡色血样物。患儿往往伴有烦躁不安或嗜睡、昏迷、尖叫、前囟饱满、颅缝开裂等神经系统症状和体征。

【诊断要点】

新生儿全身各系统疾病均可出现呕吐症状,对呕吐的病因诊断须密切结合病史、母亲的孕产史、喂养史,仔细的体格检查和必要的辅助检查,以及密切观察呕吐的情况,加以全面分析,才能得出明确的诊断。总体上要从两方面考虑:第一:呕吐的原发病是属于消化系统本身的疾病还是消化系统以外的疾病;第二:呕吐的原因是属于功能性病变所致还是器质性病变所致。

首先应该根据新生儿的临床表现确定是哪个系统发生了病变,如神经系统、呼吸系统、循环系统、血液系统、泌尿系统等,这些系统的疾病多属于非器质性呕吐,可以按照各系统疾病处理原则治疗。如果属于消化系统疾病,主要根据呕吐的特点、时间和呕吐物的性状,以及呕吐伴随的症状,进行进一步定位。

【治疗原则】

1. 病因治疗 积极处理原发疾病十分重要。有先天畸形或腹部外科情况应适时进行手术治疗。因肠道内、外感染所致者,须及时应用有效的抗感染药物。如因喂养不当,应指导正确的喂养方法。药物引起呕吐者,应停用有关药物。若急性中毒,应及时洗胃和选择特效的拮抗剂。有水和电解质平衡紊乱者,需及时予以纠正。

2. 对症处理 ①呕吐严重者须禁食4小时,除胃穿孔外,可用生理盐水或1%~2%碳酸氢钠液洗胃。注意侧卧以防吐出物吸入气管内;②有脱水或电解质紊乱者,应及时按需要补液和供给电解质。若有周围循环衰竭,应按循环衰竭处理;③呕吐频繁者须予以止吐、镇静剂;④解痉药物,如癫茄合剂、阿托品、654-2、1%~2% 普鲁卡因(1~2ml/岁/次)根据病情也可选用。但注意应用不当可掩盖症状,不利于明确诊断;⑤有颅内高压、脑水肿者,可用甘露醇、高渗葡萄糖液等脱水剂治疗。

3. 呕吐停止或减轻后可以恢复喂乳。

【注意事项】

1. 合理喂养 争取母乳喂养,以正确方法喂养。人工喂养避免一次喂奶过多,或吞咽过快、过多吞入空气等,喂奶完毕后拍背,排出吞入的空气,头高侧卧,以防吐奶。

2. 防止感染 做好新生儿的皮肤黏膜脐部的护理,防止呼吸道、泌尿道、消化道,神经系统的感染和败血症等。

3. 积极治疗原发性疾病 根据原发疾病的病因不同,积极采取相应措施,防止病情迁延而影响小儿正常发育,甚至引起并发症。

五、新生儿消化道出血

消化道出血是新生儿期较常见的症状。表现为吐血或(和)便血。

【临床表现】

上消化道出血以呕血为主,下消化道出血以便血为主。

【诊断要点】

1. 新生儿出血症 多在生后 2~6 天发生自然出血,未成熟儿可延至 2~3 周发病。本病由维生素 K 缺乏所致,尤以母亲偏食而由母乳喂养的婴儿多见,新生儿出现呕血,出血量多时,呕吐物可为鲜血,另可有脐残端出血,皮肤受压处出血。

2. 肛裂 肛裂是导致新生儿便血的常见病因。表现为粪便表面鲜血附着或在尿布上呈小点状渗血。出血量少,患儿一般情况良好,仔细检查肛门可证实肛裂存在,治疗只需用大便软化剂和扩张直肠。

3. 消化道出血性疾病 应激性溃疡,急性胃肠炎,急性坏死性小肠炎,先天性肠旋转不良等疾病时均可发生。

4. 需要除外新生儿咽血综合征 新生儿经产道出生时,咽下母亲血液或血性羊水或生后经破裂的乳头吸入母血,生后不久呕出咖啡样物或便血。小儿一般状况良好,无贫血貌或失血性休克。

【治疗原则】

1. 预防新生儿出血症发生 对全部活产婴儿出生后立即肌注维生素 K_1,早产儿 0.5mg,足月儿 1mg。

2. 保持安静,注意保温,保持呼吸通畅,急性期禁食。

3. 置鼻饲管,如抽出液有血,用冷生理盐水洗胃,至洗出液转清亮为止。

4. 明确病因,若为外科疾病所致,应尽快手术治疗。

5. 止血 立即肌注维生素 K_1 1mg。

6. 必要时输新鲜血 30~60ml 或 10~20ml/kg。

【注意事项】

注意判断消化道出血的病情严重程度,根据失血量、速度、心率、血压、实验室检查及有无休克等。

六、新生儿坏死性小肠结肠炎

新生儿坏死性小肠结肠炎(neonatal necrotizing enterocolitis,NEC)由于多种原因引起的肠黏膜损害,使之缺血、缺氧的因素,导致小肠、结肠发生弥漫性或局部坏死的一种疾病。主要在早产儿或患病的新生儿中发生,以腹胀,便血为主要症状,其特征为肠黏膜甚至为肠深层的坏死,最常发生在回肠远端和结肠近端,小肠很少受累,腹部 X 线平片部分肠壁囊样积气为特点,本症是新生儿消化系统极为严重的疾病。

【临床表现】

男婴多于女婴,以散发病例为主,无明显季节性,出生后胎便正常排出,早产儿常在生后 2 周内发病,以 2~10 天为高峰。晚期感染性坏死性肠炎多在生后3~8 周(或更长)发病,症状均以腹胀、腹泻、呕吐为主,大便 3~10 次 / 日,稀便,色深可带血,重者腹胀明显,可见肠型。大便呈果酱色或柏油样。发生腹膜炎者肠壁微红,稍肿,伴肌紧张。体温不稳定,神萎。轻者仅出现中度腹胀,大便次数不多,无呕吐。早产儿 NEC 腹胀不典型,腹胀和肠鸣音减弱是 NEC 较早出现的症状,对高危患儿要随时观察腹胀和肠鸣音次数的变化。

【诊断要点】

同时具备以下三项者即可确诊:①全身中毒表现　如体温不稳、面色苍白、呼吸不规则和心动过缓等;②胃肠道表现　胃潴留、呕吐、肉眼血便、腹胀及肠鸣音消失;③腹部 X 线表现　肠梗阻和肠壁积气。

【治疗原则】

治疗上以禁食、维持水电解质和酸碱平衡、供给营养及对症为主。近年来由于广泛应用全静脉营养,加强支持疗法,使本病的预后大大改善。

1. 禁食　一旦高度怀疑本病即应禁食,腹胀明显者同时行胃肠减压。重症禁食 2 周,轻者也需 1 周。

2. 静脉补充液体及维持营养。

3. 抗感染　常用氨苄西林、头孢哌酮 / 舒巴坦等抗生素,也可根据细菌培养药敏选择抗生素。

4. 对症治疗　病情严重伴休克者应及时治疗,扩容除用 2:1 含钠液外,还可用血浆、白蛋白、10% 低分子右旋糖酐等。

5. 外科治疗　发生腹膜炎和肠穿孔是外科手术指征。

【注意事项】

本症是新生儿消化系统极为严重的疾病,病死率高达 20%~40%。约 2/3 发生坏死性小肠结肠炎的新生儿存活,通过积极的支持治疗和慎重及时的外科干预可改善预后。约 70% 病例需要非外科手术性治疗,5%~30% 患儿手术后可能发生回肠和结肠吻合部的狭窄或发生短肠综合征,术后需随访。

七、先天性巨结肠

先天性巨结肠(megacolon)是由于直肠或结肠远端的肠管持续痉挛,粪便淤滞的近端结肠,巨结肠肥厚、扩张,是小儿常见的先天性肠道畸形。

【临床表现】

1. 胎便排出延迟及顽固性便秘腹胀　患儿因病变肠管长度不同而有不同的临床表现。痉挛段越长,出现便秘症状越早越严重。多于生后 48 小时内无胎便排出或仅排出少量胎便,可于2~3日内出现低位部分甚至完全性肠梗阻症状,呕吐腹胀不排便。痉挛段较短者,经直肠指检或温盐水灌肠后可排出大量胎粪及气体而症状缓解。痉挛段较长者,梗阻症状多不易缓解,有时需急症手术治疗。肠梗阻症状缓解后仍有便秘和腹胀,须经常扩肛灌肠方能排便,严重者发展为不灌肠不排便,腹胀逐渐加重。

2. 营养不良及发育迟缓 长期腹胀便秘,可使患儿食欲下降,影响了营养的吸收。粪便淤积使结肠肥厚扩张,腹部可出现宽大肠型,有时可触及充满粪便的肠袢及粪石。直肠指检可见大量气体及稀便随手指拨出而排出。

3. 巨结肠伴发小肠结肠炎 是最常见和最严重的并发症,尤其是新生儿时期。其病因尚不明确。患儿全身情况突然恶化,腹胀严重、呕吐有时腹泻,由于腹泻及扩大肠管内大量肠液积存,产生脱水酸中毒、高烧、血压下降,若不及时治疗,预后不良。

【诊断要点】

1. 常根据临床表现来诊断 生后胎粪排除延迟,90%以上患儿生后24小时无胎便排出,继而出现顽固性便秘及腹胀,经肛门指诊感到直肠痉挛,至壶腹部空虚不能触及大便,灌肠后有大量胎粪及气体爆炸式排出,症状可缓解,以后有反复出现,常伴有营养不良及食欲减退。

2. 其他 借助辅助检查,如X线钡剂灌肠、直肠活体检查、直肠内测压检查及肌电图检查等。

【治疗原则】

1. 保守治疗 适用于痉挛段超短型先天性巨结肠病儿。先用保守治疗,待6个月后行评估,再拟定手术方案。

2. 结肠造瘘 新生儿经保守治疗失败或患者病情严重或不具备根治术,均适用结肠造瘘术。

3. 根治手术 适用于所有巨结肠病儿。

【注意事项】

本病手术治疗病死率低,但新生儿期并发肠炎时,可使病情急剧恶化;手术并发症如大便失禁或便秘、感染、吻合口狭窄偶可发生。

第二节 合理处方 ■■■

A3-1 口炎

索引词:口炎、制霉菌素

病史摘要:患儿,男,21天,体重3100g,烦躁、啼哭、拒食1天。查体:口腔黏膜中发现片状白色乳凝块状物,融合成片,用力擦掉后露出红色糜烂面,有轻度渗血。辅助检查:假膜涂片检查发现大量的真菌菌丝和孢子。

诊断:鹅口疮

处方:制霉菌素溶液(10 万 ~20 万 U/ml)现配现用

　　　　用法:每次 1ml,每日 3 次,涂口腔。

分析:鹅口疮又称雪口病,为白色念珠菌感染所致。新生儿多由产道感染或哺乳时奶头不洁或污染的乳具感染。制霉菌素属多烯类抗真菌药,具有广谱抗真菌作用,但经皮肤黏膜不吸收,口服后血药浓度极低,局部应用可直接作用于患处,能够有效地抑制真菌的生长。

建议:

1. 加强营养,特别适量的增加维生素 B_2 或维生素 C;

2. 无需减少哺乳,注意哺喂前清洗乳头、手、食具等;

3. 可选用 2% 碳酸氢钠溶液于哺乳前后清洁口腔,不要强行擦口腔。

治疗评估:局部应用疗效好,一般 3~5 天就能治愈。如病情严重,可口服制霉菌素 25 万 ~50 万 U/d,同时服用维生素 B_2 或维生素 C。对于体质差的新生儿,要积极治疗原发病以增强免疫力;对于需要长期使用抗菌药物或激素的新生儿,要特别注意口腔卫生,以避免疾病的反复。

A3-2　感染性腹泻

索引词:细菌性肠炎、阿莫西林、蒙脱石散、口服补液盐

病史摘要:患儿,日龄 18 天,因“腹泻 3 天”入院。近 3 天,患儿出现解黄色蛋花样便,每日 10 次左右,量多少不等,可见黏液,有时可见血丝,有腥臭味。病程中精神可,无少吃、少哭、少动等,无发热、腹胀。查体:T 36.6℃,HR 146 次 /min,R 45 次 /min,体重 3.31kg,前囟、眼眶无凹陷,口唇红润,舌津液可,皮肤无花纹,四肢暖。辅助检查:大便常规为稀水样便,RBC 0~1/HP,WBC 5~6/HP;血电解质正常;大便培养:大肠埃希菌。

诊断:细菌性肠炎

处方:1. 阿莫西林颗粒　0.125g×18 袋 / 盒

　　　　　用法:每次 50mg,每日 2 次,口服。

　　　2. 蒙脱石散　3g×6 袋 / 盒

　　　　　用法:每次 1.0g,每日 3 次,口服。

分析:细菌性肠炎由大肠埃希菌、沙门菌属、空肠弯曲菌、耶尔森菌属等引起。针对病原或药敏试验结果慎重选用抗菌药物,一般可选用青霉素类,如氨苄西林、阿莫西林等,若病情较重或对上述药物耐药,可选用阿莫西林克拉维酸、头孢他啶、头孢哌酮等药物静脉滴注。轻症患者可口服补液,中度至重度

脱水均应静脉补液。蒙脱石散可以吸附病原体和病毒,维持肠细胞的吸收与分泌功能,与肠道黏液糖蛋白相互作用,增强其屏障作用,以阻止病原微生物的侵入。

建议:

1. 在腹泻的急性期,患儿多不能耐受奶汁,常需先禁食 8~12 小时,禁食时间不宜过长,以免影响营养;

2. 轻症患儿仅减少喂奶次数及奶量即可;

3. 开始喂奶后,最好选用母乳,如果得不到母乳可用新生儿配方奶,稀释成 1∶1 或 2∶1(奶∶水),奶量从少量开始逐步增加浓度和奶量。阿莫西林与蒙脱石散分开服用。

治疗评估:依据治疗指南及实用新生儿学,对于致病性大肠埃希菌性肠炎,治疗宜给予抗感染治疗,但应避免长期用药,以免发生肠道菌群失调或二重感染。腹泻缓解后可加用微生态制剂以补充肠道正常益生菌群,恢复微生态平衡,重建肠道天然生物屏障保护作用。该治疗方案有效性、安全性、经济性。

A3-3 非感染性腹泻

索引词:急性腹泻、药物选择

病史摘要:患儿,15天,2天前无明显诱因出现腹泻,开始每天 4~5 次,呈稀糊便伴泡沫,可成形,量不等,无黏液脓血便,伴烦哭,无发热、青紫及呼吸困难,今日大便次数减少至 2~3 次,为糊便。病程中精神反应可,吃奶吸吮可,无少哭、少吃、少动,体重较出生时增长 235g。查体:T 36.8℃,HR 148 次/min,R 48 次/min,体重 3.9kg,面色红润,无脱水貌,皮肤无黄染,前囟无凹陷,口唇红润,舌津液可,腹软不胀,四肢暖。辅助检查:大便常规为稀水样便,RBC 0/HP,WBC 0/HP;血电解质正常;大便培养:阴性。大便菌群分析示:革兰阳性杆菌 95%,革兰阳性球菌 5%。

诊断:新生儿腹泻病

处方:双歧三联活菌胶囊 0.21g×12 粒/盒

　　　　用法:每次 0.21g,每日 1 次,口服。

分析:非感染性腹泻多因喂养不当、受凉、天气炎热或食物过敏引起。患儿一般情况好,少有脱水、电解质紊乱。一般治疗为主,调整饮食,调节肠道菌群。常见益生菌有双歧杆菌、乳酸杆菌、粪链球菌、蜡样芽孢杆菌等。有效的品种有双歧杆菌乳杆菌三联活菌制剂、地衣芽孢杆菌活菌制剂、枯草杆菌二联活菌制剂等。微生态制剂即时止泻效果并不好,急性腹泻不作为常规应用。

建议：

1. 双歧三联活菌胶囊喂药时，应洗净双手，取一粒并将胶囊内药粉溶于少量奶中，随早晨奶喂患儿同服，注意水温不可高于40℃；

2. 合理喂养；

3. 注意保暖，预防感染。

治疗评估：依据治疗指南及实用新生儿学，对于非感染性腹泻给予补充肠道正常菌群，纠正菌群失调，分泌抑菌或杀菌物质和增强肠道局部免疫反应有效地清除病毒和细菌等机制，可明显缩短腹泻病程、降低腹泻的严重程度。

A3-4　新生儿呕吐

索引词：胃食管反流、呕吐、奥美拉唑、多潘立酮、葡萄糖电解质

病史摘要：患儿，男，20小时，因"呕吐1天"入院。呕吐为非喷射性。无胆汁及咖啡色物，无发热、抽搐、咳嗽。自发病起，患儿易激惹，睡眠不安，拒食。查体：T 36.8℃，体重：2650g。前囟平软，张力不高，双肺呼吸音对称，双肺呼吸音清，未闻及干啰音，四肢肌张力正常，觅食、吸吮、拥抱、握持反射正常引出。辅助检查：血钾4.0mmol/L；食管钡餐造影：钡液顺利通过各段食管，当造影剂入胃后即发生向食管反流。

诊断：新生儿胃食管反流

处方：1. 多潘立酮混悬液　100ml×1瓶／盒

用法：每次1ml，每日3次，口服。

2. 奥美拉唑肠溶片　10mg×7片／板／盒

用法：每次2mg，每日1次，口服。

3. 葡萄糖电解质泡腾片

用法：将本品1片放入100ml凉开水中，溶解后，每次2ml，每2~3小时口服1次。

分析：新生儿的胃食管反流分为生理性和病理性两种，呕吐是最常见的症状，可见于90%以上的患儿，出生第一周即可出现，表现为溢乳、轻度呕吐或喷射性呕吐，呕吐较顽固。生理性反流可仅给予体位治疗和饮食疗法，病理性反流需要给予药物治疗，可选用胃肠道动力药，如多潘立酮、红霉素，以提高LES的张力，增加食管和胃的蠕动，提高食管的廓清能力和促进胃的排空，从而减少反流和反流物在食管内的滞留。抗酸药可抑制胃酸分泌和中和胃酸。还可应用胃黏膜保护剂，如蒙脱石散。

建议：

1. 进食后1小时保持直立位；

2. 每餐少食、增加喂奶次数、喂以稠厚乳汁可改善症状，睡前2小时不喂食；

3. 奥美拉唑肠溶片不可压碎,应整片分散于 10ml 水或其他微酸液体(如果汁)中,用带刻度的吸管抽取 2ml 喂患儿,分散液必须在 30 分钟内服用。

4. 奥美拉唑与多潘立酮应尽量错开给药时间以防因 pH 改变导致多潘立酮吸收降低。

治疗评估:依据治疗指南及实用新生儿学,对于无器质性病变的胃食管反流病,随着年龄的增长多在出生后 18 个月内逐渐好转,病程中经内科保守治疗能取得满意效果。对有器质性病变的胃食管反流病或经内科治疗无效的,可考虑选择手术治疗。

A3-5 新生儿消化道出血

索引词:上消化道出血、奥美拉唑、去甲肾上腺素

病史摘要:患儿,女,日龄 1 天,体重 3200g,G5P2,孕 39^{+6} 周,顺产出生。出生时阿氏评分 1 分钟 9 分,5 分钟 10 分,羊水清,胎盘有多处粗糙面,一处 1cm×1cm 缺损,脐带绕颈、绕肩半周,无宫内窒息,母亲 37 岁。患儿 10 余小时前开奶后不久即出现呕吐,为胃内容物,非喷射状发作,见少许咖啡渣样物,入院前连续呕吐 3 次,后 2 次为鲜血,约 15ml 左右,患儿颜面布满较多出血点及少许瘀斑。辅助检查:RBC $3.58×10^{12}$/L,血红蛋白 12.8g/L。

诊断:新生儿上消化道出血

处方:1. 重酒石酸去甲肾上腺素注射液　8mg
　　　　 0.9% 氯化钠　100ml
　　　　 用法:立即,洗胃。

　　　 2. 注射用奥美拉唑钠　20mg
　　　　 0.9% 氯化钠注射液　10ml
　　　　 用法:每次 0.3~0.5mg/kg,每日 1 次,静脉泵入。

分析:新生儿急性上消化道出血是新生儿危重疾病比较常见的并发症之一,临床以呕血、便血为主要表现,严重病例可出现休克。药物治疗包括胃内灌注止血药物,去甲肾上腺素通过胃管注入,收缩局部血管,达到止血的作用;抑制胃酸分泌,奥美拉唑的强抑酸作用,既能阻断高酸对溃疡出血面的侵蚀,又使体液与血小板诱导的止血作用得以发挥,有助于凝血及血小板的凝集而起到止血作用;此外还可应用胃黏膜保护药物和静脉用止血药物等。

建议:

1. 保持呼吸道通畅,头偏向一侧,抬高头颈 15°~30°,随时吸出口、咽部分泌物;

2. 新生儿洗胃选用新生儿专用硅胶鼻饲管,每次洗胃前先抽吸胃内容物,观察记录其性质、颜色、量;

3. 加强保暖,预防低体温。

治疗评估:依据治疗指南及实用新生儿学,新生儿上消化道出血常为窒息、缺氧、感染等多种因素诱发应激性溃疡所致,合并于多种疾病过程中,针对不同病因,积极给予综合性治疗,可取得较好疗效。内科保守治疗无效或反复出血时可行手术治疗。

A3-6 坏死性小肠结肠炎

索引词:坏死性小肠结肠炎、抗菌药物

病史摘要:患儿,男,出生30小时,自然分娩,出生时Apgar评分为10分。生后反应尚好,吃奶量稍少,无哭闹及呕吐,排胎便数次。生后30小时出现便血,呈鲜红色,量少,无呕吐及发热症状。查体:足月新生儿外貌,体重为3kg,反应稍差,口周及唇无发绀,各瓣膜听诊区未闻及杂音。双肺呼吸音稍粗,未闻及啰音。腹部稍胀,未见肠型及蠕动波,未触及肠型、包块;叩诊鼓音,移动性浊音呈阴性,肠鸣音稍增强。初步诊断为肠套叠,立即转儿外科手术治疗,术中见小肠坏死。

诊断:新生儿坏死性小肠结肠炎

处方:1. 注射用头孢曲松钠　1.0g

0.9% 氯化钠注射液　10ml

用法:每次 50mg/kg,每日 1 次,静脉泵入。

2. 甲硝唑葡萄糖注射液　0.5g/250ml

用法:每次 7.5~15mg/kg,每日 2 次,静脉泵入。

分析:新生儿坏死性小肠结肠炎是新生儿期的一种严重威胁患儿生命的疾病,也是 NICU 最常见的胃肠道急症。一般先采取非手术治疗,禁食,静脉补液使用抗生素及糖皮质激素等;出现休克后采取抗休克治疗;腹部体征加重应及时手术治疗。抗生素的选择应针对肠道细菌,目前推荐氨苄西林与三代头孢菌素合用,若病程进展至Ⅱ期或Ⅲ期,推荐加用克林霉素或甲硝唑,以覆盖厌氧菌。

建议:

1. 密切观察病情,对重症病例抗休克,纠正水、电解质失衡;

2. 禁食为治疗本病的要点,必要时胃肠减压;

3. 部分或全静脉营养:循环功能稳定即应进行。

治疗评估:依据治疗指南及实用新生儿学,该疾病病情凶险,早期诊断,早期治疗,积极有效地控制疾病恶化,可降低病死率。NEC Ⅰ期和Ⅱ期患儿的长期预后良好。经内科保守治疗即治愈存活率达 80%,经手术治疗者存活率约50%,其中 25% 有胃肠道的长期后遗症,如胃酸分泌过多、短肠综合征、肠管狭窄等。

A3-7 先天性巨结肠

索引词:先天性巨结肠、药物选择

病史摘要:患儿,男,出生 3 天,纳差、躁动不安,胎粪极少。查体:腹部膨隆,叩诊鼓音,肝脾(−)。肛门指检排除先天性肛门闭锁。腹部经热敷、按摩等处理腹胀仍不见减轻而进行肛管排气术,并在肛管拔出时带有较多量的胎粪。出生 14 天,腹部极度膨胀,腹壁静脉怒张,呕吐一次黄色粪便样呕吐物。出生 28 天,做钡剂灌肠,X 片显示:直肠和乙状结肠远端狭窄,而降结肠和乙状结肠近端呈不同程度扩张。

诊断:先天性巨结肠

处方: 1. 开塞露 20ml×1 支
　　　　用法:每次 10ml,每日 1 次,外用。
　　　 2. 温生理盐水 100ml
　　　　用法:每次 100ml,每日 1 次,灌肠。

分析:先天性巨结肠为多基因或多因素遗传病,肠壁神经节细胞较少或缺如是引起巨结肠的原因。内科治疗适用于轻症、诊断未完全肯定、并发感染或全身情况较差者。主要是维持营养及水电解质平衡,使能正常发育。可用手指、肥皂条、开塞露等刺激肛门直肠,引导患儿排便。应用一段时间后常无效,灌肠是有效而可靠的维持排便方法,治疗效果好。

建议:

1. 灌肠溶液的温度接近体温温度,避免温度过高或过低引起肠道不良反应;

2. 插管动作要轻而慢,切勿粗鲁性插入以免损伤肠黏膜;

3. 每次注入生理盐水后要抽出相应量的水。

治疗评估:依据治疗指南及实用新生儿学,该疾病保守治疗在于为患儿赢得营养改善及体质增加机会,使患儿 3 个月后可接受手术治疗,降低手术麻醉风险。手术是治疗巨结肠最有效的方法,手术完整切除病变段,根据情况选择不同的手术方式。目前,手术已普遍用腹腔镜行根治术,损伤小,手术治疗后很少死亡,病死率 3%~4%。

第三节 不合理处方 ■ ■ ■

B3-1 口炎

索引词:口炎、药物选择

病史摘要:患儿,9 天,体重 2800g,3 天前出现高热,体温 38~40℃、牙龈肿胀等急性症状。现患儿体温正常,因拒食、哭闹就诊。查体:舌、唇内、上腭、颊黏膜出现成簇针头大小、透明小水疱,形态不一的浅表溃疡或假膜,患儿唾液明显增多,颌下淋巴结肿痛。涂片检查发现脱落细胞及包涵体。

诊断:疱疹性口炎

处方:阿莫西林颗粒　0.125g×18袋/盒
　　　　用法:每次50mg,每日2次,冲服。

分析:疱疹性口炎是单纯疱疹病毒所致。为自限性疾病,无特效药,无细菌感染者不需要抗生素治疗。局部保持清洁,涂金霉素甘油或复方碘甘油,利巴韦林气雾剂,疼痛严重者涂以2%利多卡因或奴弗卡因。局部用中药冰硼散、青代散、锡类散、养阴生肌散等也有效。全身感染时可用阿糖胞苷静脉点滴,每日3~5mg/kg,共5~10天。

建议:

1. 复方碘甘油　20ml×1瓶
　　用法:适量,每日3次,涂患处;
2. 利巴韦林气雾剂　75mg×1支
　　用法:每2小时1次,喷雾。

B3-2 感染性腹泻

索引词:病毒性肠炎、补液、药物选择

病史摘要:患儿,20天,因"发热、呕吐、腹泻1天"收入院。患儿发热1天,伴呕吐,共3次,为非喷射性,为奶汁,继而腹泻,为蛋花汤样,无黏液及脓血,共4次。发病后稍哭闹,尿量减少,进食减少,无抽搐、无腹胀。查体:T 38.5℃,P 142次/min,R 40次/min,体重2.65kg,精神萎,前囟、眼眶凹陷,哭时无泪,口唇干燥,无发绀,皮肤无花纹,弹性稍差,四肢暖。辅助检查:大便常规为稀水样便,RBC 0/HP,WBC 0~1/HP,轮状病毒抗原(++);血电解质 K^+ 3.54mmol/L,Na^+ 138mmol/L,Ca^{2+} 1.08mmol/L;大便培养:无致病菌生长。

诊断:轮状病毒肠炎;中度脱水(等渗性)

处方:1. 蒙脱石散　3g×6袋/盒
　　　　　用法:每次1.0g,每日3次,口服。

　　　　2. 双歧三联活菌胶囊　0.21g×12粒/盒
　　　　　用法:每次0.21g,每日1次,口服。

分析:预防和治疗脱水是治疗腹泻病的主要措施,因为脱水电解质紊乱是腹泻病患儿死亡的主要原因,故应正确的判断患儿有无脱水及其程度性质,然后制定补液方案。该患儿吐泻致电解质丢失,摄入量少;有明显的脱水症状、体征而无末梢循环障碍;血钠正常,明确为中度脱水(等渗性),应静脉补液1/2

张。液体总量 = 累计损失量 + 生理需要量 + 继续损失量,第一天补液量总量为150~200ml/kg。补液总量 24 小时补完,先快后慢,先盐后糖,前 8 小时补总量的 1/2,后 16 小时均匀补完余下的 1/2 量。

建议:

1. 10% 葡萄糖注射液　210ml

   0.9% 氯化钠注射液　140ml

   1.4% 碳酸氢钠注射液　70ml

   用法:立即,静脉滴注。

2. 蒙脱石散　3g×6 袋 / 盒

   用法:每次 1.0g,每日 3 次,口服。

3. 双歧三联活菌胶囊　0.21g×12 粒 / 盒

   用法:每次 0.21g,每日 1 次。喂药时,应洗净双手,取一粒并将胶囊内药粉溶于少量奶中,随早晨奶喂患儿同服,注意奶温不可高于 40℃。

B3-3　非感染性腹泻

索引词:急性腹泻、抗感染、药物选择

病史摘要:患儿,日龄 9 天。就诊前一天下午开始解黄色稀水便,共 10 余次,每次量不多,无黏液及脓血便。自起病来仅吃奶 2 次,吸吮差,每次约 10ml,无溢乳,呕吐,无少哭、少动、低热,无咳嗽,病程中小便量小、色微黄,体重下降420g。查体:T 36.8℃,HR 150 次 /min,R 42 次 /min,体重:2.78kg。精神反应可,面色稍差,皮肤弹性可,前囟及眼眶微凹陷,口唇干糙、口腔津液少,四肢暖。辅助检查:大便常规 RBC 0/HP,WBC 0/HP;血电解质 K^+ 5.6mmol/L,Na^+ 139mmol/L,Cl^- 105mmol/L;大便培养:(-)。

诊断:新生儿腹泻病;轻度脱水

处方:1. 注射用氨苄西林钠　0.5g×1 支 / 盒

　　　　　用法:每次 0.15g,每日 3 次,静脉滴注。

　　2. 双歧三联活菌胶囊　0.21g×12 粒 / 盒

　　　　用法:每次 0.21g,每日 1 次,口服。

　　3. 10% 葡萄糖注射液　150ml

　　　 0.9% 氯化钠注射液　100ml

　　　 1.4% 碳酸氢钠注射液　50ml

　　　 用法:立即,静脉滴注。

分析:非感染性腹泻多因喂养不当、受凉、天气炎热或食物过敏引起,无须给予抗感染治疗,抗生素滥用会造成肠道正常菌群功能紊乱,导致肠道理化环境改变而加重腹泻;且抗生素可直接引起肠黏膜损害、肠上皮纤毛萎缩、细胞内酶的

活性降低,或直接促进肠蠕动导致腹泻。针对该处方,应删除抗生素,加用蒙脱石散以吸附毒素,维持肠细胞的吸收和分泌功能,此外还具有很强的覆盖保护能力,修复、提高黏膜屏障对攻击因子的防御功能。

建议:

1. 蒙脱石散　3g×6袋/盒
   用法:每次1.0g,每日3次,口服;
2. 双歧三联活菌胶囊　0.21g×12粒/盒
   用法:每次0.21g,每日1次,口服;
3. 10%葡萄糖注射液　150ml
   0.9%氯化钠注射液　100ml
   1.4%碳酸氢钠注射液　50ml
   用法:立即,静脉滴注。

B3-4　新生儿呕吐

索引词:胃食管反流、解痉药物

病史摘要:患儿,男,48小时,因"呕吐8小时"入院。呕吐多发生在夜间及进食后,出为溢奶,后为呕吐,为非喷射性,无胆汁及咖啡色物。自发病起,患儿烦躁,喂奶困难。查体:T 36.6℃,体重:3.1kg。发育营养可,反应可,前囟平软,张力不高,双肺呼吸音对称,双肺呼吸音清,未闻及干啰音,HR 143次/min,未闻及杂音,腹软不胀,肠鸣音正常;四肢肌张力正常,觅食、吸吮、拥抱、握持反射正常引出。辅助检查:食管pH 24小时监测,pH反复下降。

诊断:新生儿胃食管反流

处方:1. 硫酸阿托品注射液　10mg×1支配置成1:1000溶液
　　　用法:开始剂量1滴,每次喂奶前10~15min给予,每日增加1滴,
　　　至面红为止。

2. 奥美拉唑肠溶片 10mg×7片/板/盒
　　用法:每次2mg,每日1次,口服。

分析:病理性胃食管反流主要由于食管下括约肌(LES)功能障碍和(或)与其功能有关的组织结构异常,以致LES压力过低而出现的反流。该处方给予阿托品会进一步减低LES压力,导致病情加重,应禁用。该疾病应给予胃肠动力药,以提高LES张力,从而减少反流,减轻患儿症状。

建议:

1. 多潘立酮混悬液　100ml×1瓶/盒
   用法:每次1ml,每日3次,口服。
2. 奥美拉唑肠溶片　10mg×7片/板/盒

用法:每次 2mg,每日 1 次,口服,奥美拉唑肠溶片不可压碎,应整片分散于 10ml 水或其他微酸液体(如果汁)中,以带刻度吸管吸取 2ml 喂给患儿,分散液必须在 30 分钟内服用。奥美拉唑与多潘立酮应尽量错开给药时间以防因 pH 改变导致多潘立酮吸收降低。

B3-5　新生儿消化道出血

索引词:上消化道出血、止血药物、维生素 K

病史摘要:患儿,女,17 小时,剖宫产出生体重 3.2kg,母亲身体健康。20 分钟前突然反复呕吐,开始吐出少量黏液,后吐出鲜血,总量约为 70~80ml,患儿生后无尿,大便 3 次,哭声弱,反应差,由产科转入。查体:T 37℃,P 130 次/min,R45 次/min,足月儿貌,全身皮肤无出血点,前囟平软,面色苍白,颈软,无抵抗,双肺呼吸音稍粗,未闻及干湿啰音,心率 130 次/min,律齐,心音稍钝,脐带残端无渗血,腹软,肝肋下未触及,神经系统检查无异常。辅助检查:血常规:红细胞 2.58×10^{12}/L,白细胞 9.3×10^9/L,血小板 211×10^9/L,PT 25.2s,TT 23.1s。

诊断:新生儿出血症

处方:1. 1.4% 碳酸氢钠液 ×250ml

用法:用 1.4% 碳酸氢钠液洗胃后,每隔 3 小时由胃管注入 3ml。

2. 氨甲苯酸注射液　0.1g

10% 葡萄糖注射液　20ml

用法:每次 0.1g,每日 2 次,静脉泵入,连用 3 日。

分析:新生儿出血症是由于维生素 K 的缺乏使其依赖凝血因子合成不足及活性降低所致的一种自限性出血性疾病。维生素 K 缺乏后,凝血因子 Ⅱ、Ⅶ、Ⅸ、Ⅹ不能羧化,不能羧化的上述凝血因子不具有凝血的生物活性,因此导致出血。正常足月儿常于生后 2~3 天发病,出血部位多为消化道。对于已经发生出血的患儿要立即肌内注射维生素 K_1 1~2mg,可以使出血很快停止。出血严重合并休克者可以立即输血或血浆以提高血中的凝血因子水平,纠正低血压和贫血。

建议:加用维生素 K_1 注射液　2mg×1 支

用法:每次 1mg,8 小时后视病情需要可重复,肌注。

B3-6　坏死性小肠结肠炎

索引词:坏死性小肠结肠炎、抗菌药物、药物选择

病史摘要:患儿因"胎龄 29 周,出生 3 天"以"早产儿(胎龄 29 周,极低出生体重儿,适于胎龄儿);新生儿高胆红素血症"由产科转入。查体:体重 1120g,可

见轻度三凹征,胸廓凹陷,早产儿貌,发育营养差,皮肤巩膜中度黄染,心、肺、腹体检无特殊,四肢肌张力及原始反射差。入院后即予:保暖,保持呼吸道通畅,NIPPV 辅助呼吸,抗感染等对症支持处理,患儿仍出现病情变化,表现为腹胀、循环功能障碍、频繁呼吸暂停,予急诊完善胸腹片提示:肠壁间积气,给予禁食、胃肠减压、扩容、维持补液、加强抗感染等治疗后,腹胀无明显减轻,复查腹部侧位片及腹部平片提示膈下游离气体,考虑空腔脏器穿孔。腹腔穿刺液培养:大肠埃希菌,产超广谱 β- 内酰胺酶(ESBLs)。

诊断: 新生儿坏死性小肠结肠炎Ⅲb 期

处方: 注射用头孢曲松钠　1.0g

　　　0.9% 氯化钠注射液　10ml

　　用法:每次 50mg/kg,每日 1 次,静脉泵入。

分析: 该病例给予抗感染治疗后腹胀无减轻,腹腔穿刺液培养出产 ESBLs 菌株,需要调整抗菌药物的使用。该疾病抗生素的选择应针对肠道细菌,目前推荐氨苄西林与三代头孢菌素合用。但针对产 ESBLs 菌株,由于第三代头孢菌素对产 ESBLs 菌株的抗菌活性存在明显的接种效应,因此美国临床和实验室标准委员会(CLSI)规定凡产 ESBLs 菌株均视为对所有头孢菌素耐药,即使体外敏感也不推荐用于临床治疗。碳青霉烯类抗菌药物对产 ESBLs 菌株具有高度抗菌活性,是目前治疗 ESBLs 菌株所致各种感染的最为有效和可靠的抗菌药物。故应换用碳青霉烯类抗菌药物加强抗感染治疗。

建议: 注射用美罗培南　0.5g

　　　5% 葡萄糖注射液　20ml

　　用法:每次 15mg/kg,每日 3 次,静脉泵入,连用 3 日。

B3-7　先天性巨结肠

索引词: 先天性巨结肠、灌肠

病史摘要: 患儿,男,出生 4 天,以"腹胀未排胎便生后至今"为主诉入院。病程伴有呕吐胆汁样物。查体:腹膨隆,未见胃肠型及蠕动波,腹壁静脉显露,全腹软,未触及包块,叩诊呈鼓音,肠鸣音活跃。肛门指检:肛门壶腹空虚,拔出手指后有大量气体及胎便排出。

诊断: 先天性巨结肠

处方: 温肥皂水　100ml

　　用法:每次 100ml,每日 1 次,灌肠。

分析: 新生儿、小婴儿经过结肠灌洗及扩肛能自行排便,一般情况良好者,可采用保守治疗,灌肠是有效而可靠的维持排便方法。该处方应用肥皂水灌肠,肥皂水为低渗液体,反复应用会造成患儿低渗性水中毒,应禁用。应选用温生理盐水反复灌肠,同时按摩患儿腹部,使粪便、气体不断排出。

　　建议:温生理盐水　100ml

　　　　用法:每次 100ml,每日 1 次,灌肠。

第四章　心血管系统疾病

第一节　概述 ■■■

一、心律失常

新生儿心律失常是指由于心肌自律性、兴奋性和传导性改变而引起的不同于正常心脏搏动节律的异常心律,包括频率节律心脏搏动部位或心电活动顺序的异常。新生儿心律失常多为功能性及暂时性,但也有少数严重心律失常,可引起新生儿猝死。临床上较常见的心律失常有阵发性室性心动过速、窦性心动过缓、房性及结性期前收缩、室性期前收缩、房室传导阻滞等。

【临床表现】

新生儿心律失常可能无症状,或因年龄关系难以发现症状。当对血流动力影响较大时可能发生心力衰竭,出现烦躁不安或萎靡、面色发灰,皮肤出现花纹、呼吸急促(>60 次 /min)浅表,青紫,呼吸困难,肺部干啰音或湿啰音、肝脏肋下短时间内进行性增大等表现。心脏听诊可发现心率、节律异常,除频率,节律等的改变,还可出现心音的改变,如Ⅰ度房室传导阻滞时,第 1 心音常减弱,阵发性室上性心动过速时第 1 心音加强,心房颤动时心音强弱不一,完全性房室传导阻滞时第 1 心音有时很响称为"大炮音"。

【诊断要点】

大部分心律失常通过病史及物理检查可做出初步诊断,明确诊断需要通过心电图检查。

1. 窦性心动过速　新生儿窦房结发放激动过速,频率超过正常范围上限称为窦性心动过速,一般认为足月儿窦性心率上限为 179~190 次 /min,早产儿上限为 195 次 /min,新生儿窦性心动过速时,心率可达 200~220 次 /min,有作者报道新生儿窦性心动过速最快心率可达 260 次 /min。

2. 窦性心动过缓　新生儿窦房结发放激动过缓,频率低于正常范围下限称为窦性心动过缓,一般认为足月儿窦性心率下限为 90 次 /min,有报道足月儿入睡时心率可慢至 70 次 /min，早产儿略低于足月儿，心电图具备窦性心律的特点。

3. 窦房结功能不良 1985 年 Rein 等报道新生儿及婴儿窦房结功能不良（sinus node dysfunction，SND），系指窦房结因某些病理的原因或由于自主神经功能紊乱，不能正常发出冲动或冲动传出受阻而发生的一系列临床表现如窦性心动过缓，窦性停搏，窦房阻滞，心动过缓 - 过速综合征，昏厥，呼吸暂停，心搏骤停等。

4. 阵发性室上性心动过速 阵发性室上性心动过速是新生儿常见的心律失常，是新生儿期的临床急症之一。阵发性室上性心动过速可发生在宫内和出生后，宫内发生时因其过速的心率常被误诊为宫内窘迫，出生后发生时多突然起病，患儿表现呼吸急促，口周发绀，面色苍白，烦躁不安，拒奶，肝大等，心率快而匀齐，一般 230~320 次 /min，发作时间超过 24 小时易发生心力衰竭。

5. 阵发性室性心动过速 阵发性室性心动过速新生儿少见，是需要紧急处理的严重的心律失常，病情多较严重，有原发病的临床表现。由于室性心动过速，致心输出量降低，可有心源性休克及心力衰竭的表现，患儿面色苍白，心音低钝，血压下降，末梢循环不良，也可出现心源性脑缺血，致惊厥，昏迷等，心室率一般在 200 次 /min 以下。

6. 过期前收缩动 过期前收缩动亦称期前收缩，是新生儿心律失常中最常见的一种，在健康足月新生儿中发生率为 2%~23%，在早产儿中的发生率更高，为 21%~31%，在新生儿各种心律失常中，期前收缩占的比例也最大，在期前收缩中，房性最多见，其次为交界性及室性。

7. 房室传导阻滞 房室传导阻滞是新生儿期较常见的心律失常，根据传导阻滞的严重程度分为一度、二度、三度房室传导阻滞，根据病因又可分为先天性和后天性者。一度房室传导阻滞及二度房室传导阻滞漏搏不多者，临床多无症状，听诊可有心尖部第 1 心音低钝，可闻漏搏；二度房室传导阻滞漏搏多者及三度房室传导阻滞心室率缓慢者导致心排血量减少，患儿可有呼吸困难，气急，面色苍白，四肢凉，血压下降，脉弱，可因心源性脑缺血致惊厥，昏迷；先天性三度房室传导阻滞可在宫内发病，一般在妊娠后期或分娩时发现胎儿心动过缓，常常误诊为宫内窘迫而行紧急剖宫产，出生后心率如在 56~80 次 /min 可无症状，如心率慢至 30~45 次 /min 则出现症状，三度房室传导阻滞患儿心脏听诊时第 1 心音强弱不等，系因为完全性房室分离房室收缩不协调致每搏心输出量不等所致，听诊于胸骨左缘可闻 II ~ III 级收缩期喷射性杂音及心尖区舒张期第 3 心音，系由心脏每搏输出量较高引起，先天性三度房室传导阻滞大约 40% 伴有先天性心脏病，此时可听到先天性心脏畸形所引起的杂音。新生儿房室传导阻滞可分为先天性和后天性者，先天性者多为三度房室传导阻滞（完全性房室传导阻滞），系由于胚胎发育异常及孕妇患自身免疫性疾病，免疫抗体损伤胎儿传导系统所致，后天性者多由器质性心脏病如病毒性心肌炎,心肌病,先天性心脏病以及感染,缺氧,电解质紊乱,药物如洋地黄中毒等所致,一度及二度Ⅰ型房室传导阻滞还可由迷走神经张力增高所致,亦见于正常新生儿。

【治疗原则】

1. 一般治疗原则　首先要了解心律失常的性质及发生心律失常的原因,针对病因治疗。同一性质的心律失常可由不同病因引起,对血流动力学的影响因患者具体情况而不同,而且病情发展的趋势个体差异大,不能单纯根据心律失常的心电图诊断进行治疗。处理心律失常时应注意以下5点:

(1)明确心律失常的性质:不同性质的心律失常治疗不同,偶发性期前收缩无需治疗,而阵发性室性心动过速、完全性房室传导阻滞可引起血流动力学改变,发生心力衰竭或发展为心室颤动则需紧急处理。

(2)查明病因和诱因并及时纠正:在明确心律失常性质的同时,应通过病史、体检及其他有关实验室资料的分析,了解发生心律失常的病因及诱因。心律失常为心脏病的常见症状,但也可由于一些心外因素所引起,如感染、洋地黄等药物中毒、过多应用儿茶酚胺药物、低钾血症、代谢性酸中毒、低氧血症及心导管检查等。单纯治疗这些病因,心律失常即可消除。新生儿期及婴儿期由于心脏传导系统尚未完善,易出现心律失常如期前收缩、室上性心动过速,往往可以自愈。

(3)了解心律失常对血流动力学的影响:同一类型的心律失常造成血流动力学的影响,因患儿基本情况而异。心律失常引起明显血流动力学改变者应及时治疗。

(4)及时对症治疗:如给氧、纠正酸碱平衡、升压、控制心力衰竭及抗感染等。

(5)严重心律失常:如完全性房室传导阻滞、室性心动过速、心室颤动等,病情重,变化快,应监测心电图,密切观察变化,并做好急救准备。如人工呼吸、胸外心脏按压、电击复律及人工心脏起搏器等。

2. 新生儿窦性心动过速　多见于健康儿,一般不需治疗,如为某些疾病引起者应治疗原发病。

3. 窦性心动过缓治疗　主要应针对原发病,严重者(心率 <70 次/min)可给阿托品、异丙肾上腺素等提高心率(参阅房室传导阻滞)。

4. 窦房结功能不良治疗要点　应积极治疗原发病,同时给予氧疗、心肌营养药物如维生素 C、二磷酸果糖、泛癸利酮(辅酶 Q_{10})、三磷酸腺苷等,对过缓的心率、窦房阻滞、窦性停搏等,可给阿托品、异丙肾上腺素等提高心率(参阅房室传导阻滞)。严重者应给予起搏器治疗。

5. 阵发性室上性心动过速治疗　半数以上此类心律失常不伴器质性心脏病,因此多数预后较好,但发作时如不及时治疗可发生心力衰竭而危及生命,有

人称之为"需紧急治疗的良性心律失常",因此应积极治疗。治疗方法如下:

(1)刺激迷走神经:新生儿常用潜水反射法,即用冰水浸湿的毛巾或冰水袋(用薄的橡皮囊做成)敷盖于患儿整个面部 10~15 秒,给以突然的寒冷刺激,通过迷走神经反射而终止发作,一次无效,间隔 3~5 分钟可再试 1 次。

(2)药物治疗:地高辛是常用的药物,对合并心力衰竭者也有效。用快速饱和法,足月儿饱和剂量 0.03mg/kg,早产儿 0.02mg/kg,静脉给药。首次剂量为 1/2 饱和量,余量分 2 次。8 小时内进入。

普萘洛尔(心得安):为 β- 肾上腺素受体阻断剂,更适用于室上性心动过速伴有预激综合征或 QRS 波增宽者。用量每次 0.1mg/kg 加入 10% 葡萄糖 20ml 中,缓慢静脉注射。

三磷酸腺苷(ATP):快速静脉注射有兴奋迷走神经作用,可停止心动过速发作,每次 3~5mg 静脉注射,于 5 秒内快速推入。

普罗帕酮(心律平):是广谱高效抗心律失常药,可静脉给药用于治疗室上性阵发性心动过速,用量每次 1~1.5mg/kg,加入 5%~10% 葡萄糖 20ml 中缓慢静脉注射,如无效,20 分钟后可再重复 1 次。

以上药物静脉注射时必须同时心脏监护,如无监护条件也应边推注边做心脏听诊,一旦心率突然下降转为窦性心律,则应即刻停止推药,以防发生心搏骤停。刺激迷走神经可以与药物尤其是洋地黄配合进行,有时刺激迷走神经无效,给予洋地黄后,再进行刺激则能转律成功。对有严重传导阻滞的患儿,以上药物要慎用。

(3)超速抑制药物治疗无效者,可给患儿放置食管电极进行食管心房调搏。给予超过室上性心动过速速率的超速起搏,此起搏抑制了引起室上性心动过速的异位节律点,然后停止起搏,窦房结恢复激动并下传,窦性心律恢复。

(4)电击复律药物治疗无效者也可采取电击复律,即用体外同步直流电击术,剂量为 5~15 瓦秒,在心电监护下进行,术前应停用洋地黄 1~2 天。

用以上方法转律后为预防复发,可用地高辛维持治疗 6 个月至 1 年。

6. 过期前收缩动治疗　新生儿期前收缩无原发病者,一般预后较好,常在 1 个月内消失。期前收缩有原发病者,应治疗原发病。期前收缩本身多无症状,一般不需要治疗。但如期前收缩频发,有发展为心动过速倾向者,应给抗心律失常药物治疗,常用者为普罗帕酮,用法为每次 5mg/kg,3~4 次 / 天口服。

7. 阵发性室性心动过速治疗　首先为病因治疗。抗心律失常药物可用利多卡因,每次 1mg/kg,加入 5%~10% 葡萄糖 20ml 中静脉缓慢推注,必要时 5~10 分钟可再重复 1 次。转律后静脉点滴维持,按每分钟 0.02~0.05mg/kg。也可用苯妥英钠,尤其对洋地黄中毒引起者,每次 2~4mg/kg,溶于生理盐水 20ml 中缓慢推注,如无效 5~10 分钟后可重复 1 次。还可用普罗帕酮(心律平)或普萘洛尔(心得安)静脉注射。如药物治疗无效,也可用直流转复。

8. 房室传导阻滞治疗 针对原发病进行病因治疗。如心率过慢或有自觉症状者,加用改善房室传导、增快心率的药物。

(1)异丙基肾上腺素 0.1mg 加入 5%~10% 葡萄糖 50~100ml 中静脉点滴,根据心率调整滴数。

(2)后天性三度房室传导阻滞如由心肌炎引起可加用皮质激素治疗。如异丙基肾上腺素、阿托品等提高心率无效,可考虑经导管临时心脏起搏,待炎症消退、阻滞减轻或消失后停用。

(3)阿托品每次 0.01~0.03mg/kg,肌肉或静脉注射。

(4)先天性三度房室传导阻滞如无症状不需治疗,但如出现下列情况即应安装永久性心脏起搏器:新生儿心室率过慢 <50 次 /min,尤其是出现心源性脑缺血综合征者。三度房室传导阻滞 QRS 时限延长并出现心力衰竭者。

【注意事项】

新生儿心律失常的预后取决于全身疾病的严重性和心律失常的程度,因此积极治疗全身性疾病非常重要,如无严重的伴发病或器质性心脏病存在,本病的预后良好。

二、心肌炎

新生儿心肌炎(myocarditis)是在新生儿期由多种因素引起的局灶性或弥漫性心肌间质炎性渗出、心肌纤维变性溶解和坏死,导致不同程度的心肌功能障碍和全身症状的疾病。临床表现不典型,较难早期发现,易延误治疗,病死率高,应引起重视。

【临床表现】

心肌炎的表现轻重悬殊很大,轻者没有任何不适,甚至临床检查时也很难查出。

1. 多数在生后一周内出现症状,如在生后 48 小时内出现症状,提示为宫内感染。

2. 起病形式多样,可呈暴发性经过,表现为急骤发展的烦躁不安、呼吸窘迫、发绀、皮肤苍白。也可以有一些非特异性症状,如发热、嗜睡、呕吐、腹泻、黄疸等。

3. 循环系统表现主要有:①心输出量不足,表现为面色苍白、多汗、肢冷、脉弱、体温不升,甚至导致心源性休克;②充血性心力衰竭,表现为呼吸急促呻吟、喘息、三凹征及发绀、肝大、水肿、心音低钝、奔马律和肺部密集的细湿罗音。有些患儿可因心脏扩大压迫喉返神经出现声嘶;③严重者偶见心脑综合征;④心脏体征包括与体温不成比例的心动过速、心音低钝、期前收缩、奔马律。

4. 约 1/2 患儿可同时出现神经系统表现,出现颈抵抗和惊厥,脑脊液检查可发现单核细胞增多。

【诊断要点】

新生儿病毒性心肌炎的发病过程、流行病学及临床表现都有特点,诊断时要注意母亲在围生期有无感染性疾病;婴儿室、母婴病室有无交叉感染及暴发流行;临床表现常有多脏器损害及类似败血症表现,迅速发生心力衰竭和心源性休克等,再结合临床表现和心电图改变、心肌酶谱阳性、X 射线检查的异常表现,可考虑新生儿心肌炎的临床诊断。

【治疗原则】

尚无特效治疗。治疗目的主要是保护心肌,纠正缺氧心衰,抗心律失常等支持疗法。治疗措施包括吸氧、纠正心力衰竭和心源性休克、控制心律失常及支持疗法等综合措施。

1. 抗病毒治疗　可试用 a 干扰素或丙种球蛋白激酶改善机体免疫状态。

2. 抗氧化治疗　维生素 C、维生素 E、辅酶 Q_{10} 等治疗可改善预后。

3. 改善心肌代谢药物　ATP、辅酶 A、细胞色素 C、肌苷等均可应用。

【注意事项】

新生儿心肌炎的病情是可逆的,若能做到早期论断早期治疗,多数患儿可能顺利完全康复。一般在发病后 1~2 周内即可恢复,但心电图的恢复则要 1~2 个月以后。若合并严重并发症则病死率高,由于本病临床症状常较实际病情轻,有的甚至无明显症状,容易漏诊,病程常迁延可达数月,甚至数年,有的留有后遗症。部分发展为慢性心肌炎,亦可转为慢性心肌病。

三、新生儿暂时性心肌缺血

新生儿暂时性心肌缺血(transient myocardial ischemia in newborn infants)是新生儿时期较常见的一种缺氧缺血性心肌损害,与宫内窘迫和窒息等围生期损害有密切关系,以心力衰竭、青紫、呼吸急促和房室瓣反流性杂音为典型临床表现,以心内膜下心肌及乳头肌缺改变和坏死为病理特征。

【临床表现】

1. 多数患儿在生后数小时急性起病,常见症状:青紫、呼吸急促达 50 次 /min 以上、喂养困难和多汗等,有时口吐血性泡沫。

2. 主要体征:心率增快达 170 次 /min 以上,心音低钝或增强,有时可闻及奔马律,胸骨左缘下收缩期杂音是常见的重要体征,多数有肝脏肿大达肋缘下 3cm 以上,严重病例出现血压下降、脉搏细弱。

3. 病情程度与围生期损害及患儿成熟程度有关。围生期损害轻、较成熟的患儿症状出现较晚而轻,恢复较快;反之则症状出现早且重,恢复较慢。

4. 心电图表现为广泛 T 波低平及右房、右室肥大,少数某些现异常 Q 波。左心前区导联 T 波倒置和中间心前区 ST 段降低是特征改变。

【诊断要点】

根据病史、症状、体征、结合心电图、超声心动图、X 线检查诊断。

1. 出生时情况稳定,24 小时内出现心衰、青紫和呼吸急促等症状,应考虑本病的可能。

2. 房室瓣反流性杂音是本病重要体征之一,但并非所有患儿均出现该体征。

3. 常规心电图 ST-T 缺血性改变作为判断心肌缺血的指标具有较高的特异性,但敏感性不高。24 小时动态心电图的应用可弥补常规心电图的不足,提高心肌缺血损害诊断的敏感性。

4. 彩色多普勒超声心动图显示重度三尖瓣反流和肺动脉压力增高是诊断本病的重要指标。

【治疗原则】

本病一经发现,应及时治疗。

1. 一般治疗 吸氧、保温、纠正低血糖。高浓度吸氧有助于解除肺血管收缩、改善心肌缺氧缺血状况。

2. 洋地黄类药物 有心力衰竭时,可快速饱和,维持 2~7 天。

3. 利尿剂 选用呋塞米等强利尿剂,应用 2~7 天。

4. 血管活性药物 异丙肾上腺素、多巴胺、酚妥拉明适用于上述治疗效果欠佳者。

5. 呼吸支持治疗 $PaO_2 < 50mmHg$ 时,应使用呼吸器,协助渡过危重期。

6. 一氧化氮吸入治疗可有效降低肺动脉压力增高。

【注意事项】

适当治疗 3 天后多数患儿病情明显改善,1~2 周内临床症状、心电图和胸片恢复正常。少数病例 2~4 个月后才恢复,个别病例在心脏下壁导联异常 Q 波持续存在,但情况良好。除有严重并发症者都能完全恢复。

四、休克

新生儿休克(shock)是由多种病因引起的以微循环障碍为特征的危重临床综合征,为新生儿常见急症,也是多见的死亡原因之一。可产生生命重要器官的微循环灌流量不足,有效循环血量降低及心输出量减少,组织中氧和营养物质的供应降低到细胞可以耐受的临界水平以下,并发生代谢产物积聚,细胞结构和功能损害,最终导致脏器功能不全。常见病因有低血容量性、心源性和败血症性。多数休克病例非单一病因所致,常为多种因素同时存在。

【临床表现】

休克早期主症状如脉速、嗜睡、肌张力降低等表现很轻,易被忽略。

新生儿休克的临床表现按出现早晚的顺序为:①皮肤颜色苍白或青灰,失去正常新生儿的粉红色;②肢端发凉,上肢达肘部,下肢达膝部;③皮肤毛细血管再充盈时间延长,足跟部 >5 秒,前臂 >3 秒;④股动脉搏动减弱,甚至摸不到;⑤心音低钝,心率增快超过 160 次 /min 或小于 100 次 /min;⑥反应低下,嗜睡或昏睡,先有激惹后有抑制,肢体肌张力减弱;⑦呼吸增快,安静时超过 40 次 /min,出现三凹征,有时肺部可听到湿啰音;⑧周身尤其是四肢出现硬肿;⑨血压下降,收缩压足月儿 <50mmHg,早产儿 <40mmHg,脉压差变小;⑩尿量减少,连续 8 小时尿量 <1ml/(kg·h)表示肾小球滤过率降低,肾小管上皮受损,可导致急性肾衰及电解质紊乱。前 5 项为早期轻症患儿,血压下降则是晚期重症休克的表现,此时治疗已经很困难。

【诊断要点】

休克的诊断首先要确定是否存在休克状态,并判断休克的严重程度,同时作出病因诊断,确定休克的类型,然后评价脏器功能损害情况。可依据血压、脉搏、皮肤温度和颜色等按表 4-1 进行评分,将新生儿休克分为轻、中、重三度。

表 4-1　休克状态评估表

评分	0 分	1 分	2 分
血压	正常	稍低	比正常值低 20% 以上
脉搏	正常	弱	触不到
皮肤温度	正常	发凉	冷
皮肤颜色	正常	苍白	发花
皮肤指压转红	正常	轻度变慢	严重变慢

合计后 0~3 分为轻度休克;4~6 分为中度休克;7~10 分为重度休克。

【治疗原则】

1. 病因治疗　对低血容量休克应积极扩充血容量;对感染性休克要积极抗感染,增强机体抗感染能力;心源性休克要治疗原发病,增强心肌收缩力,减少心脏前后负荷,窒息性休克的主要治疗措施是人工辅助通气。

2. 一般治疗　应减少搬动,体温不升者保温(轻症可缓慢复温)。患儿若有高热,以擦浴降温为主,动作要轻。饲喂少量水或奶,腹胀时进行胃肠减压。

3. 扩容治疗　一旦诊断休克,应立即给予扩容。轻症多为代偿期,注意输液成分为符合细胞外液的生理性并兼顾细胞内液。输液量不宜大,输液速度不宜过快。常用生理盐水,对低血容量休克、创伤和术后休克,扩容量可适当增加。

4. 在扩容同时可加用血管活性药物,用量不宜过大,适度扩血管即可。中重症多为瘀血期,可扩容、纠正酸中毒与调理心血管功能并进。

5. **呼吸支持治疗** 新生儿休克常伴肺损伤,可在短时间内发生呼吸衰竭或肺出血而死亡。因此及时、正确、有效地处理肺损伤,是重度休克患儿治疗的关键之一。

6. **纠正酸中毒** 休克时的酸中毒主要包括乳酸酸中毒、酮症酸中毒、肾性酸中毒等代谢性酸中毒,因此应用碱性药物的疗效是有限的,应避免应用过量碳酸氢钠,以免纠酸过量转为代谢性碱中毒,成为更为复杂的三重酸碱紊乱。一般如能补充血容量和液量,即可改善酸中毒。而纠正缺氧,保持呼吸道通畅,改善微循环,保证热量供应,对减少乳酸血症及丙酮酸血症甚为重要。

7. **纠正心功能不全** 休克患儿常伴有心功能不全,可发生在休克早期。因此,在开始抢救休克时就要注意保护心功能,可给多巴酚丁胺增强心肌收缩力。

8. **糖皮质激素的应用** 休克早期 GCR 未明显受损时,给予外源性糖皮质激素可提高机体抗病能力;休克晚期 GCR 已明显受损时再给糖皮质激素,则疗效不明显。常用药物为地塞米松或氢化可的松。但近年来实践证明,应用甲泼尼龙,可阻断炎性介质,对全身炎症反应综合征和 DIC 防治有较好的效果。

9. **抗炎症介质治疗** ①NO 合成酶抑制剂休克时 NO 释放增加是导致顽固性休克低血压的主要原因,应用 NO 合成酶抑制剂(如氨基胍)治疗顽固性休克有一定疗效;②肿瘤坏死因子拮抗剂的应用。在诸多因子中 TNF 起着关键作用,如给予 TNF-α 单克隆抗体可提高存活率;③ IL-1 受体拮抗剂的应用在休克的发病机制中,IL-1 能活化靶细胞合成并释放 PAF、前列腺素、NO 等舒血管物质,如给予 IL-1 受体拮抗剂治疗,存活率明显增高,是安全有效的;④内毒素抗体的应用有单克隆和多克隆抗体,能明显改善预后,可降低感染性休克的病死率。

【注意事项】

休克时因大量使用白蛋白、全血或新鲜干冻血浆,常发生总血钙或游离钙的降低,应及时补充,以提高心肌收缩力和全身血管张力。对已经洋地黄化患儿,最好避免应用。

五、心力衰竭

新生儿心力衰竭(heart failure of the newborn,简称心衰)是新生儿常见的危重急症之一,病情发展迅速,临床表现不典型,与年长儿表现也有很大不同,易与其他疾病相混淆,较难及时诊断。本病是以血流动力异常为特征,由神经体液系统失衡、心脏及外周血管内皮功能障碍和细胞因子活性增高等因素所控制的复杂综合征。

【临床表现】

除肺动脉瓣狭窄可导致单纯右心衰竭外,新生儿左心或右心衰竭不能截然分清。病情进展迅速,面色苍白,脉搏细弱,心音弱等。主要临床表现如下:

1. 心动过速。

2. 小儿烦躁不安或萎靡,血压一般尚正常,但当心搏出量显著减少时,血压可下降,面色发灰,皮肤出现花纹。

3. 呼吸急促(>60 次 /min)浅表,青紫,呼吸困难,肺部干罗音或湿罗音。

4. 肝脏肋下 >3cm 或短时间内进行性增大,或用洋地黄后缩小。

5. 食欲差,慢性心衰者主要表现为食欲减退,喂奶时气促易疲乏,体重不增。

6. 晚期心衰或可表现为心动过缓,呼吸减慢,呼吸暂停等。

【诊断要点】

结合病史与体征。当有呼吸急促,心动过速,心音减弱,肝增大,肺底出现湿啰音时可考虑诊断。①不明原因烦躁或萎靡、哺乳困难或体重不增;②安静时心率 >150/min,呼吸 >60 次 /min,或出现不明原因的心率、呼吸减慢甚至暂停;③心音低弱或有奔马律;④肺部闻及干啰音或湿啰音(排除肺炎);⑤肝肋下 ≥3cm,或短期内进行性增大;⑥面部或四肢水肿,可出现皮肤发花、湿冷等周围循环衰竭征象;⑦ X 线平片显示心影增大(心胸比例 >0.6)及(或)肺瘀血,肺水肿等。

结合 X 线胸片、超声、血电解质、血气分析、血糖等以查明原发病。

【治疗原则】

1. 原发病及诱因治疗是解除心衰的重要措施。

2. 一般治疗包括适宜的护理、吸氧、纠正代谢紊乱、补液等。

3. 洋地黄类药物,首选地高辛,紧急时先给首剂地高辛化量的 1/3~1/2 量,余量分 2~3 次各间隔 4~8 小时给予。以后给予维持量,维持 2~7 天。慢性心衰时以地高辛维持量均分 2 次,每 12 小时 1 次,经过 5~7 天后再给维持量。

4. 儿茶酚胺类药物,可使心肌收缩力加强,心排量增加。常用药物有多巴胺、多巴酚丁胺、异丙肾上腺素、肾上腺素等。

5. 其他正性肌力药物,如氨力农。

6. 血管扩张剂,分为三类:第一类包括硝酸甘油、硝酸异山梨醇等;第二类有肼屈嗪、酚妥拉明、米诺地尔、硝苯地平、前列素 E_1;第三类包括硝普钠、哌唑嗪等。

7. 改善心肌舒张功能药,如肥厚性心肌病患者采用 β 受体阻滞剂或钙拮抗剂。如普萘洛尔。

8. 利尿剂可减轻肺水肿,降低血容量,回心血量及心室充盈压,有减低前负荷作用。常用药包括呋塞米、氢氯噻嗪、螺内酯。

9. NO 吸入可有效降低肺动脉压力和阻力,改善窒息新生儿高肺循环压力和阻力的状态,对防止心力衰竭的发生、发展,降低窒息新生儿的病死率将具有重要意义。

【注意事项】

应用洋地黄类药物治疗过程中要密切观察患儿心衰症状是否改善,以确定疗效,并根据其变化随时调节剂量。新生儿尤其是早产儿比年长儿易于发生洋地黄中毒,因此临床或心电图发现任何洋地黄中毒的可能均需要用心电监护并暂时停药,及时治疗。

第二节　合理处方 ◼◼◼

A4-1　心律失常

索引词:心律失常、洋地黄类药物

病史摘要:患儿,女,出生14小时,因发现"心动过速14小时"入院。该患儿系其母亲(G3P2)孕40周顺产出生,出生体重4000g,无宫内窘迫及生后窒息。心率180~200次/min,心律不齐,心音有力,可闻漏搏21次/min,未闻及杂音。心电图示:心房扑动,心房率428次/min,部分呈2:1传导。

诊断:新生儿心房扑动

处方:1. 去乙酰毛花苷注射液　　0.01~0.015mg/kg

　　　　5%葡萄糖注射液　　10ml

　　　　用法:首次,静脉推注;

　　　2. 地高辛片　0.01~0.02mg/kg

　　　　用法:每12小时1次,口服。

分析:新生儿房扑可发生于心脏结构异常疾病和心肌炎,极少数正常新生儿由于心脏传到系统发育不成熟也可出现。本例患儿的治疗应在积极明确病因的基础上行抗心律失常对症治疗,给予洋地黄类药物,先静脉推注,继而口服慢饱和剂量维持,以达到降低心率的作用,是较为合理的。

建议:

1. 应积极明确导致心律失常的原发病因;

2. 加强喂养护理,防止呕吐和呛奶;

3. 必要时给予适量镇静治疗,保持患儿安静,减少心肌耗氧量;

4. 加强心电监护;

5. 地高辛片喂药时应将1片(0.25mg)地高辛碾碎,加温水溶解至9ml,用带刻度的吸管吸取3ml温开水注入奶嘴中,让患儿吸净。

治疗评估:根据相关指南和《实用新生儿学》最新版,如无其他心脏结构异常及心肌炎,在上述药物适当控制心率治疗下,心率失常症状会随患儿心脏传导系统发育完善后自行痊愈,预后良好。使用洋地黄制剂期间,也可通过血药浓度监测来评估药物治疗的效果。

A4-2 心肌炎

索引词:病毒性心肌炎、利巴韦林、营养心肌

病史摘要:患儿,男,出生 2 天,因"生后 38 小时出现拒乳、呼吸困难"入院。该患儿系其母亲(G1P1),孕 38 周,因胎位不正,剖宫产出生,出生体重 2868g,出生时阿氏评分 10 分。入院查体:T 38.0℃,R 64 次 /min,HR180 次 /min,鼻扇三凹征明显,面色发灰,口周发绀,四肢末端发凉;心电图示:T 波低平,胸前导联 ST 段下移 >0.05mv;心肌酶谱:LDH 1214U/L,CPK 1696U/L,CPK-MB 54U/L,AST 56U/L;血柯萨奇病毒 COX B4-IgM(+);胸片示:双肺散在小片状阴影;其母在临产前 2 周曾患感冒。

诊断:病毒性心肌炎

处方:1. 利巴韦林注射液　　10mg/kg

　　　　　10% 葡萄糖注射液　　50ml

　　　　　用法:每日 1 次,静脉滴注;

　　　　2. 维生素 C 注射液　　100mg/kg

　　　　　10% 葡萄糖注射液　　50ml

　　　　　用法:每日 1 次,静脉滴注;

　　　　3. 注射用 1,6- 二磷酸果糖　　250mg/kg

　　　　　用法:每日 1 次,静脉滴注。

分析:患儿病毒性心肌炎诊断明确,且处于急性期,在一般治疗基础上,可给予药物抗病毒、保护和营养心肌、控制心律失常治疗,利巴韦林适用于该患儿抗病毒治疗,维生素 C 对纠正休克,促进心肌病变恢复效果显著,同时维生素 C 是还原剂,也是氧自由基清除剂。1,6- 二磷酸果糖可以改善心肌代谢,故该治疗方案是合理的,疗程 1~3 个月治疗效果好。

建议:急性期不论病情轻重均需要让患儿卧床休息,注意保暖,预防感冒,可正常母乳喂养,如为人工喂养,应定时定量。

治疗评估:根据相关指南和实用新生儿学,新生儿心肌炎病情可逆,该患儿于患病早期就发现病情并明确诊断,未合并严重并发症,同时给予上述抗病毒、保护心肌等药物治疗,预后较好,一般在 1~2 周可恢复,心电图则需 1~2 个月可以恢复。

A4-3　心肌缺血

索引词:心肌缺血、损伤、营养心肌

病史摘要:患儿,女,出生 40 分钟,因"出生窒息复苏后 40 分钟"入院,该患儿系其母亲(G2P1)孕 36 周,剖宫产出生,体重 1790g,阿氏评分 1 分钟 3 分,5 分钟 9 分,出生时无自主呼吸,四肢松弛,无心率,刺激无反应,经复苏抢救后,心率恢复 150 次 /min,四肢张力恢复,肤色红润,自主呼吸恢复。查体:T 不升,R55 次 /min,HR169 次 /min,BP 56/41mmHg,早产儿貌,发育营养差,口周青紫;心肌酶学:肌钙蛋白 0.191ng/ml,CK 576.6IU/L,CK-MB 430.1IU/L,LDH 90IU/L。

诊断:早产儿;新生儿缺氧缺血性心肌损伤

处方:1. 注射用磷酸肌酸钠　　0.5g

　　　　5% 葡萄糖注射液　　10ml

　　　　用法:每 12 小时 1 次,静脉微量泵入;

　　　2. 维生素 C 注射液　　100mg/kg

　　　　5% 葡萄糖注射液　　50ml

　　　　用法:每 12 小时 1 次,静脉微量泵入。

分析:患儿由于早产,出生时有窒息史而导致缺血性心肌损伤,主要的临床表现为心肌酶学的升高。新生儿心肌缺血性损伤多为暂时性,经积极处理一般预后良好。故该患儿应积极给予营养心肌,改善心肌代谢的药物处理是较为合适的。维生素 C 对纠正休克,促进心肌病变恢复效果显著,同时维生素 C 是还原剂,也是氧自由基清除剂。磷酸肌酸钠为心肌合成 ATP 提供能量,改善缺血心肌的代谢,新生儿使用上述剂量为适宜。

建议:注意让患儿休息和保暖,预防感冒,可正常母乳喂养,如为人工喂养,应定时定量。

治疗评估:根据相关指南和实用新生儿学,一般经上述治疗 2~7 天后患儿病情可明显改善,1~2 周内临床症状、心电图和胸片均可恢复正常。该方案治疗效果好。

A4-4　休克

索引词:新生儿休克、血管活性药物、联合用药

病史摘要:患儿,男,出生 2 天,出生体重 3500g,因"青紫、气促 2 天,加重 3 小时,抽搐 1 次"入院,患儿系其母亲(G6P3)孕 39 周,剖宫产出生,出生时有窒息,阿氏评分 1 分钟 8 分,5 分钟 7 分,10 分钟 9 分,生后迅速出现青紫,呼吸急促,伴有呼吸困难,呻吟,给予头罩吸氧后呻吟、青紫逐渐缓解,但仍有呼吸急促,3 小时前出现抽搐 1 次,持续时间 3 分钟,抽搐结束后再次出现呻吟,且呼吸困

难加重,R 70 次 /min 左右,给予吸氧后 SpO_2 仅能维持在 30%~70%。查体:体温不升,R 30 次 /min,HR80 次 /min,未用氧下 SPO_2 30%,BP 76/51(61)mmHg,叹气样呼吸,呻吟,全身皮肤发花,三凹征阳性,精神反应差,前囟膨隆,张力稍高,双眼凝视,双侧瞳孔对光反射弱,鼻翼扇动,口周青紫,口唇发绀,双肺呼吸音粗,无干湿啰音,呼吸评分 7 分,股动脉搏动弱,休克评分 6 分,原始反射未引出,血气分析 pH6.5。

诊断:呼吸衰竭;新生儿休克;新生儿抽搐原因待查;新生儿窒息(轻度)

处方:1. 盐酸多巴胺注射液　10ug/(kg·min)

　　　　0.9% 氯化钠注射液　20ml

　　　　用法:持续静脉泵入;

　　　2. 注射用盐酸多巴酚丁胺　10ug/(kg·min)

　　　　0.9% 氯化钠注射液　20ml

　　　　用法:持续静脉泵入。

分析:患儿出生时有窒息史,临床症状提示伴有休克及多器官功能的损伤,pH6.5 提示合并严重的代谢性酸中毒,存在严重微循环障碍,预后不良,多巴胺可有助于升高血压,纠正心源性休克,多巴酚丁胺对全身循环灌注的改善较为明显,二者联合应用能对休克的纠正起到协同作用。上述治疗中给予的剂量亦为中等剂量,采用持续静脉泵入的给药方法,需同时积极补液、监测血压等持续调整给药剂量。

建议:注意保温,供氧,保持呼吸道通畅,积极治疗原发病,纠正酸中毒。

治疗评估:根据相关指南和实用新生儿学,上述药物治疗处方是临床常用的经典抗休克、升压组合,治疗效果好,但患儿休克评分 6 分,为中度休克,pH<6.8,提示预后不良,后续治疗应积极监测病情进展,防止并发症。

A4-5　心功能不全

索引词:心力衰竭、强心利尿治疗

病史摘要:患儿,男,出生 20 天,因"呛咳、吐奶,轻度烦躁,气促一周"入院。患儿系其母亲(G2P2)孕 39 周顺产出生,出生体重 3000g,出生阿氏评分 1 分钟 7 分,5 分钟 9 分,混合喂养。入院查体:呼吸 60 次 /min,心率 156 次 /min,神清,唇周轻度发绀,双肺呼吸音粗,胸骨左缘 2~5 肋间可闻及 3/6 收缩期吹风样杂音,可放射至腋中线;胸片提示肺炎;入院后予氨苄西林静脉滴注每日 2 次,至第 5 日,病情突然转重,呼吸 84~94 次 /min,心率 202~204 次 /min,颜面轻度水肿,面色口唇发绀、烦躁、低声呻吟,呼吸急促,三凹征明显,心音低钝,肝剑下 2cm,肋下 2.5cm 可触及。

诊断:新生儿肺炎;先天性心脏病,室间隔缺损(?);心功能不全

处方：1. 去乙酰毛花苷注射液　0.02mg/kg

　　　5% 葡萄糖注射液　5ml

　　　用法：每 12 小时 1 次，静脉推注，维持 1 日；

　　2. 地高辛片　0.025mg

　　　用法：每日 2 次，口服；

　　3. 呋塞米注射液　1mg/kg

　　　5% 葡萄糖注射液　10ml

　　　用法：持续微量泵入。

分析：患儿因出生呛咳，患新生儿肺炎，经抗感染治疗 5 天病情加重，除纠正呼吸衰竭、镇静治疗外，给予了纠正心功能不全的治疗。地高辛在该患儿给予了"快饱和"治疗方法，先给予静脉负荷量，之后以口服量维持，同时给予利尿剂呋塞米降低心脏前后负荷，消除水肿。药物的给药途径、用法用量均为适宜。

建议：地高辛片应将一片（0.25mg）地高辛碾碎，加温水溶解至 10ml，用带刻度的吸管吸取 1ml 温开水注入奶嘴中，让患儿吸净。新生儿洋地黄中毒症状不典型，用药期间如出现心率 <100 次 /min，期前收缩、嗜睡、拒奶等，应警惕地高辛中毒。应在用药期间监测心率、心电图、血钾及肾功能，如有条件，应监测地高辛血药浓度。

治疗评估：根据相关指南和实用新生儿学，强心利尿治疗能有效改善心功能不全的急性期症状，但病情平稳后应调整药物，积极处理原发病、加强抗感染治疗、积极予综合支持治疗，方能得到较好的转归。

第三节　不合理处方 ■■■

B4-1　心律失常

索引词：心律失常、遴选药品不适宜、配伍禁忌

病史摘要：患儿，男，出生 5 小时，体重 4.1kg，因"出生后体检发现心率异常 5 小时"入院，该患儿系其母亲（G2P2）孕 41 周剖宫产出生，出生时阿氏评分 9 分。入院查体，HR 190~220 次 /min，足月儿，呈急性重病容，口唇轻度发绀，呼吸急促，双肺呼吸音稍粗，心律不齐，强弱不等，心音较低钝。心脏彩超示：先心病，卵圆孔未闭，动脉导管未闭，三尖瓣少量反流；心电图示：心房纤颤。心肌酶谱：乳酸脱氢酶 397U/L，肌酸激酶 794U/L，羟丁酸脱氢酶 385U/L，肌酸激酶同工酶 109U/L。

诊断：新生儿心律失常：房颤；先天性心脏病

处方：1. 盐酸胺碘酮注射液　5mg/kg

0.9% 氯化钠注射液

用法：首次，静脉推注；

2. 盐酸胺碘酮注射液　10μg/（kg·min）

0.9% 氯化钠注射液

用法：静脉微量泵入，维持 48 小时。

分析：临床上新生儿发生房颤很少见，心脏彩超提示卵圆孔未闭多数可在 1~2 岁后自愈，部分患儿动脉导管未闭也可自行愈合。该患儿可能是由于生后窒息导致心肌细胞缺氧，使原来无自律性的心房肌细胞出现异常的自律性，导致房颤发生，且心率较快，给予保护心肌细胞、减慢心率的药物治疗，有可能自行恢复，暂无转律指征。胺碘酮用于持续性或阵发性房颤的转律治疗，同时胺碘酮注射液因含有苯甲醇，禁用于 3 岁以下儿童，该患儿暂无转律治疗指征，选用胺碘酮存在遴选药品不适宜的问题。该处方还存在配伍禁忌，由于氯化钠注射液中的氯离子会将胺碘酮的碘取代产生沉淀，静脉注射时发生严重后果，故溶媒应选择 5% 葡萄糖。

建议：可选用地高辛或去乙酰毛花苷减慢心室率：

1. 去乙酰毛花苷注射液　0.01mg/kg~0.015mg/kg

5% 葡萄糖注射液 20ml

用法：每 12 小时 1 次，静脉推注，维持 1 日；

2. 0.005% 地高辛酊剂　0.6~0.8ml/kg

用法：每 12 小时 1 次，口服。

B4-2　心肌炎

索引词：病毒性心肌炎、抗病毒治疗、遴选药品不适宜

病史摘要：患儿，男，3 天，因"呼吸困难，面色苍白 8 小时"入院，该患儿系其母亲（G1P1）孕 40 周剖宫产出生，体重 2100g，出生时阿氏评分 10 分。生后反应较差，呼吸尚平稳，吃奶少，无抽搐，24 小时排胎粪，8 小时前患儿突然出现呼吸急促，面色苍白，拒乳。查体：T36℃，脉搏扪不清，呼吸 78 次 /min，血压测不出，浅昏迷状，呼吸急促，面色苍白，四肢凉。呼吸音粗，心率 200 次 /min 以上，心音低钝，各瓣膜听诊区未闻及杂音。心电图示：室性心动过速；心肌酶谱：CK 2916U/L，CK-MB 332U/L，LDH 936U/L；血柯萨奇病毒 COX B6-IgM（+），CMV-IgM（-）；母亲血柯萨奇病毒 COX B6-IgM（+）。

诊断：新生儿病毒性心肌炎；室性心动过速并心源性休克；足月小样儿

处方：1. 盐酸利多卡因注射液　2mg/kg

10% 葡萄糖注射液　5ml

用法：静脉推注，5 分钟；

2. 盐酸多巴胺注射液　2~5μg/(kg·min)

10% 葡萄糖注射液　20ml

用法:静脉微量泵入;

3. 维生素 C 注射液　200mg/kg

10% 葡萄糖注射液　30ml

用法:每日 1 次,静脉滴注;

4. 注射用更昔洛韦　5mg/kg

0.9% 氯化钠注射液　50ml

用法:每日 1 次,静脉滴注。

分析:该患儿病毒性心肌炎的发现和诊断均较为及时,患儿母亲血清病毒学柯萨奇病毒 B6IgM(+),考虑患儿系宫内感染,患者有心律失常和心源性休克,需及时积极治疗,加强护理,方能取得较好预后。药物治疗方面给予了较为有效的营养心肌、抗休克、抗心律失常药物治疗,对该患者均为适宜,但抗病毒治疗给予更昔洛韦注射液存在遴选药品不适宜的问题,更昔洛韦主要针对巨细胞病毒感染,而对柯萨奇病毒的疗效不确切,不宜选用。

建议:其余药物不变,将注射用更昔洛韦改为:

利巴韦林注射液　10mg/kg

10% 葡萄糖注射液　50ml

用法:每日 1 次,静脉滴注。

B4-3　心肌缺血

索引词:心肌缺血、损伤、配伍禁忌

病史摘要:患儿,男,出生 30 分钟,因“胎龄 35 周,窒息复苏后 30 分钟”入院,患儿系其母亲(G1P1)孕 35 周,因“臀位,足先露”剖宫产出生,体重 2280g。患儿出生时四肢松弛、呼吸浅慢,给予积极复苏及面罩正压通气后,逐渐好转,出生阿氏评分 1 分钟 5 分,5 分钟 9 分,10 分钟 9 分,出生后 10 分钟呼吸促,65 次 /min,偶有呻吟,无青紫。查体:体温不升,HR145 次 /min,营养发育稍差,皮肤红润,吸气性三凹征(+),经抢救、补液、预防感染等支持治疗 5 天后,心肌酶示:磷酸肌酸激酶 247.8IU/L,磷酸肌酸同工酶 12.7IU/L,CKMB/CK 5.1%,乳酸脱氢酶 401IU/L,乳酸脱氢酶同工酶 137IU/L,α- 羟丁酸脱氢酶 398IU/L;肌钙蛋白 I 0.127ng/ml。

诊断:新生儿窒息(轻度);早产儿;新生儿缺氧缺血性心肌损伤

处方:注射用磷酸肌酸钠　0.5g

维生素 C 注射液　1.0g

10% 葡萄糖注射液　20ml

用法:每 12 小时 1 次,静脉微量泵入。

分析:患儿因早产,治疗 5 天后出现心肌缺血缺氧损伤的并发症,给予营养和修复受损心肌、改善心肌代谢的药物治疗是适宜的,但上述处方存在配伍不适宜问题,磷酸肌酸钠注射液说明书中明确指出,不宜与任何药物配伍,维生素 C 为强还原剂,与磷酸肌酸配伍时可能影响药液稳定性。

建议:将磷酸肌酸钠和维生素 C 分开配伍:

1. 注射用磷酸肌酸钠　　0.5g

　　5% 葡萄糖注射液　　10ml

　　用法:每 12 小时 1 次,静脉微量泵入;

2. 维生素 C 注射液　　1.0g

　　5% 葡萄糖注射液　　10ml

　　用法:每 12 小时 1 次,静脉微量泵入。

B4-4　休克

索引词:心源性休克、血管活性药物、抗心律失常药物

病史摘要:患儿,女,出生 48 小时,因"发现心率增快 7 小时"入院。患儿系孕 1 产 1 孕 39 周顺产出生,出生体重 3150g。入院查体:T37℃,HR 200 次 /min,R 32 次 /min,BP65/30mmHg,脉搏弱,末梢发绀,面色灰,血氧饱和度 88%,前壁毛细血管在充盈时间 75s。心电图示:室上性心动过速,房性扑动,入院 12 小时内 3 次使用冷毛巾敷面及压迫舌根方法,心率无明显改善,持续 200 次 /min 以上。

诊断:室上性心动过速伴心源性休克

处方:1. 盐酸多巴胺注射液　　10μg/(kg·min)

　　　0.9% 氯化钠注射液　　20ml

　　　用法:持续静脉泵入;

　　2. 注射用盐酸多巴酚丁胺　　10μg/(kg·min)

　　　0.9% 氯化钠注射液　　20ml

　　　用法:持续静脉泵入。

　　3. 盐酸胺碘酮注射液　　10μg/(kg·min)

　　　5% 葡萄糖注射液　　20ml

　　　用法:静脉微量泵入,维持 48 小时。

分析:患儿因发生室上性心动过速,物理刺激无法纠正,故有药物治疗纠正心律失常的指征。因心律失常导致了心源性休克,给予多巴酚丁胺和多巴胺联用,纠正改善循环障碍,是行之有效的。但为该患儿选择胺碘酮抗心律失常治疗存在遴选药品不适宜的问题,胺碘酮注射液因含有苯甲醇而不适用于 3 岁以下儿童,同时,患儿存在心源性休克,使用胺碘酮易造成低血压加重休克循环障碍,

胺碘酮更适合于室性心动过速的纠正,患儿为明确的室上速,可选用其他药物。

建议:将胺碘酮换为维拉帕米。

　　　　盐酸维拉帕米注射液　0.1mg/kg

　　　　5% 葡萄糖注射液　6ml

　　　　用法:首剂,持续静脉泵入,无效者相隔 15~20 分钟重复 1 次。

B4-5　心功能不全

索引词:心力衰竭、遴选药品不适宜

病史摘要:患儿,男,出生 3 天,因"发现心率慢 3 天"入院,患儿系其母亲(G2P1)孕 38 周顺产出生,出生时体重 3000g,出生阿氏评分 8 分,孕母于怀孕期间即发现胎心缓慢,患儿出生后吮吸好,无咳嗽,无产伤及窒息抢救史,出生后心率约 40~50 次/min。查体:T 38.6℃,R 60 次/min,HR 35~50 次/min,精神可,唇发绀,呼吸较急促,心前区明显隆起,律齐,第一、二心音较低钝,P2 亢进,P2>A2,心前区胸骨左缘 3~4 肋间可闻及 2/6 级收缩期杂音伴局限性震颤,腹平软,肝于肋下 2cm,剑突下 4cm 触及。心电图:Ⅲ度房室传导阻滞;心脏彩超:室间隔缺损(肌部,2.0cm),左向右分流,左心房,左右心室增大,轻度肺动脉高压。

诊断:先天性心脏病;室间隔缺损伴Ⅲ度房室传导阻滞;心力衰竭;心功能Ⅳ级

处方:1. 卡托普利片　0.5mg/kg

　　　　　用法:每日 3 次,口服;

　　　　2. 氢氯噻嗪片　10mg

　　　　　用法:每日 1 次,口服;

　　　　3. 0.005% 地高辛醑剂　0.6~0.8ml/kg

　　　　　用法:每 12 小时 1 次,口服。

分析:该患儿由于存在心脏结构的异常,合并Ⅲ度房室传导阻滞,从而导致心衰,药物治疗的主要目的为改善心功能不全状态,给予卡托普利改善心肌重构、氢氯噻嗪利尿治疗均为适宜的处理,但处方给予地高辛片存在适应证不适宜,患儿心率较慢,存在Ⅲ度房室传导阻滞,地高辛有可能使房室传导阻滞加重,故不宜使用。

建议:药物治疗方面对Ⅲ度房室传导阻滞尚无确切的疗效,应停用地高辛片,该患儿可考虑加用临时起搏装置。

第五章　泌尿生殖系统疾病

第一节　概述 ■■■

一、新生儿急性肾衰竭

新生儿急性肾衰竭（acute renal failure，ARF）是指新生儿在血容量低下、休克、缺氧、低体温、药物中毒等多种病理状态下，肾短时间内受到损害，表现少尿或无尿、体液紊乱、酸碱失调以及血浆中需经肾排出的代谢产物（尿素、肌酐等）浓度升高的一种临床危重综合征。新生儿急性肾衰竭可单独由肾小球滤过功能减低引起，亦可伴有肾小管功能低下或肾小管坏死，常是严重疾病后期并发症，是新生儿危重的临床综合征之一。

【临床表现】

新生儿急性肾衰竭常缺乏典型临床表现，有时可有非特异性症状，如拒食、苍白、呕吐、脉搏细弱。主要症状为少尿或无尿，补液过多时（出现水肿，体重增加）可导致心力衰竭、高血压、肺水肿、脑水肿和惊厥。体征可有水肿、腹水等。

根据病理生理改变和病情经过，少尿型 ARF 可分为三期少尿或无尿期、多尿期和恢复期。

1. 少尿或无尿期　主要表现包括：①少尿或无尿新生儿尿量 <25ml/d 或 1ml/（kg·h）者为少尿，尿量 <15ml/d 或 0.5ml/（kg·h）为无尿。新生儿 ARF 少尿期持续时间长短不一，持续 3 天以上者病情危重。近年陆续有无少尿性新生儿 ARF 的报道，其病情及预后好于少尿或无尿者。②电解质紊乱新生儿 ARF 常并发下列电解质紊乱：A. 低钠血症，血钠 <130mmol/L，主要为血稀释或钠再吸收低下所致；B. 高钾血症，血钾 >7mmol/L，由于少尿时钾排出减少，酸中毒使细胞内钾向细胞外转移。可伴有心电图异常，包括 T 波高耸、QRS 增宽、S-T 段下移和心律失常；C. 高磷、低钙血症等。③代谢性酸中毒由于肾小球滤过功能降低、氢离子交换及酸性代谢产物排泄障碍等引起。④氮质血症 ARF 时，体内蛋白代谢产物从肾脏排泄障碍及蛋白分解旺盛，血中非蛋白氮含量增加，出现氮质血症。

2. 多尿期 随着肾小球和一部分肾小管功能恢复,尿量增多,一般情况逐渐改善。如尿量迅速增多,患者可出现脱水、低钠或低钾血症等。此期间应严密观察病情和监护血液生化改变。

3. 恢复期 患儿一般情况好转,尿量逐渐恢复正常,尿毒症表现和血生化改变逐渐消失。肾小球功能恢复较快,但肾小管功能改变可持续较长时间。

【诊断要点】

1. 主要表现 少尿或无尿,出生后 48 小时无排尿或出生后少尿 <1ml/(kg·h) 或无尿 <0.5ml/(kg·h)。惊厥、拒奶、呕吐等。

2. 血生化改变 常伴有酸中毒、水电解质紊乱,血浆尿素氮升高、血肌酐升高、血浆二氧化碳结合力下降、血清钾增高、血清钠降低(大多为稀释性)。

3. Scr、BUN 持续升高 Scr≥88~142μmol/L,BUN≥7.5~11mmol/L,或 Scr 每天增加≥44μmol/L,BUN 每天增加≥3.57mmol/L。

【治疗原则】

新生儿 ARF 的治疗重点包括去除病因、保持水及电解质平衡、供应充足热量、减少肾脏负担。

1. 早期防治 重点为去除病因和对症治疗,如纠正低氧血症、休克、低体温及防治感染等。肾前性 ARF 应补足容量及改善肾灌流。此时如无充血性心力衰竭存在,可给等渗盐水 20ml/kg,2 小时静脉内输入,如无尿可静脉内给呋塞米 2ml/kg。同时应用多巴胺比单用一种药疗效为佳。甘露醇可增加肾髓质血流,对减轻水肿有一定疗效。肾后性 ARF 以解除梗阻为主,但肾前及肾后性 ARF 如不及时处理,可致肾实质性损害。

2. 少尿期或无尿期 治疗重点为限制液体入量和纠正电解质紊乱。治疗期间应保持体重不增或每天降低 10~20g,血钠应维持在 130mmol/L 左右。同时注意对症治疗,如治疗高血压、供给营养、控制感染、抗惊厥、抗心力衰竭、治疗 DIC 等。以上治疗无效时考虑做透析治疗。

3. 多尿期的治疗 治疗原则是掌握好水和电解质的补充(主要是钾、钠、钙),避免感染。

4. 恢复期的治疗 贫血可少量输血,给各种维生素。

【注意事项】

新生儿 ARF 预后常较严重,先天畸形者预后更差。获得性病因引起的少尿性 ARF 病死率可高达 60%。报道生后 60 天内需要腹腔透析的婴儿病死率为 61%。ARF 的预后决定于全身脏器受累程度,并非单纯取决于肾本身状况。少尿持续时间可影响疗程和预后,持续 4 周以上少尿提示肾皮质坏死。约 2/3 的新生儿 ARF 病例其肾小球滤过及肾小管功能可留下 20%~40% 降低,并持续 1 年以上。

二、先天性肾病综合征

先天性肾病综合征（congenital nephrotic syndrome，CNS）指在 1 岁以内（多在生后 3~6 个月内）发病的肾病综合征。典型的临床表现多在初生后或生后数周内出现。依据病理和病因分为四个类型：一是芬兰型先天性肾病综合征，又称婴儿小囊性病；二是肾小球弥漫性系膜硬化症；三是微小病变型和灶性肾硬化型肾病；四是继发型，可继发于感染（如先天梅毒、巨细胞包涵体病毒、风疹、肝炎）、中毒、溶血尿毒综合征等。

【临床表现】

1. 特殊外貌　出生后常见特殊的外貌，如鼻梁低、眼距宽、低位耳、颅缝宽、前囟和后囟宽大，还常见髋、膝、肘部呈屈曲畸形。其后常见腹胀、腹水、脐疝。

2. 水肿发生早且明显，部分患儿出生时即有水肿，大部分在生后 3 个月内出现明显水肿。

3. 蛋白尿患儿蛋白尿明显且持续，最初为高度选择性蛋白尿，疾病后期则选择性下降，患儿并有明显的低白蛋白血症和高脂血症。

4. 母亲孕期常有妊娠高血压综合征，胎盘大，胎盘水肿，功能不足，早产及臀位产率高。

5. 生长发育落后　由于蛋白质营养不良，患儿常有生长发育落后，也有伴发胃食管反流和幽门狭窄的报告。

【诊断要点】

依据肾病综合症的四大特点：①大量蛋白尿，定性检查≥（+++），定量每日超过 0.1g/kg；②低蛋白血症，血清白蛋白 <3g/L；③高胆固醇血症，血清胆固醇超过 5.72mmol/L；④严重水肿等表现，结合发病年龄诊断。

【治疗原则】

无特殊有效治疗，肾上腺皮质激素及免疫抑制剂治疗反应差，常表现为对肾上腺皮质激素抵抗。大多数患儿在起病后 1 年内死亡，但很少因为肾衰竭，而是多死于严重的感染、营养不良、腹泻、电解质紊乱等。主要是对症和支持治疗。包括：①减轻水肿、限盐、使用利尿剂；②给高热量及足够蛋白质的饮食；③防治感染，通常不预防性投用抗生素，必要时可间断地应用人血丙种球蛋白制剂；④近年有报告应用血管紧张素转换酶抑制剂（ACEI），也有报告用吲哚美辛（消炎痛），可减轻其蛋白尿者。

【注意事项】

已明确此征为常染色体隐性遗传性疾病，应重视遗传病咨询和产前诊断。继发于各种感染者，应积极予以预防，加强防治卫生宣传，加强孕期保健和产前检查等等。

三、肾小管酸中毒

肾小管性酸中毒（renal tubular acidosis，RTA）是由于各种病因导致肾脏酸化功能障碍而产生的一种临床综合征，主要表现是血浆阴离子间隙正常的高氯性代谢性酸中毒，而与此同时肾小球滤过率则相对正常。本病按病变部位、病理生理变化和临床表现的综合分四类，Ⅰ型为远端RTA，Ⅱ型为近端RTA，Ⅲ型为兼有Ⅰ型和Ⅱ型RTA的特点，Ⅳ型为高血钾型RTA。早期诊断和恰当治疗，患儿可正常生长，如果诊断延迟和（或）治疗不当可导致生长迟缓，部分（远端RTA）中发生肾钙质沉积，进而发生肾衰竭。

【临床表现】

因肾小管受损的部位及严重程度而异，但共同的表现均有不同程度的代谢性酸中毒。

1. 远端肾小管性酸中毒（Ⅰ型）　婴儿期发病的患儿常在生后不久即出现症状，反复发热、厌食、呕吐、哭闹不安、呼吸急促、多尿、脱水。除酸中毒外，明显的临床征象有生长发育迟缓，在隐性遗传的远端肾小管酸中毒中还并发有神经性耳聋，可出现肾钙化，病程较久以及酸中毒未完全控制者常发生佝偻病。

2. 近端肾小管性酸中毒（Ⅱ型）　常在出生18个月内发病，主要症状如厌食、呕吐、哭闹不安、呼吸增快、脱水、体重不增、生长迟缓等。除阴离子间隙正常的高氯性代谢性酸中毒外，骨病发生率在20%左右，主要为骨软化症或骨质疏松，儿童可有佝偻病。尿路结石及肾脏钙化较少见。由于RTA本身疾病的隐匿性，此类患者常因其他合并的症状就诊，如幼儿期发育迟缓、眼部疾病、智力低下等。虽然酸中毒比远端RTA更重，多数患儿可随年龄的增长而自然痊愈。

3. 混合型肾小管性酸中毒（Ⅲ型）　混合性肾小管酸中毒高血氯性代谢性酸中毒明显，尿中大量丢失碳酸氢根，尿中可滴定酸及铵离子排出减少。

4. 高钾血症型肾小管性酸中毒（Ⅳ型）　患者除有高氯性代谢性酸中毒外，主要临床特点为高钾血症，血钠降低。患者因血容量减少，有些患者可出现体位性低血压。

各型肾小管性酸中毒除上述临床表现外，在继发性患者中还有原发性疾病的临床表现。

【诊断要点】

依据患者厌食、呕吐、哭闹不安、呼吸增快、脱水、体重不增、生长迟缓等症状，及尿pH降低诊断。

1. Ⅰ型RTA　①血pH<7.35时，尿pH仍≥6.0，并且还可高达6.5，甚至7.0

以上；②大多有尿钠排泄增多以及尿钙增高，尿 Ca/Cr>0.21，24 小时尿钙 >4mg/（kg·d），尿阴离子间隙可反映尿 NH_4^+ 水平，为正值时提示尿 NH_4^+ 排泄减少，尿 pH>6.0，HCO_3^- 排泄分数多 <5%，尿 NH_4^+<500mmol/d，24 小时尿 Na^+、K^+、Ca^{2+}、PO_4^{3-} 排出增多；③血钾降低，血钠及血钙可正常或降低；④尿 CO_2 不升高，尿 CO_2 分压与血 CO_2 分压差值 <20mmHg（正常人 >30mmHg）；⑤ 24 小时尿枸橼酸减低。

2. Ⅱ型 PRTA　①高氯性酸中毒：除外非肾源性疾病所致者，如代谢性酸中毒严重，血浆 HCO_3^- 浓度低于正常 18mmol/L，而晨起第一次尿 pH≤5.5，NH_4^+ 排量 >40μmol/（min·1.73m²）且排除自胃肠道丢失 HCO_3^- 可诊断本病；②不明原因的低钾血症、低磷血症、尿糖阳性、尿钾升高尿磷升高和高尿酸盐尿症；③酸、碱负荷试验阳性。

【治疗原则】

对于其他疾病引起的继发性肾小管性酸中毒首先应治疗原发性疾病。如果原发性疾病可得到治愈，肾小管性酸中毒也可随之治愈。对原发性疾病不能根治者，则只能和遗传性肾小管性酸中毒一样采取下列对症治疗。

1. Ⅰ型肾小管性酸中毒治疗　首先，补充碱剂以纠正酸中毒。与近端 RTA 不同，补碱量较少，但仍然需要补充足够的碱以平衡酸的产生，常用枸橼酸钾，也可以用碳酸氢钠，但是钠盐有可能加剧低钾血症。其次，补充钾盐以纠正低钾血症，如氯化钾片剂、氯化钾缓释胶囊、枸橼酸钾等。再次，防治肾结石、肾钙化和骨病。

2. Ⅱ型肾小管性酸中毒治疗　对能进行病因治疗者，首先对因治疗。患者丢失较多的碳酸氢根，因此需要补充的碱量也比较大（约 24 小时 10~20mmol/Kg）。目前推荐使用枸橼酸钠、枸橼酸钾混合物，因为枸橼酸代谢可以产生碳酸氢根，需要注意每日剂量应分多次服用，尽可能保持日夜复合平衡。但是补碱治疗的药物剂量大且口感差，因此患者长期依从性差。合用噻嗪类利尿剂可以减少碱的用量，但缺点是可能使低钾血症加剧。由于在近端小管中碳酸氢根的重吸收是通过 NBC 与钠离子的重吸收相偶联，因此患者尚需限盐饮食，以减少细胞外容积，促进肾小管对碳酸氢根的重吸收。为控制骨病，部分患者尤其是儿童患者，可予活性维生素制剂。

3. Ⅳ型肾小管性酸中毒治疗　治疗方法和预后取决于潜在的病因，应了解患者的病史，特别是药物史。除此之外，控制血钾至关重要，避免任何潴钾的药物和高钾饮食。补充盐皮质激素，不仅可纠正高氯性代谢性酸中毒，而且可以纠正高钾血症。常用药物为氟氢可的松。呋塞米可增加尿钠 Na^+、Cl^-、K^+ 和 H^+ 排泄，故也可用于治疗Ⅳ型肾小管性酸中毒患者。与氟氢可的松联合应用可增强疗效。

4. 混合性肾小管酸中毒Ⅲ型的治疗同近端及远端肾小管酸中毒的治疗。

【注意事项】

早期诊断,坚持长期完全纠正酸中毒,患儿可以正常生长,并可防止远端 RTA 患儿骨病以及肾钙质沉着和肾结石的发生和发展。大多数近端 RTA 回吸 收 HCO_3^- 的障碍是暂时的,经过数月或数年的维持治疗后可以自愈。但远端 RTA 需要终身治疗。

第二节　合理处方 ■■■

A5-1　新生儿急性肾衰竭

索引词:急性肾衰竭、利尿治疗

病史摘要:患儿,女,2 小时,因"不哭、反应差、全身苍白 2 小时"入院。 Apgar 评分 1 分钟 3 分,5 分钟 5~6 分。入院查体:体重 3kg,反应差,四肢肌张 力低下。实验室检查:白细胞 $26.3 \times 10^9/L$,中性粒细胞百分比 58%,血红蛋白 109g/L,血小板 $179 \times 10^9/L$。入院后予扩容、纠酸、输血等治疗,血压恢复正常, 但尿量偏少,血尿素氮、肌酐进行性升高,入院第 4 天血尿素氮:16.43mmol/L,血 肌酐:449.3μmol/L。

诊断:急性肾衰竭

处方:1. 呋塞米注射液　0.3ml

　　　　　用法:每日 2 次,静脉泵入。

　　　　2. 0.9% 氯化钠注射液　60ml

　　　　　用法:每日 1 次,静脉泵入。

分析:呋塞米为袢利尿剂,静脉用药后起效时间为 5 分钟,达峰时间为 0.33 小时,作用持续时间 2 小时。新生儿由于肝肾廓清能力较差,半衰期延长至 4~8 小时。根据《实用新生儿学》,若补液后仍无尿可静脉给呋塞米 2mg/kg;根据呋 塞米说明书,小儿起始按 1mg/kg 静脉注射,必要时每隔 2 小时追加 1mg/kg,最大 剂量可达每日 6mg/kg,新生儿应延长给药间隔。该患儿扩容后尿量仍偏少,并 未完全无尿,故予小剂量 1mg/kg 利尿治疗。

建议:

1. 注意保暖,避免受凉;

2. 避免使用肾毒性药物;

3. 逐渐增加营养;

4. 避免去人多的地方,以防感染。

治疗评估:对于扩容后仍少尿的患儿,静脉内给呋塞米常可取得较好的利尿效果。但依据《实用新生儿学》,新生儿急性肾衰竭预后常较严重,它的预后决定于全身脏器受累程度,并非单纯取决于肾脏本身状况,少尿持续时间可影响疗程和预后。

A5-2 先天性肾病综合征

索引词:先天性肾病综合征、糖皮质激素、利尿剂

病史摘要:患儿,男,19 天,因"水肿 4 天"入院。初为双足背水肿,后至双下肢及腹部。系孕 40 周,第 2 胎第 2 产,出生体重 2.35kg,父母健康无肾病史,人工喂养。查体:体温 36.5℃,脉搏 128 次 /min,体重 2.8kg,神志清,精神欠佳,双下肢、腹部、阴囊及阴茎水肿明显,压之凹陷,腹部膨隆、腹壁静脉曲张明显,移动性浊音阳性;实验室检查:血浆白蛋白 15.9g/L,尿蛋白 ++~+++,24 小时尿蛋白定量 1.21g;肾活检病理诊断:肾小球弥漫性系膜硬化。

诊断:先天性肾病综合征

处方:1. 醋酸泼尼松片　5mg×100 片 / 瓶
　　　　　用法:每次 1.25mg,口服,每日 4 次。

　　　2. 氢氯噻嗪片　25mg×100 片 / 瓶
　　　　　用法:每次 2.5mg,口服,每日 2 次。

　　　3. 螺内酯片　20mg×100 片 / 瓶
　　　　　用法:每次 4.5mg,口服,每日 2 次。

分析:肾病综合征是由于肾小球滤过膜对血浆蛋白通透性增高,大量血浆蛋白质自尿中丢失,导致一系列病理生理改变的一个临床综合征。表现为大量蛋白尿、低白蛋白血症、高脂血症及水肿。治疗上应以抑制免疫反应、利尿消肿和减少尿蛋白为主。其中抑制免疫反应首选糖皮质激素,治疗包括诱导缓解和巩固维持两个阶段,足量、足够疗程尤为关键。

建议:

1. 上述口服药物在喂药时,可分别将一整片药品碾碎并溶于一定体积的温开水中,用带刻度的吸管准确吸取所需剂量相应的体积,注入奶嘴中,让患儿吸净;

2. 停药时需逐渐减量;

3. 限水入量、低蛋白饮食;

4. 注意保暖,避免受凉;

5. 避免去人多的地方,以防感染。

治疗评估:糖皮质激素是治疗肾病综合征的首选药物,其诱导缓解率高。但依据治疗指南及《实用新生儿学》,先天性肾病综合征预后差,病死率高,绝大多数在生后一年内死于感染。各种对症治疗或交换输血等虽可暂时减轻症状,但

最终仍不免死亡。

A5-3　肾小管酸中毒

索引词:新生儿肾小管酸中毒、枸橼酸混合液

病史摘要:患儿,男,18 小时,因"皮肤黄染伴反应差 4 小时"入院。患儿系第 4 胎第 2 产,胎龄 38 周。因其母合并妊娠高血压综合征行剖宫产,术前曾使用硫酸镁、能量合剂及白蛋白等,术中发现羊水量少,胎盘及脐带均无异常,生后置暖箱中吸氧。查体:体温 36℃,呼吸 52 次 /min,脉搏 126 次 /min,体重 2.1kg,发育、营养欠佳,全身皮肤苍黄,双大腿外侧硬肿;血气分析:pH 7.215,碳酸氢根 11.3mmol/L,剩余碱 -20.3mmol/L。

诊断:近端肾小管酸中毒

处方:枸橼酸　　140g

枸橼酸钠　 98g

蒸馏水　　1000ml

用法:每次 6ml,口服,每日 3 次。

分析:近端肾小管性酸中毒是由于近端肾小管重吸收功能障碍所致,纠正酸中毒是治疗的关键,要补充足量碱性药物使血浆 pH 及 HCO_3^- 持续维持在正常范围。严重酸中毒应静脉注射碳酸氢钠,一般予以口服纠正,常用复方枸橼酸溶液。指南推荐用法用量为"4~10mmol/(kg·d),分次口服"(每毫升溶液相当于 1mmol 的碳酸氢钠盐)。

建议:

1. 多休息;

2. 注意保暖,避免受凉;

3. 室内保持适宜的温湿度,定时通风换气;

4. 注意个人卫生。

治疗评估:枸橼酸混合液(枸橼酸 140g+ 枸橼酸钠 98g+ 蒸馏水 1000ml)除了可纠正酸中毒外,还能使肠道偏酸性,促进钙盐的吸收,而且尿中枸橼酸钙盐可溶性大,可减少肾钙化及肾结石的形成。坚持长期完全纠正酸中毒,患儿可以正常生长,愈后良好。

第三节　不合理处方 ▪▪▪▪

B5-1　新生儿急性肾衰竭

索引词:新生儿急性肾衰竭、利尿治疗

病史摘要：患儿，男，8天。出生第4天因室内温度过高，包裹过多出现发热，体温达39℃，乡村医师给予肌内注射复方氨林巴比妥注射液0.8ml及物理降温，并口服白开水，3小时后患儿大汗，面色苍白，全身发凉，体温降至35℃左右，予10%葡萄糖生理盐水60mL静脉滴注，后发现患儿尿量逐渐减少，静脉应用呋塞米5mg，至用药后2天，患儿完全无尿并出现全身水肿，恶心呕吐，拒乳，来院治疗。查体：体温35.4℃，心率146次/min，呼吸34次/min，体重3640g，精神反应差，面色苍白，全身水肿；双肾CT提示：双肾稍大；实验室检查：尿素氮15mmol/L，肌酐180μmol/L，二氧化碳结合力18.0mmol/L，钾4.08mmol/L，钠103mmol/L，氯80mmol/L。

诊断：新生儿急性肾衰竭；捂热综合征

处方：1. 5%碳酸氢钠注射液　18ml
　　　　用法：每日1次，静脉泵入；
　　　2. 3%氯化钠注射液　21.8ml
　　　　用法：每日1次，静脉泵入；
　　　3. 小儿复方氨基酸注射液　100ml（6.74g）
　　　　用法：每次30ml，每日1次，静脉泵入。
　　　4. 呋塞米注射液　0.4ml
　　　　用法：每日2次，静脉泵入。

分析：结合病史，考虑患儿急性肾衰竭由复方氨林巴比妥所致，且患儿处于无尿期。根据《实用新生儿学》，少尿期或无尿期治疗包括控制液体量、纠正电解质紊乱、纠正代谢性酸中毒、供给营养等。目前患儿有入院前高热且多汗病史，热捂综合征，且无尿并全身水肿，血钠低，考虑为稀释性低钠血症，此时应用利尿剂易加重病情，故暂不宜予利尿剂，应等度过急性少尿无尿期后，再从小剂量开始应用。

建议：1. 5%碳酸氢钠注射液　18ml
　　　　用法：每日1次，静脉泵入；
　　　2. 3%氯化钠注射液　21ml
　　　　用法：每日1次，静脉泵入；
　　　3. 小儿复方氨基酸注射液　100ml（6.74g）
　　　　用法：每次30ml，每日1次，静脉泵入。

B5-2　先天性肾病综合征

索引词：先天性肾病综合征、糖皮质激素、免疫抑制、利尿治疗。

病史摘要：患儿，男，28天，因"出生后3天出现眼睑、双下肢水肿"入院，患儿系孕36周，第1胎第1产，顺产娩出，胎盘如正常3倍大，出生体重2.65kg。

父母健康,非近亲结婚。查体:体温 36.8℃,脉搏 98 次 /min,体重 3.3kg,腹水征阳性,阴囊及双下肢水肿。实验室检查:尿蛋白 ++++,尿红细胞 7~8 个 /HP,24小时尿蛋白定量 1.85g。

诊断:先天性肾病综合征。

处方:1. 复方环磷酰胺片(每片含环磷酰胺 50mg) 12 片 / 盒
   用法:每次 4mg,口服,每日 2 次;

  2. 氢氯噻嗪片 25mg×100 片 / 瓶
   用法:每次 3.125mg,口服,每日 2 次。

分析:肾病综合征以抑制免疫反应、利尿消肿及减少尿蛋白等对症支持治疗为主。根据指南,糖皮质激素、环磷酰胺、他克莫司、环孢素、吗替麦考酚酯或雷公藤多苷均可用于抑制免疫反应,其中环磷酰胺为二线用药,仅当激素耐药、激素依赖或肾病反复发作、糖皮质激素不良反应严重或有糖皮质激素禁忌证者才考虑加用或换用此类药物。对于初发肾病综合征,糖皮质激素为首选药物,其疗效确切、诱导缓解率高、经济性较佳。

建议:1. 醋酸泼尼松片 5mg×100 片 / 瓶
   用法:每次 1.25mg,口服,每日 4 次;

  2. 氢氯噻嗪片 25mg×100 片 / 瓶
   用法:每次 3.125mg,口服,每日 2 次。

  注:上述口服药物在喂服时,可分别将一整片药品碾碎并溶于一定体积的温开水中,用带刻度的吸管准确吸取所需剂量相应的体积,注入奶嘴中,让患儿吸净。

B5-3 肾小管酸中毒

索引词:肾小管酸中毒、给药途径、补钾、补碱、枸橼酸混合液

病史摘要:患儿,男,14 天,因"出现烦渴、多饮、多尿,口唇樱红,皮肤干燥"入院。查体:体温 36.2℃,体重 3150g;血气分析:pH7.28,碳酸氢根 17.1mmol/L,剩余碱 –38.5mmol/L;其余实验室检查:钠130mmol/L,氯108mmol/L,钾 2.8mmol/L,尿 pH7.2,尿碳酸氢根 9.9mmol/L。

诊断:远端肾小管酸中毒

处方:1. 枸橼酸 140g
   枸橼酸钠 98g
   蒸馏水 1000ml
   用法:每次 2ml,口服,每日 3 次;

  2. 氯化钾注射液 7ml
   5% 葡萄糖注射液 200ml

用法:每日 1 次,静脉滴注。

分析:根据《实用新生儿学》和相关指南,肾小管酸中毒以纠正酸中毒和电解质紊乱等对症支持治疗为主。该患儿低钾,予补钾治疗时,应首选口服含钾的碱剂补钾治疗,如枸橼酸钾,达到同时补碱和补钾的目的。静脉补钾时因要求钾浓度不能超过 3.4g/L,所需液体量较大,而大量液体会增加肾脏负担,同时快速补钾易导致心律失常,也会使血氯增高而加重酸中毒,安全性较差。若经口服补钾治疗后仍低钾才考虑静脉补钾方案。

建议:10% 枸橼酸钠钾混合液(枸橼酸钾 100g+ 枸橼酸钠 100g+ 蒸馏水 1000ml)

用法:每次 2ml,口服,每日 3 次。

第六章 神经系统

第一节 概述 ▪▪▪

一、新生儿缺氧缺血性脑病

新生儿缺氧缺血性脑病（HIE）是由于各种围生期窒息引起的部分或完全缺氧、脑血流减少或暂停而导致胎儿或新生儿的脑损伤，早产儿的发生率明显高于足月儿。缺氧是发病的核心，其中围生期窒息是最主要的病因。

【临床表现】

1. 高危人群　常见于有明显宫内窘迫或生后窒息史的足月儿。

2. 发病特点　于生后 24 小时之内陆续出现神经系统的症状和体征，72 小时达高峰。

3. 临床特点　以意识障碍、肌张力、原始反射改变、惊厥、脑水肿及脑干损伤等为主。严重表现：惊厥、前囟张力增高、中枢性呼衰、瞳孔改变。临床分三度。①轻度表现为过度兴奋、眼神改变，反射稍活跃，无或 1~2 次小抽动，肌张力正常，病程短，症状可在 24 小时以内消失；②中度表现为嗜睡、肌张力减低、反射减弱、瞳孔缩小、前囟张力稍高，病程常持续一周；③重度表现为昏迷、反射消失、持续惊厥、呼吸节律改变、瞳孔散大、前囟饱满等，多在一周内死亡或有后遗症发生。

【诊断要点】

1. 病史　①有明确的可导致胎儿宫内窘迫的异常产科病史，以及严重的胎儿宫内窘迫表现［胎心 <100 次 /min，持续 5 分钟以上；和（或）羊水Ⅲ度污染或者在分娩过程中有明显窒息史］。②出生时有重度窒息。指 Apgar 评分 1 分钟 ≤ 3 分，并延续至 5 分钟 ≤5 分；和（或）出生时脐动脉血气 pH≤7.0。

2. 体格检查　出生后不久出现神经系统症状，并持续至 24 小时以上。如出现意识改变（过度兴奋、嗜睡、昏迷）、肌张力改变（增高或减弱）、原始反射异常（吸吮、拥抱反射减弱或消失）。病重时可有惊厥、脑干症状（呼吸节律改变、瞳孔改变、对光反应迟钝或是消失）和前囟张力增高。

【治疗原则】

1. 支持疗法 ①维持良好的通气功能是支持疗法的中心，保持 $PaCO_2$ 和 pH 在正常范围。可酌情予以不同方式的氧疗，严重者可用机械通气、NO 吸入，但应避免 PaO_2 过高或 $PaCO_2$ 过低；②维持脑和全身良好的血液灌注是支持疗法的关键措施，避免脑灌注过低或过高。低血压可用多巴胺，也可同时加用多巴酚丁胺；③维持血糖在正常高值（4.16~5.55mmol/L，75~100mg/dl），以保持神经细胞代谢所需能源。

2. 控制惊厥 首选苯巴比妥，负荷量 20mg/kg，于 15~30 分钟静脉滴入，若不能控制惊厥，1 小时后可加 10mg/kg。12~24 小时后给维持量，每日 3~5mg/kg。肝功能不良者改用苯妥英钠；顽固性抽搐者加用地西泮，每次 0.1~0.3mg/kg 静脉滴注；或加用水合氯醛 50mg/kg 灌肠。

3. 治疗脑水肿 避免输液过量是预防和治疗脑水肿的基础，每日液体总量不超过 60~80mg/kg。颅内压增高时，首选利尿剂呋塞米，每次 1mg/kg，静注；严重者可用 20% 甘露醇，每次 0.25~0.5g/kg，静注，1 次 /4~6 小时，连用 3~5 天。一般不主张使用糖皮质激素。

4. 亚低温治疗。

【注意事项】

本病预后与病情严重程度、抢救是否正确及时有关。病情严重，惊厥、意识障碍、脑干症状持续时间超过 1 周，血清 CPK-BB 和脑电图持续异常者预后差。幸存者常留有不同程度的运动和智力障碍、癫痫等后遗症。积极推广新法复苏，防止围生期窒息是预防本病的主要方法。

二、新生儿惊厥

新生儿惊厥（neonatal seizure）是中枢神经系统功能的暂时性功能紊乱的一种表现，由多种病因引起。可以是良性的，也可以是病情凶险的一种表现。近年来的研究证明，惊厥对新生儿期后脑的发育有影响，可产生神经系统后遗症。因此，一旦发现惊厥，必须紧急寻找病因，并立即给予处理。

【临床表现】

新生儿惊厥很不规律，且常为局灶性，有时与正常活动不易区分。一般分为五型。

1. 微小型 最常见，指一群不出现肢体抽动或强直的惊厥发作形式。表现为眼球水平位或垂直位倾斜，眼睑反复抽动，眨眼动作，吸吮、咀嚼或其他嘴的动作。

2. 强直型 为肢体的强直性伸展，有时上肢屈曲，下肢伸展伴头后仰，是病情严重的征象，常伴呼吸暂停和两眼球上翻。不同于去大脑和角弓反张，不出现上肢内旋。

3. 多灶性阵挛型　多个局部性阵挛迅速地不固定地从肢体某一部位转移至另一部位,有时可影响呼吸而出现青紫,常伴有意识障碍。

4. 局限性阵挛型　表现为身体某个部位局限性阵挛,这种惊厥起自一个肢体或一侧面部,然后扩大到身体同侧的其他部位,通常意识清醒或轻度障碍。一般无定位意义,多见于代谢异常如低血糖、低血钙。多见于足月儿,预后一般较好。

5. 全身性阵挛型　表现为肢体反复屈曲痉挛,有时躯干也有同样的痉挛,临床上新生儿期较少见,其存在常表明有弥漫性脑损伤,预后不良。

【诊断要点】

依据临床表现可判断惊厥的发生,此时应快速进行病因诊断。常见病因包括围生期窒息、颅内出血、早产儿脑室周围 - 脑室内出血、感染、新生儿代谢异常(低血糖、低血钙、低血镁、高血钠、低血钠、先天性代谢紊乱、维生素 B_6 依赖症)、撤药综合征、核黄疸等。了解妊娠、分娩史和胎盘检查结果,仔细地进行体格和神经系统检查(包括检眼镜和颅骨透照法),以发现全身和局部阳性体征,测血糖、钠、钾、钙、磷、镁、pH、尿素氮和红细胞压积,综合临床特征和实验室检查可作出诊断。

【治疗原则】

1. 病因治疗　新生儿惊厥应迅速进行病因诊断,尽可能针对病因给予特异治疗,病因治疗比解痉治疗更重要。血钙 <1.75mmol/L(7mg/dl),静脉滴注葡萄糖酸钙2ml/kg,同时监测心率。血镁 <0.65mmol/L(1.3Eq/L),及 50% 硫酸镁 0.2ml/kg 肌注或 2.5% 硫酸镁 2~4ml 静脉滴入或缓慢注射(每分钟不超过 1ml)。低血糖时给予 25% 葡萄糖 2~4ml/kg 按 1ml/min 速度静脉注入,然后用 10% 葡萄糖 5~6ml/(kg·h)继续滴注,使血糖保持在正常稍高水平。

2. 一般支持治疗　维持正常的通气、换气功能。

3. 解痉药物　最常用巴比妥,对窒息和局部缺血引起的脑损伤有保护作用,可以降低脑代谢,减轻脑水肿,剂量为首次负荷量 15~20mg/kg,肌内注射,以后每日 5mg/kg 用做维持量。其他如地西泮、苯妥英钠、水合氯醛均可应用。

【注意事项】

预后和惊厥的原发病有关,如单纯由于可纠正的代谢紊乱引起的惊厥预后良好,而脑或皮层发育异常者预后极差。由于窒息、脑内出血或脑膜炎引起的脑损伤,其预后决定于损伤的严重程度和范围。早产儿惊厥预后比足月儿差得多。

三、新生儿颅内出血

新生儿颅内出血(intracranialhemorrhageofnewborn,ICH)是新生儿常见的严

重疾病,是常见的一种脑损伤,多由产伤和缺氧引起。包括硬膜下出血、蛛网膜下腔出血、脑室周围室管膜下 - 脑室内出血、小脑出血和脑实质出血。以脑室周围 - 脑室内出血最常见,预后较差。近年由于产科技术的进步,产伤所致的硬膜下出血明显减少,而早产儿缺氧所致的脑室周围 - 脑室内出血已成为最常见的新生儿颅内出血。

【临床表现】

主要与出血部位和出血量有关,轻者可无症状,大量出血者可在短期内死亡。常见的症状与体征有:①神志改变:激惹、嗜睡或昏迷;②呼吸改变:增快或减慢,不规则或暂停;③颅内压力增高:前囟隆起,血压增高,抽搐,角弓反张,脑性尖叫;④眼征:凝视、斜视、眼球上转困难、眼球震颤等;⑤瞳孔对光反应消失;⑥肌张力:增高、减弱或消失;⑦不明原因的苍白、贫血和黄疸等。

根据出血部位不同,临床上分为以下几型:

1. 脑室周围 - 脑室内出血(periventricular-intraventricular haemorrhage,PVH-IVH) 是新生儿颅内出血中常见的一种类型。主要见于胎龄小于 32 周、体重低于 1500g 的早产儿,其发病率可达 40%~50%,胎龄愈小,发病率愈高,是引起早产儿死亡的主要原因之一。

2. 原发性蛛网膜下腔出血(primary subarachnoid haemorrhage,SAH) 出血原发部位在蛛网膜下腔内,不包括硬膜下、脑室内或小脑等部位出血后向蛛网膜下腔扩展。此种出血类型在新生儿十分常见,尤其是早产儿。由于出血原因常为缺氧引起蛛网膜下的毛细血管内血液外渗,而非静脉破裂,故大多数出血量少,无临床症状,预后良好。极少数病例大量出血常于短期内死亡。主要的后遗症为交通性或阻塞性脑积水。

3. 脑实质出血(intraparenchymal haemorrhage,IPH) 多因小静脉栓塞后使毛细血管压力增高、破裂而出血。由于出血部位和量不同,临床症状有很大差异。如出血部位在脑干,早期可发生瞳孔变化、呼吸不规则和心动过缓等,前囟张力可不高。主要后遗症为脑性瘫痪、癫痫和精神发育迟缓。由于支配下肢的神经传导束邻近侧脑室,向外依次为躯干、上肢、面部神经的传导束,因此下肢运动障碍较多见。出血部位可液化形成囊肿,如囊肿与脑室相通称为脑穿通性囊肿。

4. 硬膜下出血(subdural hemorrhage,SDH) 是产伤性颅内出血最常见的类型,多见于足月巨大儿。近年来由于产科技术提高,其发生率已明显下降。出血量少者可无症状;出血明显者一般在出生 24 小时后出现惊厥、偏瘫和斜视等神经系统症状。严重的天幕、大脑镰撕裂和大脑表浅静脉破裂可在出生后数小时内死亡。也有在新生儿期症状不明显,而至数月后发生慢性硬脑膜下积液。

5. 小脑出血(cerebellar hemorrhage,CH) 包括原发性小脑出血,脑室内或蛛网膜下腔出血扩散至小脑,静脉出血性梗死,及产伤引起小脑撕裂 4 种类型。

多见于胎龄小于 32 周、体重低于 1500g 的早产儿,或有产伤史的足月儿。严重者除一般神经系统症状外主要表现为脑干症状,如频繁呼吸暂停、心动过缓等,可在短时间内死亡。预后较差,尤其是早产儿。

【诊断要点】

病史、症状体征可提供诊断线索,但确诊需靠头颅影像学检查。头颅 B 超对颅脑中心部位病变分辨率高,因此成为 PVH-IVH 的特异性诊断手段,应为首选,并在生后 3~7 天进行,1 周后动态监测。但蛛网膜下腔、后颅窝和硬膜外等部位出血 B 超不易发现,需 CT、MRI 确诊。

脑脊液检查可与其他引起中枢神经系统症状的疾病鉴别。颅内出血时显微镜下可见皱缩红细胞,蛋白含量明显升高,严重者在出血后 24 小时内脑脊液糖含量降低,5~10 天最明显,同时乳酸含量低。

【治疗原则】

1. 支持疗法 保持患儿安静,尽可能避免搬动、刺激性操作,维持正常的 PaO_2、$PaCO_2$、pH、渗透压及灌注压。

2. 止血 可选择使用维生素 K_1、酚磺乙胺、注射用血凝酶等。

3. 控制惊厥 可选用苯巴比妥,负荷量 20mg/kg,肌内注射或静脉给红,若未能止痉,可追加 5mk/kg,直至总负荷量达 30mg/kg。12 小时后给维持量 5mg/(kg·d),分 2 次肌内注射。

4. 降低颅内压 有颅内压力增高症状者可用呋塞米,每次 0.5~1mg/kg,每日 2~3 次静注。对中枢性呼吸衰竭者可用小剂量甘露醇,每次 0.25~0.5g/kg,每 6~8 小时 1 次,静注。

5. 脑积水 乙酰唑胺可减少脑脊液的产生,每日 50~100mg/kg,分 3~4 次口服;对脑室内或蛛网膜下腔出血可于病情稳定后(生后 2 周左右)连续腰椎穿刺,每日或隔日 1 次,防止粘连和脑积水,但对此法尚存在争议。梗阻性脑积水上述治疗多无效,可行脑室 - 腹腔分流术。

【注意事项】

做好孕妇保健工作,避免早产;提高产科技术,减少新生儿窒息和产伤;对患有出血性疾病的孕妇及时给予治疗。提高医护质量,避免各种可能导致医源性颅内出血的因素发生。

第二节 合理处方 ■■■

A6-1 新生儿缺氧缺血性脑病

索引词:新生儿、缺氧缺血性脑病、药物选择

病史摘要：患儿，男，5 天，出生时已无自主呼吸，刺激反应差，四肢肌张力差。查体：体重 2500g，体温 36.6℃，心率 140 次 /min，血压 55/40mmHg；神经系统检查：神经精神反应可，四肢肌张力稍低，觅食、吸吮、拥抱、握持反射减弱；实验室检查：头颅 MRI 检查示：1. 双侧基底节区片状异常信号影，结合病史多考虑缺血缺氧性脑病；2. 左侧枕部硬膜下及后纵裂池内异常信号，多考虑血肿。

诊断：新生儿缺血缺氧性脑病

处方：1. 注射用胞磷胆碱　100mg

5% 葡萄糖　50ml

用法：每日 1 次，连用 10 天，静脉微量泵泵入；

2. 注射用脑蛋白水解物　2ml

0.9% 氯化钠　50ml

用法：每日 1 次，连用 10 天，静脉微量泵泵入。

分析：新生儿缺血缺氧性脑病可导致脑内能量代谢障碍，神经细胞膜功能受损，其主要的治疗原则是处理并发症、改善脑能量代谢障碍，保护神经细胞，该患者病程中，未见明显并发症，则药物治疗以改善脑细胞功能为首要措施。胞磷胆碱可促进磷脂胆碱类的生物合成和核苷酸类的补救途径，使机体脑中磷脂类含量和核苷酸类含量增高、代谢及转换速度加快。脑蛋白水解物能以多种方式作用于中枢神经，保护神经细胞免受各种缺血和神经毒素的损害，其可以通过血脑屏障，达到促进脑内蛋白质的合成、保护神经细胞，改善脑缺氧及脑内能量代谢的作用。

建议：

1. 用药期间患儿及母亲应注意保暖；

2. 在进行母乳喂养时应定时定量喂养。

治疗评估：依据《实用新生儿学》及《临床诊疗指南—小儿分册》，脑内能量代谢及神经功能的恢复对患儿的预后非常重要，上述两种药物联用，可起到保护脑功能的作用，是较为提倡的辅助治疗药物。

A6-2　新生儿惊厥

索引词：新生儿惊厥、药物选择

病史摘要：患儿，男，日龄 16 天，体重 3340g，因"发热 1 天，抽搐 1 次"来门诊就诊。1 天前患儿出现发热，体温 37.3℃，伴吃奶时痰响，时有脓涕、打喷嚏。查体：体温 36.8℃，心率 134 次 /min，血压 70/40mmHg。神经系统检查：接诊时抽搐一次，表现为双眼凝视，面色发青，双上肢阵发性抽动，无口吐白沫，持续 30 秒，予吸氧后缓解。神清，精神状态差，反应尚可，面色差，口周稍青紫，口唇稍苍白，四肢肌张力增高，觅食、吸吮、拥抱、握持反射可正常引出。血气分析正常，脑电图示:轻度异常新生儿脑电图,脑电图成熟轻度延迟,睡眠期双侧中央、额中线、中央中线区稍多量尖波发放。

诊断:新生儿惊厥

处方:1. 苯巴比妥钠注射液 20mg/kg

　　　10% 葡萄糖 5ml

　　　用法:首次,静脉微量泵泵入;

　　2. 苯巴比妥钠注射液 2.5mg/kg

　　　10% 葡萄糖 5ml

　　　用法:每日 2 次,静脉微量泵泵入。

分析:引起新生儿惊厥的原因很多,首先应寻找病因,急性期应先控制惊厥发作,以减少惊厥所致的脑损伤。苯巴比妥是新生儿惊厥急性发作的首选治疗药物,对惊厥引起的脑损伤有保护作用,能降低脑代谢、能量消耗和减轻脑水肿。上述处方给予的苯巴比妥从小剂量开始,首剂负荷后,继续维持治疗,亦符合抗惊厥治疗的剂量要求。如有条件,用药期间应监测血药浓度。

建议:

1. 用药期间若出现高热应避免用酒精擦拭退热;

2. 患儿及母亲应注意保暖;

3. 在进行母乳喂养时应定时定量喂养。

治疗评估:依据《临床诊疗指南—小儿分册》,对于新生儿惊厥急性期治疗宜选用全身治疗,因新生儿惊厥的发作对患儿脑部有损伤,所以治疗此病宜选用苯巴比妥全身用药。该治疗方案有效性、安全性、经济性俱佳。

A6-3 新生儿颅内出血

索引词:新生儿颅内出血、药物选择

病史摘要:患儿,女,19 天,4 天前"出现发热伴精神反应差,吃奶减少来"就诊。查体:日龄 19 天,体重 1560g,体温 38.7℃,心率 145 次 /min,血压 71/40mmHg;神经系统检查:早产儿貌,面色稍苍白,反应差,角弓反张样体位,双眼对人脸及声音反应迟滞,四肢肌张力稍高,觅食、吸吮、拥抱、握持反射减弱;实验室检查:头颅 MRI 示双侧脑室旁异常信号影,多考虑为出血,并破入侧脑室。

诊断:新生儿脑出血;新生儿惊厥

处方:1. 维生素 K_1 注射液 5mg

　　　10% 葡萄糖 3ml

　　　用法:每日 1 次,微量泵泵入;

　　2. 苯巴比妥钠注射液 20mg/kg

　　10% 葡萄糖　5ml

　　用法:首次,静脉微量泵泵入;

3. 苯巴比妥钠注射液　2.5mg/kg

　　10% 葡萄糖　5ml

　　用法:每日 2 次,静脉微量泵泵入。

分析:该患者为颅内出血并伴有新生儿颅内出血并伴有角弓反张体位,目前考虑为脑出血并发惊厥,对于该患者主要的治疗原则是止血及抗惊厥治疗。对于出血量大且凝血功能障碍的患者,应及时进行止血并给予输注新鲜血浆。维生素 K_1 通过改善凝血因子合成,使患儿在用后 12~14 小时后凝血酶原时间恢复正常。苯巴比妥为治疗惊厥的首选药物,其使用分为两个阶段,首剂给予负荷剂量 20mg/kg,给予负荷剂量 12 小时后,给予维持剂量 2.5mg/kg,之后都给予维持剂量每 12 小时 1 次,待患者的精神症状明显好转后停药。

建议:

1. 用药期间保持患儿安静,尽可能避免搬动、刺激性操作;

2. 用药期间患儿及母亲应注意保暖;

3. 在进行母乳喂养时应定时定量喂养。

治疗评估:依据治疗《实用新生儿科学》及《临床诊疗指南—小儿分册》,对于新生儿颅内出血,最主要是止血及控制并发症,对于该患者通过使用维生素 K_1 及苯巴比妥进行积极对症支持治疗是有效的。

第三节　不合理处方

B6-1　新生儿缺血缺氧性脑病

索引词:新生儿缺血缺氧性脑病、药物选择、药物相互作用

病史摘要:患儿,女,日龄 1 小时,出生时有窒息史,Apgar 评分 1 分钟 9 分,5 分钟 10 分,出生后 20 分钟体检发现易激惹,伴阵发性四肢肌张力增高,双上肢拥抱样动作多。查体:体重 3630g,体温 39.6℃,心率 142 次/min,血压 70/40mmHg;神经系统检查:双上肢时有拥抱样动作,双下肢肌张力偏高,觅食、吸吮、握持反射可正常引出,拥抱反射活跃。实验室检查:头颅MRI示:双额、颞、枕部可见硬膜下腔增宽,其内信号不均,呈积液表现。

诊断:新生儿缺血缺氧性脑病

处方:1. 对乙酰氨基酚混悬液　100ml/瓶

　　　　用法:每次 3ml,每日 6 次,口服;

2. 苯巴比妥钠注射液　20mg/kg

5% 葡萄糖注射液 5ml

用法:每日 1 次,静脉微量泵泵入;

3. 苯巴比妥钠注射液 2.5mg/kg

10% 葡萄糖注射液 5ml

用法:每日 2 次,静脉微量泵泵入。

分析:患儿为新生儿缺血缺氧性脑病,且出现了高热易激惹,肌张力高等神经系统症状,可以选苯巴比妥钠进行抗惊厥治疗,通常不选用非甾体抗炎药退热,一般在体温高于 39℃时采用物理降温。同时乙酰氨基酚与苯巴比妥钠具有相互作用,使用苯巴比妥时若长期服用对乙酰氨基酚可致肝损害,新生儿肝脏发育不全应尽量避免这两者药物同时使用。对于该患者可将冰袋、冷水袋置于前额、枕部,亦可用酒精擦浴、温水擦浴等进行物理降温并用苯巴比妥控制惊厥。

建议:

1. 苯巴比妥钠注射液 20mg/kg

5% 葡萄糖注射液 5ml

用法:每日 1 次,静脉微量泵泵入;

2. 苯巴比妥钠注射液 2.5mg/kg

10% 葡萄糖注射液 5ml

用法:每日 2 次,静脉微量泵泵入。

B6-2 新生儿惊厥

索引词:新生儿惊厥、药物选择、给药方法

病史摘要:患儿,女,日龄 3 天,因"黄疸伴抽搐 3 次,每次抽搐主要表现为四肢及局部面肌抽动,无意识丧失、口吐白沫、双眼凝视、面色青紫,持续约 10 秒后自行缓解"来门诊就诊。查体:日龄 3 天,体重 2920g,体温 36.8℃,心率 134 次/min,血压 70/40mmHg;神经系统检查:神清,精神状态差,反应尚可,面色差,四肢肌张力增高,觅食、吸吮、拥抱、握持反射可正常引出。实验室检查:血气分析正常;头颅 MRI 示:未见明显异常。

诊断:新生儿惊厥;新生儿黄疸

处方:1. 苯妥英钠 20mg/kg

0.9% 氯化钠注射液 10ml

用法:每日 1 次,静脉微量泵泵入;

2. 苯妥英钠 2.5mg/kg

0.9% 氯化钠注射液 10ml

用法:每日 2 次,静脉微量泵泵入。

分析:控制新生儿惊厥发作应首选苯巴比妥,根据上述病病例资料,患儿发生新生儿惊厥,最首要的治疗措施是控制惊厥发作,同时患儿合并新生儿黄疸,苯妥英钠在肝脏广泛代谢,肝脏疾病患者更容易出现毒性,对于肝功能受损的患者应慎用,黄疸是由于肝功能受损引起且新生儿本身肝脏还未发育健全,因此苯妥英钠在黄疸婴儿需慎用,故不作为首选治疗。

建议:1. 苯巴比妥注射液　20mg/kg

　　　 5% 葡萄糖注射液　5ml

　　　 用法:每日 1 次,静脉微量泵泵入;

　　 2. 苯巴比妥注射液　2.5mg/kg

　　　 10% 葡萄糖注射液　5ml

　　　 用法:每日 2 次,静脉微量泵泵入。

B6-3　新生儿颅内出血

索引词:新生儿脑出血、药物选择、配伍禁忌、溶媒选择

病史摘要:患儿,女,日龄 4 天,1 天前因"发热伴肢体抽搐 1 次"来就诊。查体:日龄 4 天,体重 3070g,体温 38.7℃,心率 138 次 /min,血压 70/40mmHg;神经系统检查:精神反应可,吃奶吸吮稍慢,易激惹、尖叫及抽搐,头竖立可,四肢弹回迅速,握持、牵拉、吸吮、拥抱反射正常引出,支撑可,四肢肌张力高;实验室检查:头颅 MRI 示右侧顶、枕叶及左侧丘脑脑出血,并双侧枕、顶部及幕下硬膜下血肿形成。该患者入院后给予止血、抗惊厥及输注血浆等治疗。

诊断:新生儿脑出血;新生儿惊厥

处方:维生素 K_1 注射液　5mg

　　　 苯妥英钠　20mg/kg

　　　 10% 葡萄糖注射液　10ml

　　　 用法:每日 1 次,微量泵泵入。

分析:该患儿为脑出血伴惊厥发作,对于该患者主要的治疗原则为止血、抗惊厥。对于止血可选用维生素 K_1,抗惊厥可选用苯妥英钠,但这两种药物存在配伍禁忌,维生素 K_1 对与苯妥英钠混合后会出现颗粒沉淀,并且苯妥英钠在 pH<4 的溶液中不容易完全溶解,而 10% 葡萄糖的 pH 小于 4,因此苯妥英钠的溶媒应选择 0.9% 的氯化钠,建议维生素 K_1 和苯妥英钠应分开输注。

建议:

1. 维生素 K_1 注射液　5mg

　 10% 葡萄糖注射液　3ml

　　 用法:每日 1 次,微量泵泵入;

2. 苯妥英钠　20mg/kg

　　　　0.9% 氯化钠注射液　10ml

　　　　用法:每日 1 次,静脉微量泵泵入;

　　3. 苯妥英钠　2.5mg/kg

　　　　0.9% 氯化钠注射液　10ml

　　　　用法:每日 2 次,静脉微量泵泵入。

第七章 营养、代谢和内分泌疾病

第一节 概述 ■■■

一、新生儿佝偻病

新生儿佝偻病(neonatal rickets)是由于维生素 D 和(或)钙磷缺乏引发的钙磷代谢失常和生长中骨骼的成骨不良所致,属于营养性骨病。多见于早产儿,胎龄越小,发病率越高。本病严重影响新生儿正常生长发育,亦常并发手足搐搦症而出现惊厥或喉痉挛,可危及生命或发生缺氧性脑损伤。

【临床表现】

早期症状为颅骨软化。枕骨和顶骨后部按压之呈乒乓球感。前囟门大,侧囟和后囟未闭。颅缝增宽,可与后囟相连。颅骨边缘尤以矢状缝可有锯齿状骨缺失。缺失大者在后囟前方形成假囟门。由于颅骨变软,头颅容易变形(扁平头、偏头等)。早产儿还易于发生骨折。体重和日龄较大的新生儿可有典型的骨样组织增生表现,如串珠肋;四肢各骨骺膨大,腕、踝部最明显,成"手镯"及"脚镯"。低血钙可导致手足搐搦,甚至惊厥或喉痉挛。轻症在生后早期可无明显症状,只是血生化和 X 线检查存在异常。

【诊断要点】

1. 临床症状参见前述临床表现。

2. 实验室检查 ①血清 25-(OH)D_3 和 1,25-(OH)$_2D_3$ 在本病活动早期就明显降低,为可靠的早期诊断指标,血浆中碱性磷酸酶升高;②血清磷降低,钙正常或稍降低,钙磷乘积稍降低;③尿钙测定 尿钙测定也有助于本病的诊断,尿中碱性磷酸酶的排泄量增高。

3. X 线 早期可无明显改变,或仅有轻微改变。以后长骨骺部钙化预备线模糊;后期钙化预备线消失、骨骺端增宽、骺端呈杯状或毛刷状改变,骨质稀疏、骨干弯曲变形或骨折。

【治疗原则】

1. 补充维生素 D 激期口服 5000IU/d,连服 2~4 周剂量减半,再用 1~2 个月。急重症进行突击疗法,肌内注射维生素 D_3 20~30 万 IU。肌注前先口服钙剂 4~5 日,以免发生医源性低钙惊厥。治疗期间监测骨 X 线片。

2. 补充钙剂 维生素 D 治疗期间应同时服用钙剂。每日 100mg/kg。

3. 矫形疗法 采取主动和被动运动,矫正骨骼畸形。轻度骨骼畸形在治疗后或在生长过程中自行矫正。严重骨骼畸形者外科手术矫正,4 岁后可考虑手术矫形。

【注意事项】

从妊娠 28 周开始,孕妇每日口服维生素 D 1000IU,哺乳期继续服用。补充钙剂是有效的预防手段。母乳喂养的足月儿每日补充维生素 D 400IU,另按喂养情况添加不足的钙剂,早产儿用改良和强化的早产儿配方乳,以保证维生素 D 和钙磷需要。

二、新生儿低血糖症

糖代谢紊乱在新生儿期极常见。新生儿低血糖症(neonatalhypoglycemia)是新生儿期常见病,多发生于早产儿、足月小样儿、糖尿病母亲婴儿及新生儿缺氧窒息、硬肿症、感染败血症等。本症足月儿发生率为 1%~5%,低出生体重儿可达 15%~25%,窒息新生儿约 20%~30%。低血糖持续或反复惊厥发作可引起严重的脑细胞肿胀、软化、坏死,临床上出现智力低下、脑瘫等神经系统后遗症。新生儿期一过性低血糖症多见,持续顽固性低血糖症多由先天性代谢缺陷或内分泌疾病引起。

【临床表现】

新生儿血糖很低常缺乏症状,同样血糖水平的患儿症状轻重差异也很大,原因不明。无症状性低血糖者较有症状的低血糖多 10~20 倍。症状和体征常为非特异性,多出现在出生数小时至 1 周内,或伴发其他疾病过程而被掩盖。主要表现为反应差、拒奶或吸吮无力,哭声弱、淡漠、嗜睡、气急、青紫、异常哭声、颤抖、震颤、激惹、苍白等。

【诊断要点】

1. 新生儿低血糖症状不典型或无症状,发病在生后 1~2 天内居多,结合血糖监测可作诊断。

2. 低血糖的诊断值(为全血标准) 足月儿出生 3 天内全血血糖 <1.67mmol/L(30mg/dl),3 天后 <2.2mmol/L(40mg/dl);低体重儿出生 3 天内 <1.1mmol/L(20mg/dl),1 周后 <2.2mmol/L(40mg/dl);国外多采用将全血血糖 <2.2mmol/L(40mg/dl)诊断为新生儿低血糖症。

【治疗原则】

血糖值 <2.2mmol/L（40mg/dl）不管有无症状均需治疗。

1. 无症状低血糖症　先给进食，如血糖值不升高改为静脉输注葡萄糖，每分钟 5~8mg/kg，4~6 小时后根据血糖测定结果调节输注速率，同时稳定 24 小时后停用。

2. 有症状低血糖症　按 0.5~1.0g/kg，给予 10%~25% 葡萄糖，每分钟 1.0ml 静注；以后改为每分钟 8~10mg/kg；12 小时后给 8~72 小时停用。极低体重早产儿对糖耐受性差，每分钟输注量不宜 >8mg/kg，否则易致高血糖症。

3. 持续或反复低血糖症　葡萄糖输注速率可提高至每分钟 12~16mg/kg；急症情况下加用胰高糖素 0.03mg/kg（不超过 lmg）肌内注射，4~6 小时可重复；亦可每日加用氢化可的松 5mg/kg，静脉注射；或泼尼松 l~2mg/kg 口服，共 3~5 天。高胰岛素血症可用二氮嗪，每日 10~25mg/kg，分 3 次口服。

【注意事项】

对已经发生的低血糖脑病的处理尚无有效方法，故在预后及治疗低血糖的过程中，要对有造成低血糖高危因素的新生儿给予高度重视，避免缺氧、低体温，及早定时测试高危儿的血糖，及早确诊，及时处置，最大程度地减少低血糖神经系统后遗症的发生。

三、新生儿高血糖症

新生儿高血糖症（hyperglycemia）的诊断标准目前不统一，学者们分别以血糖高于 7mmol/L、7.8mmol/L、8.0mmol/L、8.3mmol/L 即 125mg/dl、140mg/dl、145mg/dl、150mg/dl 为诊断标准。由于新生儿肾糖阈低，当血糖高于 6.7mmol/L 时常出现糖尿，国内多以血糖高于 7mmol/L 为诊断标准。病因包括医源性、新生儿暂时性、真性糖尿病，其中医源性最为多见，真性糖尿病在新生儿中少见。

【临床表现】

新生儿高血糖不重者无临床症状，血糖增高显著或持续时间长的病儿可出现脱水、烦渴、多尿等表现。呈特有面貌，眼闭合不严，伴惊恐状。体重下降，血浆渗透压增高。严重者可发生颅内出血，常出现糖尿，尿酮体阳性，可伴发酮症酸中毒。

血糖增高时，常出现糖尿。医源性高血糖，糖尿多为暂时性和轻度。真性糖尿病尿糖可持续数周或数月。除真性糖尿病外，医源性高血糖症或暂时性糖尿病尿酮体常为阴性或弱阳性。伴发酮症酸中毒者较少见。

【诊断要点】

由于新生儿高血糖症常无特异临床表现，诊断主要依据血糖和尿糖检测，但应及时查清原因，以利治疗。根据临床特点和相关病史，实验室检查：①全血血

糖 >7mmol/L（125mg/dl）即可诊断为高血糖症；②真性糖尿病尿酮体常为阳性，可伴发酮症酸中毒。医源性高血糖症或暂时性糖尿病，尿酮体常为阴性或弱阳性；③当血糖 >6.7mmol/L（120mg/dl）时常出现糖尿；④必要时作 B 超、X 线和脑 CT 检查。

【治疗原则】

1. 医源性高血糖症　应根据病情暂时停用或减少葡萄糖入量，严格控制输液速度，并监测血糖加以调整。肠道外营养应从葡萄糖的基础量开始，逐步增加。

2. 重症高血糖症　伴有明显脱水表现时，应及时补充电解质溶液，以迅速纠正血浆电解质紊乱状况，并降低血糖浓度和减少糖尿。

3. 胰岛素对空腹血糖浓度 >14mmol/L（250mg/dl）伴尿糖阳性或高血糖，且持续不见好转者，可试用胰岛素 0.1~0.3U/kg，每 6~12 小时 1 次，密切监测血糖和尿糖改变，以防止低血糖的发生。

4. 纠正酮症酸中毒　高血糖持续，尿酮体阳性，应作血气监测，并及时纠正酮症酸中毒。

5. 去除病因　治疗原发病，如停用激素、纠正缺氧、恢复体温、控制感染、抗休克等。

【注意事项】

一般病症预后好，但血糖增高显著或持续时间长的病儿，发生严重高渗血症时，可因颅内出血而影响预后。

四、先天性甲状腺功能减退症

先天性甲状腺功能低下（congenital hypothyroidism，CH）简称先天性甲低，又称克汀病或呆小病，是儿童时期常见的智残性疾病。由甲状腺先天性缺陷引起者称散发性克汀病，由母孕期饮食缺碘引起者称为地方性克汀病。早期发现，及时治疗，终身服药，智力基本正常。晚于 2 岁发现的，智力落后不可逆。先天性甲低发病率大约是五千分之一。

【临床表现】

大多数患者出生时没有异常，症状出现的早晚轻重与甲低的程度和持续时间有关。多数先天性甲状腺功能减低症患儿常在出生半年后出现典型症状。

1. 特殊面容和体态　头大、颈短、皮肤粗糙、面色苍黄、毛发稀疏、无光泽、面部黏液水肿、眼睑水肿、眼距宽、鼻梁低平、唇厚、舌大而宽厚、常伸出口外。患儿身材矮小，躯干长而四肢短小，上部量 / 下部量 >1.5，腹部膨隆、常有脐疝。

2. 神经系统症状　智能发育低下，表情呆板、淡漠、神经反射迟钝，运动发育障碍，如会翻身、坐、立、走的时间都延迟。

3. 生理功能低下　精神差、安静少动、对周围事物反应少、嗜睡、纳差、声音低哑,体温低而怕冷,脉搏、呼吸缓慢,心音低钝,肌张力低,肠蠕动慢,腹胀,便秘。可伴心包积液,心电图呈低电压,P-R 间期延长,T 波平坦等改变。

4. 地方性甲状腺功能减低症　缺乏碘而不能合成足量甲状腺激素,影响中枢神经系统发育。临床表现为两种不同类型,但可以相互交叉重叠。①"神经性"综合征主要表现为共济失调、痉挛性瘫痪、聋哑、智能低下,但身材正常,甲状腺功能正常或轻度减低;②"黏液水肿型"综合征:临床上有显著的生长发育和性发育落后、智能低下、黏液性水肿等。约 25% 患儿有甲状腺肿大。先天性甲状腺功能低下症临床表现为智力迟钝、生长发育迟缓及基础代谢低下。

【诊断要点】

早期诊断、早期治疗至为重要。确诊指标需检查血清促甲状腺素(TSH),游离三碘甲状腺原氨酸(FT$_3$),游离甲状腺素(FT$_4$)浓度。

1. 新生儿筛查　采用出生后 2~3 天的新生儿干血滴纸片检测 TSH 浓度作为初筛,结果大于 20mU/L 时,再检测血清 T$_4$、TSH 以确诊。

2. 血清 T$_4$、T$_3$、TSH 测定　临床可疑的小儿检测血清 T$_4$、TSH 浓度,如 T$_4$ 降低 TSH 明显升高即可确诊,血清 T$_3$ 浓度可降低或正常。

3. TRH 刺激试验　血 TSH 增高,FT$_4$ 降低,可诊断为先天性甲状腺功能减低症,包括永久性甲状腺功能减低症和暂时性甲状腺功能减低症。血 TSH 增高,FT$_4$ 正常者,为代偿性甲状腺功能减低症或高 TSH 血症,应定期随访。

若血清 T$_4$、TSH 均低,则怀疑 TRH、TSH 分泌不足,应进一步作 TRH 刺激试验,静注 TRH 7μg/kg,正常者在注射 20~30 分钟内出现 TSH 峰值,90 分钟后回至基础值,若未出现高峰,应考虑垂体病变,若 TSH 峰值出现时间延长,则提示下丘脑病变。

【治疗原则】

1. 一旦确诊,立即治疗。

2. 终身治疗　先天性甲低系甲状腺发育异常或代谢异常引起,需终身治疗。

3. 方案　先天性甲低的治疗不需从小剂量开始,应该一次足量,使血 T$_4$ 维持在正常高值水平。而对于大年龄的下丘脑 - 垂体性甲低,甲状腺素治疗需从小剂量开始,同时给予生理需要量皮质激素治疗,防止突发性肾上腺皮质功能衰竭。

4. 暂时性甲低　怀疑属于暂时性甲低,一般需正规治疗 2 年后,再停药 1 个月复查甲状腺功能,如功能正常,则可停药定期观察。

5. 甲状腺素　左甲状腺素钠(L-T$_4$)是治疗甲低最有效药物。治疗剂量必须个体化,因每位患儿反应不一。在治疗开始后应每 4 周随访 1 次,血清 FT$_4$ 和 TSH 正常后可减为每 3 个月 1 次,2 岁以后可减为每 6 个月 1 次。随访过程中应观察血 FT$_4$,TSH 变化,观察生长发育曲线、智商、骨龄等,根据情况调整服药剂量。

【注意事项】

先天性甲低患者治疗越早,预后越佳,新生儿疾病筛查的逐步开展使患者有可能在出生后 1~3 周得到确诊和治疗。大多数早期治疗病例均可获得较高智商。若出生时即发现明显宫内甲低存在,如骨龄明显延迟、T_4 水平极低、甲状腺缺如等,对智商影响具有高度危险性,遗留神经系统后遗症可能性较大。甲低患者对镇静药异常敏感,尤其吗啡,可引起昏迷,甲低病儿如长期饥饿、感染、疲劳、手术创伤,容易诱发甲减危象。

五、先天性甲状腺功能亢进症

新生儿甲状腺功能亢进症(hyperthyroidism)或称为新生儿甲状腺毒症,见于孕亲孕期患自身免疫性甲状腺疾病尤其是甲亢,可为暂时性或持续性。本病在新生儿期少见,但若不能及时发现和治疗,重症患儿的甲状腺激素急剧增高,病情迅速恶化,病死率 15%~20%,为新生儿急症。

【临床表现】

多为早产儿,症状多在生后 24 小时内出现。表现为兴奋、活动过多、震颤。皮肤潮红,出汗。食欲亢进,体重增长少、不增或下降。眼睛常睁大,可有突眼,一般较轻。多有甲状腺肿,可以很小,不易发现,也可以很大甚至压迫气管引起呼吸困难。心率和呼吸频率增快,肝脾可增大,重症可出现体温增高、室上性心动过速、节律不整、充血性心力衰竭和黄疸等。暂时性甲亢的病程为自限性,3~12 周自然缓解,亦有长达 6 个月者。甲状腺肿可在所有甲亢症状消失后尚持续一段时间。亦有一直不缓解者。某些患儿可出现骨龄超前和颅缝早闭。

【诊断要点】

母亲孕期病史是提示本病的要点。出现症状或可疑患儿依据血 T_4、T_3、TSH 测定诊断,T_3、T_4 浓度升高、TSH 浓度降低。必要时测 RT_3U 和计算 FT_4I,以除外 TBG 变化的影响。有条件者可测母子甲状腺刺激性抗体(TSAb),均明显增高。亦可有其他抗甲状腺抗体存在,如甲状腺抑制抗体、甲状腺球蛋白抗体和微粒体抗体等。

孕妇血清 TSAb 浓度是预测胎儿甲亢的指标。

【治疗原则】

治疗原则与治疗其他年龄甲亢相同,根据病情而定。抑制碘氧化,阻断甲状腺素合成。

1. 硫脲类药物 丙硫氧嘧啶或甲巯咪唑。症状重、进展快者需要合用碘剂和(或)普萘洛尔,以便迅速控制病情。

2. 复方碘溶液 每次 1 滴,每日 3 次口服,可抑制甲状腺激素的释放,起效迅速,但作用在数周后减弱,只用于需要迅速控制症状者。

3. 普萘洛尔　可在几小时内迅速减轻甲状腺危象症状,有心力衰竭者合用洋地黄类药物。

4. 胺碘苯丙酸钠等　药物近年来与硫脲类药物合用治疗暂时性新生儿甲亢取得良好疗效。

【注意事项】

患甲亢妇女最好等病情痊愈后再怀孕,因为即使生后新生儿无甲亢,抗甲亢药物亦能通过胎盘影响新生儿甲状腺功能。

六、先天性肾上腺皮质增生症

先天性肾上腺皮质增生症(congenital adrenal cortical hyperplasia,CAH)又称肾上腺生殖器综合征,是由于肾上腺皮质激素生物合成过程中所必需的酶存在缺陷,致使皮质激素合成不正常的一组疾病。为常染色体隐性遗传病。临床表现取决于酶阻断部位及严重程度,大多数患儿有不同程度的性征异常和肾上腺皮质功能减低,包括女孩男性化,而男孩则表现性早熟,此外尚可有低血钠或高血压等多种症候群。

【临床表现】

1. 21-羟化酶缺乏　① 21-羟化酶不完全缺乏(单纯男性化型),女婴出生时可有阴蒂肥大,以后逐渐增大似男孩阴茎,但比同年龄男孩的阴茎更粗大,大阴唇似男孩阴囊但无睾丸。男婴出生时阴茎即较正常稍大,但往往不易引起注意,半岁以后逐渐出现性早熟症状,至4~5岁时更为明显。主要表现为阴茎迅速增大,阴囊及前列腺增大,但睾丸相对地并不增大,与年龄相称,亦无精子形成,称为早熟巨阴症。皮肤痤疮,有喉结,声音变低沉,肌肉发达,体格发育过快。ACTH和促黑素细胞激素增多,患者常表现皮肤黏膜色素增深,一般说来,缺陷越严重,色素增深的发生亦越高。在新生儿只表现乳晕发黑,外生殖器较黑,如不予以治疗,则色素增深可迅速发展;② 21-羟化酶完全缺乏(失盐型),男性化程度更重,女孩于出生时已有两性畸形的外观,比较容易诊断,男孩诊断比较困难。此外,于生后不久即开始发生呕吐、厌食、不安,体重不增及严重脱水、高血钾、低血钠等电解质紊乱,出现代谢性酸中毒,如不及时治疗,可因循环衰竭而死亡。也有的病例并无明显脱水或周围循环衰竭症状,突然发生死亡,可能是由于高血钾引起的心脏停搏;③非典型型(迟发型或轻型),21-羟化酶缺乏症酶活性为正常的20%~50%,皮质醇和醛固酮影响轻微,临床表现各异,发病年龄不一。男女患者均有阴毛早现,腋毛也较早出现。男孩可有性早熟、生长加速及骨龄超前。女性患者初生时外生殖器大多正常,可表现为初潮延迟、原发性闭经、多毛症及不孕症等。

2. 11β-羟化酶缺乏症　可分为典型和不典型。部分出现高血钠、低血钾、碱中毒及高血容量,导致高血压症状。同时伴有程度较轻的男性化。

3. 3β-羟类固醇脱氢酶缺乏症　典型病例出生后即可出现失盐和肾上腺皮质功能不全的症状,如厌食、呕吐、脱水、低血钠、高血钾及酸中毒等,严重者因循环衰竭而死亡。男性可有不同程度的外生殖器发育不良,女性则出现不同程度男性化。非典型病例出生时可无异常,青春发育期出现轻度高雄激素体征。

4. 17-羟化酶缺乏症　低血钾和高血压。女性青春期呈幼稚型性征和原发性闭经;男性则出现假两性畸形。

5. 先天性类质性肾上腺增生症　典型的临床表现有男性外生殖器完全女性化,皮肤色素沉着,血清中糖皮质激素、盐皮质激素、性激素及其代谢物水平明显降低,发病早期若不进行适当治疗将导致死亡。

【诊断要点】

主要根据:①外生殖器性别不清,男性阴茎大或尿道下裂、隐睾,女性外生殖器男性化;②生后早期出现水盐代谢障碍或高血压;③家族史中有过本病患者。

诊断困难时,可做小剂量地塞米松抑制试验,用药后尿17酮类固醇排出量明显降低,停药后上升。

【治疗原则】

诊断一经明确应立即治疗,治疗药物剂量因人、因病情轻重而异。各类型均需要应用皮质醇治疗。女性患者及失盐型男女患者应终生治疗。

1. 糖皮质激素　诊断确定后应及早应用氢化可的松或泼尼松治疗。治疗剂量应该个体化。一般以患者获得正常线性生长为有效治疗的标准。开始时剂量宜较大,1~2周后待尿中类固醇排量已控制到满意水平时,可减少至生理剂量,一般口服泼尼松婴儿每天2.5mg,儿童2.5~5mg,青春期7.5~10mg,剂量根据尿中17酮类固醇排出量而调整。每日量分两次口服,最后一剂应在晚间服用。

2. 盐皮质激素　21-羟化酶缺乏症患者无论是否失钠,应用9α-氟氢可的松可协同糖皮质激素作用。剂量不随年龄变化调整,一般口服0.05~0.1mg/天,失钠难纠正者可加大剂量,每日饮食中加入1~2g钠。使用过量会出现心动过速和高血压。婴儿早期应该定期复查血清电解质浓度。

3. 急性肾上腺皮质机能衰竭处理　①纠正脱水;②纠正低血钠;③纠正严重高血钾;④补充大剂量糖皮质激素,剂量甚至需增加5~10倍。

4. 外科治疗　假两性畸形患儿阴蒂切除术宜在生后2~4年进行,手术太早不易成功,如果太晚对患者的心理及社会影响不利。

【注意事项】

新生儿筛查是早期诊断改善预后的有效手段。本病若能早期诊断及早开始治疗,可防止两性畸形或男性性早熟的发展,患儿得以维持正常生活及生长发育。

七、枫糖尿病

枫糖尿病（maple syrup urine disease，MSUD）是遗传性疾病，其遗传方式为常染色体隐性遗传。是一种遗传性支链氨基酸代谢障碍的疾病，是由于在细胞线粒体基质内支链 α 酮酸脱氢酶（BCKD）多酶复合体功能有缺陷，导致三种分支氨基酸（亮氨酸、异亮氨酸和缬氨酸）的酮酸衍生物氧化脱羧作用受阻，使体内 BCAA 及 BCKA 异常增高，产生严重的全身代谢异常。因患儿尿中有特殊烧焦的糖味而得名。

【临床表现】

根据临床表现可将枫糖尿病分为经典型、间歇型、中间型、硫胺素反应型和 E_3 缺乏型。

1. 经典型（classical type）（新生儿型） 出生后婴儿正常，1 周内发病。表现为喂食困难、呕吐、代谢性酸中毒及神经系统受损表现。如惊厥、肌张力增高，甚至肌肉强直，呈角弓反张状，也可肌张力增高与松弛交替出现，嗜睡或昏迷。患者可有低血糖，但惊厥和昏迷并非低血糖所致。如果未得到正确诊断和治疗，患者常在数周或数月内死亡。经典型是枫糖尿病中最严重的，也是最常见的一种类型。即使经治疗而存活，也可有智力低下和神经系统受损的后遗症。

2. 间歇型（intermittent type） 此型患者常在应激情况下而诱发，如手术、感染和频繁呕吐等。发作时临床表现与经典型相似，并有共济失调，但这型患者 BCKD 复合体活性残留比经典型者高，症状较轻，严重者也可于发作后死亡。间歇发作时血和尿内支链氨基酸浓度增高，伴低血糖、低钾血症、高氨血症、酮症和酸中毒。

3. 中间型（intermediate type） 在新生儿期尿中也有枫糖臭味和轻微症状，以后在患其他疾病时而诱发枫糖尿病。主要是神经系统受累的症状和体征，与经典型相同，但较轻。

4. 维生素 B（硫胺素）反应型 临床表现也较轻，对大剂量维生素 B_1 治疗有效。

5. 二氢脂酰脱氢酶（E_3）缺乏型 除 BCKD 复合体活性降低外，还有丙酮酸脱氢酶和 α- 酮戊二酸脱氢酶功能受损而引起新生儿发生有机酸中毒，患儿出生时正常，后出现全身松弛，肌张力低下，进行性共济失调和严重的神经受损症状和体征，可在儿童期死亡。

【诊断要点】

该病常发生于婴儿期，且临床表现极不均一，从无症状到有严重临床表现，故诊断不易。新生儿尿、汗有糖臭味或出现不明原因的代谢性酸中毒应高度怀疑该病。

临床诊断有赖于血浆支链氨基酸及其代谢产物 2- 酮酸（2-oxo acid）测定都升高,特别是不参与体内蛋白质合成的别异亮氨酸浓度升高更具诊断意义,或测定尿中支链氨基酸的代谢产物也有助于临床诊断。但确诊必须用分子生物技术证实 E_1、E_2 或 E_3 有突变,可用周围血中白细胞和皮肤成纤维细胞中所提取出来的这些酶基因的 DNA 用分子生物学技术进行突变检查。

【治疗原则】

该病虽不能根治,但及时正确的治疗可使患儿存活,症状可得到改善。对代谢失代偿的急性危象的治疗要采取紧急措施,否则患儿易于夭折。

1. 氨基酸与营养治疗 静脉滴注或从鼻胃管滴入特殊配制的无肝用氨基酸输液（支链氨基酸）的混合性氨基酸溶液,同时从静脉输给葡萄糖（或高张葡萄糖）和电解质。

2. 急性危象治疗的目的是要改善神经系统的不良结局。包括:①缩短神志改变的时间和严重程度;②尽可能地使血浆亮氨酸水平降低;③危象缓解后,该病患者应长期少吃或禁食含肝用氨基酸输液（支链氨基酸）的食物。

3. 透析治疗 此种治疗是通过透析以清除堆积在血中的大量亮氨酸,可用于抢救急危重患者。

4. 大剂量维生素 B_1（硫胺素）和静脉高能营养 对维生素 B_1（硫胺素）治疗有反应的病型主要是 Ⅱ 型糖尿病（即 E_2 基因突变）,但中间型和轻型患者也有反应。维生素 B_1（硫胺素）剂量一般要大于 100mg/ 天。在用大剂量维生素 B_1（硫胺素）治疗的同时要静脉补充高能营养,供给充足的热卡、维生素、水和电解质来满足需要。

【注意事项】

预后取决于及时诊断和及时治疗,特别是急性危象期。如果抢救不及时,患病婴儿极易死亡;如果得到及时治疗,患者神志很快恢复可无神经系统后遗症。患儿的远期预后有待观望。在应激状况下如感染或手术时可能发生严重的酮酸症、脑水肿甚至死亡。常见的后遗症是智力缺陷和神经系统损害。

八、半乳糖血症

半乳糖血症（defects in galactose metabolism）为血半乳糖增高的中毒性临床代谢综合征。半乳糖代谢中有三种相关酶中的任何一种酶先天性缺陷均可致半乳糖血症。半乳糖血症均为常染色体隐性遗传的先天性代谢性疾病。

【临床表现】

半乳糖血症的临床表现视病型及病程有较大差异,轻者可无临床症状,最严重者呈暴发型。

1. 经典型 新生儿出生时正常,一周内出现呕吐、拒乳、恶心、腹泻、体重不增加、肝大、黄疸、腹胀、低血糖、蛋白尿等,易合并大肠杆菌感染而死亡。存活者出现进行性肝病、肝硬化、腹水、脾大、智力低下、白内障等。

2. 半乳糖激酶缺乏 主要表现为白内障、无肝、脑损害,新生儿期无症状。血半乳糖增高。

【诊断要点】

诊断主要根据临床症状及相关酶活性测定确诊。尿中葡萄糖水平正常而班氏试验阳性者应疑为半乳糖血症,结合红细胞内半乳糖代谢酶缺乏通常可确诊。如果产前怀疑胎儿可能有半乳糖血症,可通过羊膜穿刺术进行产前诊断,或出生时取脐带血检查红细胞内的酶活性。

如果孕妇血半乳糖浓度升高,无论是否存在半乳糖-1-磷酸尿苷转移酶缺乏,均可对胎儿造成损害,包括永久性智力障碍。

【治疗原则】

早期诊断和治疗明显改善预后。纠正低血糖,给以无乳糖配方奶、豆浆、无奶类的豆乳及无乳糖饮食。治疗必须尽早开始,经避免出现低血糖及永久性肝、脑损害。

1. 静脉输给葡萄糖、新鲜血浆,注意补充电解质。

2. 对合并败血病的患儿应采用适当的抗生素,并给予积极支持治疗。

【注意事项】

患儿的预后取决于能否得到早期诊断和治疗。未经正确治疗者大都在新生儿期死亡,平均寿命约为 6 周,即便幸免,日后亦遗留智能发育障碍。获得早期确诊的患儿生长发育大多正常,但多数在成年后可有学习障碍、语言困难或行为异常等问题。女性患儿在年长后几乎都发生性腺功能不足,原因尚不甚清楚。

第二节 合理处方 ■■■

A7-1 新生儿佝偻病

索引词:新生儿、佝偻病、维生素 D₃

病史摘要:患儿,男,21 天。早产出生,胎龄 34^{+1} 周,出生体重 2050g,顺产,出生时无窒息抢救史。因"睡眠不安伴惊跳"入院。患儿之母孕期有腓肠肌痉挛史。入院查体:体重 2160g,精神不振、反应低下,全颅骨软化,颅骨缝 ≥0.5cm;实验室检查:血钙 2.25mmol/L,血磷 1.29mmol/L;双腕骨射片可见骨干骺端先期钙化带模糊不清,骨密度轻度稀疏。

诊断:新生儿佝偻病

处方:1. 葡萄糖酸钙口服液 3ml

用法:口服,每日3次,连用3日。

2. 维生素 D_3 注射液 30万U

用法:肌内注射,口服钙剂3日后使用,注射1次即可。

分析:根据《实用新生儿学》最新版和相关指南,新生儿佝偻病主要病因是维生素D的缺乏,钙磷达到正常水平是骨质钙化的必要条件,维生素D的缺乏会导致肠道吸收的钙磷减少,从而使骨质缺钙,导致佝偻病的发生。该病治疗可补充钙剂和维生素D,在临床治疗中常选择同时输注钙剂+维生素 D_3 有助于钙的吸收。

建议:治疗过程中应定期患儿血钙,维持血钙浓度于 2.00~2.5mmol/L,定期作骨X线检查;母乳是新生儿钙的优质来源,提倡6个月以内纯母乳喂养,在及时、合理添加食物的基础上继续母乳至2岁。

治疗评估:依据《实用新生儿学》,该患儿选择口服补钙加注射补充维生素 D_3 的治疗方案有效、安全、经济。

A7-2 新生儿低血糖症

索引词:低血糖、新生儿、葡萄糖

病史摘要:患儿,女,足月顺产出生,出生体重3650g,出生后10分钟出现青紫、气促,生后1小时入院,入院时微量血糖为1.6mmol/L,出生时无窒息抢救史,初步复苏后1分钟Apgar评分为9分,5分钟Apgar评分为10分,羊水清亮,脐带胎盘无异常。

诊断:新生儿低血糖症

处方:1. 10% 葡萄糖注射液 7ml

用法:以1ml/min的速度,立即、缓慢静脉推注;

2. 10% 葡萄糖注射液 100ml

用法:5~8mg/(kg·min)静脉滴注,待血糖稳定24小时后,调整剂量,逐渐减量。

分析:新生儿低血糖症是目前比较常见的疾病,根据诊断标准,血糖值<2.2mmol/L(40mg/dl)不管有无症状均需治疗,患儿无症状,应静脉点滴葡萄糖液5~8mg/(kg·min)或口服10%葡萄糖液5~10ml/kg,直至血糖正常后逐渐减少至停止。对于症状性低血糖新生儿应立即静脉注入10%葡萄糖液2ml/kg,速度为1ml/min。随后继续滴入10%葡萄糖液6~8mg/(kg·min)。如经上述处理,低血糖不缓解,可逐渐增加输注葡萄糖量至12~15mg/(kg·min)。治疗期间每小时1次监测微量血糖,每2~4小时监测静脉血糖,如症状消失,血糖正常12~24小时,

逐渐减少至停止输注葡萄糖,并及时喂奶。

建议:治疗过程中应定期监测血糖,注意避免突然停止静脉输糖,否则可能导致严重的反跳性低血糖,采用外周静脉输糖时,避免葡萄糖浓度 >12.5%,并在治疗过程中尽早开始进食母乳或配方奶。出生 24~48 小时后溶液中应给予生理需要量氯化钠和氯化钾。

治疗评估:依据《实用新生儿学》,新生儿血糖过低可立即静脉输注葡萄糖,提高血糖。该治疗方案有效、安全、经济。

A7-3 新生儿高血糖症

索引词:糖尿病、新生儿、胰岛素

病史摘要:患儿,女,20 天,足月剖宫产出生,出生体重 1700g,出生时无窒息抢救史。因"多尿、体重不增 17 天"入院,院外查血糖最高 17mmol/L。查体:体重 2060g,精神差,营养不良貌,无脱水征。实验室检查:尿常规为尿糖 +++,尿酮体 ++,糖化血红蛋白 7.6%,胰岛素 2.86μIU/ml,C 肽 1.59ng/ml,抗胰岛素自身抗体阴性。

诊断:新生儿糖尿病

处方:普通胰岛素　　5U

　　　　0.9% 氯化钠　　50ml

　　　　用法:微量泵泵入,2ml/h,当血糖降至 11.1mmol/L 时改为皮下注射胰岛素,重组人胰岛素针(优泌林 R),每次 0.15U/kg,每 4 小时 1 次,喂奶前 30 分钟注射。

分析:对于新生儿糖尿病,胰岛素为其主要治疗药物,治疗总原则为维持血糖稳定同时避免发生低血糖。普通胰岛素持续静脉滴注速度为 0.1U/(kg·h),中重度酮症酸中毒病例应注意纠正脱水、酸中毒和电解质紊乱,在补液开始后静脉注射普通胰岛素 0.1U/kg,再继续静脉滴注,以迅速控制病情。密切监测血糖,根据监测结果判断患儿对胰岛素治疗的敏感性而调节药物剂量。当血糖降低、酮症消失和进食良好时,改为皮下注射每日 0.5~3.0U/kg,分为 6 次,喂奶前 30 分钟注射。

建议:尽管暂时性的新生儿糖尿病患者经过短期的胰岛素治疗后血糖会恢复至正常水平,但是由于半数以上的暂时性新生儿糖尿病患者的糖尿病会在儿童期或青春期复发,因此必须对这类患者进行严格随访,以期及早发现及早开始治疗改善预后。

治疗评估:依据糖尿病治疗指南及《实用新生儿学》,对于血糖过高采用小剂量持续静脉滴注的方法,逐渐降低血糖和细胞外液渗透压,治疗效果确切。

A7-4　先天性甲状腺功能减退症

索引词：先天性甲状腺功能减退症、新生儿、左甲状腺素片

病史摘要：患儿，男，足月顺产出生，出生体重 3300g，出生后四天新生儿遗传代谢病筛查发现 TSH 46μIU/ml，10 天后召回复查，检测甲状腺功能示 TSH 39μIU/ml，FT_4 3.5pmol/L，FT_3 2.1pmol/L。

诊断：先天性甲状腺功能减退症

处方：左甲状腺素钠片　50μg×100 片 / 瓶

　　　　用法：每次 37.5μg，每日 1 次，口服。

分析：左甲状腺素钠为人工合成的四碘甲状腺原氨酸钠盐，口服易吸收，血浆蛋白结合率均高达 99% 以上。其起效缓慢，平稳，近似于生理激素，适用于甲状腺激素的替代治疗，是目前国内外公认的首选用药。国际上关于左甲状腺素钠替代治疗的初始剂量仍有争议，我国及美国儿科学会的指南均建议新生儿先天性甲减初始治疗剂量为 10~15μg/（kg·d），每日 1 次，口服。

建议：左甲状腺素钠片剂可碾碎后在勺内加入少许水或奶于早上空腹服用，不宜置于奶瓶内喂药。同时应避免与豆奶、铁剂、钙剂、考来烯胺、纤维素和硫糖铝等可能减少甲状腺素吸收的食物或药物同时服用。治疗后两周抽血复查，治疗期间应定期监测 FT_4 或 TT_4、TSH，根据结果调整治疗剂量。1 岁内每 2~3 月复查 1 次，1 岁以上 3~4 月复查一次，剂量根据复查结果调整，剂量改变后应在 1 月后复查甲状腺功能，并同时进行体格发育评估。

治疗评估：依据先天性甲状腺功能减低症诊疗共识及《实用新生儿学》，先天性甲状腺功能减退症一旦确诊应该立即给予左甲状腺素钠治疗，该方案有效性、安全性、经济性。

A7-5　先天性甲状腺功能亢进症

索引词：先天性甲状腺功能亢进症、新生儿、丙硫氧嘧啶

病史摘要：患儿，男，日龄 27 天，体重 2700g，出生体重 2350g，因 "吃奶多，体重增长慢" 入院。患儿之母有 Graves 病 3 年，孕 1 月时甲状腺功能检查正常停药。患儿入院查体：突眼，呼吸促，心率 170 次 /min，辅助检查：TT_4 200nmol/L，TT_3 5.0nmol/L，TSH<0.03μIU/ml，FT_4 36.5pmol/L，FT_3 10pmol/L。

诊断：先天性甲状腺功能亢进

处方：1. 丙硫氧嘧啶　50mg×100 片 / 瓶

　　　　　用法：每次 8mg，每日 3 次，口服；

　　　　2. 普萘洛尔　10mg×100 片 / 瓶

　　　　　用法：每次 1mg，每日 3 次，口服。

分析:抗甲状腺药物主要有甲巯咪唑、丙硫氧嘧啶,通过抗甲状腺药物尽快降低新生儿循环血内的甲状腺激素浓度。甲巯咪唑一般 0.5~1.0mg/(kg·d),丙硫氧嘧啶5~10mg/(kg·d),每8小时1次。先天性甲状腺功能亢进症多为暂时性,临床症状会在 3~12 周内缓解。治疗需结合临床症状选用抗甲状腺药物,辅以对症、支持治疗如普萘洛尔(1~2mg/d)、洋地黄类药物或护肝利胆等。

建议:将药片碾碎溶于 5ml 温水中,使用之前摇匀,用 1ml 注射器抽吸所需剂量给患儿口服,不要掺到奶中与奶同服,以避免患儿剩余奶而导致服药剂量不足,用抽药的注射器抽 1ml 温开水注入奶嘴中,让患儿吸净,以保证残留在注射器及奶嘴中的药液吸净。需行抗甲状腺药物治疗的患儿母亲,如需哺乳应该选择 PTU,但需注意 PTU 剂量应在 450mg/d 以下,且应在服药前先哺乳,下一次哺乳与服药的间隔至少要 3~4 小时。应给患儿补充足够的热量和营养。

治疗评估:依据中国甲状腺疾病诊治指南及《实用新生儿学》,新生儿甲亢首选药物治疗,药物上多选用甲巯咪唑或丙硫氧嘧啶,该治疗方案合理,有效,经济。开始治疗 3 个月内每周复查一次血象,每月复查一次甲状腺功能,每 3 月复查一次肝功。病情稳定后可逐渐减量。

A7-6 先天性肾上腺皮质增生症

索引词:先天性肾上腺增生症、新生儿、氢化可的松

病史摘要:患儿,女,足月顺产出生,出生体重 3300g,生后进行新生儿遗传代谢病筛查结果示 17- 羟孕酮 580nmol/L,出生 16 天时将患儿召回进行体检,发现其全身皮肤黏膜色素加深,外生殖器为女性伴阴蒂肥大。辅助检查:血钠 118mmol/L,血钾 7.5mmol/L,促肾上腺素 73.7pg/mL(0~46pg/ml),皮质醇 181nmol/L,睾酮 7.48nmol/L(儿童,女,正常值 <0.7nmol/L);肾上腺 CT 显示双肾上腺增生。

诊断:先天性肾上腺皮质增生症

处方:1. 氢化可的松　10mg×100 片 / 瓶

用法:每次 1mg,早、午各 1 次;每次 2mg,晚上睡前服用,口服;

2. 氟氢可的松　0.1mg×100 片 / 瓶

用法:每次 0.05mg,每日 2 次,口服。

分析:新生儿多用氢化可的松,开始治疗时给予大剂量以抑制明显升高的肾上腺激素水平,通常婴儿期为 25mg/(m²·d),维持治疗阶段用量为 10~20mg/(m²·d)。研究证实,分 3 次给药且夜间给予大剂量的给药方式对于抑制骨龄的进展和保持患儿正常的生长发育有较好的效果。失盐性先天性肾上腺皮质增生症患儿在糖皮质激素替代治疗的同时补充盐皮质激素,多选用氟氢可的松 0.05~0.1mg/d(严重失钠者可增加至 0.2mg/d),等量的氟氢可的松分两次给药比一次给药更有效。应注意 0.1mg 氟氢可的松相当于 1.5mg 氢化可的松,在使用

时应将其用量计算于皮质醇的用量中,以免皮质醇过量。

建议:在奶粉中添加食盐 1g~2g/d,分数次添入。患儿家长应准确定时给药,对于经典型肾上腺皮质增生症女性患者需终生给药,不可自行停药或增减剂量。上述口服药物在喂药时,可分别将一整片药品碾碎并溶于一定体积的温开水中,用带刻度的吸管准确吸取所需剂量相应的体积,注入奶嘴中,让患儿吸净。在感染、创伤、手术等应激情况下,或是在摄盐减少期间,应门诊咨询,遵医嘱增加剂量,防止肾上腺皮质危象发生,应激消除后,迅速减量至原来水平。

治疗评估:依据《实用新生儿学》,激素替代治疗为所有经典型和有症状的非经典型 21-羟化酶缺陷型先天性肾上腺增生的首选治疗方法,该治疗方案合理、有效。对于重症患儿应注意纠正水盐代谢紊乱,治疗过程中定期门诊随访,根据病情调整药物剂量,每 3 个月测一次 17-羟孕酮,每 1~2 年监测一次骨龄。

A7-7 枫糖尿病

索引词:枫糖尿病、新生儿、维生素 B_1

病史摘要:患儿,女,12 天,体重 3820g。因"反复抽搐伴纳差、反应差"入院。入院时身上有特殊臭味,肌张力增高,躯体呈角弓反张样姿势,频繁抽搐。辅助检查:血常规、肝肾功能及电解质基本正常,血氨 121μmol/L,乳酸 5.5mmol/L;尿有机酸代谢筛选结果显示 2-羟基异戊酸、2-酮-异戊酸、2-酮-3-甲基戊酸等显著增高;血串联质谱代谢筛查显示,血清亮氨酸/异亮氨酸 2034.2μmol/L、缬氨酸 433.14μmol/L,均显著升高。

诊断:枫糖尿病

处方:1. 苯巴比妥钠注射液　0.02g

　　　　5% 葡萄糖注射液　5ml

　　　　用法:每日 1 次,输液泵泵入。

　　　2. 维生素 B_1 注射液　10mg×100 片/瓶

　　　　用法:每次 50mg,每日 3 次,口服。

分析:新生儿若有喂养困难、呕吐、精神萎靡、惊厥、肌张力异常、特殊气味等临床表现,且常见疾病无法解释时,应考虑遗传代谢性疾病。根据该患儿血中支链氨基酸及尿中有机酸特异性改变,诊断为枫糖尿病,诊断明确。由于从临床表现上不易严格区分各临床表型,加之过量维生素 B_1 可从尿中排除而不会在体内蓄积,故认为枫糖尿病患儿可不考虑临床表型,可予维生素 B_1(100~200mg/d)治疗。

建议:维生素 B_1 喂药时可将药片碾碎溶于奶中,急性期过后即开始饮食治疗,期间要严密监测血中支链氨基酸的含量,一般开始时给予 2 份枫糖尿病婴儿专用特殊配方营养粉(商品名:能全特)加一份正常奶粉混合喂养,1 周后若串联质谱检测结果改善,改为1份特殊奶粉加1份正常奶粉。经典型枫糖尿病饮食治疗需要维持终生。

治疗评估:枫糖尿病的治疗原则是以限制天然蛋白质摄入、同时给予特殊配方奶粉(不含亮氨酸、缬氨酸、异亮氨酸)治疗,同时尝试维生素 B_1 治疗,该治疗方法合理。定期进行临床评估及生化监测,根据血氨基酸测定结果进行饮食调整,控制血亮氨酸 100~250μmol/L,异亮氨酸 50~150μmol/L,缬氨酸 100~250μmol/L 较为理想。

A7-8　半乳糖血症

索引词:半乳糖血症、药物选择

病史摘要:患儿,男,日龄6天,顺产出生,体重3000g。出生无窒息抢救史,生后第3天出现皮肤、黏膜黄染,黄疸较同龄儿明显加深。母乳喂养,喂奶第三天出现呕吐,每日2~4次,继之拒奶,大便稀每日5~6次,为稀糊状,色浅黄,无白陶土样便,尿色偏黄。患儿父母非近亲婚配。查体:新生儿貌、发育正常、营养可,呼吸平稳、巩膜及全身皮肤重度黄染。心肺(-),腹软,肝肋下2cm、质软,脾肋下1.5cm、质软。实验室检查:血常规:WBC 10.8×10^9/L,N 51%,RBC 5.8×10^{12}/L,Hb150g/L,淋巴45%,网织红细胞1.2%,血小板 150×10^9/L;尿比重1.024~1.028,尿蛋白(±),尿糖(++),尿液中还原糖(+),葡萄糖为阴性(-);血糖2.66mmol/L;肝功能除黄疸指数为70U外余均正常。

诊断:半乳糖血症

处方:1. 停母乳及含乳类食品喂养

　　　　2. 予豆浆、米粉等不含乳糖的食物喂养

分析:半乳糖血症是一种常染色体隐性遗传病,也是一种酶缺陷所引起的先天性代谢性紊乱的疾病。其临床特点为食奶乳儿发生呕吐、腹泻、黄疸、肝大、体重不增加,有时可出现白内障,智力落后,血及尿中半乳糖增加。因此,饮食治疗是半乳糖血症的患儿最重要的治疗措施,半乳糖血症的患儿一旦确诊就须终生禁食含有乳糖成分的食物,如乳类(人乳、牛乳、羊乳)以及乳制品,需食用代乳品如豆粉、米粉、面粉、藕粉等。

建议:向家长说明饮食治疗的重要性。医务人员应教会家长识别各种乳制品,以免误食含有乳糖的食品,根据患儿的情况适时添加辅食,注意补充足够的优质蛋白质、维生素及矿物质,对于精神运动发育迟缓的患儿应做康复训练,定期回院复查患儿的发育情况,根据患儿的具体情况指定相应的治疗措施。

治疗评估:一经确诊半乳糖血症,停用乳类,改用豆浆、米粉等不含乳糖的食物喂养,通常在限制乳类3~4天后即可见临床症状改善,肝功能在1周后好转,一般认为宜终身坚持。早期发现控制饮食治疗,效果良好。

第三节 不合理处方

B7-1 新生儿佝偻病

索引词:新生儿、佝偻病、维生素 D_3

病史摘要:患儿,男,27 天,出生体重 3250g,足月产,顺产,出生时无窒息抢救史。因"睡眠不安伴惊跳、多汗"入院。入院查体:体重 3160g,精神欠佳,前囟 2.6cm×2.7cm,前后囟相通;实验室检查:血钙 1.96mmol/L,血磷 1.06mmol/L;双腕骨 X 片见骨干骺端先期钙化带模糊、消失,骨密度轻度稀疏。

诊断:新生儿佝偻病

处方:维生素 D_3 注射液　30 万 U

　　用法:静脉滴注,病情严重者可于 2~4 周后重复注射一次。

分析:新生儿佝偻病常见病因为维生素 D 缺乏引起,选择维生素 D_3 治疗合理有效,但维生素 D_3 说明书指出,维生素 D_3 注射液用法为肌内注射,静脉滴注可能会产生中毒反应,如骨关节疼痛、头痛、呕吐等,建议临床医师严格按照说明书用药。

建议:维生素 D_3 注射液　30 万 U

　　用法:肌内注射,病情严重者可于 2~4 周后重复注射一次。

B7-2 新生儿低血糖症

索引词:低血糖、新生儿、氢化可的松

病史摘要:患儿,男,胎龄 34 周顺产出生,出生体重 1675g,生后十五分钟出现呻吟、青紫、气促,生后 1 小时入院,入院时微量血糖低于 1.1mmol/L,在逐渐加大早产儿配方奶喂养量及给予静脉输注葡萄糖治疗后仍反复出现低血糖,血糖最低至检测不出。

诊断:新生儿顽固性低血糖症

处方:1. 10% 葡萄糖注射液　100ml

　　　　用法:滴速为 6~8mg/(kg·min),静脉滴注。

　　　2. 氢化可的松注射液　15mg

　　　　0.9% 氯化钠注射液　50ml

　　　　用法:每日 2 次,静脉滴注。

分析:新生儿低血糖症一旦确诊无论是否有症状应立即给予补充葡萄糖等治疗。对于顽固性低血糖患者即输糖速度 >12~15mg/(kg·min)才能维持正常血糖范围者,可加用氢化可的松,剂量为 5~10mg/(kg·d),静脉滴注,每日 2 次,

至血糖恢复后 24~48 小时消失停止,治疗过程中应定期监测血糖,并充分喂养。

建议:

1. 10% 葡萄糖注射液　100ml

用法:输糖速率可根据病情适当逐步提升至 12~15mg/(kg·min),当血糖改善后,可每 4~6 小时降低输糖速度 2mg/(kg·min)。

2. 氢化可的松注射液　7.5mg

0.9% 氯化钠注射液　50ml

用法:每日 2 次,静脉滴注,疗程可数天到一周,因病情而定。

B7-3　新生儿高血糖症

索引词:糖尿病、新生儿、胰岛素、格列苯脲

病史摘要:患儿,男,2 个月,因发现血糖升高 1 月入院。患儿 1 月出现代谢性酸中毒,尿糖、尿酮体阳性,血糖偏高,曾接受短效胰岛素治疗,血糖控制不佳。现体重4800g,实验室检查:血糖 19.3mmol/L,血清胰岛素 2.0μIU/ml,C 肽 0.12ng/ml,糖化血红蛋白 10.8%,胰岛素相关抗体阴性,胰岛素相关基因检测示 KCNJ11 基因突变。

诊断:新生儿糖尿病

处方:普通胰岛素　5U

0.9% 氯化钠注射液　50ml

用法:每小时 4.8ml[相当于 0.1U/(kg·h)],静脉微量泵泵入,当血糖降至 11.1mmol/L 时改为皮下注射胰岛素,重组人胰岛素(优泌林 R),每次 1U,每 6 小时 1 次。

分析:对于 KCNJ11 基因突变所引起的新生儿糖尿病建议尝试口服格列苯脲治疗,由于这类患者均存在 K_{ATP} 通道关闭障碍,而磺脲类降糖药物可以直接作用于磺脲类受体,关闭 K_{ATP} 通道,从而使胰岛素得以正常释放,同时,由于磺脲类受体广泛分布于神经细胞、骨骼肌细胞等组织,磺脲类药物对基因缺陷所导致的其他伴随症状如精神运动发育迟缓、癫痫等也有明显改善作用。剂量为每天 0.5mg/kg,最大剂量可达每天 0.8mg/kg,分 2~3 次餐前口服。

建议:继续胰岛素治疗,从小剂量开始逐渐加用格列苯脲,尝试逐渐减胰岛素的用量,直至不用胰岛素也能维持血糖稳定,或者格列苯脲 0.8mg/kg 与胰岛素连用维持血糖稳定一周以上,维持该方案,规律治疗。

B7-4　先天性甲状腺功能减退症

索引词:先天性甲状腺功能减退症、新生儿、左甲状腺素片

病史摘要:患儿,男,因"胎龄 30 周,缺氧后青紫 28 天"入院,体重 1800g,不

能离氧,离氧后全身皮肤青紫,血氧饱和度下降至 65%,发育差,口周稍青紫,辅助检查,血常规、肝肾功能及血气分析结果均正常,血尿培养结果阴性。给予呼吸支持,强化营养治疗。入院后甲状腺功能结果:TT_3 0.68nmol/L,TT_4 16.73nmol/L,FT_3 2.37pmol/L,FT_4 4.62pmol/L,TSH 150μIU/ml。

诊断:先天性甲状腺功能减退症

处方:左甲状腺素钠片　50μg×100 片 / 瓶

　　用法:每次 50μg,每日 1 次,口服。

分析:新生儿甲状腺功能减退治疗药物包括左甲状腺素钠和干甲状腺片。由于干甲状腺片中 T_3 和 T_4 水平及二者比例不恒定,目前在临床逐渐被淘汰。关于左甲状腺素钠替代治疗的初始剂量,我国及美国儿科学会的指南均建议新生儿先天性甲减初始治疗剂量为 10~15μg/(kg·d),每日 1 次口服。若剂量过大,应防代谢率急剧升高的症状出现,如心动过速、焦虑、激动和无意识运动等。

建议:左甲状腺素钠　50μg×100 片 / 瓶

　　用法:每次 20μg,每日 1 次,口服。左甲状腺素钠片剂可碾碎后在勺内加入少许水或奶于早上空腹服用,不宜置于奶瓶内喂药。两周后根据甲状腺功能监测结果调整剂量。

B7-5　先天性甲状腺功能亢进症

索引词:先天性甲状腺功能亢进症、新生儿、甲巯咪唑

病史摘要:患儿,男,生后 1 小时,因 33^{+5} 周早产入院,伴肺炎,给予相应治疗后,症状逐渐缓解。入院后第 11 天无明显诱因出现心率增快,波动在 175~210 次 /min,呼吸急促,约 60~90 次 /min,伴低热,精神烦躁,双眼目光如炬,眼球轻度突出,四肢抖动,吃奶增多,体质量增长缓慢,目前体重 2380g。查甲状腺功能:TSH 0.01μIU/ml,TT_4 280nmol/L,TT_3 6.3nmol/L,FT_3 14.6pmol/L,FT_4 84.8pmol/L。随后出现频繁呼吸暂停,予气管插管、呼吸机辅助呼吸。

诊断:先天性甲状腺功能亢进

处方:甲巯咪唑片　5mg×50 片 / 盒

　　用法:每次 0.8mg,每日 3 次,口服。

分析:血浆 T_4 半衰期为 6.9 天,而硫脲类药物主要是抑制甲状腺激素的合成,故用药后需经过一段时间,待已合成和储存的甲状腺激素释放和代谢后,症状才减轻,需数日或更长。症状重、进展快者需合用碘剂和(或)普萘洛尔,以便迅速控制病情。

建议:

1. 甲巯咪唑片　5mg×50 片 / 盒

　用法:每次 0.8mg,每日 3 次,口服;

2. 盐酸普萘洛尔片　10mg×100 片 / 瓶

用法：每次 0.8mg，每日 3 次，口服；

3. 碘溶液　100ml/ 瓶

用法：每次 1 滴，每日 3 次，口服。

注：上述口服药物喂药方法可参考"A7-5 先天性甲状腺功能亢进症"。

B7-6　先天性肾上腺皮质增生症

索引词：先天性肾上腺皮质增生症、新生儿、氢化可的松

病史摘要：患儿，男，足月顺产出生，出生体重 3000g，出生 16 天出现呕吐、腹泻、皮肤黑、抽搐一次就诊。辅助检查：血钠 120mmol/L，血钾 7.9mmol/L，血气分析示存在代谢性酸中毒。给予 5% 碳酸氢钠纠正酸中毒，0.9% 氯化钠扩容及纠正低钠血症。实验室检查示：血 17- 羟孕酮 670nmol/L，促肾上腺素 650pg/ml（0~46pg/ml），皮质醇 150nmol/L；肾上腺 CT 显示双肾上腺增生。

诊断：先天性肾上腺增生症

处方：1. 地塞米松注射液　0.5mg

5% 葡萄糖注射液　100ml

用法：每日 1 次，静脉滴注；

2. 氟氢可的松片　0.1mg×100 片 / 瓶

用法：每次 0.05mg，每日 2 次，口服。

分析：泼尼松或地塞米松等合成的糖皮质激素类似物，作用更强、作用时间持续更久，且对生长的抑制作用更大，故在生长活跃的患儿中不宜应用，临床上常用氢化可的松治疗。研究发现，氢化可的松对生长的影响较泼尼松龙和地塞米松小，及时诊断并正确使用 HC 治疗的患儿最终可接近正常身高。地塞米松治疗可抑制生长并可产生库欣综合征。

建议：

1. 氢化可的松注射液　2.5mg

0.9% 氯化钠注射液　100ml

用法：每日 2 次，静脉滴注。

2. 氟氢可的松片　0.1mg×100 片 / 瓶

用法：每次 0.05mg，每日 2 次，口服。

B7-7　枫糖尿病

索引词：枫糖尿病、新生儿

病史摘要：患儿，男，13 天，体重 3090g。因"纳差 9 天，喉中痰鸣 1 天"入院。辅助检查：血常规：WBC 18.5×10^9/L，Hb 184g/L，N 68.5%，CRP 11mg/L，肝肾功能

正常,血氨 121μmol/L,乳酸 5.5mmol/L;动脉血气:pH 7.417,PCO$_2$ 31mmHg,PO$_2$ 49mmHg,HCO$_3^-$ 20mmol/L。入院后予头孢哌酮钠舒巴坦钠抗感染治疗,纠酸补液治疗,但喂养困难渐加重,并出现频繁呕吐,呼吸节律不规则,嗜睡,四肢松软,对外界刺激反应差。尿液有机酸代谢筛选结果显示,丙二酸、α- 羟基异戊酸、α- 酮异戊酸、α- 羟基异葵酸、α- 酮酸显著增高;血有机酸代谢筛查显示,血亮氨酸 / 异亮氨酸 1788.65μmol/L、缬氨酸 418.92μmol/L,均显著升高。

诊断:枫糖尿病

处方:1. 维生素 B$_1$　10mg×100 片 / 瓶

　　　　　用法:每次 50mg,每日 3 次,口服;

　　　　2. 枫糖尿病婴儿专用特殊配方营养粉(商品名:能全特)喂养。

分析:高度怀疑遗传代谢病的患儿在确诊前,应慎用氨基酸、脂肪乳、脑蛋白水解液等制剂以免加重病情,在确诊为枫糖尿病后,应及时给予特殊奶粉喂养。因为三种支链氨基酸均为必需氨基酸,缺乏时,尤其异亮氨酸缺乏时,可表现为特异性肠病性肢端皮炎,因此在急性期过后不可完全用特殊奶粉喂养。

建议:一般开始时给予 2 份特殊奶粉加一份正常奶粉,1 周后若血中支链氨基酸检测结果改善,改为 1 份特殊奶粉加 1 份正常奶粉,治疗期间要严密监测血中支链氨基酸的含量。

B7-8　半乳糖血症

索引词:半乳糖血症、阿莫西林克拉维酸钾、茵栀黄

病史摘要:患儿,女,日龄 35 天,主因"皮肤黄染"入院。患儿系第 1 胎第 1 产,足月顺产,出生体重 3200g,出生无窒息抢救史,生后第 5 天出现皮肤、黏膜黄染,渐加重。混合喂养。大便为稀糊状,色浅黄,无白陶土样便,小便颜色偏黄。查体:体重 3800g,全身皮肤黏膜黄染,心肺无异常,肝肋下 6cm,剑下 4cm,质中等,脾脏不大,神经系统无异常。实验室检查:WBC:14.8×10^9/L,N 58.5%,RBC 5.8×10^{12}/L,Hb 166g/d,淋巴 32.3%;尿色黄,尿胆素(++);粪胆素(+);AST:210IU/L,丙氨酸氨基转移酶:164IU/L,碱性磷酸酶 423mol/L,总胆红素:124.9mol/L,直接胆红素 47.1mol/L,间接胆红素 77.8mol/L;肝炎病毒检测为阴性;留尿样进行遗传代谢性疾病的检测回报示:半乳糖血症。

诊断:半乳糖血症

处方:1. 茵栀黄口服液　10ml×6 支 / 盒

　　　　　用法:每次 5ml,每日 3 次,口服。

　　　　2. 注射用阿莫西林克拉维酸钾　0.15g

　　　　　0.9% 氯化钠注射液　10ml

　　　　　用法:每日 2 次,静脉滴注。

　　分析:半乳糖血症是最常见的半乳糖代谢缺陷,由于半乳糖代谢过程中的1磷酸半乳糖尿苷转移酶缺乏所造成的代谢缺陷。茵栀黄作用有清热解毒、利湿退黄,其作用机制主要是提高肝葡萄糖醛酸转移酶的活性和促进胆汁分泌,排泄从而发挥退黄作用。因此茵栀黄对半乳糖血症患儿效果不佳;半乳糖血症患儿常伴营养不良,易于感染。但该患儿未见感染征象,使用阿莫西林克拉维酸钾治疗无指征,且会增加不良反应发生几率,不建议使用。

　　建议:停用茵栀黄口服液及阿莫西林克拉维酸钾注射液治疗。禁食含有乳糖成分的食物,如乳类(人乳、牛乳、羊乳)以及乳制品,需食用代乳品如豆粉、米粉、面粉、藕粉等。

第八章 感染性疾病

第一节 概述 ■■■

一、新生儿脓疱病

新生儿脓疱病（pemphigus neonatorum），又称新生儿脓疱疮，是一种新生儿期常见的化脓性皮肤病，传染性很强，容易发生自身接触感染和互相传播，常在新生儿室造成流行。由于新生儿皮肤非常细嫩，皮脂腺分泌旺盛，细菌容易堆积在皮肤表面，而且新生儿表皮的防御功能较低，当皮肤有轻度损伤时易致病。

【临床表现】

新生儿脓疱疹通常发生后第一个星期。一般病好发在头面部、尿布包裹区和皮肤的皱褶处，如颈部、腋下、腹股沟等处，也可波及到全身。在气候炎热的夏天或包裹太多以及皮肤出汗多时更易发生。脓疱表皮薄，大小不等，周围无红晕，较周围皮肤稍隆起，疱液开始呈现黄色，不久浑浊，大疱破裂后可见鲜红色湿润的基底面，此后可结一层黄色的薄痂，痂皮脱落后不留痕迹。轻症患儿没有全身症状，重症患儿常伴有发热、吃奶欠佳、黄疸加重等症状。

【诊断要点】

根据周围红晕不显著的薄壁水脓疱即可确诊。

【治疗原则】

症状较轻，只有散在脓疱时可用 75% 酒精消毒小脓疱和周围的皮肤，然后用酒精棉签将脓疱擦破或用消毒针头挑破，使脓液排出，创面可以曝露、干燥或涂以抗生素软膏。脓疱特别多时，还应加用适当的抗生素治疗。如果发现婴儿的精神萎靡等症状时，应该请住院全身抗感染治疗。

【注意事项】

1. 保持新生儿皮肤清洁，每天洗澡，炎热天气可以每天洗 2~3 次。衣着要适宜，不要让新生儿出汗过多。

2. 保护新生儿的皮肤不受损伤，衣服、尿布和被褥要柔软。护理新生儿时动作要轻。勤给婴儿剪指甲,以免抓伤表皮。

3. 避免与有皮肤感染病的人接触,护理新生儿前要认真洗手。

二、新生儿脐炎

新生儿脐炎(omphalitis)是由于断脐时或出生后处理不当,脐残端被金黄色葡萄球菌、大肠杆菌或溶血性链球菌等细菌侵染所致急性炎症。

【临床表现】

轻症表现为脐轮或脐周部红肿,可伴少量浆液脓性分泌物。重者脐部及脐周明显红肿发硬,脓性分泌物较多,常有臭味。可向周围皮肤扩散,成腹壁蜂窝质炎,严重者可导致病情危重会引起并有全身中毒症状,表现为发热,拒奶,精神萎靡,烦躁不安等。慢性脐炎时局部形成脐部肉芽肿,为一小樱红色肿物突出、常常流粘性分泌物,经久不愈。

【诊断要点】

1. 脐带脱落后伤口迁延不愈,有渗液或脓性分泌物。

2. 脐周皮肤红肿,深及皮下,重则蔓延形成蜂窝织炎或脐周脓肿,甚至继发腹膜炎。

3. 可伴有发热。

4. 辅助检查 血白细胞可有增加。脓汁涂片可见细菌及中性粒细胞增多。脓汁培养阳性率很高。

【治疗原则】

1. 保持局部干燥,干净,脐带刚刚脱落时,可以用碘酒局部消毒,持续 2~3 天。

2. 勤换尿布,防止尿液污染脐部。

3. 局部换药 3% 过氧化氢溶液冲洗局部 2~3 次后用碘酊消毒,酒精脱碘,或用甲紫每日涂 2~3 次。

4. 抗生素治疗 一般新生儿时期首选青霉素,加氨苄西林效佳。对已形成脓肿者,及时切开引流换药。已形成慢性肉芽肿者可用 10% 硝酸银局部烧灼,如肉芽较大不易烧灼者,应给予手术切除。

【注意事项】

1. 家长须掌握常规的消毒方法,须从脐的根部由内向外环形彻底清洗消毒。

2. 避免大小便污染,使用吸水、透气性能好的消毒尿布,及时更换。

三、新生儿化脓性脑膜炎

新生儿化脓性脑膜炎(neonatal purulent meningitis)系指出生后 4 周内化脓菌引起的脑膜炎症。常并发于新生儿败血症。本病病死率高,幸存者多有中枢神经系统后遗症。

【临床表现】

患儿表现体温异常,拒食,呕吐,精神萎靡,面色苍白。当有双眼凝视、面部肌肉小抽动、眼皮跳动、口部吸吮和咀嚼动作、呼吸暂停、肢体强直时均可视为惊厥表现。由于新生儿囟门及骨缝未闭、颅内压升高表现出现较晚,脑膜刺激征常不明显。

【诊断要点】

1. 根据上述临床表现考虑本病。

2. 辅助检查 ①脑脊液(CSF)常规正常新生儿 CSF 的细胞数及蛋白质含量均高于其他年龄组,当 CSF 白细胞数 $>20 \times 10^6$/L 可视为异常,糖 <1.5~2.0mmol/L,蛋白质 >1.0g/L。个别患儿因病程短,第 1 次 CSF 常规可以正常,需再次复查才发现异常。细菌性脑膜炎的 CSF 乳酸脱氢酶及其同工酶第 4 及第 5 均升高。② CSF 沉淀涂片找病原菌并作细菌培养。③ B 超、CT 检查有助于了解脑室炎、硬膜下积液、脑脓肿及脑积水。

【治疗原则】

1. 一般治疗 保暖,监测体温、呼吸、心率、血压和血气。保证液体和营养供应。保持呼吸道通畅。

2. 抗生素应用 应选用易透过血脑屏障药物,如氨苄西林及第三代头孢菌素。新生儿化脑时氨苄西林剂量为 200~300mg/(kg·d) 每 8 小时 1 次。头孢噻肟每次 50mg/kg,每 8~12 小时一次。头孢曲松剂量每次 50~75mg/kg,每 12~24小时一次。血培养阳性者则按药敏选药。

应用抗生素 48~72 小时后应复查脑脊液,如病程无好转,则需更换抗生素。抗生素疗程因不同病原菌而异,一般 14~21 天,革兰阴性杆菌及绿脓杆菌脑膜炎治疗时间需延长至 4 周或更长。停药指征为:临床症状消失,体温恢复正常1周,脑脊液无细菌,细胞数及生化均正常。

3. 降低颅内压 可用 20% 甘露醇每次 2.5~5.0ml/kg,每 6 小时 1 次。适当控制入液量[60~80ml(kg·d)]。

4. 病情重者可用免疫球蛋白静脉滴注,400mg/kg,每日 1 次,共用 5 天。

5. 合并脑室膜炎者可通过侧脑室穿刺或放置保留导管于侧脑室注入抗生素,每日 1 次。现已不再用鞘内注射。并发硬膜下积液者,可行硬脑膜下穿刺,每次放液不超过 15~20ml,每日或隔日 1 次至症状消失。有积脓者可注入抗生素。保守治疗效果不佳者,可手术摘除囊膜。

【注意事项】

因此凡新生儿有全身感染征象,一般状况差,不论其是否有神经系统症状与体征,当无法用已知感染灶来解释其症状时,均应警惕化脑可能,应作脑脊液检查。

四、新生儿破伤风

新生儿破伤风(neonatal tetanus)又称"四六风""七日风"或"脐风"。通常是在接生断脐时,由于消毒不严密,脐部被破伤风杆菌侵入而引起。多数发生在出生后 4~7 天。伤风梭状杆菌侵入脐部、并产生痉挛毒素而引起以牙关紧闭和全身肌肉强直性痉挛为特征的急性感染性疾病。随着我国城乡新法接生技术的应用和推广,本病发病率已明显降低。

【临床表现】

潜伏期 3~14 天,常于生后多为 4~7 天发病。潜伏期愈短、病情愈重、病死率也愈高。早期症状为哭闹、口张不大、吃奶困难,如用压舌板压舌时,用力愈大、张口愈困难,有助于早期诊断。随后发展为牙关紧闭、面肌紧张、口角上牵、呈"苦笑"面容,伴有阵发性双拳紧握,上肢过度屈曲,下肢伸直,呈角弓反张状。呼吸肌和喉肌痉挛可引起青紫、窒息。痉挛发作时患儿神志清楚为本病的特点,任何轻微刺激即可诱发痉挛发作。经合理治疗 1~4 周后痉挛逐渐减轻,发作间隔时间延长,能吮乳,完全恢复约需 2~3 个月。病程中常并发肺炎和败血症。

【诊断要点】

1. 消毒不严接生史。

2. 生后 4~7 天发作,牙关紧闭,苦笑面容,等临床表现。

3. 用压舌板压舌时,用力愈大、张口愈困难,有助于早期诊断。

4. 轻微的刺激(强光、风吹,声响及震动等),均可诱发抽搐发作。

【治疗原则】

1. 护理　将患儿置于安静、避光的环境,尽量减少刺激以减少痉挛发作。痉挛期应暂禁食,禁食期间可通过静脉供给营养,症状减轻后试用胃管喂养。脐部用 3% 过氧化氢清洗,涂抹碘酒、酒精。

2. 抗毒素　只能中和游离破伤风毒素,对已与神经节苷脂结合的毒素无效,因此愈早用愈好。破伤风抗毒素(TAT)1 万 ~2 万 IU 肌注或静脉滴注,3000IU 脐周注射,用前须做皮肤过敏试验;或破伤风免疫球蛋白(TIG)500IU 肌注,TIG 血浓度高,半衰期长达 30 天,且不会发生过敏反应。

3. 止痉药　控制痉挛是治疗成功的关键。①地西泮:首选,每次 0.3~0.5mg/kg,缓慢静脉注射,5 分钟内即可达有效浓度,但半衰期短,不适合作维持治疗,4~8 小时 1 次。②苯巴比妥钠:首次负荷量为 15~20mg/kg,缓慢静注;维持量为每日 5mg/kg,分 4~8 小时 1 次,静注。可与地西泮交替使用。③ 10% 水合氯醛:剂量每次 0.5ml/kg,胃管注入或灌肠,常作为发作时临时用药。

4. 抗生素　青霉素每日 20 万 U/kg,或头孢菌素、甲硝唑,静脉滴注,7~10

日,可杀灭破伤风杆菌。

【注意事项】

严格执行新法接生完全可预防本病。一旦接生时未严格消毒,须在 24 小时内将患儿脐带远端剪去一段,并重新结扎、消毒脐蒂处,同时肌注 TAT 1500~3000IU,或注射 TIG75~250IU。

五、新生儿败血症

新生儿败血症(neonatal septicemia)是致病细菌侵入血液,在血液循环中生长繁殖,同时释放毒素,造成全身感染的重症感染性疾病。发病率为 1%~10%。

【临床表现】

1. 早期症状、体征常不典型,一般表现为反应差、嗜睡、发热或体温不升、不吃、不哭、体重不增等症状。

2. 出现以下表现时应高度怀疑败血症:①黄疸:有时是败血症的唯一表现,表现为黄疸迅速加重、消退延迟或退而复现;②肝脾大:出现较晚,一般为轻至中度大;③出血倾向:皮肤黏膜瘀点、瘀斑、针眼处渗血不止,消化道出血、肺出血等,严重时发生 DIC;④休克:面色苍灰,皮肤呈大理石样花纹,血压下降,尿少或无尿,硬肿症出现常提示预后不良;⑤其他:呕吐、腹胀、中毒性肠麻痹、呼吸窘迫或暂停、青紫;⑥可合并肺炎、脑膜炎、坏死性小肠结肠炎、化脓性关节炎和骨髓炎等。

【诊断要点】

根据病史中有高危因素、临床症状体征、周围血象改变、CRP 增高等可考虑本病诊断,确诊有赖于病原菌或病原菌抗原的检出。

1. 凡遇下列情况应考虑败血症的可能:皮肤黏膜局部炎症加重,伴有寒战、高热、中毒症状明显;或虽无明确的感染部位,但感染中毒症状明显。

2. 病原细菌培养 ①血培养:应在使用抗生素之前作,抽血时必须严格消毒;同时作 L 型细菌和厌氧菌培养可提高阳性率。②脑脊液、尿培养:脑脊液除培养外,还应涂片找细菌;尿培养最好从耻骨上膀胱穿刺取尿液,以免污染,尿培养阳性有助于诊断。③其他:可酌情行胃液、外耳道分泌物、咽拭子、皮肤拭子、脐残端、肺泡灌洗液(气管插管患儿)等细菌培养,阳性仅证实有细菌定植但不能确立败血症的诊断。④一次血培养阴性不能否定败血症的诊断。

3. 病原菌抗原检测 ①可采用血、脑脊液和尿中致病菌抗原检测。②应用基因诊断方法鉴别病原菌的生物型和血清型,有利于寻找感染源。

4. 血液检查 血象白细胞总数大多显著增高,达 $10~30 \times 10^9$/L,中性粒细胞百分比增高,多在 80% 以上,可出现明显的核左移及细胞内中毒颗粒。少数革兰阴性败血症及机体免疫功能减退者白细胞总数可正常或稍减低。

【治疗原则】

1. 抗生素治疗　①早用药:对于临床上怀疑败血症的新生儿,不必等待血培养结果即应使用抗生素。②静脉、联合给药病原菌未明确前可结合当地菌种流行病学特点和耐药菌株情况选择两种抗生素联合使用;病原菌明确后可根据药敏试验选择用药;药敏不敏感但临床有效者可暂不换药;金黄色葡萄球菌感染宜用苯唑西林、头孢菌素、万古霉素等药物,革兰阴性杆菌;大肠杆菌、肺炎杆菌感染可选用第 3 代头孢菌素;绿脓杆菌感染者选用头孢噻甲羧肟与氨基糖甙类或羧苄西林联用;厌氧菌感染首选甲硝唑与氯霉素合用。③疗程足血培养阴性,经抗生素治疗后病情好转时应继续治疗 5~7 日;血培养阳性,疗程至少需 10~14日;有并发症者应治疗 3 周以上。④注意药物毒副作用 1 周以内的新生儿,尤其是早产儿肝肾功能不成熟,给药次数宜减少,每 12~24 小时给药 1 次,1 周后每8~12 小时给药 1 次。氨基糖苷类抗生素因可能产生耳毒性目前已不主张在新生儿期使用。

2. 处理严重并发症　①休克时输新鲜血浆或全血,每次 10ml/kg;应用多巴胺或多巴酚丁胺。②纠正酸中毒和低氧血症。③减轻脑水肿。

3. 清除感染灶。

4. 支持疗法注意保温,供给足够热能和液体,维持血糖和血电解质在正常水平。

5. 免疫疗法　①静注免疫球蛋白,每日 300~500mg/kg,连用 3~5 日;②重症患儿可行交换输血,换血量 100~150ml/kg;③中性粒细胞明显减少者可输粒细胞 1×10^9/kg;④血小板减低者输血小板 1~2U/5kg。

【注意事项】

尽量避免皮肤黏膜受损;及时发现和处理感染病灶;各种诊疗操作应严格执行无菌要求;不滥用抗生素或肾上腺皮质激素。

六、先天性梅毒

先天性梅毒(congenital syphilis)又称胎传梅毒,是母亲感染梅毒后经胎盘传播给胎儿。先天性梅毒可分为早期和晚期二型,2 岁以内发病者为早期梅毒,主要是感染和炎症的直接结果,若及时治疗,可以治愈,生长发育正常;2 岁后为晚期梅毒,主要为早期感染遗留的畸形或慢性损害,梅毒螺旋体感染虽可治愈,但遗留的骨骼、神经系统和眼睛的损害却可持续终身。

【临床表现】

1. 早期先天性梅毒　多在出生后 6 月内出现症状,胎儿受染时间越早,症状越重,可呈多器官损害。①皮肤黏膜损害鼻炎是先天性梅毒的首发症状,表现为鼻塞、流涕和哺乳困难,伴脓性或血性分泌物;侵犯喉部引起喉炎及声音嘶哑。

生后 3 周左右出现皮疹,呈淡红色或暗红色斑疹、丘疹、斑丘疹、水疱、大疱、或脓疱等,常见于背部、臀部和大腿外侧,最具特征性的是手心和足底的大疱样皮疹。口角、鼻孔及肛周皮肤可发生线状皲裂,愈合后形成特征性的放射状瘢痕。②骨骼损害也是先天性梅毒的早期表现,表现为骨、软骨炎和 / 或骨膜炎,受累肢体因疼痛而不愿活动,造成假性瘫痪。③全身症状患儿常为早产,发育不良、消瘦、皮肤松弛,还可有低热、贫血、肝脾肿大、黄疸、肺炎及神经系统症状(神经梅毒)。

2. 晚期先天性梅毒 症状通常在 2 岁以后出现,可有以下特点:①骨骼病变如前额圆凸、马鞍鼻、军刀腿;②牙齿病变恒齿排列不齐,楔状齿(赫金森齿);③神经梅毒脑膜炎、轻度瘫痪或缓慢发生的脑积水;④其他口周和鼻周皲裂、瘢痕、间质性角膜炎、神经性耳聋、视神经萎缩等。

【诊断要点】

主要根据母亲病史、临床表现及实验室检查可确诊。其中实验室检查主要包括以下三项:

1. 取胎盘、羊水、皮损等易感染部位标本,在视野显微镜下找梅毒螺旋体。

2. 性病试验试剂盒简便、快速、敏感性极高,但有假阳性,可作为筛查试验。

3. 荧光螺旋体抗体吸附试验特异性强,常用于确诊。

【治疗原则】

早期、系统、药物足量。若治疗及时则多不留后遗症。可用青霉素静脉滴注,为避免大剂量青霉素杀死螺旋体而释放出的异性蛋白质所致不良反应,应从小剂量开始,每次 5 万 U/kg,每 12 小时 1 次,静脉滴注,共 7 日,以后改为每 8 小时 1 次,共 10~14 日。或用普鲁卡因青霉素,每日 5 万 U/kg,肌注,共 10~14 日。青霉素过敏者,可用红霉素每日 15mg/kg,连用 12~15 日,口服或注射。疗程结束后应在 2、4、6、9、12 个月时追踪监测 VDRL 试验,直至其滴度持续下降,最终阴性。

【注意事项】

先天性梅毒是一种可预防的疾病,及时、正确治疗孕妇梅毒,是减少先天性梅毒发生率的最有效措施,因此要积极做好的产前检查,及时治疗孕期梅毒。

七、新生儿结膜炎

新生儿结膜炎是眼科的常见病。由于大部分结膜与外界直接接触,因此容易受到周围环境中感染性因素(如细菌、病毒及衣原体等)和非感染性因素(外伤、化学物质及物理因素等)的刺激,而且结膜的血管和淋巴组织丰富,自身及外界的抗原容易使其致敏,俗称新生儿红眼病。

【临床表现】

一般多在出生后 5~14 天发病,表现为眼睑肿胀、睑结膜发红、水肿,同时伴有分泌物,初为白色,但可能很快转为脓性,因此出现黄白色带脓性的分泌物。发病开始可能是一侧眼部,但随着病情发展可使另一侧眼睛受到累及,如未及时护理治疗,炎症可侵犯角膜。有的新生儿还会产生远期眼部不良后遗症,视力受影响。

【诊断要点】

根据临床表现、分泌物涂片或结膜刮片等检查,可以诊断。结膜刮片和分泌物涂片通过革兰和 Giemsa 染色,可在显微镜下发现大量多形核白细胞和细菌。为明确病因和指导治疗,对于伴有大量脓性分泌物者、结膜炎严重的婴儿,以及治疗无效者,应进行细菌培养和药物敏感试验,有全身症状的还应进行血培养。

【治疗原则】

1. 抗菌治疗 常用的眼药水为 0.25% 的氯霉素眼药水、0.3% 妥布霉素眼药水;如果是淋球菌感染,选用青霉素眼药水;衣原体眼炎用红霉素眼膏,还可用 0.5% 的金霉素眼药水滴眼或 0.1% 的利福平眼药水滴眼。

2. 必要时可口服抗菌药物。

【注意事项】

孕母如果患淋病或非淋菌性尿道炎、阴道炎,一定要及时治疗。婴儿出生后即使用眼药水滴眼以预防。

八、先天性念珠菌病

新生儿皮肤易受到念珠菌侵犯而形成皮肤念珠菌病,感染主要来自产妇阴道、医护人员带菌者以及使用未严格消毒的奶瓶尿布。

【临床表现】

1. 口腔念珠菌病,俗称"鹅口疮"。

2. 尿布区念珠菌病 臀部、大腿内侧、外生殖器及下腹部可见边缘清楚的暗红色斑片,周围大小不等的暗红色扁平丘疹,也可呈鲜红色脱屑斑,局部皮肤鲜红,表面呈灰白色浸渍及剥脱,周围有小疱或者脓疱,上有圈状灰白色鳞屑、褶皱处常有糜烂、浸渍发白的现象,易复发。

【诊断要点】

根据临床表现,再结合真菌直接检查,看到菌丝和成群芽孢,即可诊断。

【治疗原则】

局部涂每毫升含制霉菌素 5 万 ~10 万 U 混悬液,每日 3 次。对于尿布区念珠菌病亦可外搽复方康纳乐霜,2% 咪康唑或 1% 联苯苄唑霜,每日 2 次。

【注意事项】

婴儿母亲及婴儿室医护人员接触新生儿前需要洗手。

第二节　合理处方 ▪▪▪▪

A8-1　新生儿脓疱病

索引词:脓疱病、药物选择

病史摘要:患儿,男,出生 4 天,体重 3300g,发现颜面部红色皮疹 1 天来门诊就诊。查体:颜面部及胸前散在红色皮疹,高出皮面,压之不褪色,有脓性分泌物,额部皮肤可见散在脓疱疹。实验室检查:WBC 19.91×10^9/L,N%:55.6%,PCT 1.1ng/ml。

诊断:新生儿脓疱病

处方:1. 莫匹罗星软膏　10g/ 支

　　　　　　用法:涂于疱疹处,每日 3 次,外用,连用 7 日。

　　　2. 阿莫西林克拉维酸钾颗粒　0.125g×6 包 / 盒

　　　　　　用法:每次 1/2 包(以阿莫西林计15mg/kg),每日 2 次,口服,疗程 5 日。

分析:脓疱病常见病原体为 A 族脓疱链球菌,出现痂则可能为金黄色葡萄球菌和链球菌,患儿的治疗选择了阿莫西林克拉维酸钾全身用药联合莫匹罗星软膏外用方案,外用莫匹罗星治愈率优于口服红霉素。治疗后患儿脓疱疹消退,治疗效果好。

建议:

1. 保持皮肤清洁,每天洗澡。衣着要适宜,不要让新生儿出汗过多;

2. 保护新生儿的皮肤不受损伤,衣服、尿布和被褥要柔软;护理新生儿时动作要轻,勤给新生儿剪指甲,以免抓伤表皮;

3. 避免与有皮肤感染病的人接触,护理新生儿前要认真洗手。

治疗评估:依照治疗原则,对于新生儿脓疱病的轻症治疗宜采用局部治疗;若为重症,则可能继发全身性感染甚至败血症,需采用局部治疗联合全身用药。该治疗方案有效性、安全性、经济性俱佳。

A8-2　新生儿脐炎

索引词:脐炎、药物治疗

病史摘要:患儿,女,出生 4 天,体重 3100g,洗澡时发现脐周红肿流脓来门诊就诊。查体:体温 37.5℃,脐带未脱落,脐周发红,脐周明显红肿发硬,脐凹可见淡黄色脓性分泌,有臭味。

诊断:新生儿脐炎

处方:1. 2% 碘酒及 75% 酒精

　　用法:局部清洗,每日 2~3 次。

　　2. 注射用头孢唑林钠　　30mg/kg

　　　0.9% 氯化钠注射液　　50ml

　　用法:每日 50~100mg/kg,分 2~3 次静脉滴注,疗程 5~7 日。

　　分析:脐炎最常见的病原菌是金黄色葡萄球菌,其次为大肠杆菌、铜绿假单胞菌、溶血性链球菌等。新生儿出生后脐残端很快有细菌定植,故不能仅凭培养出致病菌诊断,必须有脐部炎症表现。患儿脐周已红肿发硬,给予头孢唑林钠全身抗感染治疗联合局部清洗,治疗效果好。

　　建议:

　　1. 注意消毒,从脐的根部由内向外环形彻底清洗消毒;

　　2. 保持局部干燥,使用吸水、透气性能好的消毒尿布,勤换尿布,防止尿液污染。

　　治疗评估:依据治疗原则和《实用儿科学》,新生儿脐炎轻症者可局部用药治疗;重症者易引起腹膜炎、败血症,并有全身中毒症状,需要选用抗菌药物全身用药;如有脓肿形成,则需切开引流。该治疗方案有效性、安全性、经济性俱佳。

A8-3　新生儿化脓性脑膜炎

　　索引词:脑膜炎、药物治疗

　　病史摘要:患儿,男,出生体重 3020g,剖宫产出生后 20 分钟出现全身青紫,伴有呻吟,无气促,吸氧后青紫缓解,不能离氧。住院过程中给予呼吸机机械通气,体温波动在 36.7~37.8℃之间,后患儿出现烦躁、抽搐。实验室检查:行腰穿脑脊液检查,提示脑脊液常规:淡红色微浑,潘氏试验(+),白细胞 39×10^6/L;脑脊液生化:微量总蛋白 1.73mmol/L;脑脊液培养(-);CRP 16.1mg/L,PCT 0.15ng/ml。

　　诊断:新生儿化脓性脑膜炎

　　处方:1. 注射用氨苄西林钠　　100mg/kg

　　　　　　0.9% 氯化钠注射液　　50ml

　　　　用法:每 8 小时 1 次,静脉滴注。

　　　2. 注射用头孢噻肟钠　　50mg/kg

　　　　　0.9% 氯化钠注射液　　50ml

　　　　用法:每 6 小时 1 次,静脉滴注。

　　　注:疗程视治疗后复查脑脊液检查/培养结果而定,一般 10~14 日。

　　分析:新生儿脑膜炎常见病原菌为 B 族链球菌,大肠埃希菌或克雷伯杆菌,李斯特菌属。对于临床怀疑或初步确诊的化脓性脑膜炎应尽快使用经验性抗感染治疗,一旦获得细菌培养阳性结果,将按分离株敏感试验的结果,根据药敏结果以及病情改善情况作出适当的治疗调整。治疗力求用药24小时内杀灭脑脊液中的致病菌,故应选择对病原菌敏感且能较高浓度透过血脑屏障的药物,急性期以静脉全身给药为宜,且应采用联合用药。

建议:

1. 严密监测生命体征,定期观察患儿意识、瞳孔和呼吸节律改变;

2. 监测并维持体内水、电解质、血浆渗透压和酸碱平衡。

治疗评估:依据用药原则,经验性治疗应做到用药早、剂量和疗程足,待培养及药敏结果回报后调整治疗。该治疗方案有效性、安全性、经济性。

A8-4 新生儿破伤风

索引词:破伤风、药物治疗

病史摘要:患儿,男,为第二胎足月在家中顺产娩出,旧法接生,出生后未到医院进一步处理。出生后第五天患儿出现拒奶、不安、哭声弱、颜面唇周轻微发绀,到当地医院门诊就诊(用药不详)无好转,后因哭闹不安半天,抽搐10分钟来院就诊。查体:唇周青紫、口吐白沫、牙关紧闭、苦笑面容、颈硬、上肢屈曲、下肢强直。再次就诊时体重3200g。

诊断:新生儿破伤风

处方:1. 3%过氧化氢清洗脐部,涂抹碘酒、酒精。

    2. 破伤风抗毒素 1500IU/支

       用法:3000IU,脐周注射;1万U,静脉滴注。用前须做皮肤过敏试验。

    3. 地西泮注射液 10mg/支

       用法:初始剂量每次0.3~0.5mg/kg,缓慢静脉注射,每4~6小时1次。可根据血药浓度监测结果逐渐加量,调整给药剂量。

    4. 注射用青霉素钠 5万U/kg

       0.9%氯化钠注射液 50ml

       用法:静脉滴注,每6小时1次,疗程7~10日。

分析:新生儿破伤风是由破伤风梭状芽孢杆菌侵入脐部而引起的急性感染性疾病。接生时用未消毒的剪刀断脐,接生者的手和待产包未严格消毒,破伤风杆菌即可侵入。破伤风杆菌产生痉挛毒素,分布到中枢神经系统,引起全身肌肉强烈收缩和交感神经兴奋。治疗主要包括抗毒素、止痉、抗感染、营养支持及优质护理等综合治疗。

建议:治疗期间应设单间暗室隔离病房,保持安静、温暖、避免光、强声刺激。保持患儿呼吸道通畅。对于患儿频繁抽搐,操作时不能强行牵拉患儿肢体,同时注意保护患儿关节髂骨隆突部位,避免抽搐摩擦损伤皮肤形成褥疮。

治疗评估:依照治疗原则,镇静止痉是治疗关键,同时联合有效的抗感染和营养支持。普及新法接生,加强宣传教育,严格消毒是预防本病的关键。

A8-5　新生儿败血症

索引词:败血症、链球菌感染

病史摘要:患儿,女,15天,8月产,体重2700g。因挑"马牙"后而出现不规则发热,哭闹不安,拒奶,全身淡红色皮疹5~6天,大便呈黄绿色稀水样,在外院诊断为新生儿败血症治疗无效而转入。查体:体温37.5℃,心率134次/min,呼吸36次/min。精神萎靡,皮肤及巩膜轻度黄染,咽充血,躯干可见散在淡红色皮疹。实验室检查:WBC22.5×10⁹/L,N67.0%,PCT5.6ng/ml,CRP13.2mg/L;大便镜检有链球菌生长;血培养:A族链球菌。

诊断:链球菌败血症

处方:注射用盐酸万古霉素　15mg/kg

　　　　0.9%氯化钠注射液　100ml

　　　　用法:每8小时1次,静脉滴注,连续用药10~14日。

分析:新生儿败血症是病原体侵入新生儿血液循环,并在其中生长、繁殖、产生毒素并发生全身炎症反应综合征。A族链球菌有较强的侵袭力,可产生多种侵袭性酶和外毒素。治疗首选青霉素,由于近年来革兰阳性球菌对青霉素耐药达100%,对红霉素、复方磺胺甲噁唑和氨苄西林舒巴坦的耐药率达60%以上,故选择万古霉素抗感染治疗。治疗期间万古霉素血药浓度保持在有效浓度范围。

建议:

1. 及时清理呼吸道分泌物,保持呼吸道通畅,必要时遵医嘱采取动作轻柔的人工机械排痰或给氧;

2. 使用万古霉素期间应注意控制给药滴速,用药期间应监测万古霉素血药浓度;

3. 加强对呼吸机管道、器械严格消毒;

4. 接触新生儿前要规范洗手,严格执行无菌操作。

治疗评估:根据治疗原则,对于败血症应尽早的进行抗感染治疗,同时在抗感染治疗之前尽量采集病原学检查标本,抗感染的同时应做好营养支持,积极处理并发症,增强免疫。

A8-6　先天性梅毒

索引词:梅毒、药物治疗、青霉素

病史摘要:患儿,男,出生体重3150g,因母亲梅毒抗体阳性,出生63分钟,因存在高危因素入院。入院后查毒螺旋体特异性抗体：阳性；快速血浆反应素试验：阳性；梅毒螺旋体抗体（+）1：80。

诊断：先天性梅毒

处方：注射用青霉素钠　5 万 U/kg

　　　　0.9% 氯化钠注射液　50ml

　　　　用法：每 12 小时 1 次，静脉滴注，连续用药 7 日，然后改为 5 万 U/kg，每 8 小时 1 次，静脉滴注，连续用药 10~14 日。

分析：先天性梅毒是指梅毒螺旋体由母体经胎盘进入胎儿血循环所致的感染。在妊娠的任何阶段梅毒螺旋体都可能通过胎盘感染胎儿，多发生在妊娠 4 个月后。治疗包括药物治疗及床旁隔离。药物首选青霉素，因梅毒螺旋体对青霉素极度敏感，青霉素能使梅毒螺旋体自溶酶造成的细胞壁破坏持续进行，直至死亡而不能修复。为避免因大剂量青霉素杀死螺旋体而释放出异性蛋白质所致不良反应，应从小剂量开始。治疗效果好。

建议：①严格执行消毒隔离措施，预防交叉感染，医护人员操作过程中应穿隔离衣、戴口罩、戴隔离手套。接触患儿前后用医用洗手液及流动水洗手，脱手套后用消毒剂喷手，有条件时尽可能将患儿单间隔离，房间空气保持流通，每日消毒，患儿所有物品专用，其奶瓶奶嘴、衣物被单均应高压灭菌，患儿床位，消毒后方可使用，严格执行传染病消毒隔离制度；②心理护理：建立良好的护患关系是心理护理取得成效的关键；③健康教育：及时正规治疗孕妇梅毒，是减少先天性梅毒发病率的最有效措施。

治疗评估：该治疗方案有效性、安全性、经济性俱佳，但需长期跟踪疗效，出院后 2、4、6、9、12 个月时进行随访血清学检查，必要时重复治疗。

A8-7　新生儿结膜炎

索引词：结膜炎、淋球菌

病史摘要：患儿，女，自然分娩，体重 3100g，出生后 8 天出现眼睑水肿、球结膜充血、水肿来院就诊。查体见双眼结膜囊内出现大量黄色脓性分泌物，角膜透明，双侧瞳孔等大等圆，光反射灵敏。患儿母亲既往有淋菌性阴道炎病史。实验室检查：结膜囊脓性分泌物涂片检查见革兰阴性双球菌。

诊断：淋菌性结膜炎

处方：1. 青霉素 G 液　100 000μg/ml

　　　　用法：局部结膜囊冲洗。

　　　　2. 注射用头孢曲松钠　25~50mg/kg（不超过 125mg）

　　　　0.9% 氯化钠注射液　50ml

　　　　用法：每日 1 次，静脉滴注，连续用药 5~7 日。

分析:新生儿结膜炎是新生儿时期最常见的一种眼部感染性疾病,包括淋菌性结膜炎与非淋菌性结膜炎。引发新生儿结膜炎的原因大多是经由母亲产道感染,且经常是双眼同时患病。淋菌性结膜炎多是由接触传播,对新生儿结膜炎应做到早诊断、早治疗。淋球菌对青霉素 G 敏感,治疗应首选青霉素,全身及局部联合用药。由于近年来临床上耐药菌明显增多,应结合药物敏感试验决定是否选用青霉素,亦可选用头孢曲松进行抗淋球菌治疗。

建议:接触患儿前后用医用洗手液及流动水洗手,房间空气保持流通,每日消毒,患儿所有物品专用,其奶瓶奶嘴、衣物被单均应高压灭菌,患儿床位,消毒后方可使用,严格执行传染病消毒隔离制度。

治疗评估:正确有效的抗感染是治疗的关键。淋菌性结膜炎病情凶险,发展迅速,后果严重,所以应采取积极有效的治疗方法,在局部治疗的同时强调全身用药,以便更加快速有效的抑制病原菌。该治疗方案有效性、安全性、经济性俱佳。

A8-8　先天性念珠菌病

索引词:念珠菌病、咪康唑

病史摘要:患儿,女,生后 8 小时,2700g。出生后发现颈、胸、背部出现多个红色丘疹,部分顶部呈白色,逐渐增大。查体:体温 36.5℃,颈、胸、腋窝及背部可见多个大小不等黄色水泡,周围有红晕,部分破溃糜烂。WBC 16.2×10^9/L,N 81%,淋巴细胞百分比 19%。诊断为新生儿脓疱疮,给予头孢噻肟钠静脉滴注,外用 75% 乙醇消毒,治疗 3 天无效。抽取脓液涂片行超高倍镜检查及培养均见白色念珠菌,同时见大量芽孢及菌丝。追问病史,其母曾患有念珠菌性阴道炎。

诊断:先天性表皮念珠菌病

处方:1. 2% 碳酸氢钠

用法:局部用于患处涂搽。

2. 硝酸咪康唑乳膏　20mg/ 支

用法:局部涂搽患处,早晚各 1 次,症状消失后应继续用药 10 日,以防复发。

分析:先天性皮肤念珠菌病是新生儿出生前(胎儿期)于子宫内获得的念珠菌感染性疾病,表现为皮肤、甲和(或)系统受累。念珠菌虽然不能通过胎盘屏障,但体外证实可以通过胎膜(绒毛膜和羊膜),念珠菌穿膜后,胎膜和羊水均被污染,念珠菌经由羊水蔓延感染至皮肤、甲,胎儿也可吸入或吞入污染的羊水进入肺和胃肠道。由于先天性皮肤念珠菌病病例较少,主要依赖于经验性治疗。常见的外用药物包括咪康唑、酮康唑、克霉唑、环吡酮胺等。

建议:接触患儿前后用医用洗手液及流动水洗手,保持受累皮肤干燥。患儿所有物品专用,其奶瓶奶嘴、衣物被单均应高压灭菌。

治疗评估:仅累及皮肤和甲的先天性皮肤念珠菌病具有一定自限性(尤其足月儿),预后较好,皮疹可于一周内消退,甲改变经数月也可恢复,几乎不发生任何后遗症。皮疹逐渐消失,治疗一周后出院。随访 1 个月无复发。

第三节　不合理处方 ■■■■

B8-1　新生儿脓疱病

索引词:脓疱病、药物选择、药物疗程

病史摘要:患儿,女,出生 5 天,体重 3210g,发现颜面部红色皮疹 1 天余来门诊就诊。查体:体温 38.4℃,颜面部及四肢散在红色皮疹,压之不褪色,颈部可见散在脓疱疹,有脓性分泌物。实验室检查:WBC 16.82×10^9/L,N 75.6%,PCT 2.3ng/ml;分泌物培养:金黄色葡萄球菌,甲氧西林敏感金黄色葡萄球菌(MSSA)。

诊断:新生儿脓疱病

处方:注射用青霉素钠　5 万 U/kg

　　　0.9% 氯化钠注射液　50ml

　　　用法:静脉滴注,每 8 小时 1 次,疗程 5 日。

分析:患儿脓疱分泌物培养提示金黄色葡萄球菌感染,此类患儿属严重新生儿脓疱病。对于由金黄色葡萄球菌引起的脓疱疮,荟萃分析显示青霉素疗效较差。全身用药同时需联合局部患处用药,对于严重的感染疗程比一般感染所需疗程要长,一般需用药 7~12 日。

建议:

1. 注射用苯唑西林钠　0.5g/ 支

　　用法:25mg/kg,每 12 小时 1 次,静脉滴注,疗程 7~12 日;

2. 夫西地酸乳膏　5g:0.1g/ 支

　　用法:局部涂于患处,每日 3 次,外用,连用 7~12 日。

B8-2　新生儿脐炎

索引词:脐炎、药物选择

病史摘要:患儿,男,出生 3 天,体重 3150g,洗澡时发现脐周红肿来门诊就诊。查体:脐带未脱落,脐轮发红,轻度红肿,脐凹有少量淡黄色浆液分泌。

诊断:新生儿脐炎

处方:1. 注射用氨苄西林钠　50mg/kg

　　　　0.9% 氯化钠　50ml

用法:每 8 小时 1 次,静脉滴注,连用 7 日。

2. 丁酸氢化可的松乳膏　20g/ 支

用法:局部涂于患处,每日 2 次,外用,连用 7 日。

分析:患儿脐部周围皮肤轻度发红肿胀,炎症较轻,不需要进行全身抗感染治疗及局部使用糖皮质激素。可采用 2% 碘酒及 75% 酒精局部清洗,同时注意局部的卫生护理。

建议:2% 碘酒及 75% 酒精

用法:局部清洗,每日 2~3 次。

B8-3　新生儿化脓性脑膜炎

索引词:脑膜炎、药物选择、头孢曲松

病史摘要:患儿,女,早产儿,胎龄 35^{+4} 周,出生体重 2850g,剖宫产出生后入住监护室,监护过程中患儿出现烦躁、抽搐,偶有吐奶。查体:体温 37.6℃,头围增大,张力增高。行腰穿脑脊液检查,提示脑脊液常规:淡红色微浑,潘氏试验(+),白细胞 59×10^6/L;脑脊液生化:微量总蛋白 1.96mmol/L;脑脊液培养(–);CRP26.1mg/L,PCT0.65ng/ml。

诊断:新生儿化脓性脑膜炎

处方:1. 注射用氨苄西林钠　100mg/kg

0.9% 氯化钠注射液　50ml

用法:每 6 小时 1 次,静脉滴注;

2. 注射用头孢曲松钠　50mg/kg

0.9% 氯化钠注射液　50ml

用法:每日 1 次,静脉滴注。

分析:患儿为新生早产儿,由于头孢曲松能与钙离子螯合,致血钙降低,引起抽搐,患儿已有抽搐症状,不利于不良反应的观察;另外,由于头孢曲松是胆红素从血浆白蛋白中游离出,游离的胆红素可自由通过血脑屏障引起高胆红素脑病,不利于患儿脑膜炎病情的观察。因此选用头部曲松用于该患儿的化脓性脑膜炎治疗不适宜。

建议:

1. 注射用氨苄西林钠　100mg/kg

0.9% 氯化钠注射液　50ml

用法:每 6 小时 1 次,静脉滴注。

2. 注射用头孢噻肟钠　50mg/kg

0.9% 氯化钠注射液　50ml

用法:每 6 小时 1 次,静脉滴注。

B8-4 新生儿破伤风

索引词:破伤风、青霉素

病史摘要:患儿,男,体重3350g,足月在家中顺产娩出,旧法接生,出生后未到医院进一步处理。出生后第六天患儿出现拒奶、哭闹不安、抽搐,遂到院就诊。**查体:**脐周发红,唇周青紫,牙关紧闭,苦笑面容,频繁抽搐,全身肌肉强直性痉挛,刺激后加重,常伴有呼吸困难及发绀。

诊断:新生儿破伤风

处方:1. 3%过氧化氢清洗脐部,涂抹碘酒、酒精。

2. 破伤风抗毒素 1500IU/支
   用法:3000IU,脐周注射;1万U,静脉滴注。用前须做皮肤过敏试验。

3. 苯巴比妥钠注射液 0.1g/支
   用法:首次负荷量15~20mg/kg,缓慢静注;维持量为每日5mg/kg,分4~8小时1次,静注。

4. 注射用甲泼尼龙琥珀酸钠 10mg
   0.9%氯化钠注射液 50ml
   用法:每日1次,静脉滴注。连续用药5~7日。

分析:甲泼尼龙为肾上腺皮质激素类药,具有抗炎、抗过敏和抑制免疫等药理作用。新生儿破伤风治疗主要包括抗毒素、止痉、抗感染、营养支持及优质护理等综合治疗,该患儿的病情不需要使用肾上腺皮质激素类药物。可加入抗感染治疗联合杀灭破伤风杆菌。

建议:

1. 3%过氧化氢清洗脐部,涂抹碘酒、酒精。

2. 破伤风抗毒素 1500IU/支
   用法:3000IU,脐周注射;1万U,静脉滴注。用前须做皮肤过敏试验。

3. 苯巴比妥钠注射液 0.1g/支
   用法:首次负荷量15~20mg/kg,缓慢静注;维持量为每日5mg/kg,分4~8小时1次,静注。

4. 注射用青霉素钠 5万U/kg
   0.9%氯化钠注射液 50ml
   用法:静脉滴注,每6小时1次,疗程7~10天。

B8-5 新生儿败血症

索引词:新生儿败血症、氨基糖苷、耳毒性、联合用药

病史摘要:患儿,男,足月顺产出生 5 天,体重 3015g,一天前出现反应低下,拒奶、不哭、嗜睡、面色欠佳,伴有发热来院就诊。查体:体温 38.2℃,心率 128 次/分,呼吸 38 次/min。脐周红肿见较多淡黄色脓性分泌物。实验室检查:WBC:15.72×10^9/L,N%:65.4%,CRP22.1mg/L,PCT1.83ng/ml;分泌物培养:阴性;血培养:阴性。

诊断:新生儿败血症

处方:1. 2% 碘酒及 75% 酒精

　　　　用法:局部清洗,每日 2~3 次;

　　　2. 注射用氨苄西林钠　25mg/kg

　　　　0.9% 氯化钠注射液　50ml

　　　　用法:每 8 小时 1 次,静脉滴注,连续用药 10~14 日;

　　　3. 硫酸阿米卡星注射液　7.5mg/kg

　　　　0.9% 氯化钠注射液　100ml

　　　　用法:每 12 小时 1 次,静脉滴注,连续用药 10~14 日。

分析:出生后 7 天内出现的症状属于早发型败血症,该患儿主要由脐炎引起,传统经验治疗常选择氨苄西林 + 氨基糖苷类,由于氨基糖苷类存在耳毒性的问题,我国药典已明文规定新生儿慎用。故建议联合应用第三代头孢菌素,以后再根据药敏结果调整治疗方案。

建议:

1. 2% 碘酒及 75% 酒精

　　用法:局部清洗,每日 2~3 次;

2. 注射用氨苄西林钠　25mg/kg

　　0.9% 氯化钠注射液　50ml

　　用法:每 8 小时 1 次,静脉滴注,连续用药 10~14 日;

3. 注射用头孢噻肟钠　50mg/kg

　　0.9% 氯化钠注射液　50ml

　　用法:每 12 小时 1 次,静脉滴注,连续用药 10~14 日;

B8-6　先天性梅毒

索引词:梅毒、药物选择

病史摘要:患儿,早产儿,胎龄 36^{+4} 周,出生体重 2950g,母亲梅毒抗体阳性,剖宫产出生后 40 分钟入住监护室,监护过程中患儿出现黄疸、发热,伴有鼻塞、喂养差。查体肝脾稍大,全身淋巴结未触及;查梅毒螺旋体特异性抗体:阳性,快速血浆反应素试验:阳性;患儿青霉素皮试阳性。

诊断:先天性梅毒

处方:注射用头孢曲松钠　75mg/kg

0.9% 氯化钠注射液　50ml

用法:每日 1 次,静脉滴注,连续用药 10~14 日。

分析:对于梅毒螺旋体的治疗应首选青霉素,但由于患儿青霉素皮试阳性不可选用,给该患儿头孢曲松治疗,选药不适宜,早产儿选用头孢曲松可诱发新生儿黄疸,患儿已存在黄疸,可能加重黄疸病情。对青霉素过敏者,可给予红霉素 15mg/kg,每 12 小时 1 次,连续用药 12~15 日,口服给药或静脉全身给药。

建议:注射用乳糖酸红霉素　15mg/kg

5% 葡萄糖注射液　100ml

用法:每 12 小时 1 次,静脉滴注,连续用药 12~15 日。

B8-7　新生儿结膜炎

索引词:结膜炎、药物选择

病史摘要:患儿,男,自然分娩,体重 3200g,出生后 10 天不明原因出现双眼红肿、黏稠脓性分泌物封眼。查双眼角膜明,前房清,瞳孔圆,等大,对光反应可,双眼眼睑略水肿,眼睑结膜充血,球结膜略充血,双泪囊区挤压无脓液溢出。

诊断:新生儿结膜炎

处方:曲氟尿苷滴眼液

用法:每次 1 滴,每 4 小时 1 次,5 次 / 日,疗程不超过 14 日。

分析:我国结膜炎以细菌和真菌感染较常见,该患者的临床症状也符合细菌性结膜炎表现,应做抗细菌治疗。选择曲氟尿苷滴眼液选药不适宜,建议换用红霉素或琥乙红霉素糖浆治疗。

建议:琥乙红霉素糖浆 12.5mg/kg,口服,每 6 小时 1 次,连续用药 14 日。

B8-8　先天性念珠菌病

索引词:念珠菌病、药物治疗

病史摘要:患儿,男,足月顺产,2950g,出生后 12 小时发现面部皮肤有细小红疹。查体:头面部、背部及躯干部皮肤弥漫性红色斑片,皮肤褶皱处有红色丘疹,无皮损、水疱。患儿母亲孕 32 周时曾患念珠菌性阴道炎,使用克霉唑栓治疗。取患儿皮肤培养查见真菌孢子及菌丝。治疗 2 天后,患儿皮肤斑丘疹未见明显改善,并出现发热,最高体温为 38.5℃。

诊断:先天性表皮念珠菌病

处方:1. 莫匹罗星软膏　10g/ 支

用法:涂于患处,每日 3 次,外用,连续用药 14 日。

2. 硝酸益康唑乳膏　10g/ 支

用法:局部涂于患处,每日 3 次,外用,连续用药 14 日。

分析:莫匹罗星主要用于皮肤感染有关的各种革兰阳性球菌,对某些革兰阴性菌也有一定的抗菌作用。患儿先天性表皮念珠菌病诊断明确,选择莫匹罗星局部涂搽不适宜。患儿治疗 2 天后出现发热,不能排除全身感染的存在,氟康唑为指南推荐的一线用药,口服耐受性较好,适宜患儿目前的治疗需要。

建议:

1. 复方酮康唑乳膏 15g/ 支

   用法:局部涂于患处,每日 3 次,外用,连续用药 14 日。

2. 氟康唑片 12mg/kg

   用法:每日 1 次,口服,连续用药 14 日。

第九章

早产儿

第一节　概述 ■ ■ ■

凡胎龄未满 37 周的活产新生儿,不论其出生体重多少,均称为早产儿。早产的原因尚未完全明了,但大多与母体疾病、胎儿及其附属物异常有关,母体因素可能起主要作用。由于早产,各器官的生理功能尚不够成熟,胎龄越小、出生体重越低,成活率越低。近年来随着医疗护理技术的进步,早产儿死亡率逐渐降低。

【临床表现】

早产儿头大,肢体相对细小。囟门大,颅缝可分离,额部有皱纹。刚出生时皮肤绯红薄嫩(不久变为绛色、带暗)发亮、水肿。毳毛多(胎龄小者可分布于额面),胎脂丰富,皮下脂肪少。头发短,乱如绒线头。指甲软,常不超过指趾端。耳壳软,缺乏软骨,耳舟不清楚。乳腺无结节。跖纹仅于足趾跟部见到 1~2 条,足跟光滑。男婴睾丸未降,阴囊皱褶少;女婴大阴唇不能盖住小阴唇。

神经系统完善程度与胎龄关系较大,与出生体重关系较少。早产儿延髓生命中枢的功能基本上是成熟的。哭声低弱,呼吸浅快,节律不规则,并常出现呼吸暂停和在吮奶后出现暂时性青紫。咳嗽反射均比较微弱,容易发生吸入性肺炎。心脏相对较大,心音钝弱,可出现期前收缩和杂音。吸吮能力差,易溢乳。体温易波动。出生后体重下降较多,易因感染呕吐腹泻和环境温度的改变而导致的酸碱平衡失调。易出血,易发生佝偻病及贫血,易出现水肿和黄疸。

早产儿糖原贮备不足,胰腺分泌功能低下,对血糖变化的反应亦差,易出现有症状或无症状的低血糖,静脉输注高于 10% 的葡萄糖会产生暂时性高糖血症。

【诊断要点】

1. 依据母孕期孕龄及分娩史易做出诊断。

2. 简易胎龄评估法　依据新生儿足底纹理、乳头形成、指甲、皮肤组织 4 项体征按表 9-1 的分值评价后,总分加常数 27 即为胎龄周数。(各体征的评分如介于两者之间,可用其均数。)

表 9-1 简易胎龄评估法

体征 *	0分	1分	2分	3分	4分
足底纹理	无	前半部分红痕不明显	红痕 > 前半部,褶痕 < 前 1/3	褶痕 > 前 2/3	明显深的褶痕 > 前 2/3
乳头形成	难认,无乳晕	明显可见,乳晕淡、平,直径 <0.75cm	乳晕呈点状,边缘突起,直径 <0.75cm	乳晕呈点状,边缘突起,直径 >0.75cm	-
指甲	-	未达指尖	已达指尖	超过指尖	-
皮肤组织	很薄,胶冻状	薄而光滑	光滑,中等厚度,皮疹皮翘起	稍厚,表皮皱裂,以手足为最明显	厚,羊皮纸样,皱裂深浅不一

【治疗原则】

1. 保暖　早产儿中性温度一般 32~36℃,相对湿度在 55%~65%。体重愈轻者,周围环境温度应愈接近早产儿体温。早产儿生后一般应入暖箱,体温应保持恒定(皮肤温度 36~37℃,肛温 36.5~37.5℃)。当体重≥2000g,一般情况良好,食奶量正常,体温稳定时可出暖箱。

2. 保持水和电解质平衡　早产儿的液量按出生天数而定,初 24 小时内总液量限制在 50~70ml/kg。以后逐步增加,可达 150ml/kg。无失水、呕吐、腹泻者,一般不补给氯化钠或钾离子。有窒息或酸中毒者可用碳酸钠纠正。

3. 喂养　①开始喂奶时间为生后 4 小时可试喂糖水,6~8 小时后开始喂奶,体重 <1000g 者,喂奶须在一般状态良好、无水肿、尿量多、无腹胀、有排便、腹片正常时开始,一般为生后 48~72 小时。②体重 >2000g 者母乳或奶瓶喂养;<1200g 者应用配方奶鼻胃管饲,两者之间则视吸吮力而定。③开始喂奶量因体重不同而异,体重 <1000g 者为每次 0.5~1ml;1001~1500g 者为 4ml;1501~2000g 者为 8ml;>2000g 者为 10ml。喂奶切忌过速,以免发生胃食管反流误吸。④每次喂奶间隔 <1000g 者为 1~2 小时;1001~1500g 者为 2 小时;1501~2000g 者为 2.5 小时;2001~2500g 者为 3 小时。⑤每天每次增奶量 1~2ml/kg,鼻饲奶前应抽取胃内残奶,残奶量超过应喂量的 1/4 者,要减少饲入量,残奶量超过应喂量的 1/2 者,应停喂 1~2 次。⑥喂奶热量从 137.94kJ/(kg·d) 渐增至 275.88kJ/(kg·d),并最终达到 502.08~627.60kJ/(kg·d)(2~4 周)。

4. 维生素及铁剂的供给　早产儿体内各种维生素贮量少,生长又快,易致缺乏。母乳和非早产儿配方乳喂养儿生后每天应给维生素 K_1 1~3mg 和维生素 C 50~100mg 肌注或静滴,共 2~3 天。生后第 3 天可给服复合维生素 B 半片和维生素 C 50mg,每日 2 次。生后第 10 天可给浓鱼肝油滴剂,由 1 滴 / 日逐步增加到 3~4 滴 / 日,或维生素 D_3 15 万 ~30 万 U 肌内注射 1 次。生后 2 个月可给予铁剂,10% 枸橼酸铁胺 2ml/(kg·d)。

【注意事项】

感染、呼吸窘迫症、呼吸暂停、高胆红素血症、坏死性小肠结肠炎、动脉导管重新开放等疾病是早产儿常见并发症,需要一一予以相应的预防措施。

第二节　合理处方

A9-1　早产儿

索引词:早产儿、低出生体重儿、营养支持

病史摘要:患儿,男,日龄 4 日,出生体重 2250g,胎龄 35^{+1} 周顺产娩出,出生时无窒息抢救史。查体:身长 47cm,头围 30cm,胸围 30cm。早产儿貌,发育营养差,精神反应可;皮肤中度黄染,无瘀点、瘀斑,总胆红素 193.8μmol/L,直接胆红素 17μmol/L,间接胆红素 176.8μmol/L;营养评估:前白蛋白偏低,有低蛋白血症,肾功示无明显负氮平衡,血脂无明显脂代谢紊乱。

诊断:早产儿(胎龄 35^{+1} 周,低出生体重儿,适于胎龄儿);新生儿高胆红素血症

处方:1. 小儿复方氨基酸注射液(18AA-I)　6.74g

用法:必要时,静脉滴注;

2. 中—长链脂肪乳注射液(C_{8-24})　250ml

用法:必要时,静脉滴注。

分析:小儿复方氨基酸注射液为小儿专用氨基酸,含有多种条件必需氨基酸,早产儿标准需要量为 3.5~4.0g/(kg·d)。脂肪乳提供大量非蛋白热量,保证神经组织和生长所需的必需脂肪酸,早产儿建议使用 20% 的脂肪乳,总量不超过 3.0g/(kg·d),中长链混合型脂肪乳可以减少脂代谢相关并发症。

建议:

1. 必须注意氮:非蛋白热量 =1g:100~200kcal,才能保证蛋白质的充分利用;

2. 对肠道外营养患儿可给予非营养性吸吮,防止胃肠功能萎缩。

治疗评估:依据《中国新生儿营养支持临床应用指南》,早产儿营养需要量高,但消化吸收和代谢功能相对有限,营养支持疗法特别重要。早产低出生体重

儿早期使用氨基酸和脂肪乳可以减少 EUGR(宫外生长迟缓)的发生并促进大脑发育和身高增长,一般在生后数小时即可开始使用(肾功能不全者例外)。此治疗方案有效性、安全性俱佳。

第三节 不合理处方 ■■■■

B9-1 早产儿

索引词:早产儿、低出生体重儿、营养支持、药物配伍

病史摘要:患儿,男,日龄 8 天,出生体重 2435g,胎龄 34^{+1} 周顺产,出生时无窒息抢救史。生后开奶不顺利,吃奶吸吮弱,母乳喂养,大小便排出可,体重下降 490g。**查体**:身长 49cm,头围 32cm,胸围 30cm。发育营养差,精神反应差。

诊断:早产儿(胎龄 34^{+1} 周,低出生体重儿);新生儿吃奶反应差,原因待查

处方:1. 小儿复方氨基酸注射液(18AA-I) 6.74g
   用法:必要时,静脉滴注;
  2. 中 - 长链脂肪乳注射液(C_{6-24}) 250ml
   用法:必要时,静脉滴注;
  3. 硫酸镁注射液 2.5g
   用法:必要时,静脉滴注;
  4. 葡萄糖酸钙注射液 1g
   用法:必要时,静脉滴注;
  5. 复方水溶性维生素冻干粉针剂 1 支
   用法:必要时,静脉滴注;
  6. 10% 葡萄糖注射液 100ml
   用法:必要时,静脉滴注;
  7. 氯化钾注射液 1g
   用法:必要时,静脉滴注;
  8. 10% 浓氯化钠注射液 1g
   用法:必要时,静脉滴注;
  9. 脂溶性维生素(I)粉针剂 1 支
   用法:必要时,静脉滴注。

  分析:TPN 中的药物繁多而复杂,很多药物存在配伍禁忌。该处方同时开具了硫酸镁注射液与葡萄糖酸钙注射液,二者因存在竞争性拮抗,不建议配伍使用,并且硫酸镁注射液和葡萄糖酸钙注射液都与脂肪乳配伍不稳定,容易产生沉淀,因此硫酸镁注射液和葡萄糖酸钙注射液应另设静脉通路分别输注。

参考文献

［1］邵肖梅,叶鸿瑁,邱小汕.实用新生儿学.第4版.北京:人民卫生出版社,2011

［2］王卫平.儿科学.第8版.北京:人民卫生出版社,2013

［3］Thomas E. Young,MD,Barry Mangum,PharmD.新生儿药物手册.魏克伦,陈桂霞.译.福建:厦门大学出版社,2010

［4］姜红.儿科临床处方手册.北京:化学工业出版社,2012

［5］魏克伦,杨于嘉,刘义.新生儿黄疸.北京:人民卫生出版社,2011

12栓